JN155893

口の中をのぞいてみよう!
見えない病気が見えてくる

口腔粘膜病変
アトラス

日野 治子 編・著

秀潤社

はじめに

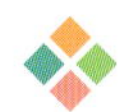

私の勤務している関東中央病院は，設立当初より，各科が非常に強い連帯感で結ばれてきました．自分の詳しくない疾患は他科の意見も互いに直接聞き合ったものでした．眼科，泌尿器科，整形外科はもちろん耳鼻咽喉科の医師とも疾患について論議したり，わからなければ診察に加わらせてもらったり，手術にも入らせてもらったりもしました．また，私の前の皮膚科部長であった故・西脇宗一先生は「診療中，皮膚だけでなく眼の中，口の中などすべての穴は診るものだ」と私たちに常々言っておられましたので，おかげで私たちもそうする癖を身につけることができました．その後，当院の診療状況が変わり，耳鼻咽喉科が手不足になったことで，口唇・口腔病変がしばしば皮膚科へ紹介されてきたため，さまざまな疾患を経験することができ，その際に撮ったスライドも少しずつ蓄積されていきました．

そのようなおり，日本大学医学部皮膚科元教授の鈴木啓之先生と，小太郎漢方製薬株式会社の協力があり，学術大会で何かしゃべってみないかとのお声が掛かりましたので，この口腔粘膜の病変について話してみようと思いました．第1回目は，第70回日本皮膚科学会東京支部学術大会イブニングセミナー（2007年2月）で「口の中を覗いてみよう！　口腔粘膜病変からわかること」と題して，口腔粘膜所見を中心にまとめました．第2回目は，第72回日本皮膚科学会東京支部学術大会モーニングセミナー（2009年2月）で，「口は眼よりも物をいう⁉」と題し，口腔内のみならず，口の周りの疾患も含めてお話し，このなかで全身疾患の一症状としての口腔内病変も挙げました．これらの発表をきっかけに，口腔粘膜病変について手持ちのスライドを集め，整理し，自分でもかなり勉強することができました．

さらに，学研メディカル秀潤社からアトラスを作る企画をいただきましたので，学会でお話しした内容を中心にまとめてみることにいたしました．作るからには，できるだけ自分の経験した症例のみを集めてみようとしましたので，大原國章先生からお借りしたメラノーマ以外はすべて関東中央病院の皮膚科で経験した疾患・症例です．

内容は，日常診療でちょっと診たけれど何かわからない場合や，患者さんから少し聞かれたけれど何かわからないときにみてみるのに適したものにしたく，他の疾患の症状の一つとして現れていて，それをきっかけに確定診断に至るなど，知っていると便利な粘膜の病変を集めました．このアトラスの特徴は，同じ写真をくり返しあちこちに出してあることです．一つの臨床像でもいくつかの粘膜疹が共存している場合があるからです．また，同じ疾患の粘膜所見はできるだけたくさん提示しました．一疾患でも症状の軽い・重いなどさまざまな所見があるからです．さらに，眼にはみえないけれど患者さんが苦痛を訴える舌痛症についても少々触れました．患者さんの悩みは深いところに根ざしている場合もあるものです．
むずかしい疾患や稀な病変はほとんどありません．本当に日常遭遇する疾患ばかりを集めました．まずは手元に置いて，患者さんの口の中を覗き込むときの参考にしていただいたり，休憩時間にペラペラ眺めていただければ幸いです．

元来私がずぼらな性格であったこと，本というものをどのように書き，進めていくなどまったくわからなかったことで長く放置していましたが，元同社勤務の川口晃太朗氏の声掛かりがあったことに加え，宇喜多具家氏，松塚 愛氏の激励によって取り掛かることができました．とくに松塚氏の多大なる協力には心から御礼申し上げます．

2018年4月

関東中央病院 皮膚科　**日野治子**

目次

第5章 感染症

第6章 薬疹・血管浮腫

第7章 血液疾患

第8章 膠原病および血管炎

第9章 水疱症

第10章 肉芽腫

第11章 代謝疾患

第12章 遺伝性疾患・神経系疾患

第13章 色素沈着

第14章 腫瘍

第15章 新生児・乳児にみられた病変

第16章 診断が悩ましい正常な所見

総説

私たちの口腔内の所見は，ちょっとしたきっかけで出現し，みる機会が多い．しかも個々の粘膜に特異的な症状が出現したり，背景の疾患が原因で粘膜疹が生じたりと，病型そのものも多彩である．

口のまわり：口唇と周囲

口唇は上口唇と下口唇からなっており，外面は皮膚，内面は粘膜である．赤くみえる部分は口唇紅（赤唇ともいう）といい，赤唇縁に囲まれている．上口唇の中央の突出部は上唇結節，そこから上方へ縦の溝を人中とよぶ．上口唇と下口唇は唇交連または口角でつながる．鼻翼と口角を結ぶ溝は鼻唇溝という．

口の中にみえるもの

口の中を覗き込むと，舌，歯，歯肉，軟口蓋・硬口蓋，口腔粘膜，口蓋垂があり，つきあたりに咽頭がみえる．おのおの，その色調，表面の性状，大きさが解剖学的要素として関与する．

舌（tongue）

舌は筋肉の塊であり，嚥下，咀嚼，味覚，会話などに必要な臓器である．

舌の前方 2/3 を舌体，後方 1/3 を舌根という．舌体の表面は舌背，唇に近い先端を舌尖とよぶ．舌背の 2/3 は舌乳頭で覆われており，非常に小さく尖った糸状乳頭と，その間に茸状乳頭が点在する．葉状乳頭は，ヒトでは痕跡程度にあるのみで，舌根部にＶ字に有郭乳頭が並ぶ．糸状乳頭の表面の角化が顕著になると，舌苔になる．

歯（tooth，teeth）

乳歯は上下各 10 本，計 20 本，成人は上下 16 本づつ計 32 本の永久歯がある．永久歯は歯根部が歯槽内に埋没している．

歯肉（gingiva）

歯肉は線維性結合組織で，血管が豊富であり，口腔粘

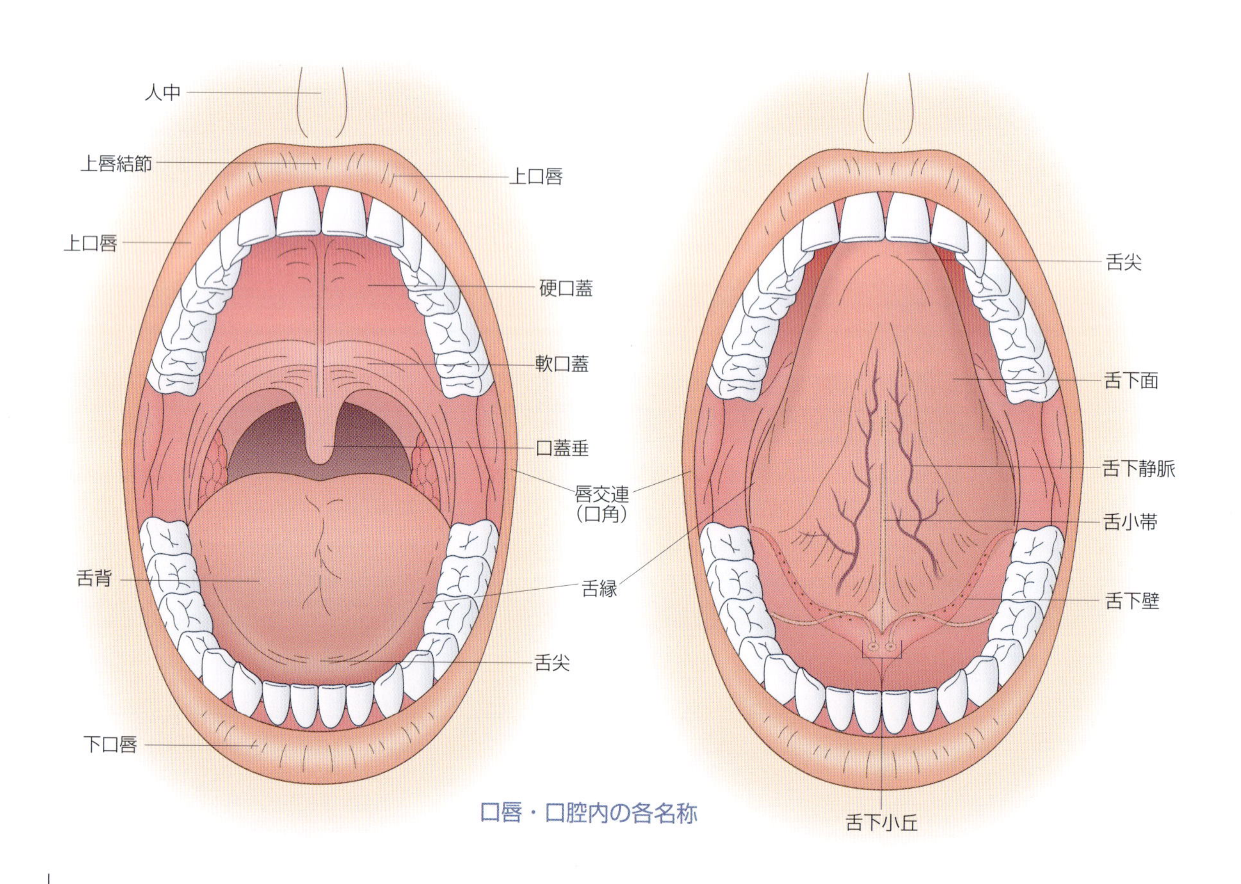

口唇・口腔内の各名称

膜に覆われ歯の歯槽部を覆っている．歯と歯の間は歯間乳頭という三角形をしている．

歯肉と口腔粘膜の間は正中部で，上唇小帯，下唇小帯という粘膜のひだがつないでいる．

口蓋（palate）

口腔の天蓋を形成する部分で，前方の2/3は上顎骨に支えられており硬く，硬口蓋という．後方の1/3は自由縁で，軟らかい．口蓋の中央には前後に走る口蓋縫線がある．

口腔粘膜（oral mucosa）

口腔を覆う粘膜である．骨および下床と固着しており，角化傾向が強く可動しない部分と，角化傾向が低く粘膜下の結合組織が粗糙で，可動性に優れている部分がある．口腔のほとんどが後者の粘膜で覆われている．

参考文献

1） 星野一正：臨床に役立つ生体の観察 第2版（縮刷版），医歯薬出版，東京，1987
2） F. H.Netter, 相磯貞和（訳）：ネッター解剖学アトラス 原書第6版，南江堂，東京，2016

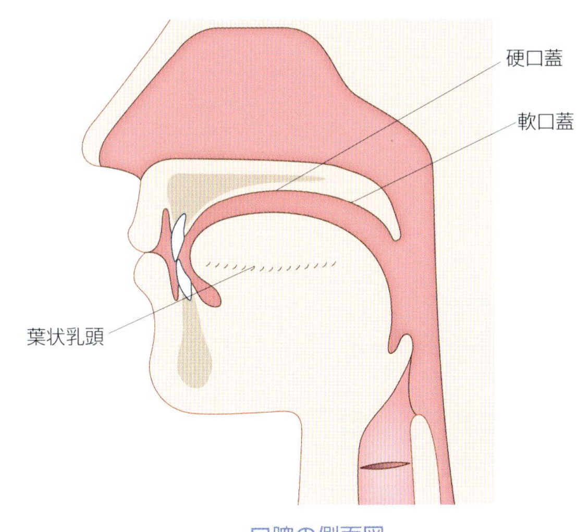

口腔の側面図

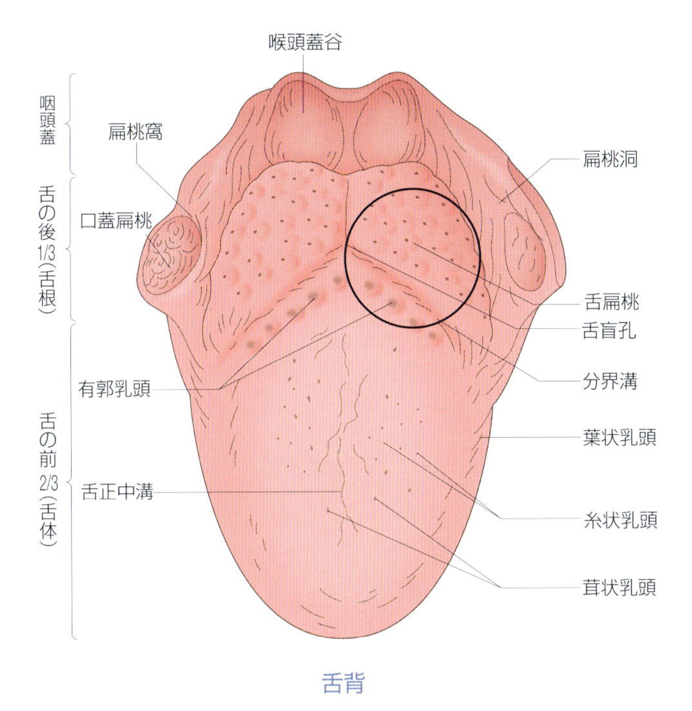

舌背

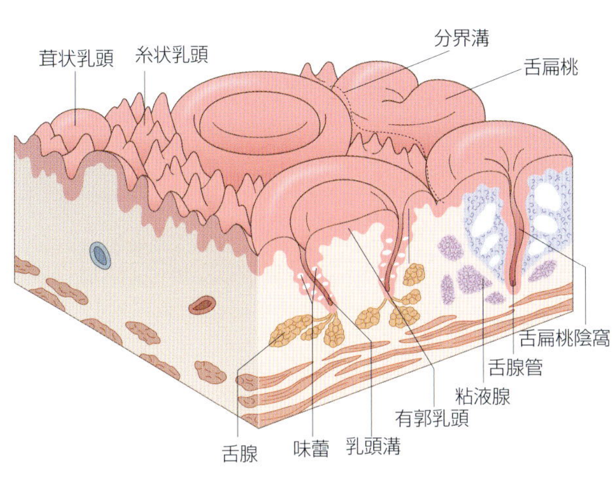

舌背の囲みで示した領域

第 1 章

口の周りの皮膚炎

01 口の周りの皮膚炎

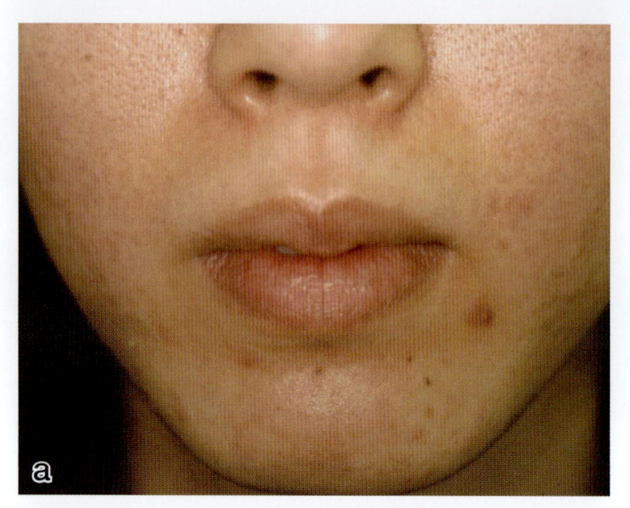

口囲から頬にかけての一般的な軽症の痤瘡

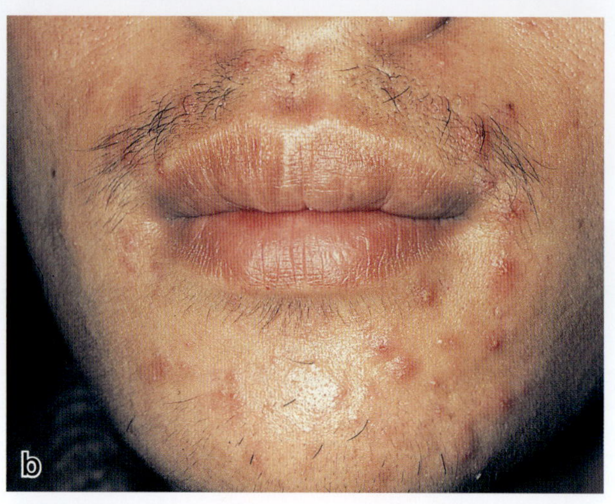

口囲皮膚炎．口囲に多数の丘疹・小膿疱．痤瘡にステロイド外用し，悪化した

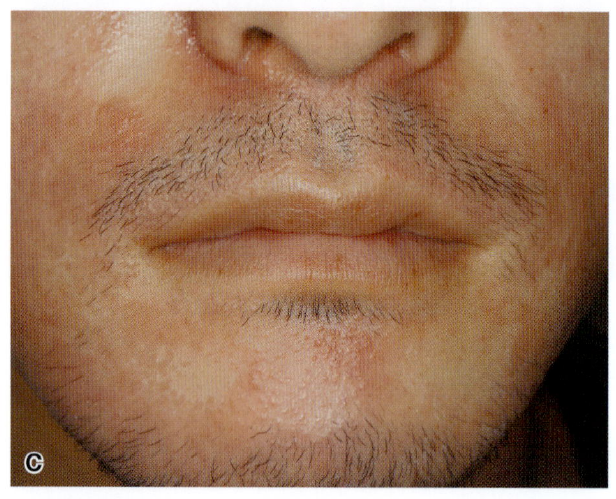

脂漏性皮膚炎にステロイド外用．急に中止し急性増悪．口周囲も紅斑が著明

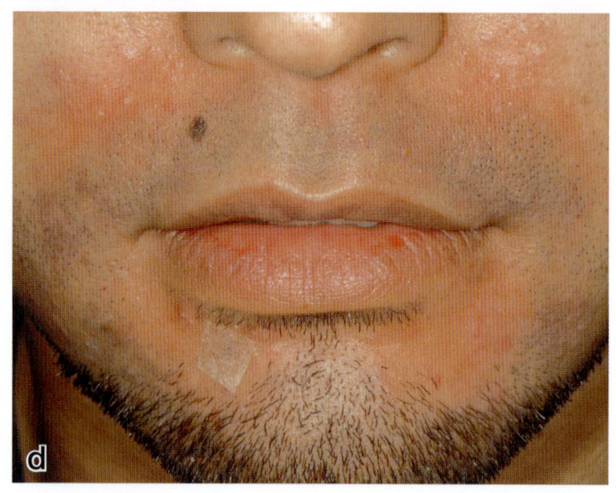

脂漏性皮膚炎にステロイド外用．顔面全体に発赤・腫脹がみられる

口囲皮膚炎とステロイド痤瘡

口の周りに湿疹が生じたため近医を受診，「処方されたステロイド軟膏をつけ続けたら，小さな丘疹が出現した」と言って来院した（図b）．毛孔一致性および非毛孔一致性の小丘疹・小膿疱が散在している．口囲皮膚炎に，ステロイド痤瘡が合併したもので，ステロイド外用を中止し，ミノサイクリン内服，ニューキノロン系抗菌薬外用で軽快した．

脂漏性皮膚炎に酒皶様皮膚炎が合併

脂漏性皮膚炎の治療にステロイドを外用していたが，中止したとたん急に顔面全体に発赤・腫脹が出現した（図c，d）．とくに鼻唇溝を中心に発赤・腫脹が顕著だったが，眼窩周囲の丸い範囲は健常であった．ミノサイクリン内服，スキンケアにて徐々に軽快した．

02 口なめ皮膚炎（lick dermatitis）

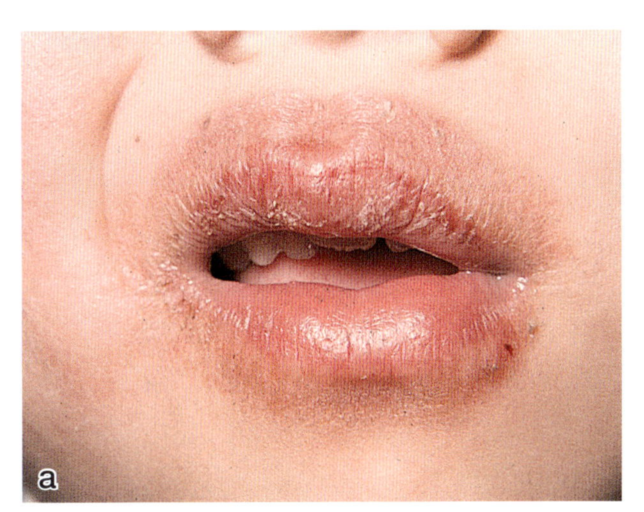

口唇および周囲もなめて皮膚炎を生じている

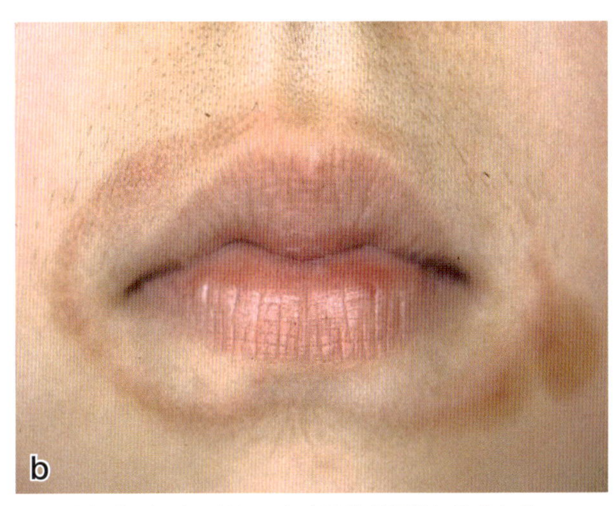

口周囲を舌でなめており，色素沈着が環状にみられる

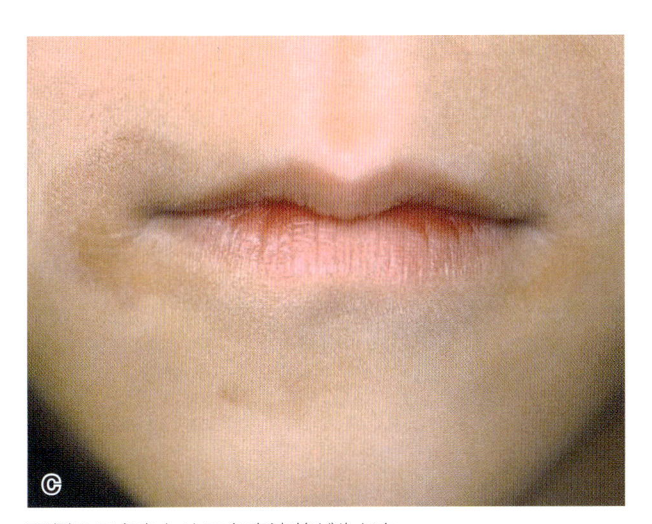

両側の口角をなめて色素沈着が生じた

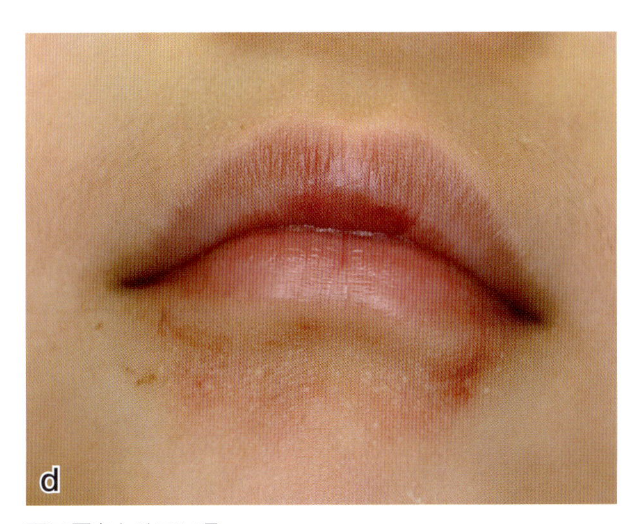

下口唇をなめている

口なめ皮膚炎

小児の口囲に褐色ないし茶褐色，わずかに鱗屑を伴う色素沈着をみることがある．本人の自覚症状はなく，比較的冬季に多い．これは子どもが口囲を舌でなめるために生じる刺激性の皮膚炎である．なめすぎて炎症を生じる例もある．乾燥すると違和感を覚えるため，ますますなめて悪化させてしまう．舌でなめていることが原因だと伝え，なめないこと，リップクリームやワセリンを塗ることを指導し，皮膚炎を生じている場合は短期間 weak ランクのステロイドを外用する場合もある．一方，口囲に丸く点状紫斑が集簇している（図 e）場合は，コップを口で吸い上げて，陰圧にして遊んだ結果である．いずれにしても，子どもの自尊心を傷つけないように指導する．

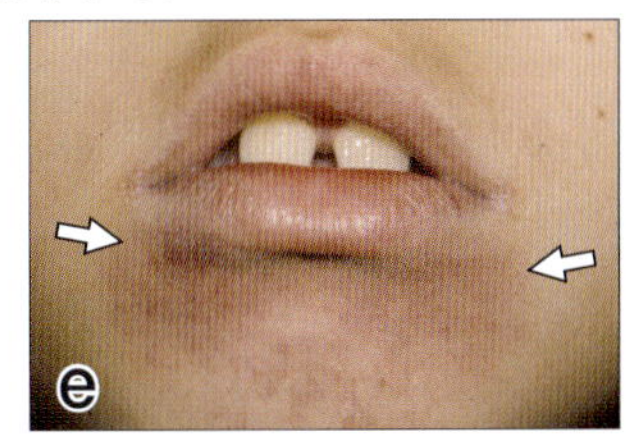

参考症例 口なめ皮膚炎ではなく，コップを吸って遊び，紫斑（⇨）を生じたもの

03 接触皮膚炎（contact dermatitis）

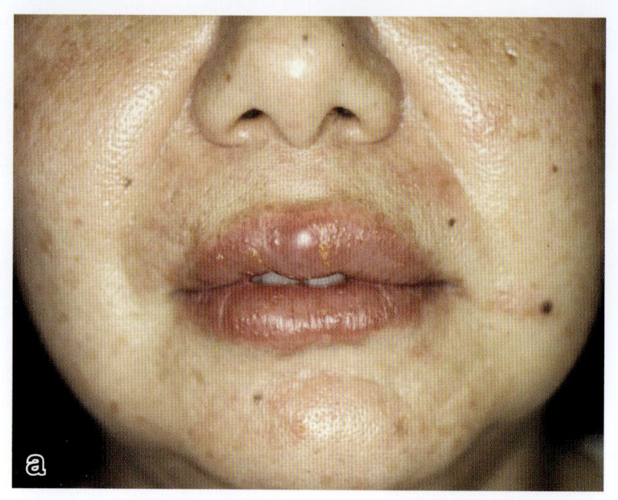

マンゴーによる接触皮膚炎．口唇および周囲に湿疹がみられる

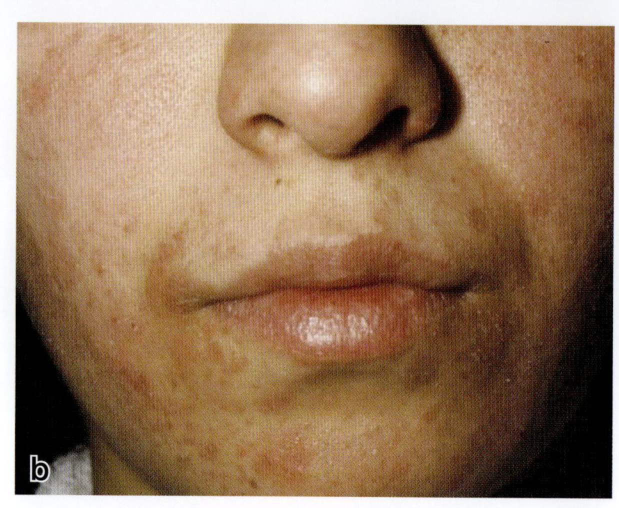

マンゴーによる接触皮膚炎．頬にも皮疹がみられる

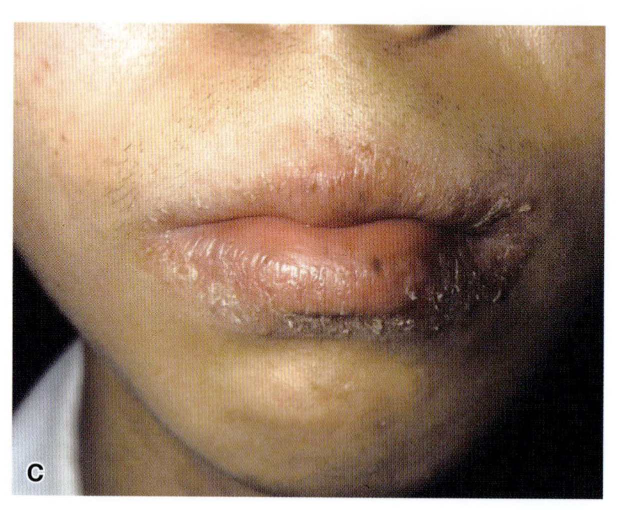

マンゴーによる接触皮膚炎

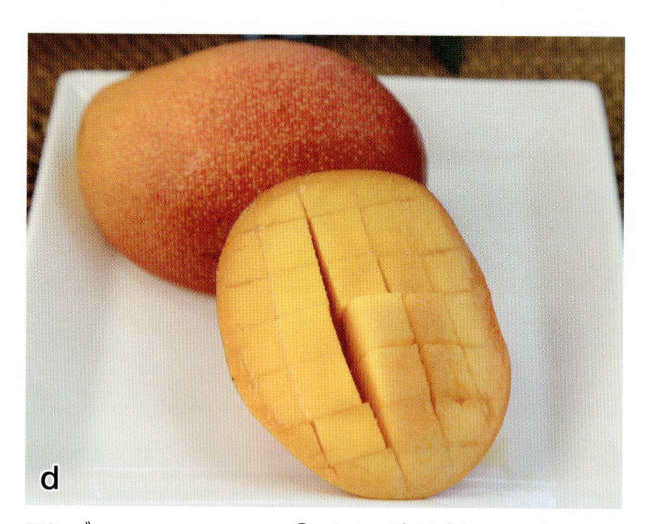

マンゴー　　© イメージナビ /amanaimages

接触皮膚炎

接触皮膚炎とは外来性の刺激物質や抗原（ハプテン）が皮膚に接触することによって発症する湿疹性の炎症反応をさす．口唇，口囲の湿疹病変は接触皮膚炎を疑う．接触皮膚炎には刺激性とアレルギー性があるが，後者が多い．原因はリップクリーム，口紅などの化粧品の成分（色素，香料，ラノリンなど），楽器のリードの木やニス，パイプなどの金属，食物，歯磨きなど，非常に多彩である．疑わしい原因を究明するに際し，十分な問診が必要である．さらに，明確に原因を決定するにはパッチテストを行う．

治療は原因と思われる物質に接触しないことが第一である．症状の改善にはステロイド外用を用いるが，稀に重症となった場合は内服を必要とする．

なかでもマンゴーによる接触皮膚炎は遭遇する機会が多い．過去に漆，銀杏などでかぶれたことがある患者では，マンゴーの接触皮膚炎の可能性が高い．果汁が付着するためか，口唇ばかりでなく，口囲，頬にも皮膚炎を

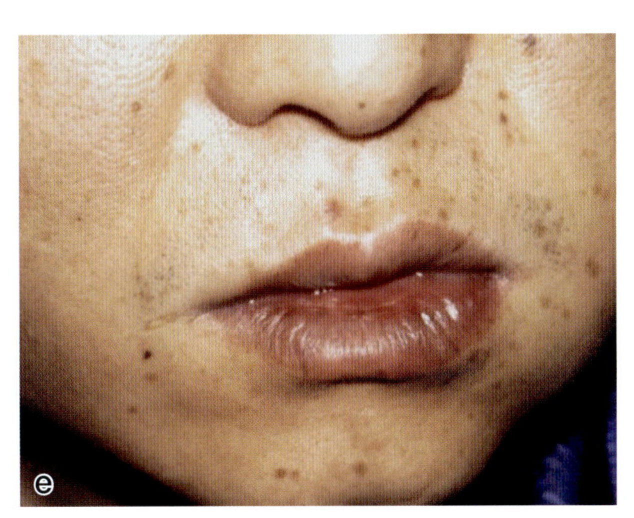

ディフェンバキアによる下口唇の腫脹

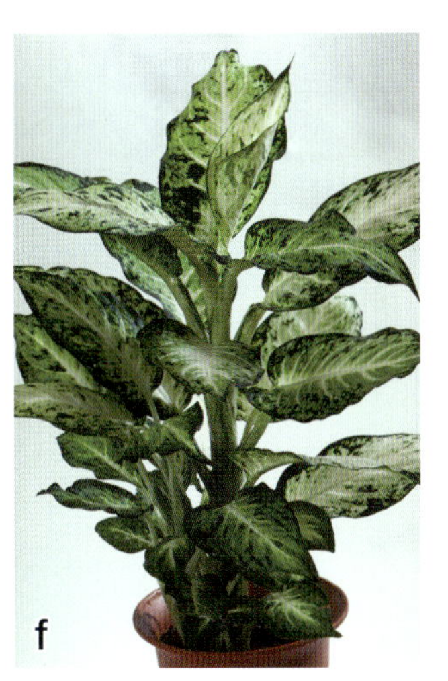

ディフェンバキア
©Gakken/amanaimages

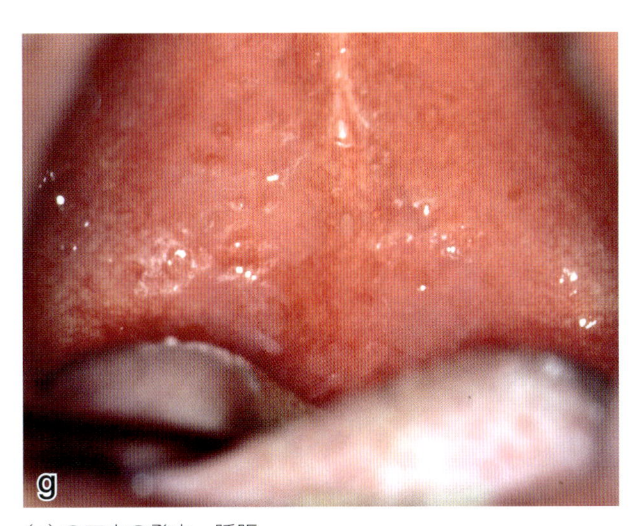

(e) の口内の発赤・腫脹

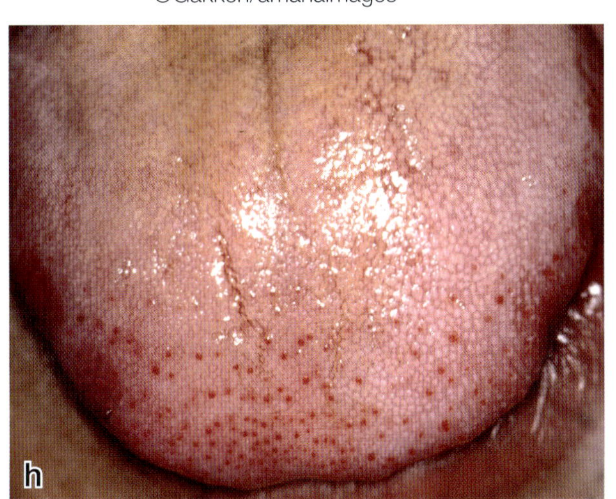

(e) の舌の発赤・腫脹，強い疼痛を訴えている

生じている例が少なくない[1].

非常に稀ながら観葉植物のディフェンバキアの茎を噛んで強い刺激性，浮腫性炎症を生じた例（図e）がある．ディフェンバキアのシュウ酸カルシウムの針状結晶と，シアン化グルコシド，プロテアーゼなどの蛋白質分解酵素が，さらにキニン産生も促すことにより生じる強い毒性により炎症を生じたものと推定されている[2].

引用・参考文献

1) 磯山勝男，西脇宗一：皮膚病診療 1: 215-218, 1979
2) 西脇宗一ほか：皮膚病診療 3: 744-748, 1981

04 開口部形質細胞症（plasmocytosis circumorificialis）

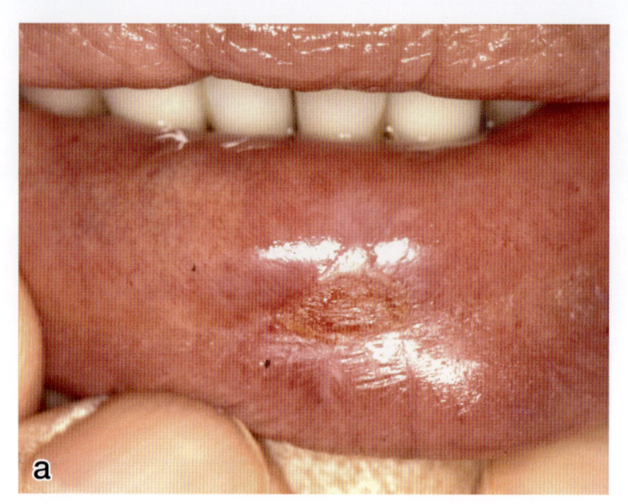

女性例．HCV 陽性

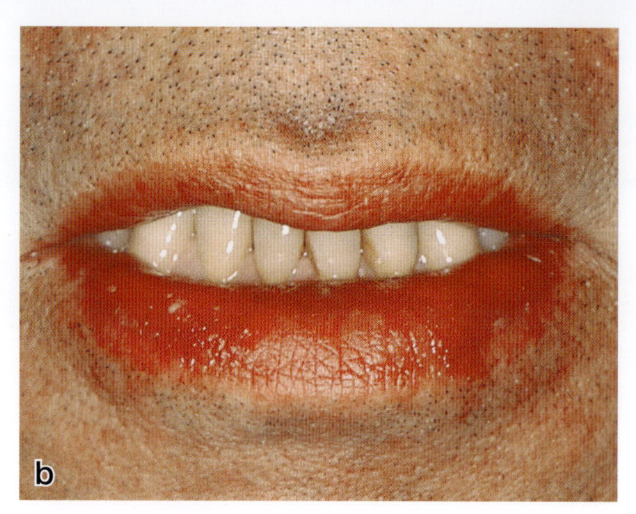

男性例．HCV 陽性

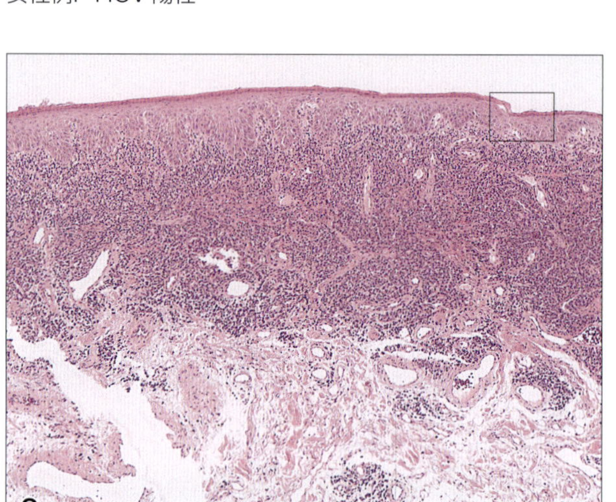

(a)の病理組織像．上皮下に密にリンパ球・形質細胞が浸潤している

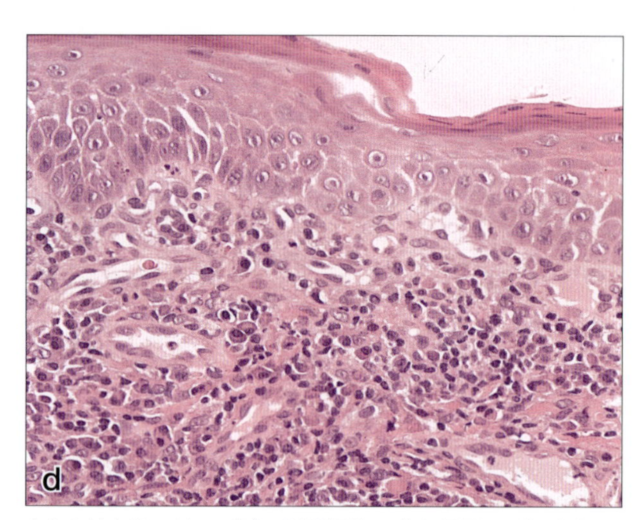

(c)の拡大像．リンパ球，形質細胞の密な浸潤，毛細血管の増生がみられる

開口部形質細胞症

開口部形質細胞症は，口唇や外陰部などヒトの開口部の粘膜やこれに接する部位に発症する良性の炎症性疾患で，口唇に生じた場合，多くは下口唇に病変が現れる．びらんを伴った局面を形成し，痂皮ができては剥離するなど，難治である．病理組織所見では，上皮が欠損している場合もあるが，残っている場合は上皮の直下から密にリンパ球・形質細胞の浸潤がみられる．口唇は元来形質細胞が多い部位であるので，診断に悩む場合もある．また，口腔内外の扁平苔癬との鑑別も必要になる．歯やパイプ煙草などの外的刺激も発症の一因になるが，原因不明の例が少なくない．近年，C 型肝炎の患者に多くみられるとの報告がある．自験例（図 a，b）でも HCV（hepatitis C virus）陽性患者がいた．ただし本症と HCV の関連性についての詳細は不明である．

治療は原因がある場合はその対処をするが，ステロイドの外用が有効な例も多い．HCV 陽性患者の自験例も，ステロイド外用で軽快した．

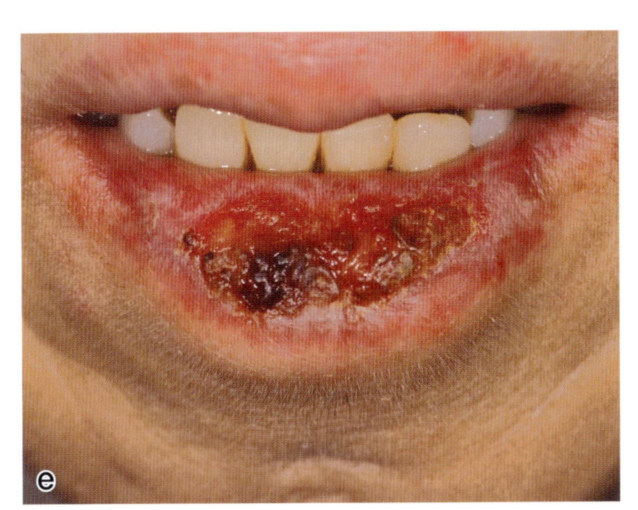

女性例．HCV 陰性．上の前歯があたる．痂皮を自分でくり返しむしっていた

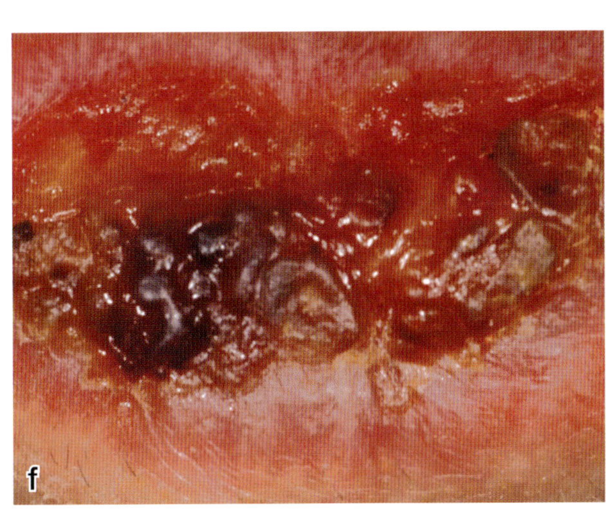

(e)の拡大像．下口唇の浅い潰瘍

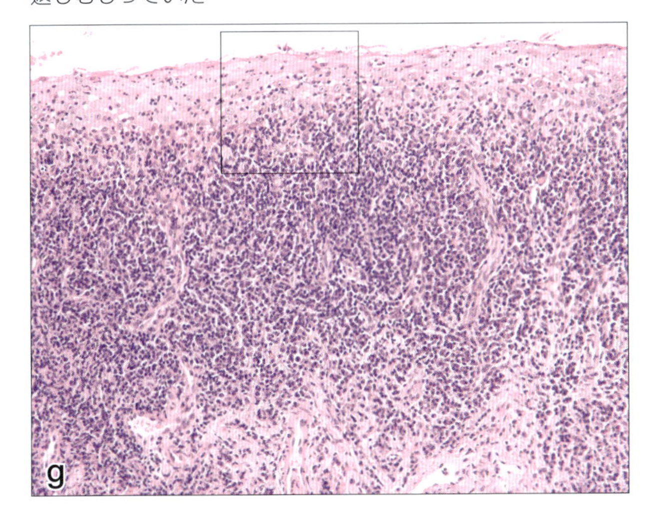

(e)の病理組織像．形質細胞・リンパ球が密に浸潤している

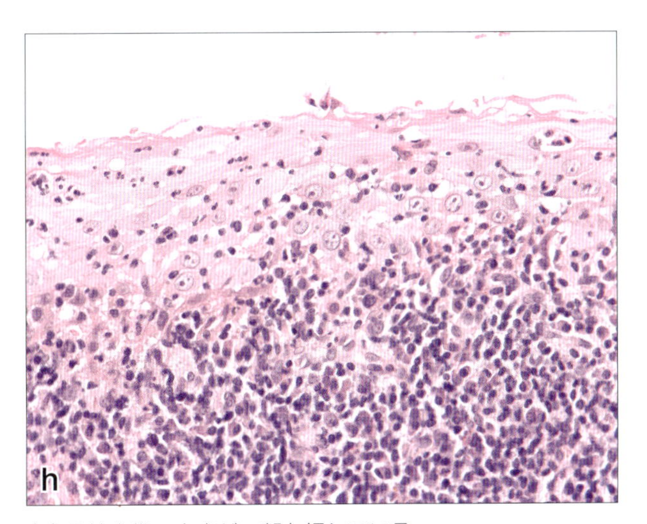

(g)の拡大像．上皮が一部欠損している

参考：主な口唇疾患

炎症	口唇本来の疾患：接触皮膚炎，アトピー性皮膚炎，扁平苔癬など
	全身疾患との関連：膠原病（SLE，DLE）など
	クインケ浮腫
	開口部形質細胞症
肉芽腫	肉芽腫性口唇炎
色素斑	色素斑
腫瘍	血管腫，色素性母斑，白板症，扁平上皮癌（有棘細胞癌），基底細胞癌，悪性黒色腫
全身疾患の一症状としての病変	Peutz-Jeghers 症候群，Rendu-Osler-Weber 病，膠原病など
感染症	細菌：膿痂疹，丹毒，癤など
	ウイルス：単純疱疹，帯状疱疹，尋常性疣贅など
	真菌：カンジダ症

第 2 章

舌の変化

05 地図状舌（geographic tongue）

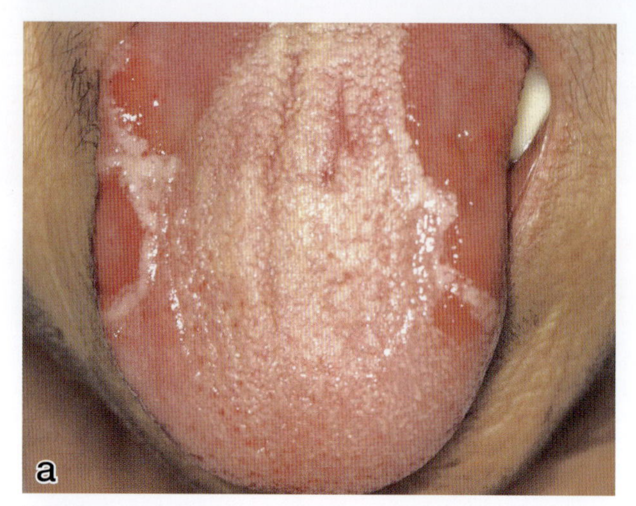

地図状舌．白色の部分と赤色の部分が混在している

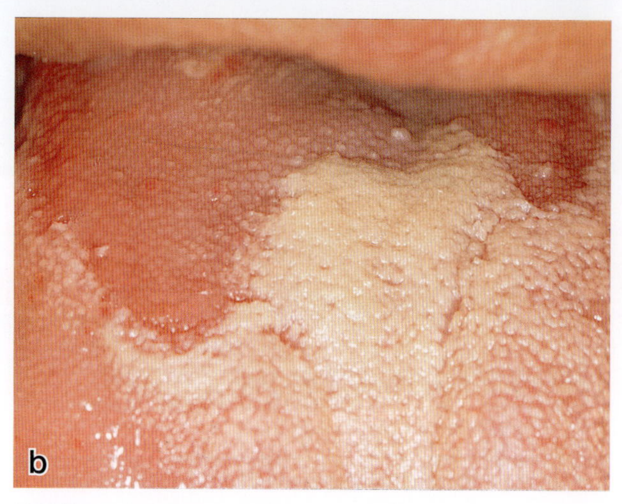

地図状舌．白色部分の辺縁は，やや肥厚している

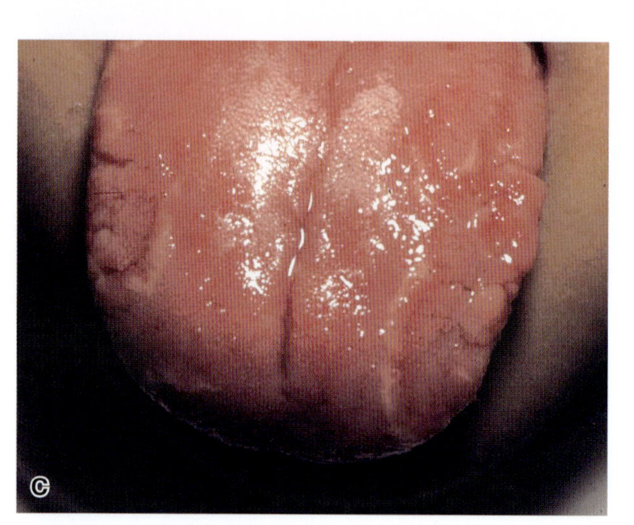

地図状舌と溝状舌が混在

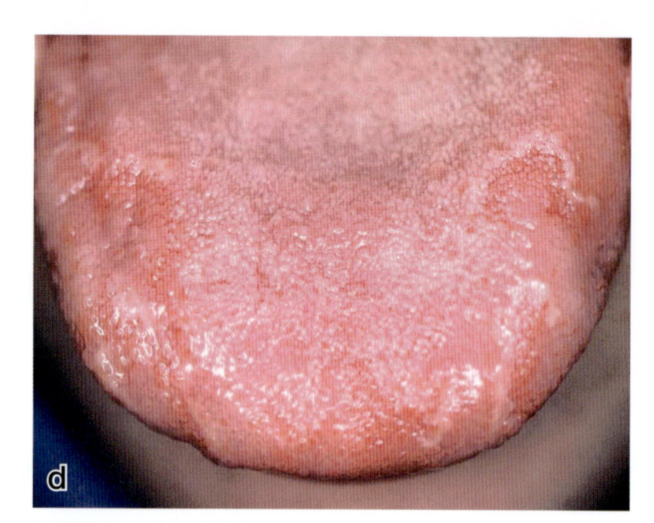

地図状舌．舌の外側縁には歯の圧痕もみられる

地図状舌

地図状舌は，舌背部に赤い局面を呈する角化異常性病変といわれている．原因は不明であるが，子どもや女性に多く，高齢者にはほとんどみられれない．原疾患のない健常人でもみられ，膿疱性乾癬，アトピー性皮膚炎などでも出現するが，病因は不明である．

症状は，舌背に白色浸軟した部分と赤色の部分が混在し，複雑な地図模様を呈するために，地図状舌とよばれる．白色部分は糸状乳頭と茸状乳頭が混在している舌背で，白色部の辺縁はわずかに隆起している．赤色部分は糸状乳頭が消失し，残った茸状乳頭が点状に目立つ．地図模様は体調や1日の中でも時間帯によって変化する．自覚症状はほとんどないが，軽度の違和感を訴える場合もある．

病理組織像は，病変の顕著な部位では上皮の非薄化がみられ，辺縁ではむしろ上皮は肥厚し，好中球の浸潤が顕著な海綿状態がみられる．

治療はとくに必要なく，口腔内の清掃を指導する程度でよい．

06 正中菱形舌炎（median rhomboid glossitis）

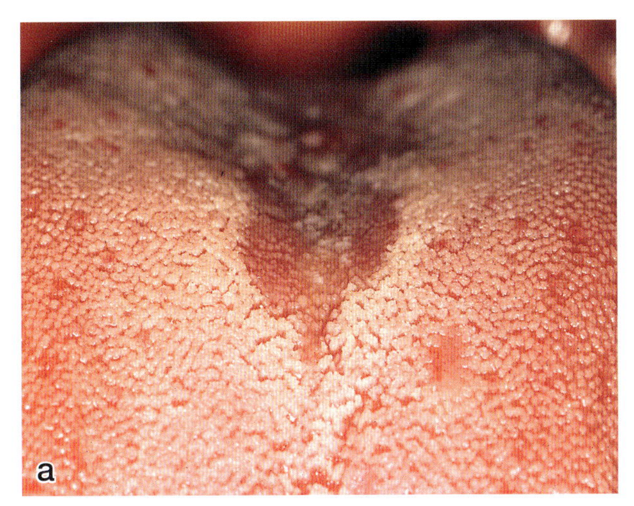

舌中央奥の乳頭の萎縮および角化

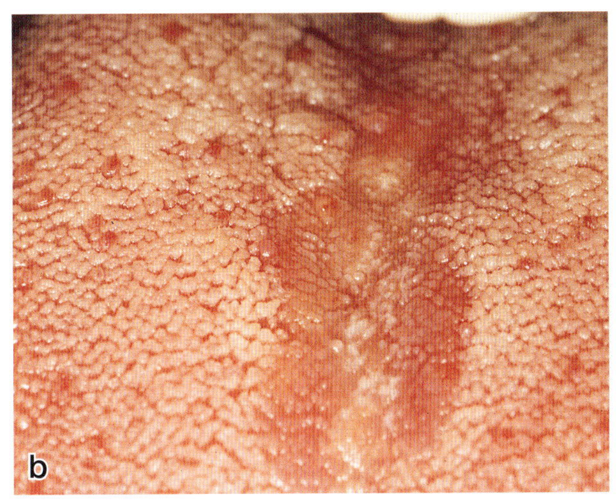

正中菱形舌炎

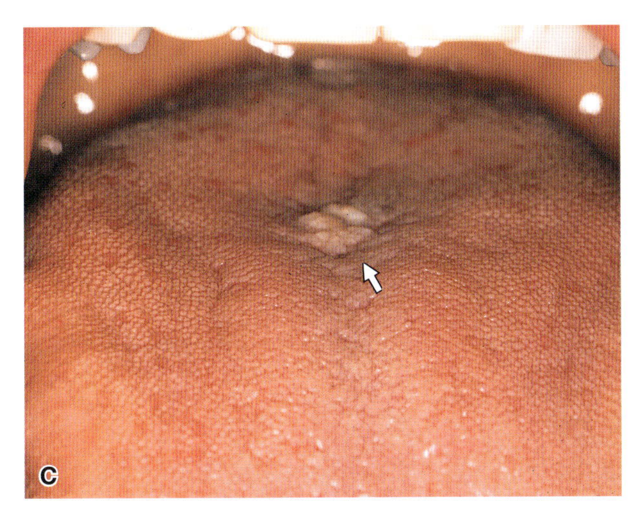

暗赤色の部分がすべて角化性結節（⇨）に置き換わってしまった

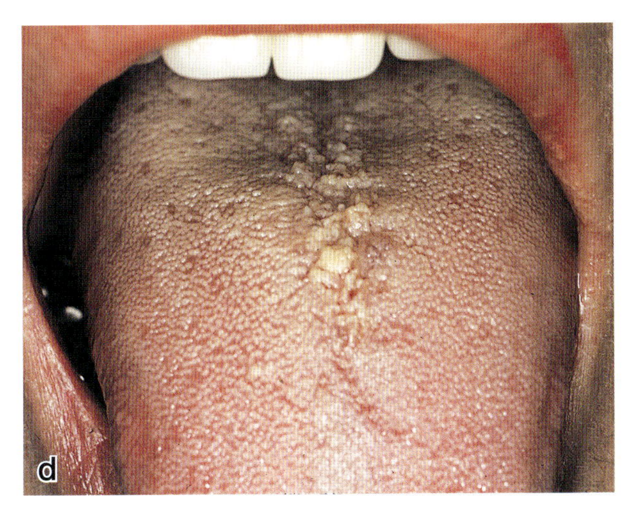

正中菱形舌炎．正中溝に一致している

正中菱形舌炎

正中菱形舌炎は，舌背の中央（正中）のやや後方に菱形ないし楕円形の，わずかに陥凹した暗赤色，扁平な局面を呈する病変である．病変部は糸状乳頭や茸状乳頭が萎縮しており，しばしば暗赤色部位に白色の疣状ないし角化性の小結節が出現する．中高年男性に多く，自覚症状はない．

正中菱形舌炎は，一種の舌の奇形ではないかという説がある．また，精査するとカンジダが証明されることもあるため，カンジダが誘引になるという説もあるが，常在菌であり，詳細な病因は不明である．

病変部が隆起している場合は，舌癌との鑑別が必要で，時には生検を必要とする．病理組織像では乳頭の萎縮，上皮下の血管拡張，軽度の炎症性細胞浸潤が観察される．

治療はとくに必要ないが，隆起して違和感がある場合は，切除・焼灼など外科的処置を行う．

07 溝状舌（fissured tongue）/ 皺状舌（lingua plicata）

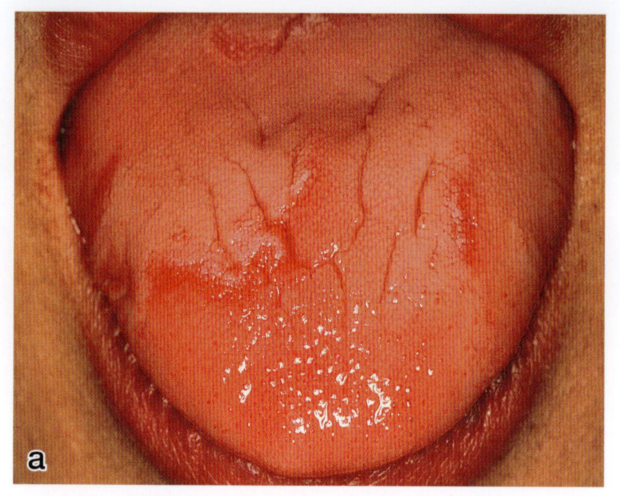

炎症を伴った溝状舌．（p.24 図 c と同一症例）

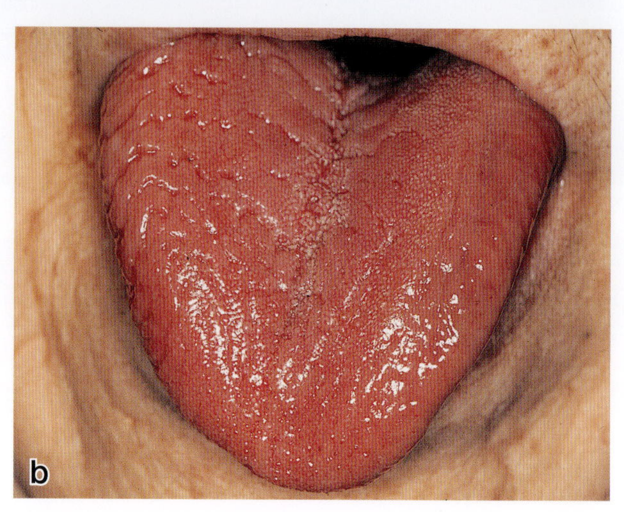

溝状舌と赤い平らな舌の合併

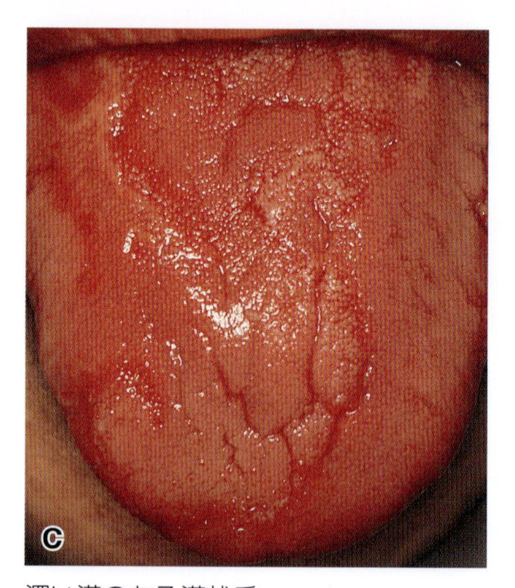

深い溝のある溝状舌

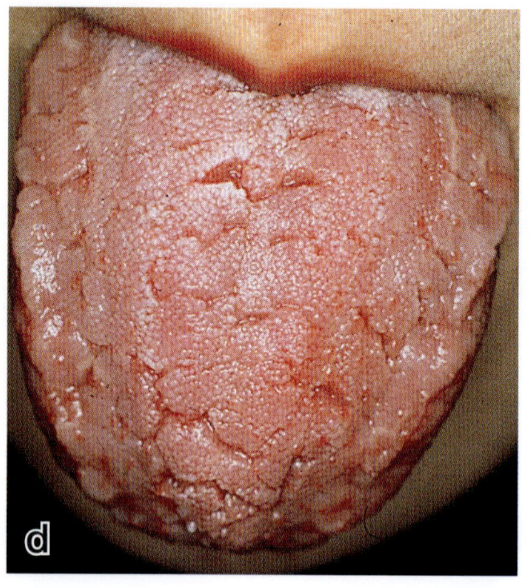

scrotal tongue といわれるように，溝が複雑かつ深い

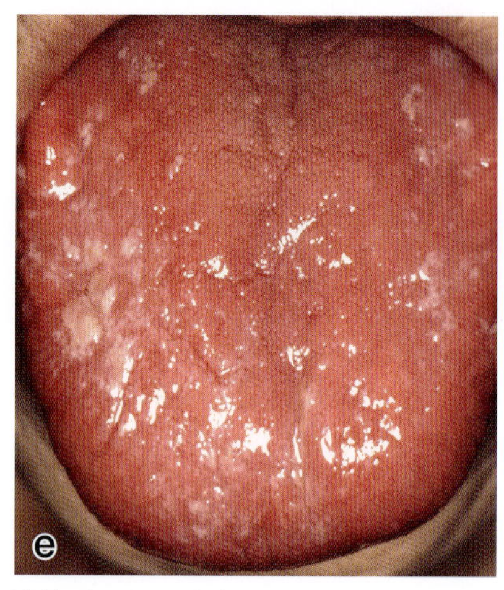

溝状舌とカンジダ症の合併（p.24 図 a と同一症例）

溝状舌 / 皺状舌

溝状舌または皺状舌は，陰嚢の表面のように皺がたくさんある状態を指すため，陰嚢舌 scrotal tongue ともいわれる．溝状舌は，溝がはっきりしているが表面は平らで，自覚症状はないものの，稀に灼熱感を訴える例もある．溝は浅い皺程度から数 mm の深い皺や，舌背の一部から全体に溝が及ぶもの，正中溝から枝分かれするような溝など，形状はさまざまである．

原因や発生機序はまったく不明ながら，口腔の乾燥や舌の萎縮に伴って現れることが多い．また，先天性の優性遺伝であるという説と，後天性のものであるという説がある．とくに稀な症状ではないものの，小児では稀で，成人の 5%程度にあり，さらに年齢とともに増加する傾向がある．Melkersson-Rosenthal 症候群，Down 症候群，膿疱性乾癬などでもみられる．

溝に食べ物などが入って炎症をおこしやすくなるので，口腔内をきれいにしておく必要がある．柔らかいブラシによる口腔内の清掃，うがいを指導する．

08 毛舌（hairy tongue）

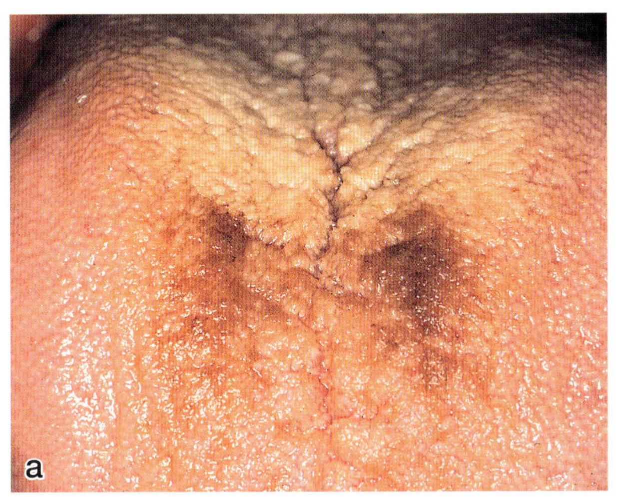

厚い舌苔．一部に褐色の色素沈着あり．Sjögren 症候群の患者にみられた

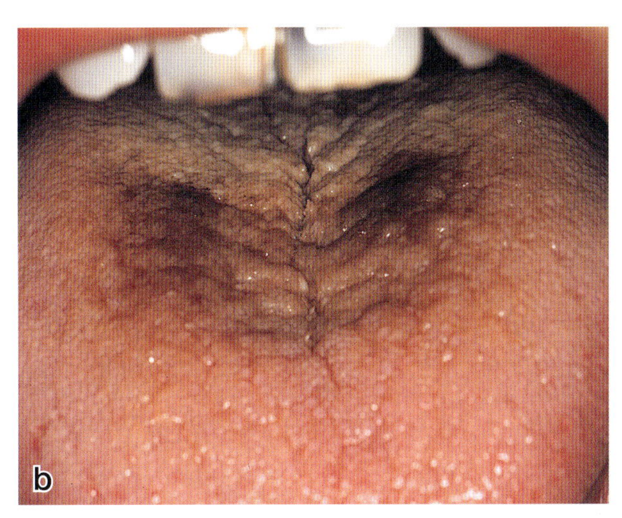

舌背に生じた黒褐色の色素沈着

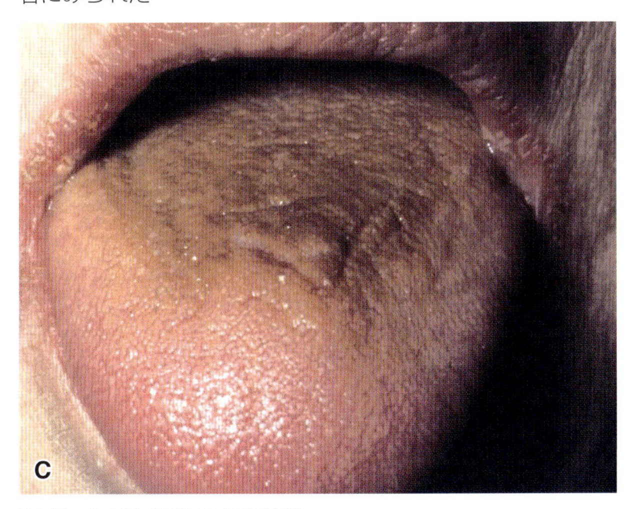

舌背に生じた褐色の色素沈着

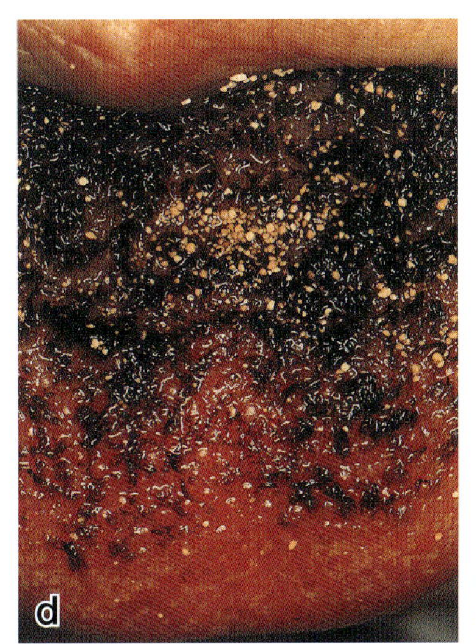

口腔ケアの不足により厚い舌苔が付着した

毛舌

舌は乳頭状の粘膜上皮で覆われていて，舌背には糸状乳頭と茸状乳頭がある．糸状乳頭は角層が厚く，肥厚して厚い白色局面を形成したものを，舌苔という．口腔内の乾燥，炎症，全身的栄養状態などに左右され，上皮の角化が促進し，乳頭の角化が肥厚して生じる．この舌苔が顕著になると，舌背に毛が生えたようにみえるため，毛舌といわれる．なかでも黒毛舌がとくに有名で，外因性の色素沈着によるとされる．

原因は，全身状態，口腔内乾燥，喫煙，口腔ケアの不足，口腔内細菌・真菌感染のほか，抗菌薬やステロイド内服で菌交代現象がおこり，口腔内細菌叢の変化が生じるのではないかといわれているが，実際はよくわかっていない．

通常自覚症状はないが，時に軽度の不快感を訴える場合もある．治療は，原因除去，口腔内の清掃，舌背のブラッシング指導などである．

09 赤い平らな舌

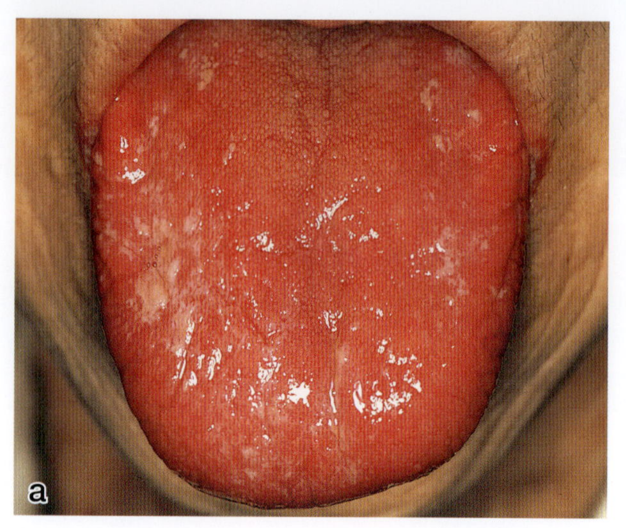

赤い平らな舌．溝状舌を合併，一部糸状乳頭に舌苔が付着している．カンジダ陽性（p.22 図 e と同一症例）

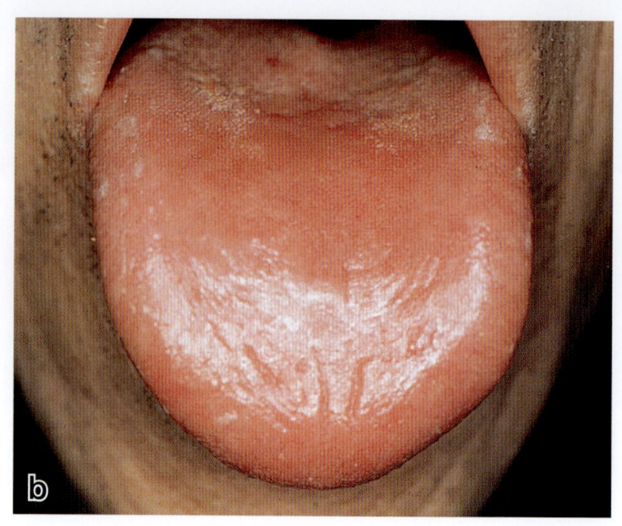

全ての乳頭が消失した赤い平らな舌．高齢者にしばしばみられる．亜鉛などの微量元素が欠乏している例が多い

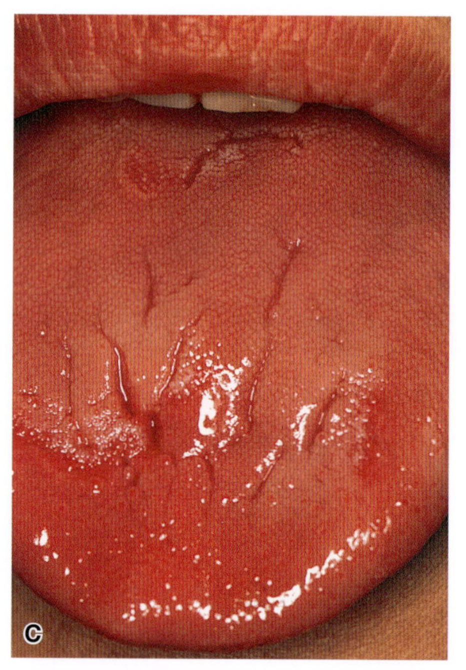

赤い平らな舌．溝状舌を合併．乳頭は萎縮している（p.22 図 a と同一症例）

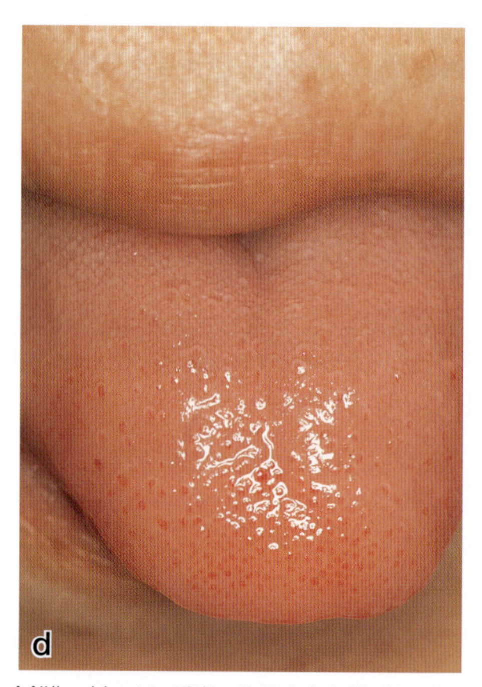

Möller-Hunter 舌炎．やや白色を帯びた平らな舌．茸状乳頭が目立ち苺状舌のようにもみられる（p.129 図 a と同一症例）

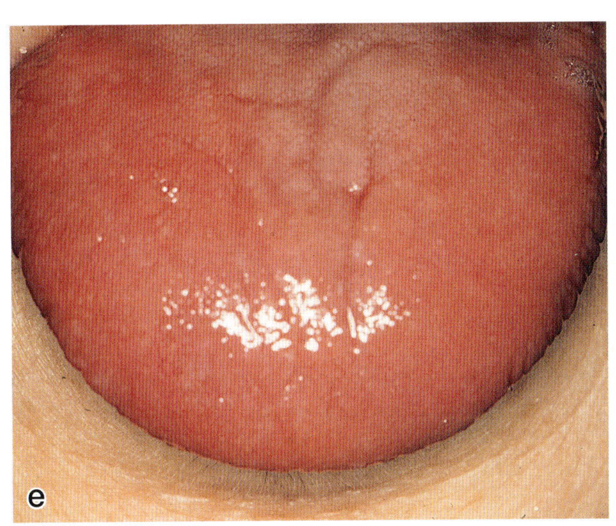

糸状乳頭も茸状乳頭も萎縮している．平らな赤い舌だが，やや白っぽくみえるのは貧血があるためである（p.129 図 b と同一症例）

赤い平らな舌は萎縮性の舌炎で，舌乳頭の萎縮によって舌苔を生じず，舌の表面が滑らかになって暗赤色を呈する状態である．

以下のような種々の代謝疾患でみられる．

Plummer-Vinson 症候群（PVS）

PVS は，鉄欠乏性貧血でみられる赤い平らな舌，嚥下障害，口角炎，匙状爪（spoon nail）などの症状をいう．

鉄は粘膜上皮の代謝にも必要な成分で，不足すると食道粘膜は萎縮し，嚥下困難になる．口角や口腔内にびらんを生じ，口腔内灼熱感，疼痛を訴える例も多い．爪甲は反り返り，いわゆる匙状爪になる．

若年女性の月経時過出血，ダイエットによる鉄欠乏，中年女性の子宮筋腫による月経血量の増加のほか，消化管の悪性腫瘍などからの慢性的出血，胃や腸管の広範囲切除による鉄の吸収不全，妊娠による胎児の鉄消費で母体が鉄欠乏になるなどの場合にもみられる．

対応は，原因があれば，まずその治療を行う．そのために，種々の全身的精査が必要な場合がある．血液検査では低色素性貧血，鉄分の低下に加え，不飽和鉄結合能（unsaturated iron binding capacity：UIBC）の上昇がみられる．

直接的な治療は鉄剤の内服であるが，吐き気・胃部不快などが強い場合は注射，症状が重篤な場合は輸血も考慮される．

同様に赤い平らな舌を呈する疾患として，ビタミンや微量元素の欠乏によって生じるものなどを紹介する．

Möller-Hunter 舌炎（p.129 参照）

ビタミン B_{12}（$V.B_{12}$）の欠乏・吸収障害で生じる悪性貧血の一症状である．腸管からの $V.B_{12}$ 吸収障害であり，胃全摘術後のほかに自己免疫性要素も示唆されている．舌乳頭の萎縮，発赤，灼熱感，舌痛，味覚異常などを生じる．末梢血液検査で大球性貧血，骨髄では巨赤芽球が出現する．治療には $V.B_{12}$ の投与が必要である．

ペラグラ（p.128 参照）

ペラグラはビタミン B 群，トリプトファン，ニコチン酸の欠乏症である．粘膜症状として赤い平らな舌のほかに，味覚異常，下痢，精神症状，Casal's necklace（首の周りに，レースの襟飾りをつけたような紅斑）がみられたり，手背の紅斑など日光曝露との関与が考えられる皮膚症状が出現する．

亜鉛欠乏症（p.130 参照）

亜鉛欠乏症には先天性腸性肢端皮膚炎と後天性亜鉛欠乏症がある．四肢末端をはじめ開口部の発赤腫脹，びらん，痂皮，乾癬様皮疹，爪甲の変化，下痢，味覚障害など多彩な症状を呈する．舌・口腔粘膜の萎縮も顕著である．治療は成分亜鉛 50 ～ 150 mg/ 日投与である．

Sjögren 症候群（p.106 参照）

口腔唾液腺および涙腺の萎縮で，ドライマウス，ドライアイを呈する．舌乳頭の萎縮も生じ，赤い平らな乾燥した舌背を呈する．

資料1 舌に生じる変化・病変，漢方における舌の診察

舌に生じる変化・病変

炎症	アフタ・びらん・潰瘍	
	扁平苔癬	
	薬疹	
浮腫	巨大舌	
	蕁麻疹，血管神経浮腫	
腫瘍	良性	線維腫
		脂肪腫
		筋腫（平滑筋腫，横紋筋種）
		血管腫・リンパ管腫
		粘液嚢腫
		血管拡張性肉芽腫
		色素性母斑
	悪性	白板症
		扁平上皮癌
		悪性黒色腫
舌の特徴的変化	舌乳頭の変化	舌苔・毛舌
		苺状舌
		正中菱形舌炎
		溝状舌・皺状舌
		地図状舌
		乳頭の萎縮・赤い平らな舌
		乾燥による変化
		色素斑・色素沈着
	舌小帯短縮	
	舌痛症（burning mouth syndrome）	
性感染症	スピロヘータ	梅毒
感染症	ウイルス	単純疱疹
		水痘，帯状疱疹
		手足口病
		ウイルス性疣贅
		Kaposi 肉腫（HHV-8）
	真菌	カンジダ症

漢方では舌の状態を診ることを“舌診”という （文献1を元に作成）

正常舌	健康な，全体的にもきれいなピンク色で，白く薄い舌苔に覆われている
淡白舌	全体的に白く，舌苔も白く薄い．手足が冷えやすく疲れやすい
淡白舌	舌の周辺と先が赤い．厚い舌苔が全体にみられ，脂肪がつきやすい
紅　舌	白く，舌の周囲に歯形がついている．むくみ，水太り状態
亀裂舌	舌全体は赤く，中央に黄色舌苔がついている．胃腸が弱っている
鏡面舌	赤く，表面に光沢がある．寝汗をかきやすく，貧血，食欲不振状態

＊舌の色，舌苔，舌の側面の歯形，舌下の血管などの舌の状態で健康状態がわかる

参考文献　1）今中政支：JOHNS 23: 1756-1762, 2007

第 3 章

アフタを形成する疾患

10 口腔内潰瘍・アフタ（aphtha）

アフタ

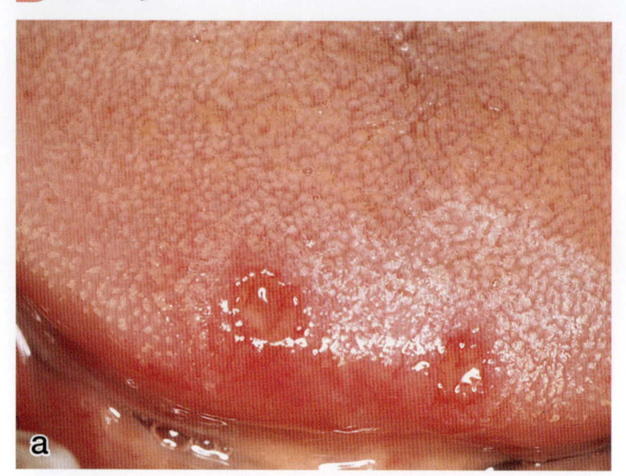

舌のアフタ

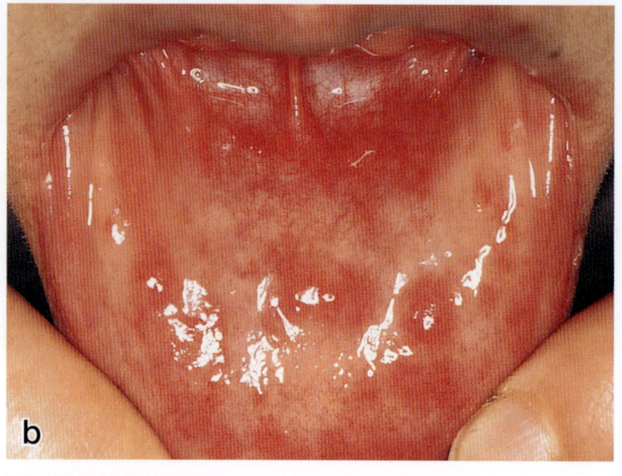

下口唇の粘膜のアフタ

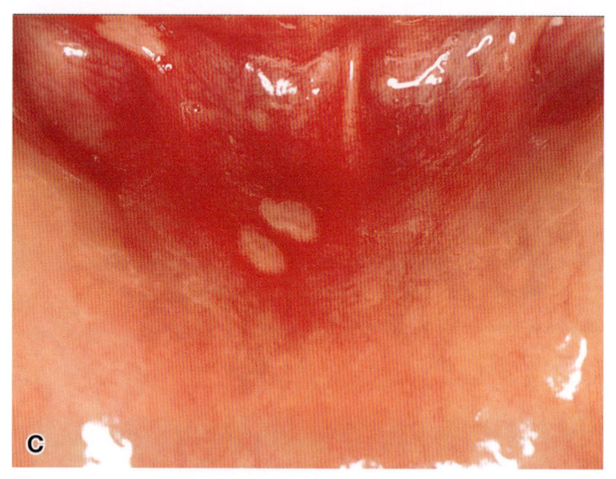

下口唇の粘膜のアフタ

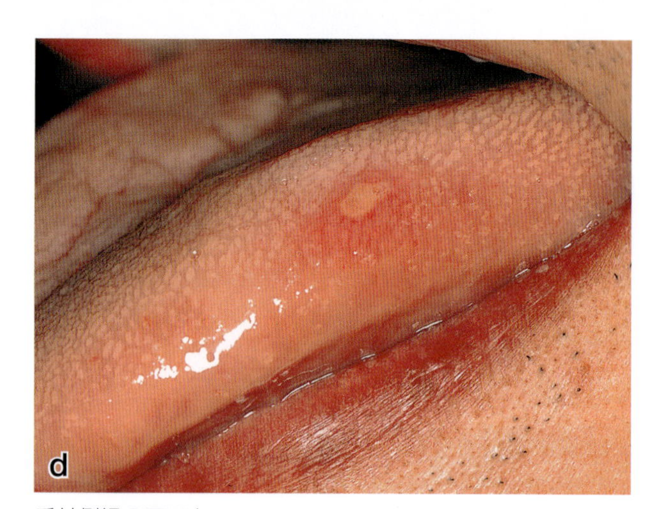

舌外側縁のアフタ

口腔内潰瘍・アフタ

口腔内の炎症による病変は一口に“口内炎”といってしまうが，実際にはアフタ，すなわち浅い小潰瘍を指す．アフタはみる機会の多い病変の一つである．アフタが苦痛で，一般的に称される“口内炎”と言って，これを主訴に来院する患者が少なくない．

アフタは，「粘膜における円形ないし楕円形，小指頭大までの境界鮮明な紅暈を有する線維素性炎症局面．表面に白色ないし黄色の偽膜が付着する」と定義できる．上下口唇・口腔粘膜，舌背・舌下など，どこにでも生じて，ゴマ粒大の小さなものから，大豆大ほどのものまで，大小さまざまの境界明瞭な小潰瘍が単発ないし多発する．飲食に支障が出るほどの疼痛を訴える場合もある．おおむね4～5日で炎症が収まり，1週間ほどで治る．

アフタはなんらかのきっかけや背景の疾患などがあって，形成される場合があり，アフタを生ずる疾患は，ウイルス性感染症，膠原病，血管炎など多彩であるが，もっとも多いのは慢性再発性アフタである．慢性再発性アフ

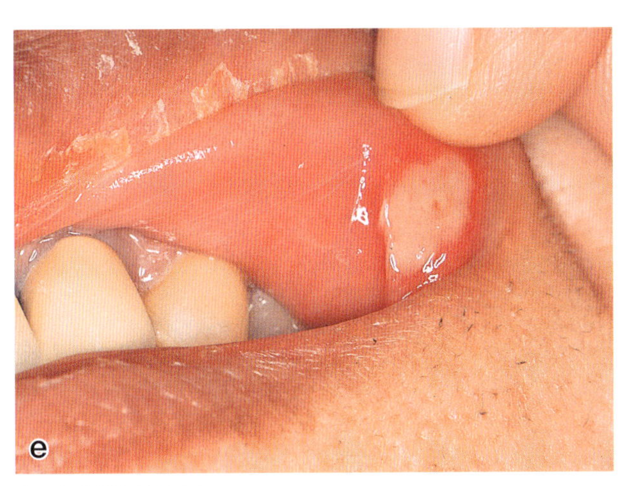

上口唇粘膜のアフタ

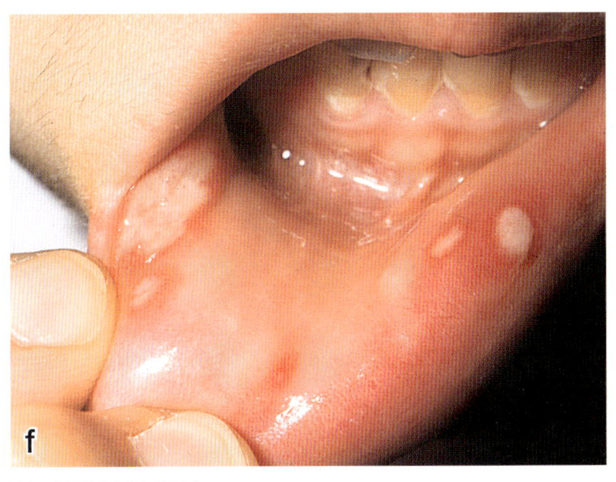

下口唇粘膜のアフタ

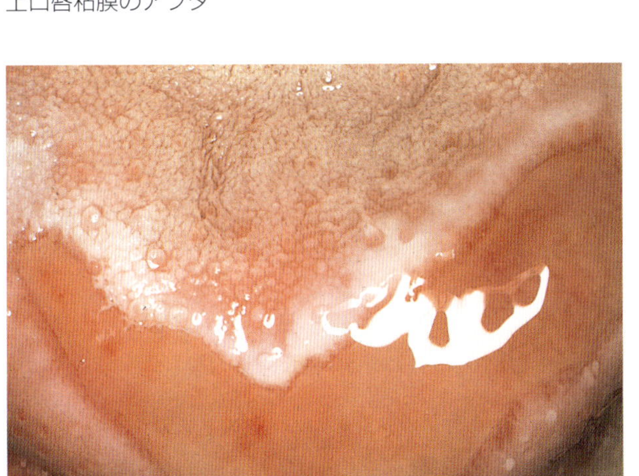

小児の巨大な舌のアフタ．歯と口唇でしごいて大きくしてしまった

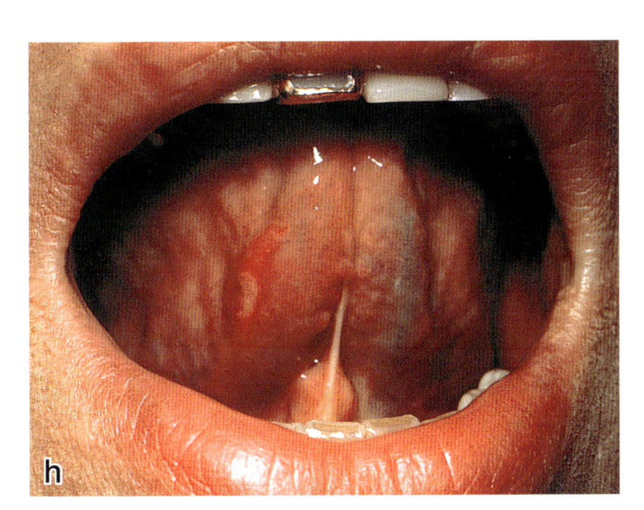

舌下面のアフタ

タの原因は不明であるが，頻繁にできる人は少なくない．女性では月経周期やストレスとの関係が示唆される．

また，全身疾患の一症状としてのアフタも見逃せない．よく知られているのが，Behçet 病で生じる口腔のアフタであるが，Sweet 病，結節性紅斑，Lipschutz 潰瘍（急性外陰潰瘍），さらには悪性リンパ種などでも口腔内病変としてアフタがみられる．時には診断目的に生検が必要な場合もある．

アフタの治療は，刺激が加わるところは刺激の除去が必要である．通常はステロイド含有口腔内用外用薬や貼付薬，噴霧薬などを用いる．口腔内の清潔操作も必要である．

褥瘡性アフタ

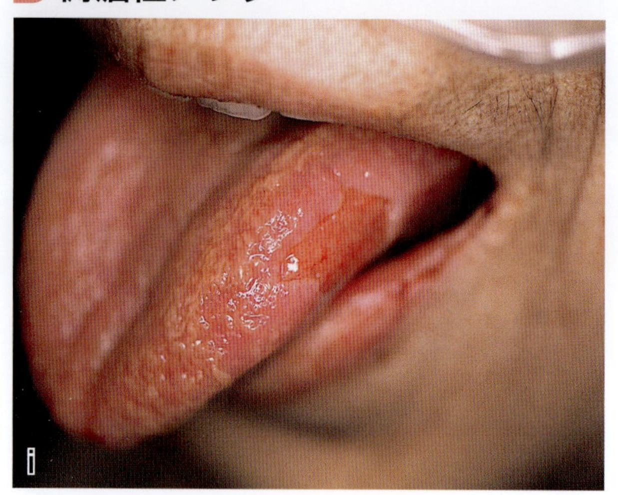

慢性の機械的刺激によるアフタ

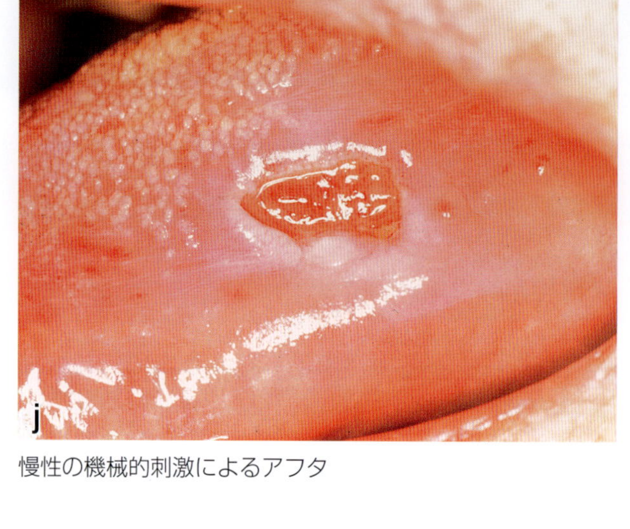

慢性の機械的刺激によるアフタ

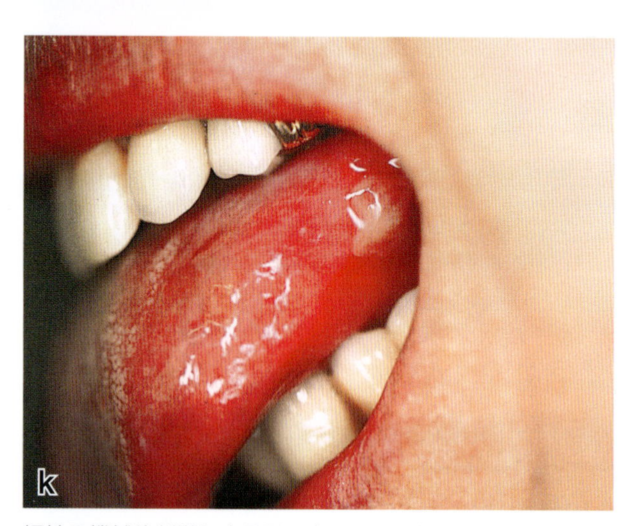

慢性の機械的刺激によるアフタ

参考：アフタを生ずる疾患

1. ウイルス性感染症	疱疹性歯肉口内炎，単純疱疹，水痘，帯状疱疹，ヘルパンギーナ，手足口病
2. 細菌・真菌等の感染症	梅毒，結核，溶連菌，カンジダ
3. 結節性紅斑を伴う疾患	Behçet 病，Sweet 病，クローン病，潰瘍性大腸炎
4. 血管炎と類症	結節性多発動脈炎，Degos 病
5. 白血球減少症	周期性好中球減少症，Felty 症候群
6. 慢性再発性アフタ	アフタを生ずる疾患のなかでもっとも多い
7. 外的刺激による（褥瘡性アフタ）	義歯，乳児では母親の乳首
8. 薬剤性	抗癌剤など多種

褥瘡性アフタ

褥瘡性アフタは一定の部位に，長期間にわたり外的・機械的刺激が加わって傷がつき，びらん・潰瘍を形成するものである．多くの場合，義歯や，う歯にかぶせた歯冠などが頬粘膜や舌の辺縁に慢性的にぶつかり，圧迫・刺激して潰瘍形成に至る．形は不整型だが境界明瞭で，おおむね浅いが時に深いものもあり，疼痛を訴える．アフタの周囲はやや隆起し，角化のため白色調を帯びている．潰瘍付近を注意深く観察し，直接指で触れてみて原因刺激物をみつける．いずれも，接触しているう歯・義歯など外的刺激を除去すれば，潰瘍は治癒する．慢性に経過し，潰瘍の辺縁が角化によって白色・隆起するため，時に白板症や舌癌との鑑別を必要とする例があるので，注意を要する．なお，乳児にみられる Bednar アフタは哺乳時の吸引刺激で生じる硬口蓋の左右対称性アフタで，これも一種の慢性刺激によるものである．

化学的刺激による障害

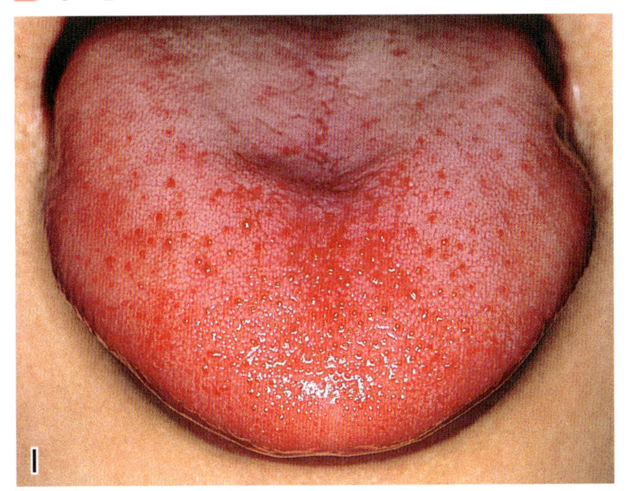

薬剤による舌のびらん

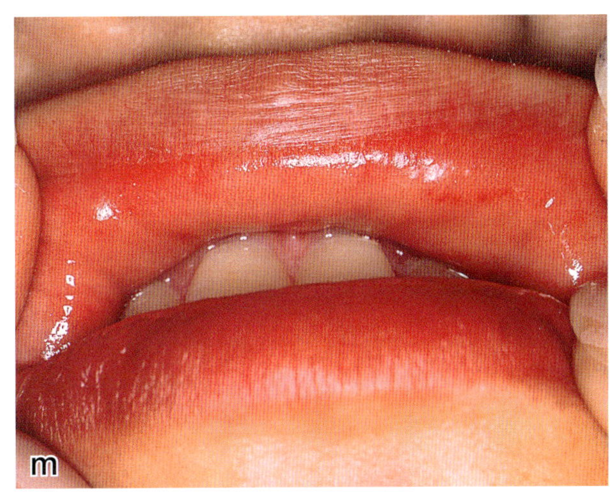

(l)の口唇のびらん

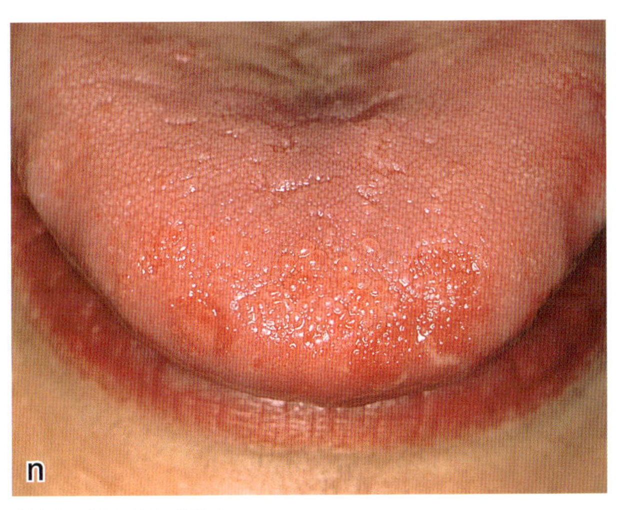

薬剤による舌のびらん

化学薬品による障害

自験例(図l，m)は近傍の大学実験室で，ピペットから強酸性薬品を間違って吸い込んでしまった女性例である．幸い飲み込まず，ただちに含嗽したものの，時間の経過とともに疼痛が激しくなって来院した．

来院時，舌背先端に浅いびらんを形成していた．上口唇にもびらんがあったが，下口唇には著変がみられなかった．口腔内含嗽とステロイド含有口腔内用軟膏の外用でとくに後遺症もなく治癒した．

2例目(図n)も同様の化学薬品による障害である．舌背の先端にびらんを形成している．疼痛が激しかったが，ステロイド含有口腔内用軟膏で治癒した．

授業の実験中にうっかり口腔内に取り込んでしまう例は，稀ながら経験する．

11 Behçet 病

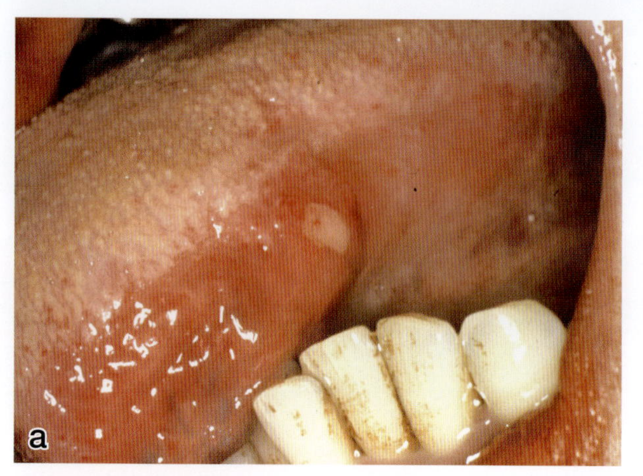
Behçet 病の慢性アフタ

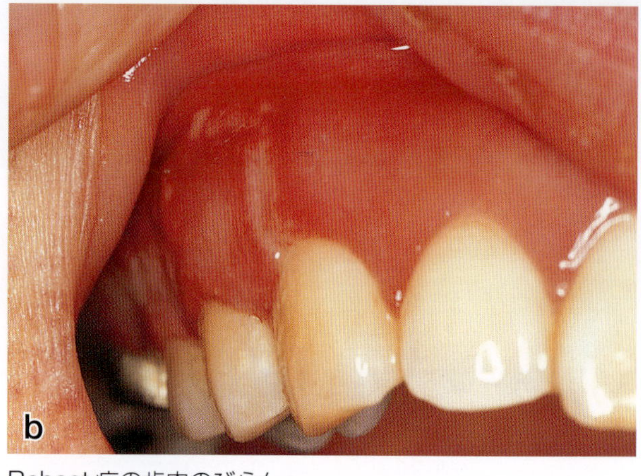
Behçet 病の歯肉のびらん

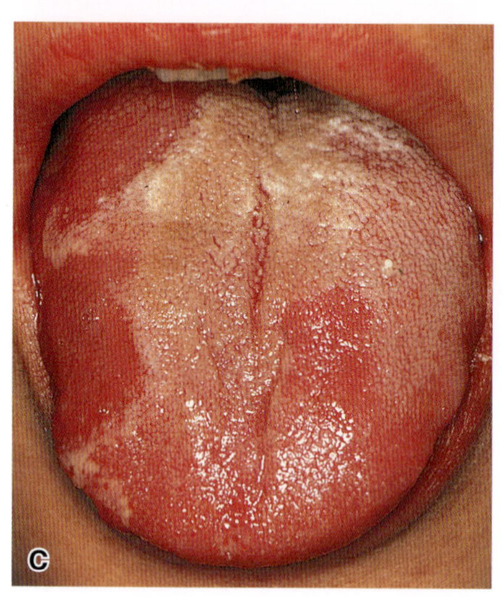
Behçet 病にみられた地図状舌

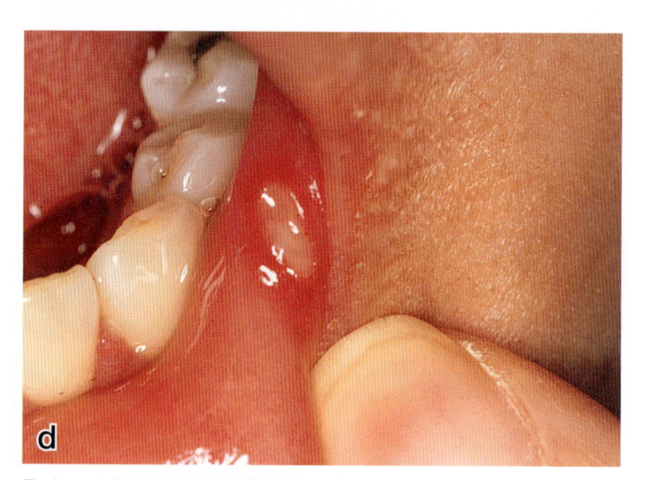
Behçet 病の下口唇粘膜のアフタ

Behçet 病

口腔内および外陰部潰瘍，皮膚症状，眼症状を主症状とする慢性全身性炎症性疾患である．本症は 20 ～ 40 歳に好発し，原因不明だが，約 60％の患者で HLA クラスⅠ抗原 B51 が証明され，近年遺伝的因子面からの研究が進められている．

口腔内潰瘍（アフタ）は，本症の主症状の一つであり，有痛性小潰瘍で，境界明瞭，紅暈を伴う．舌の外側，舌尖，頬粘膜，口唇粘膜などが好発部位であるが，歯肉，咽頭にもみられる．直径数 mm の小さく比較的浅い潰瘍や，疼痛が強く，再発しやすい大型の潰瘍などのタイプがある．治療は口腔内用ステロイドを外用する．

このほかの皮膚症状としては，四肢の結節性紅斑，顔面・体幹の痤瘡様皮疹，下腿に血栓性静脈炎が生じる．また，創傷治癒過程の遷延化，毛嚢炎，針反応などもみられる場合がある．眼症状は重要で，両側性に虹彩毛様体炎，眼痛，充血，網脈絡膜炎，前房蓄膿性ぶどう膜炎，視力の低下，時に失明にまで進行することもある．ほかに関節症状，消化器症状（intestinal Behçet 病），血管病変（vascular Behçet 病），神経症状（neuro Behçet 病），男性では副睾丸炎などがみられる．

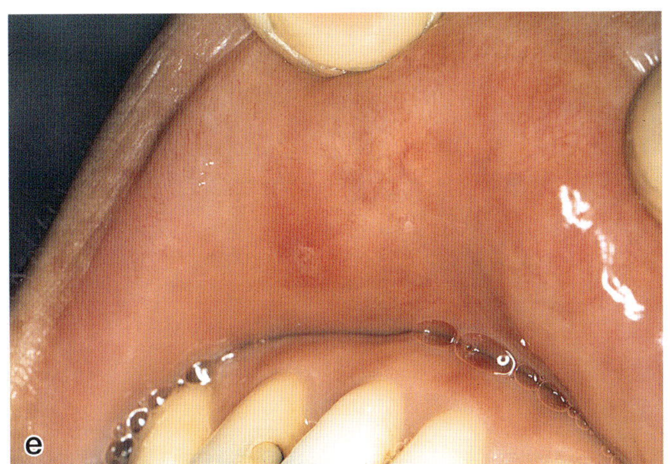

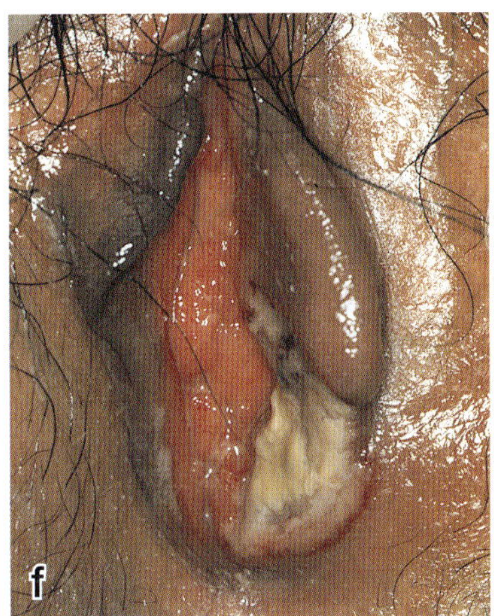

Behçet 病にみられた上口唇のアフタと陰部の潰瘍

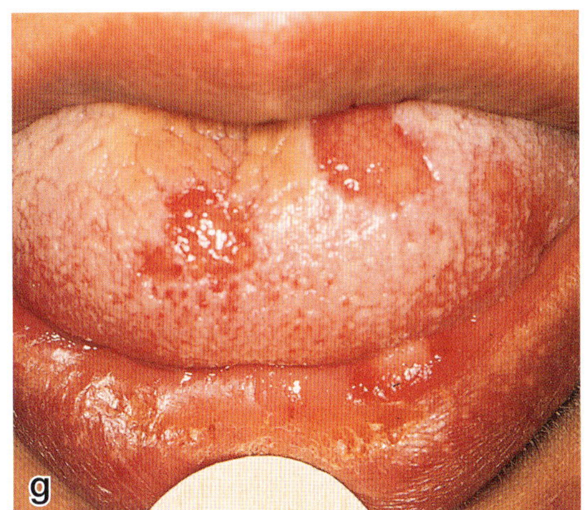

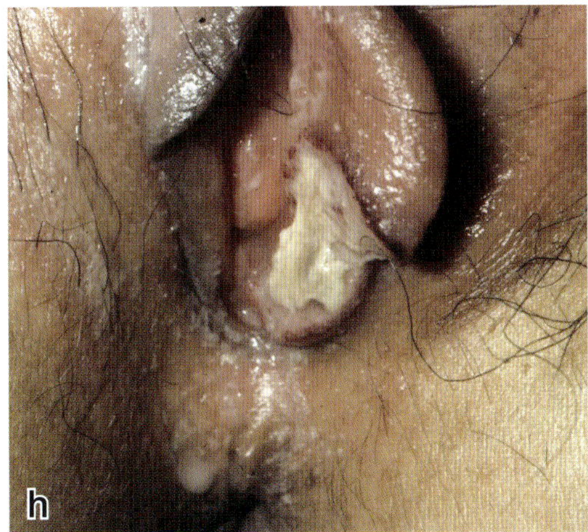

Behçet 病にみられた舌のアフタと陰部の潰瘍

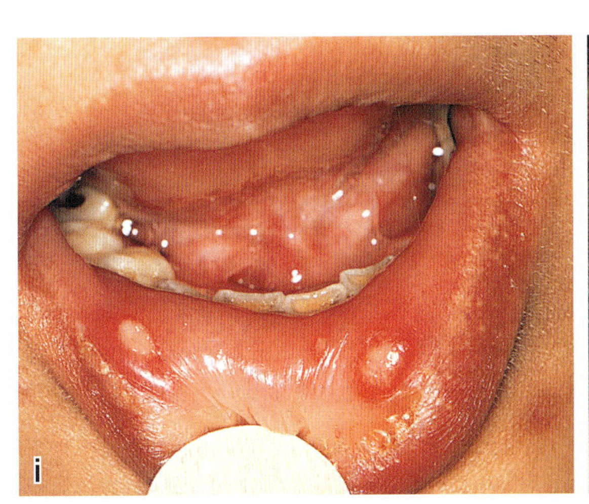

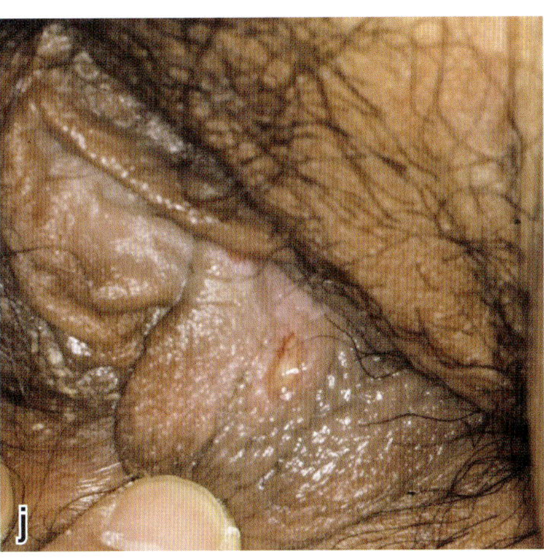

(i) は (g) の下口唇,
(j) は (h) の小陰唇外側

12 Sweet病（Sweet disease）

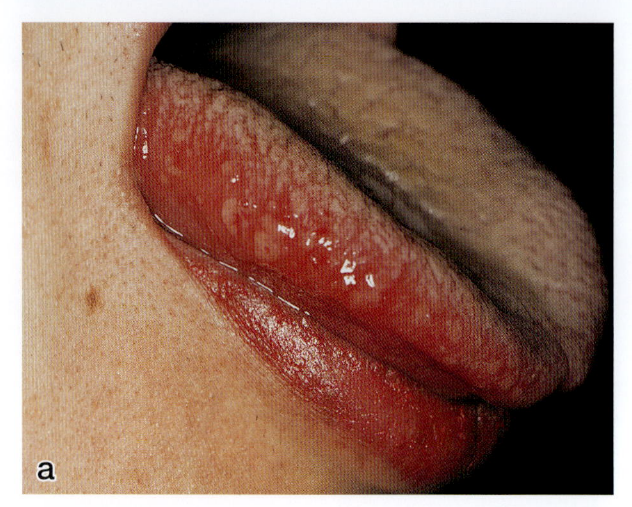

成人女性．舌のアフタ

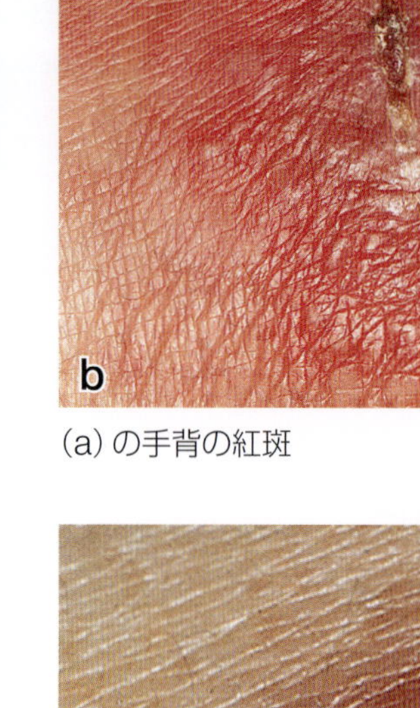

(a)の手背の紅斑

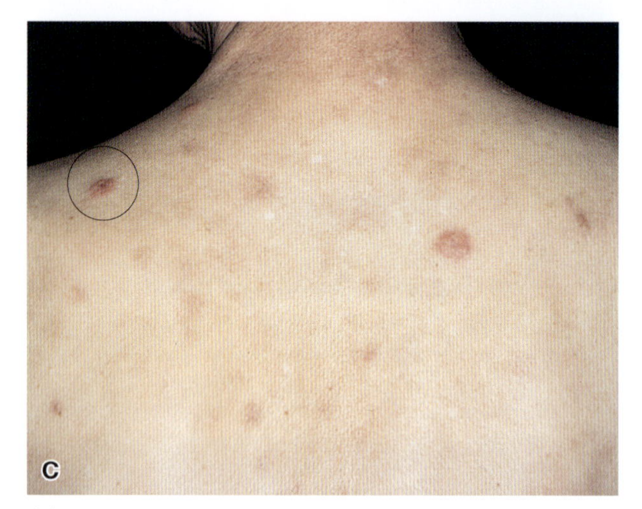

(a)の軀幹の紅斑

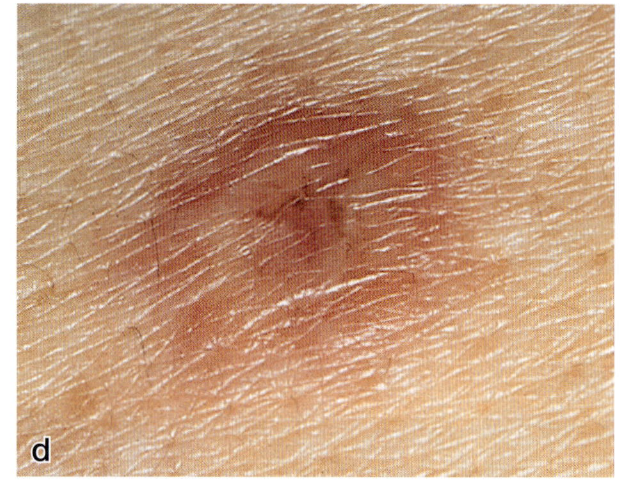

(c)の囲み部の拡大像．滲出傾向の強い浮腫性の紅斑

Sweet病

上気道感染・感冒などの前駆症状の数日～1カ月ほど後に高熱，関節痛，頭痛，倦怠感などの全身症状とともに，顔面，軀幹，四肢に有痛性，発赤・腫脹の強い紅斑が多発する疾患であり，acute febrile neutrophilic dermatosis（急性熱性好中球性皮膚症）と同義である．時に小水疱や膿疱を伴い，びらん，潰瘍を形成することもある．口内にアフタを生じるため，Behçet病（p.32参照）との鑑別がむずかしい場合もある．Behçet病は高率にHLA-B51が証明される．本症はHLA-B54との関連性をいう説があるが詳細は不明である．

また，他の説として，レンサ球菌に対する過敏反応ともいわれるが，詳細は不明である．検査所見で白血球増多，赤沈の亢進，CRP上昇がみられるが，白血病，骨髄異形成症候群，内臓悪性腫瘍などの合併が多いことが知られているため，全身精査が必要である．

治療はステロイドが著効するが，他にコルヒチン，ヨウ化カリウム，シクロスポリンも用いられる．

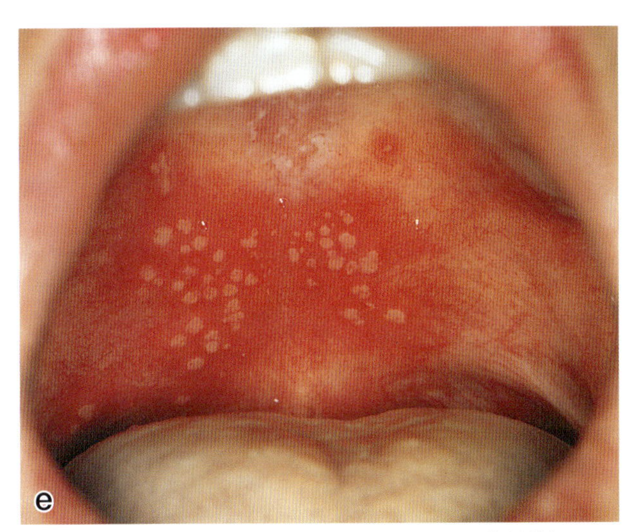

Sweet 病．成人女性．軟口蓋に小さなアフタが播種状にみられる

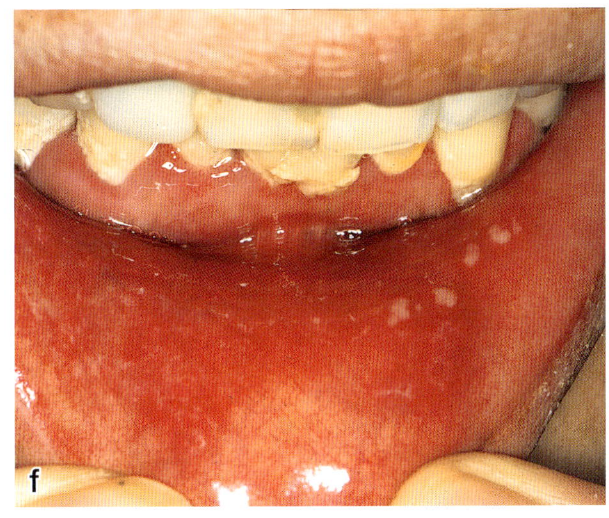

Sweet 病．(e) の下口唇内側のアフタ．小さなアフタが多発している

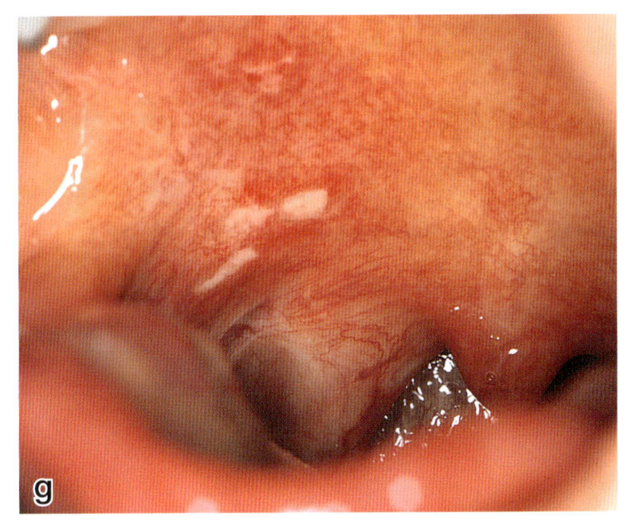

Sweet 病．成人男性．軟口蓋のアフタ，下口唇にもアフタがみられる

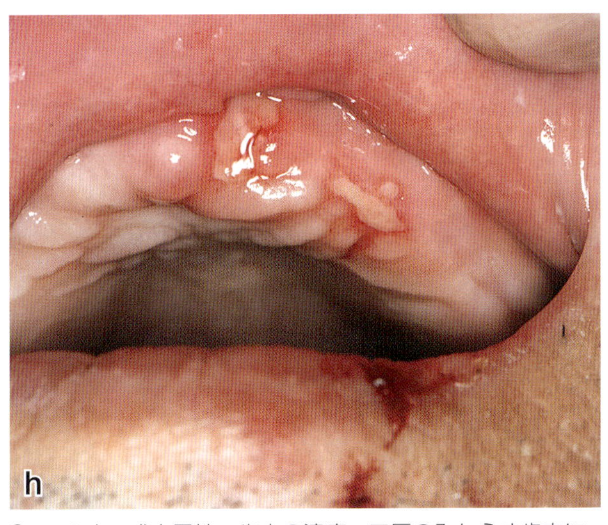

Sweet 病．成人男性．歯肉の潰瘍：口唇のみならず歯肉にも浅い潰瘍が生じた例

第 4 章

扁平苔癬

13 扁平苔癬（lichen planus）

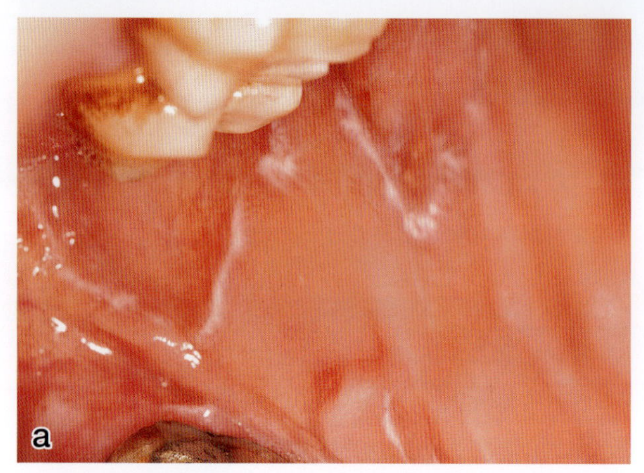

白色線状の扁平苔癬

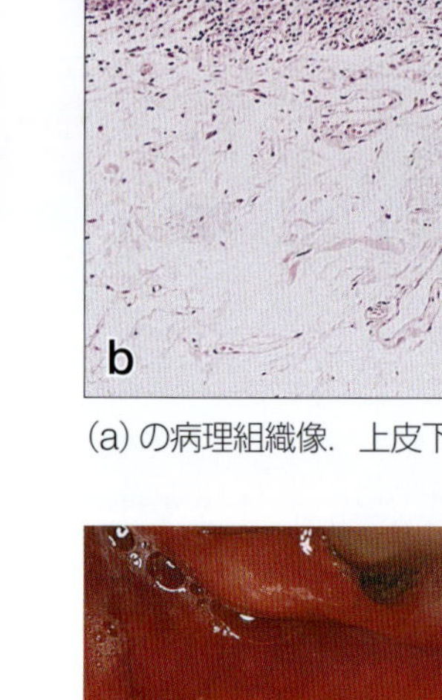

(a) の病理組織像．上皮下の帯状リンパ球浸潤がみられる

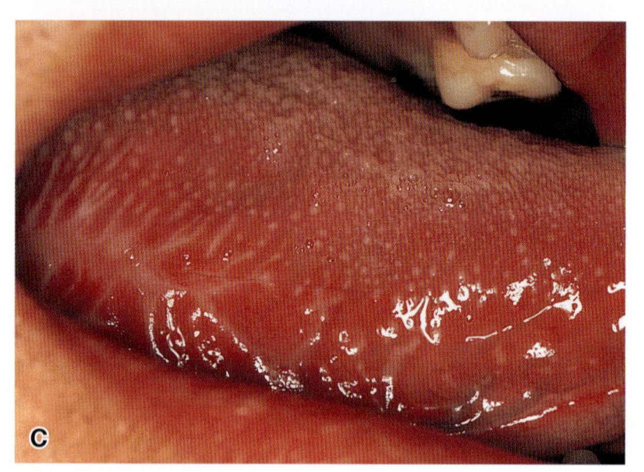

舌外側にみられた白色網状の扁平苔癬

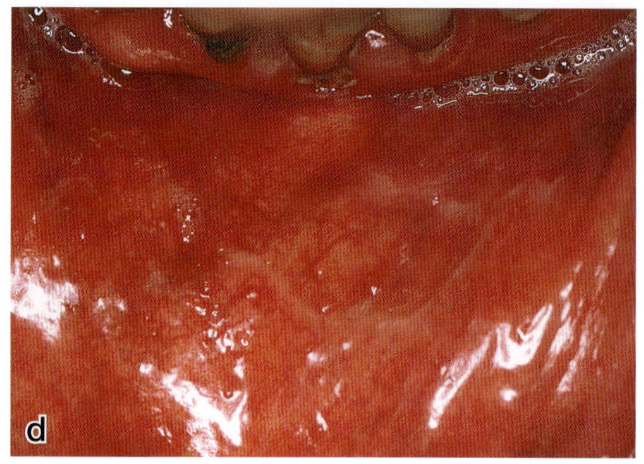

下口唇粘膜にみられた扁平苔癬

扁平苔癬

扁平苔癬は皮膚や粘膜に，炎症性，角化性の病変を生じる．中高年の女性に多い．口腔粘膜の扁平苔癬は，通常の皮膚に出現する扁平苔癬の粘膜症状としてみられるものと，歯科金属のアレルギー，GVHD（graft-versus-host disease）やHCV，HBVの関与によって生じる扁平苔癬様病変（lichenoid lesions）に分けられる．前者は口腔粘膜のあちこちに出現するが，後者はアレルギーの原因と考えられる物質に接するところに出現する例が多い．後者の感染症との関連性に関しては，扁平苔癬様病変の32％が抗HCV抗体陽性であったという．ほかにHSV，HHV-6，EBV，*H. pylori*，HIVなどの関連もいわれている．一般に扁平苔癬は，皮膚病変を主体とした場合の口腔内病変の合併は比較的多いが，口腔内病変を主体とした皮膚病変の合併は少なく，5％程度である．

扁平苔癬は口唇にもみられる．臨床症状は暗赤色のわずかに浸潤を触れる局面で，しばしばびらんを形成する．白色鱗屑を伴う場合もある．口唇炎，カンジダ症，開口部形質細胞症，白板症などとの鑑別が必要である．

口腔粘膜の扁平苔癬は，網状型，丘疹型，斑状型，白板症型，萎縮型，びらん型と多彩であるが，白い病変で

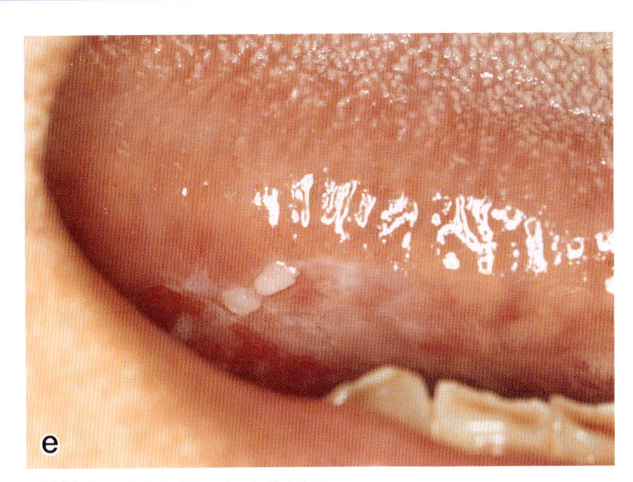
舌外側の丘疹を伴った白色局面

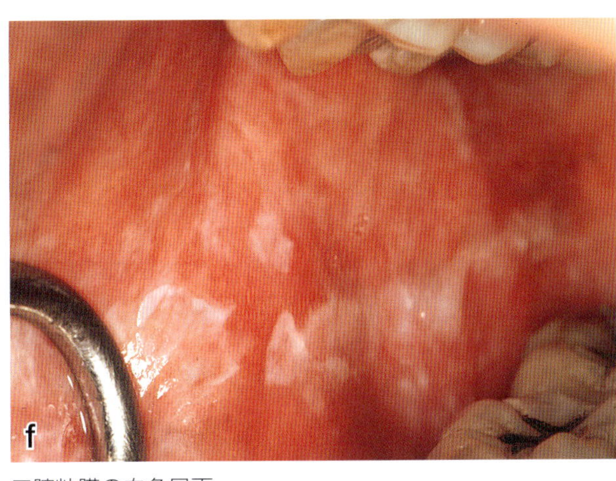
口腔粘膜の白色局面

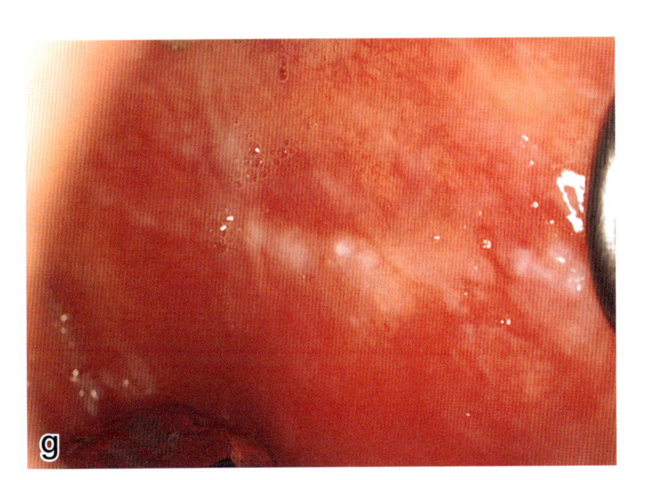
口腔粘膜の地図状局面

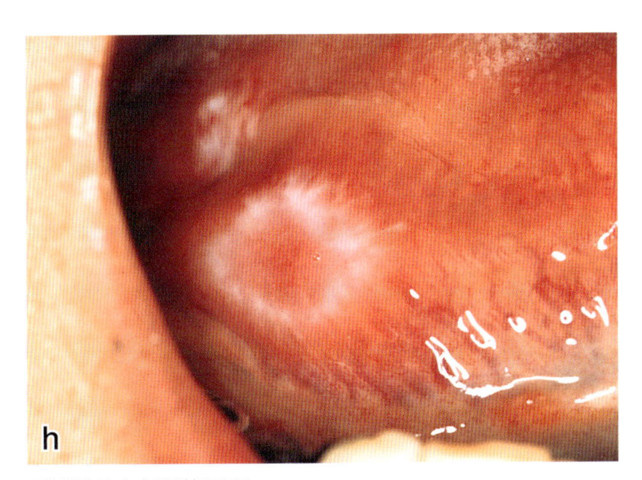
舌外側の白色環状局面

あることが特徴で，時に紅斑もみられる．白色線状，レース状，細かい網状などの局面を呈する．白色部分は炎症性角化が生じているための変化であるが，周囲には紅斑を伴い，びらんを形成することもある．扁平苔癬の他疾患との鑑別には，口唇では開口部形質細胞症，円板状エリテマトーデス，口腔内ではカンジダ症，白板症，天疱瘡などがあげられる．

病理組織像は皮膚病変と同様に，粘膜上皮の基底層の液状変性，粘膜下の帯状炎症性細胞浸潤がみられる．病理所見における，通常の口腔内扁平苔癬と扁平苔癬様病変の区別はむずかしい．

治療は，薬剤性の場合や金属アレルギーなどではパッチテスト等で原因を見出して除去すること，虫歯の治療などが必要である．局所の実際的な治療は，ステロイドの外用のほか，内服ではステロイド，エトレチナート，シクロスポリンなどであるが，なかなか効果が現れず，治療には難渋する例が多い．

参考文献

1) 西澤 綾 : MB Derma 186: 27-33, 2011
2) 寺尾 浩 : 最新皮膚科学大系 第 17 巻（玉置邦彦 編集），中山書店，東京，p.252-256, 2002
3) Tanei R, Watanabe K, Nishiyama S: J Dermatol 22: 316-323, 1995

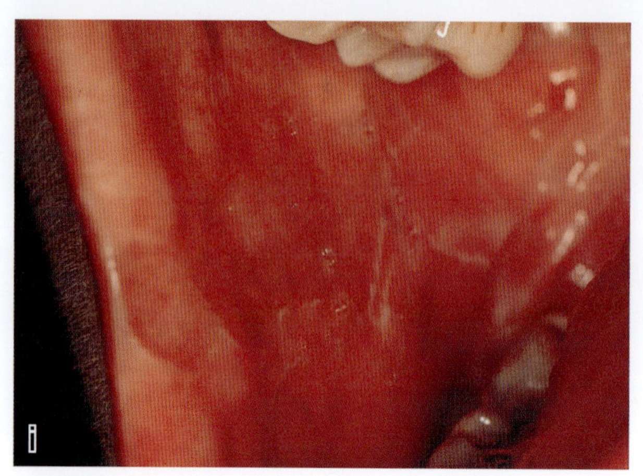

口腔粘膜の白色レース状局面を呈した扁平苔癬

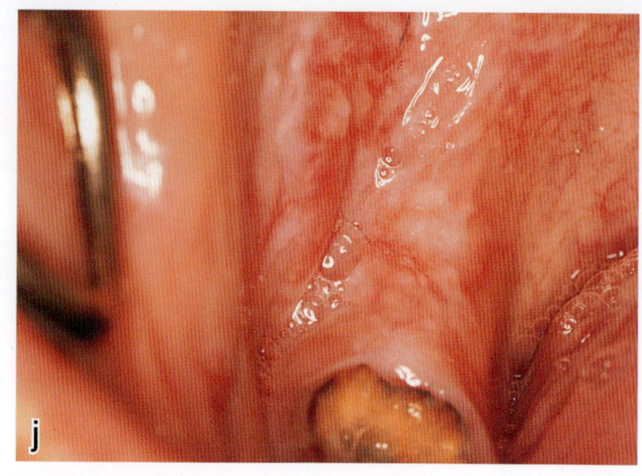

扁平苔癬．口腔粘膜のびまん性白色局面

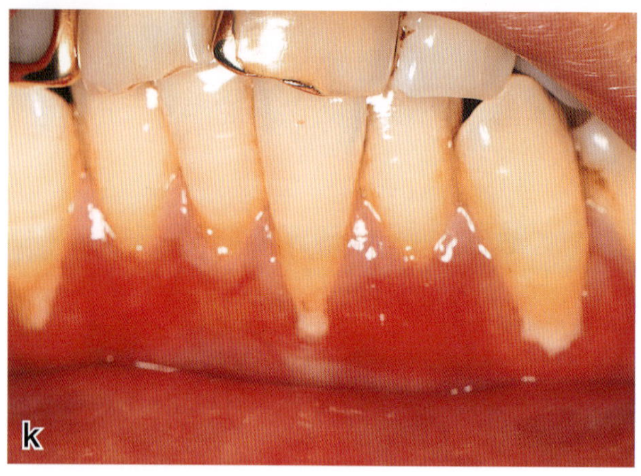

扁平苔癬．歯肉の病変．びらんを形成し，歯肉は萎縮している

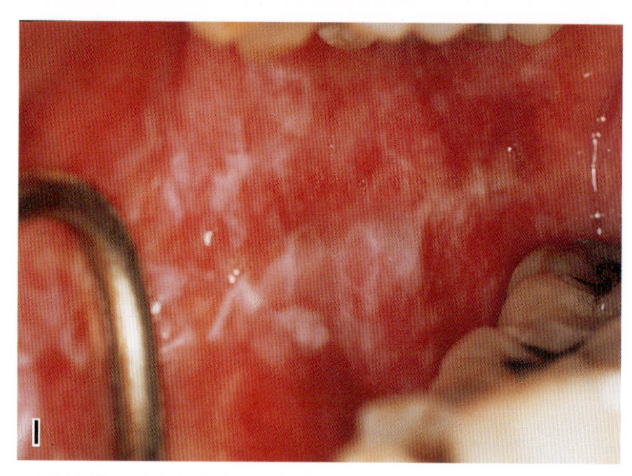

口腔粘膜の地図状白色局面を呈した扁平苔癬

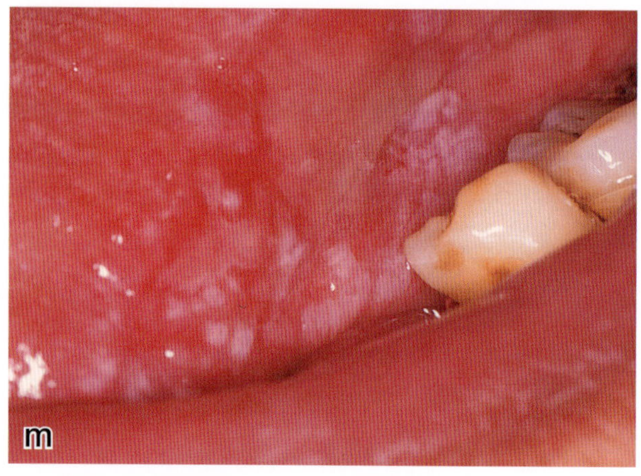

舌の外側に丘疹が集簇している扁平苔癬

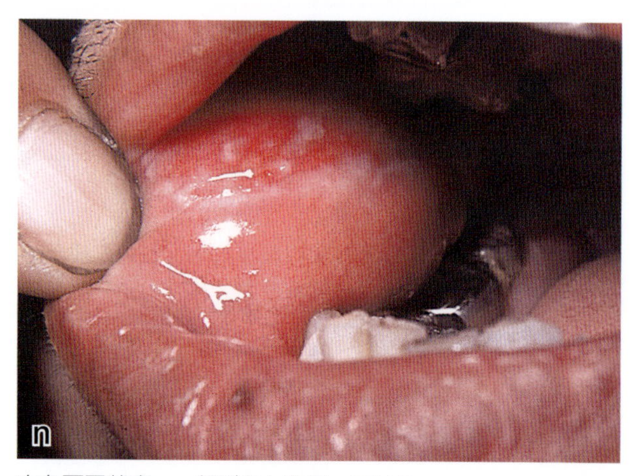

白色扁平苔癬，一部びらんを伴っている

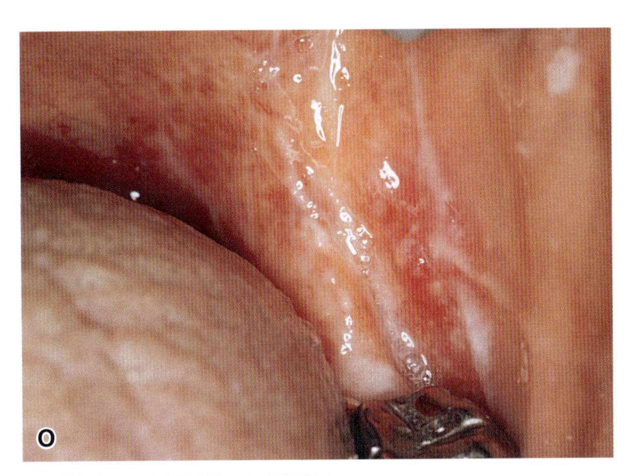

扁平苔癬．口腔粘膜の白色局面

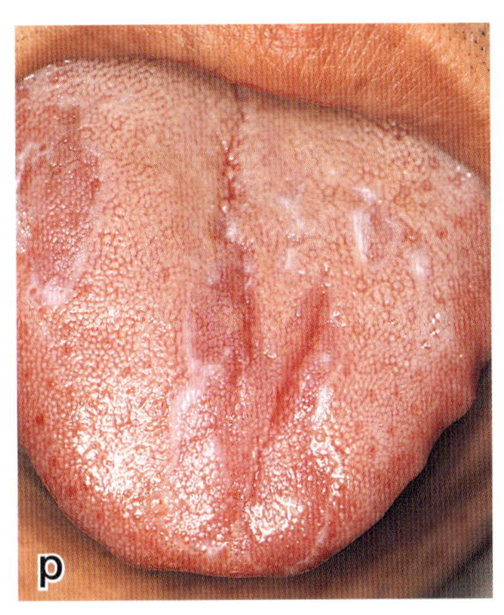

舌の扁平苔癬．舌背全体が白色舌苔に覆われ，地図状舌，溝状舌様を呈しているが，生検で舌の扁平苔癬と診断した

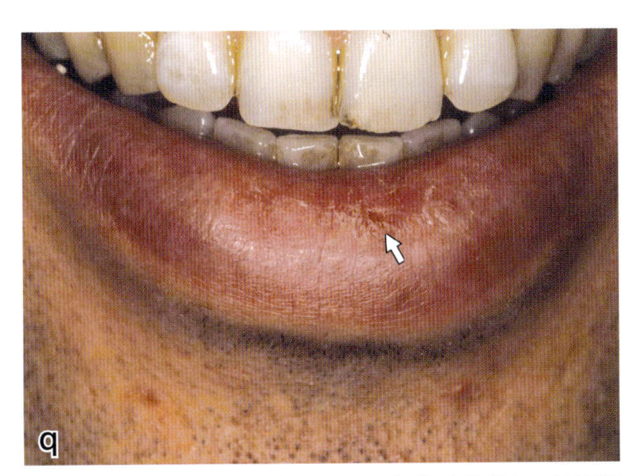

下口唇のわずかに浸潤を触れる局面（⇨）を生検し，扁平苔癬と診断した

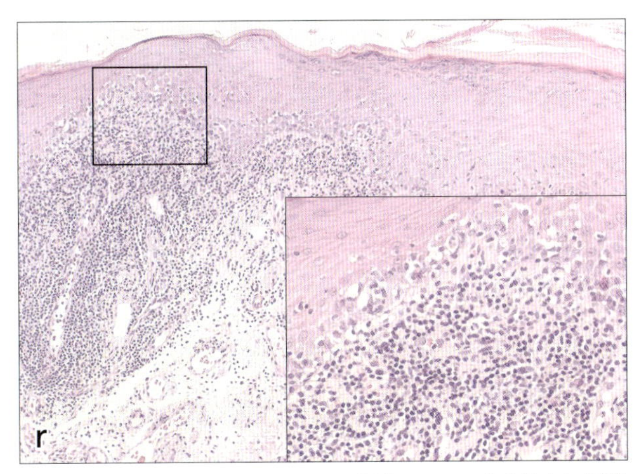

(q) の病理組織像．粘膜上皮下に帯状にリンパ球が密に浸潤している

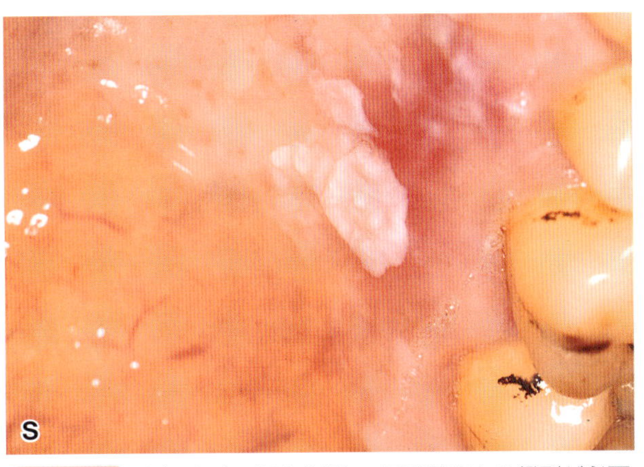

鑑別症例 白板症（p.170 参照）．扁平苔癬との鑑別が必要

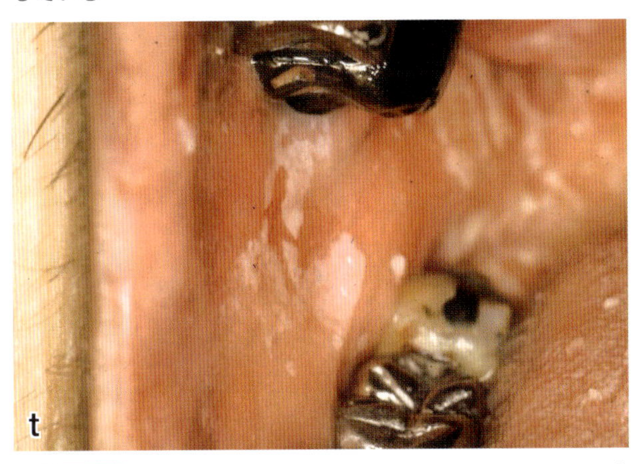

鑑別症例 扁平苔癬に似ているがカンジダ症（p.76 参照）だった

第 5 章

感染症

14 黄色ブドウ球菌感染症

膿痂疹

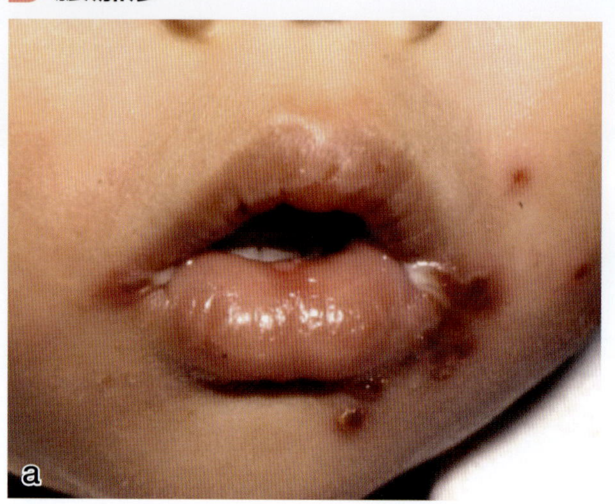

黄色ブドウ球菌による膿痂疹

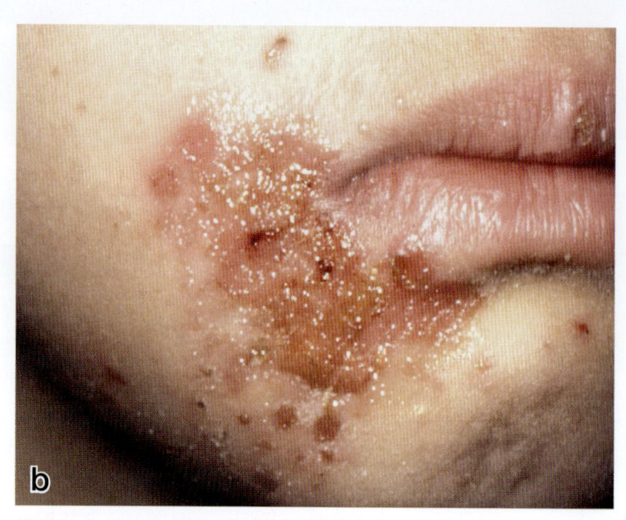

単純ヘルペスに黄色ブドウ球菌感染症を併発した

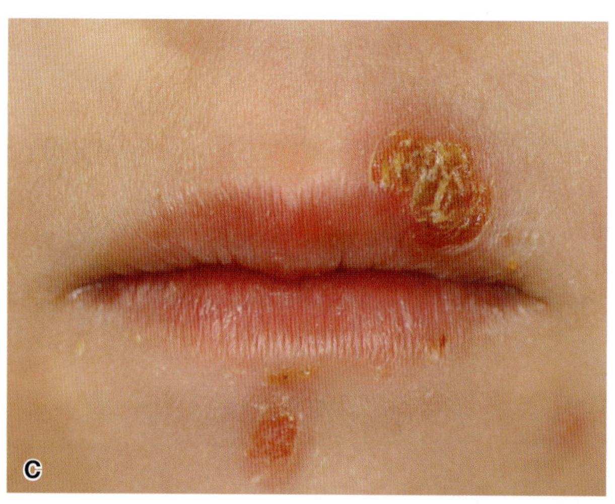

黄色ブドウ球菌による膿痂疹

膿痂疹

溶連菌（A群 β溶血性レンサ球菌）感染症による皮疹を痂皮性膿痂疹というが，黄色ブドウ球菌（*Staphylococcus aureus*）によるものは水疱性膿痂疹といい，夏季に小児に好発する．虫刺症，湿疹，擦過傷などを掻破して，感染すると，水疱を形成する．水疱は容易に破れてびらんになり，菌を含む滲出液が周囲につくと感染が拡がる．菌の産生する表皮剥脱毒素（exfoliative toxin：ET）によって水疱が次々に形成される．原因菌はMSSA（methicillin-susceptible *Staphylococcus aureus*）が多いが，近年はMRSA（methicillin-resistant *Staphylococcus aureus*）が増えている．難治な例ではMRSAを疑い，菌の培養，薬剤感受性検査が必要であるが，多くはHA-MRSA（hospital acquired-MRSA：院内感染型）でなく，CA-MRSA（community acquired-MRSA：市中感染型）である．薬剤感受性は比較的良好な場合が多い．

ブドウ球菌性熱傷様皮膚症候群（staphylococcal scalded skin syndrome：SSSS）

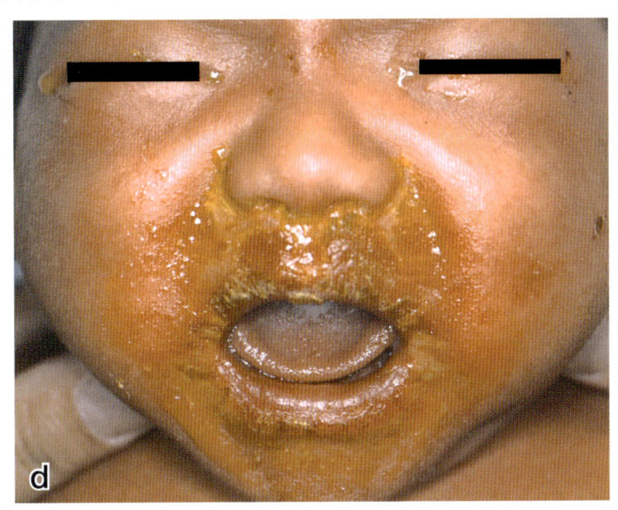

新生児．全身の発赤・腫脹がみられる．口囲の厚く痂皮が付着したびらんが特徴的である

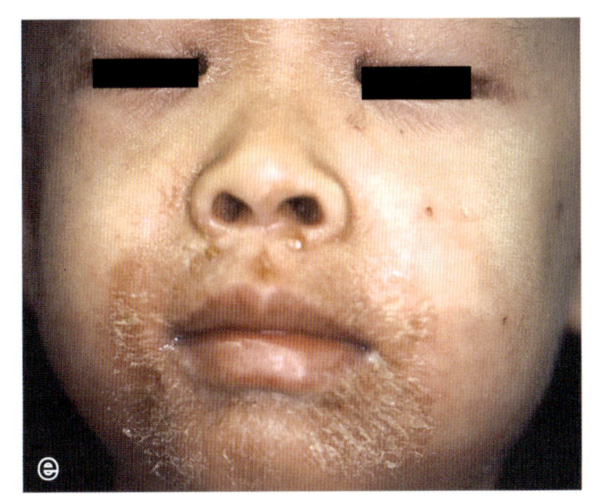

口囲に放射状に鱗屑が付着し炎症が強い．乳児・小児に好発する

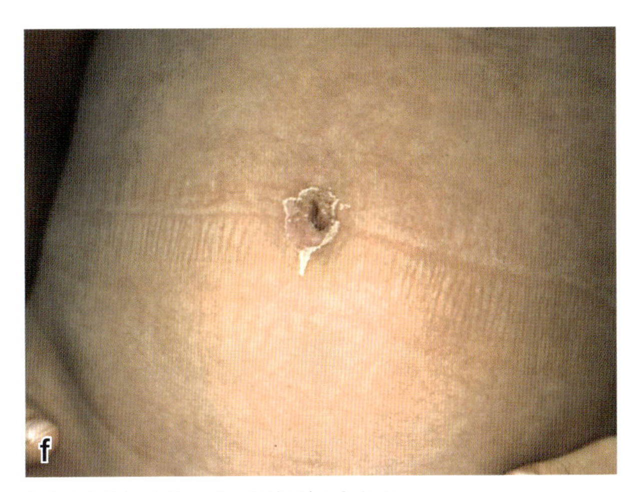

(e)の軀幹．Nikolsky 現象がみられる

ブドウ球菌性熱傷様皮膚症候群（SSSS）

黄色ブドウ球菌が産生する表皮剥脱毒素（exfoliative toxin：ET）による全身性の疾患で，好発年齢は乳幼児から小児である．高熱，食欲不振などに続いて，口囲の発赤，全身のびまん性発赤がみられる．さらに水疱を形成して容易に剥離し，びらんになる．とくに，口囲の放射状の亀裂，びらん，痂皮を伴った炎症は特徴的である．Nikolsky 現象は陽性．咽頭，口囲，体幹の皮疹および鼻孔，眼脂などから黄色ブドウ球菌を証明する．感受性のある抗菌薬の投与により約1週間で軽快傾向を示し，数週間で皮疹は乾燥し，鱗屑を伴って治癒する．

原因菌の黄色ブドウ球菌は，本邦ではコアグラーゼⅠ型（ファージⅠ・Ⅲ混合群），Ⅴ型（ファージⅡ群71型）が多い．これらの菌の産生する菌体外毒素のうちETが表皮細胞間接着因子のデスモグレイン（Dsg）1を標的抗原として融解し，水疱を形成するために生じる病態である．

15 溶連菌感染症／猩紅熱

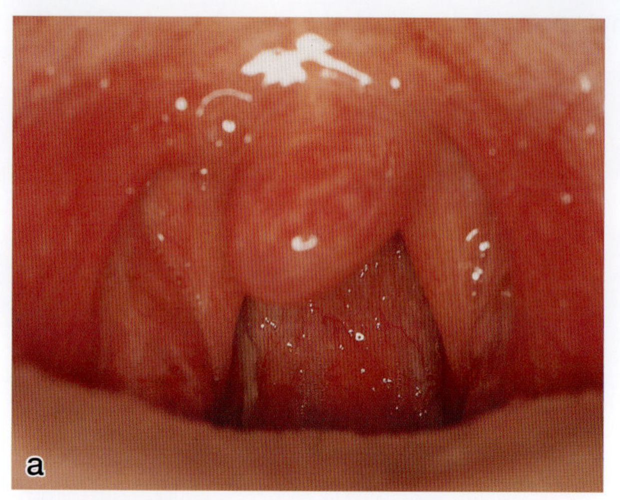

小児．強い咽頭炎

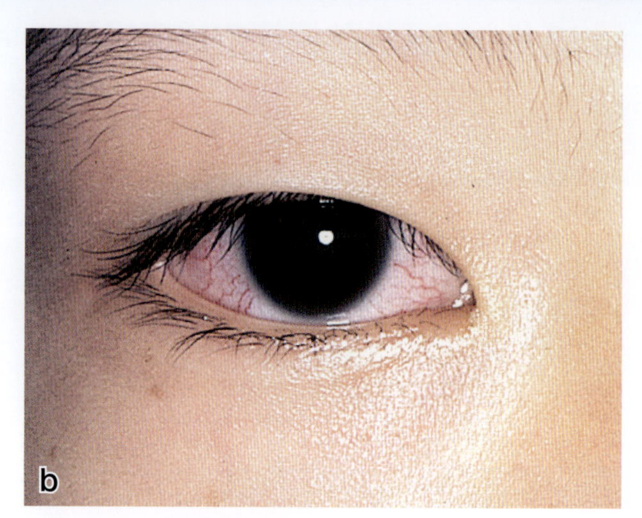

小児．眼瞼・眼球結膜の炎症もおこる

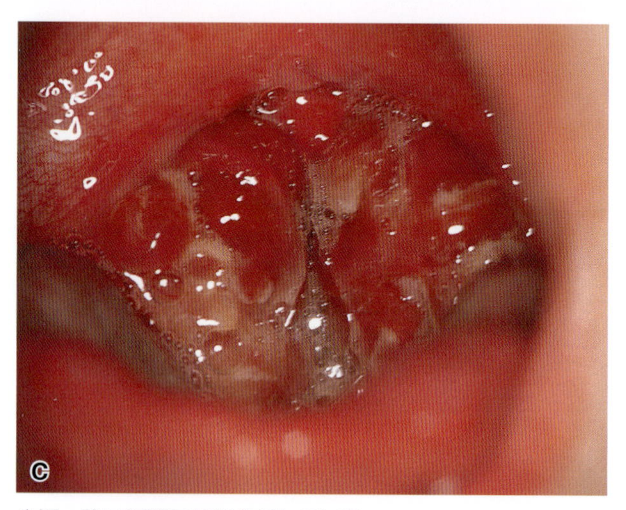

小児．強い咽頭扁桃炎を呈している

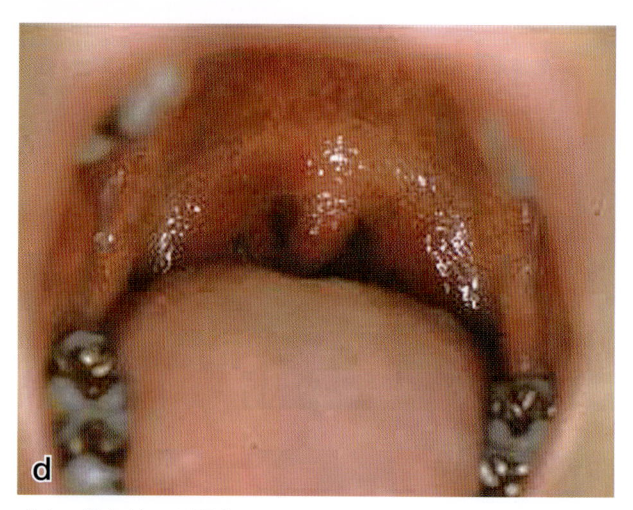

成人．猩紅熱の咽頭炎

溶連菌感染症 / 猩紅熱

全身症状を伴う細菌感染症では，A群 β溶血性レンサ球菌（*Streptococcus pyogenes*）感染症（溶連菌感染症）を忘れてはならない．本菌は最近では迅速キットですぐ診断がつくようになっている．全身性の溶連菌感染症は，かつては猩紅熱とよばれていた．小児期に好発するが，稀に丹毒，蜂窩織炎，痂皮性膿痂疹に続発して全身の潮紅をみることがある．猩紅熱は非常に強い咽頭炎および体幹にびまん性の紅斑が出現する．発赤は菌体外毒素の発赤毒（erythrogenic toxin）による．体幹の皮疹は紙やすり状といわれるようにザラザラとした感触で，数日で徐々に消褪し，粃糠様鱗屑を伴う．また，本症は口囲蒼白，口角炎，苺状の舌が特徴である．稀に川崎病との鑑別を要する例がある．

本症は感染力が強いが，感受性のある抗菌薬を投与すると24時間以内に感染力は低下する．なお，溶連菌感染症にはペニシリンが有効であるが，リウマチ熱や糸球体腎炎などの合併症をおこさないように，少なくとも10日以上の十分な抗菌薬内服による治療が必要である．

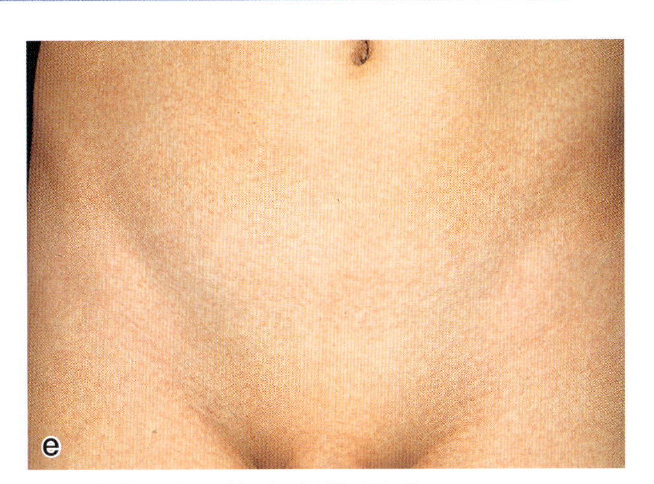

小児．軀幹はびまん性に紅斑がみられる

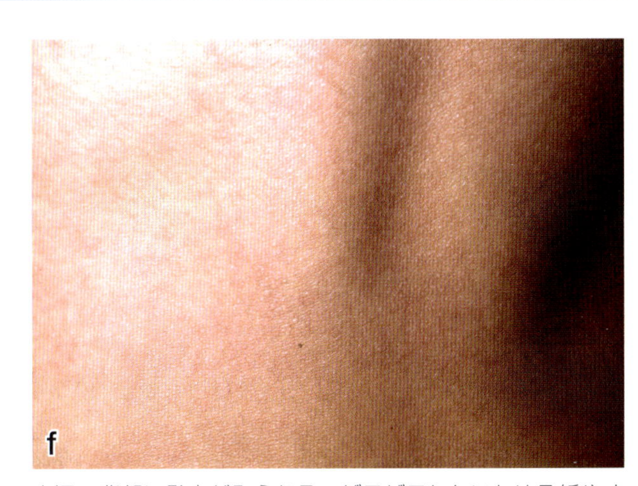

小児．背部に発赤がみられる．ザラザラしたいわゆる紙やすり状の皮疹を呈する

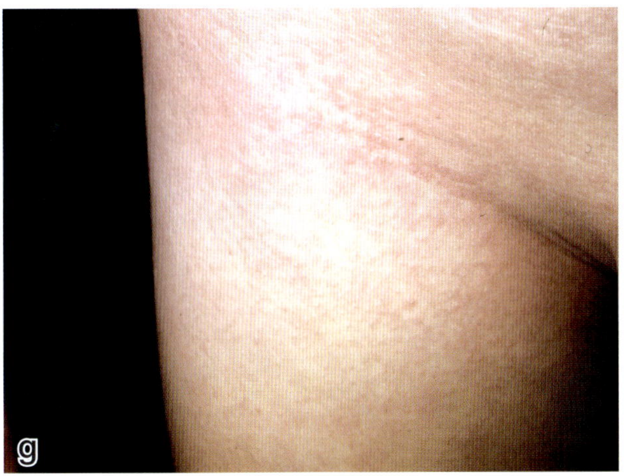

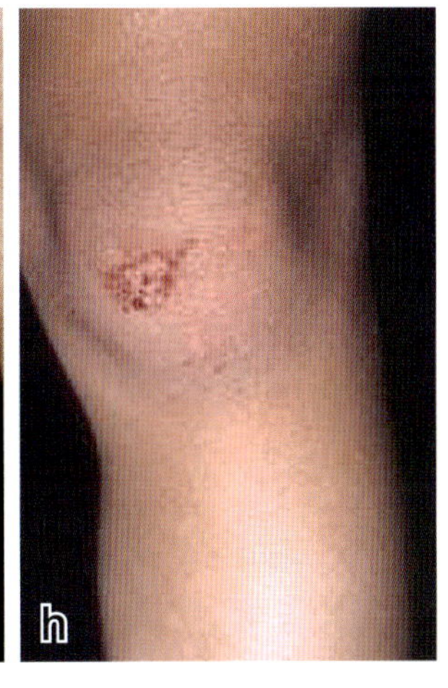

小児．ほぼ全身にびまん性の発赤がみられ，膝には溶連菌による膿痂疹が生じた

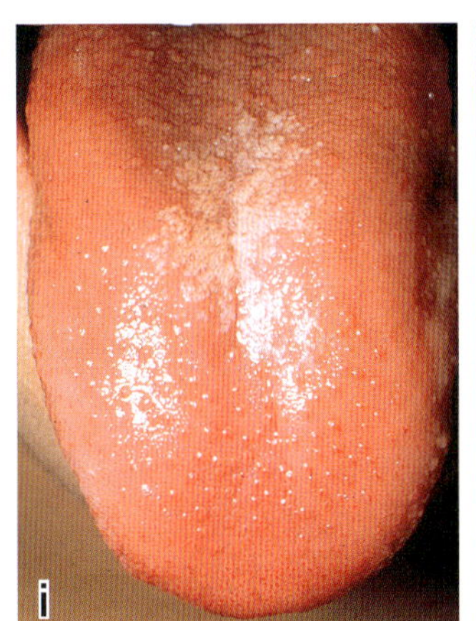

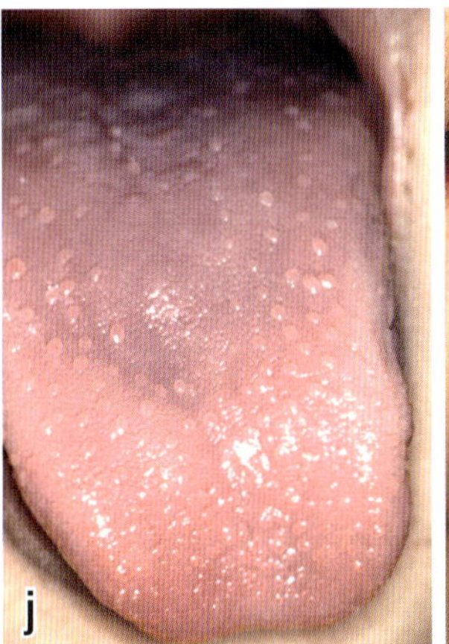

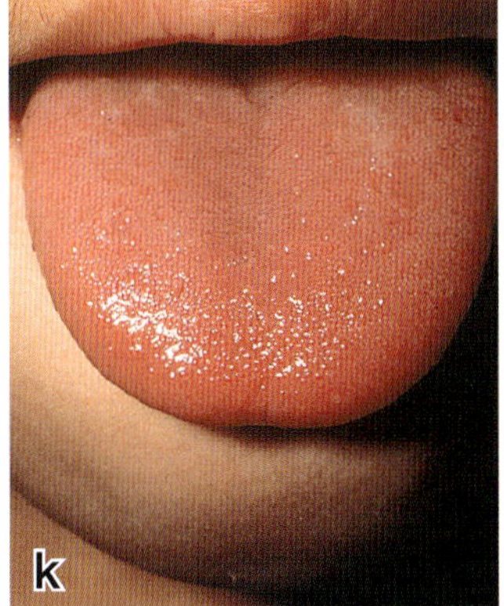

3 例ともすべて溶連菌感染症の小児例でみられた苺状舌

苺状舌

溶連菌感染症にみられる苺状の舌は舌乳頭が炎症によって赤く腫大している状態で，血小板活性化因子による血管の透過性の亢進で苺状にみえるといわれている．

苺状の舌を来す疾患は，溶連菌感染症のほかにもブドウ球菌性の扁桃炎や川崎病でもおきることがある．また，ペラグラのごく初期，ビタミンＢ群欠乏症の初期にもみられる．

16 麻疹（measles）

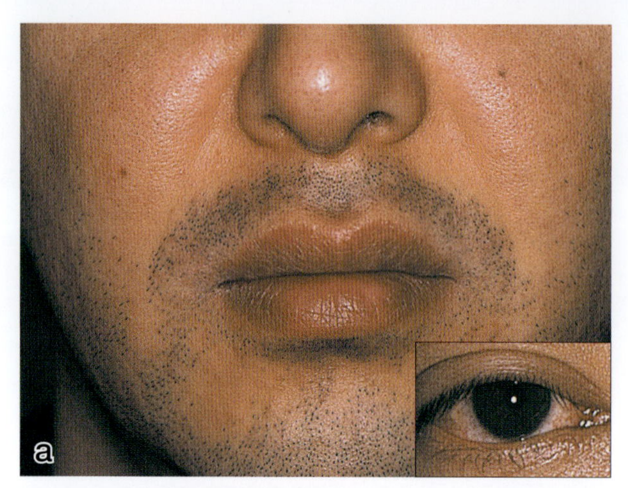

35歳，男性．眼瞼の充血も顕著

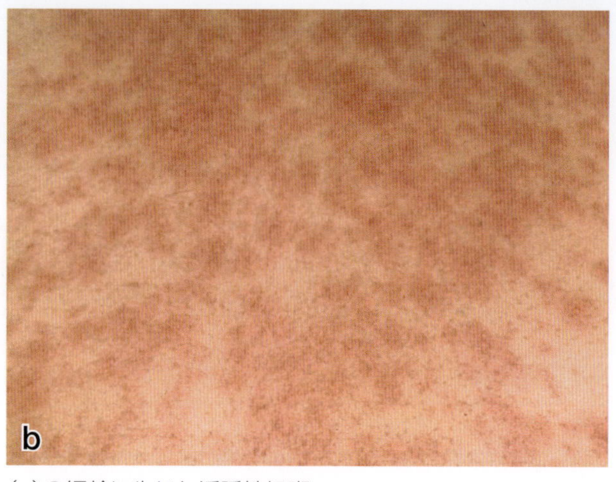

(a)の軀幹に生じた浮腫性紅斑

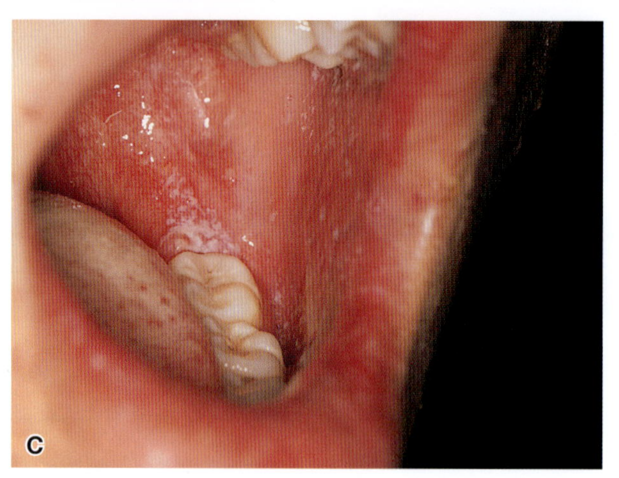

Koplik斑

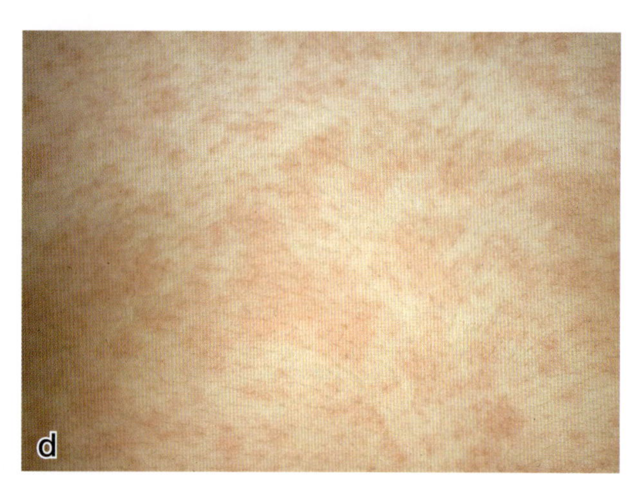

小児の麻疹

麻疹

原因は麻疹ウイルスで，10～12日の潜伏期間の後，前駆期（カタル期）に入る．39～40℃の発熱，倦怠感が3～4日続く．その後いったん少々下熱した後，再度発熱し，発疹期になる．この時期に，口腔内にKoplik斑がみられる．Koplik斑は口腔内粘膜・歯肉の白色点状丘疹で，麻疹に特異的であり，見逃すと診断が困難になることさえある．ほぼ同時に発疹が出現する．

皮膚症状として浮腫性紅斑が出現し，顔面から急激に体幹，四肢へ増数，拡大していく．咽頭痛，咳などの上気道症状，下痢，嘔気，嘔吐などの消化器症状等いずれの粘膜症状も強く現れる．この発疹期が5～6日続いた後，下熱し，回復期に入る．発疹は色素沈着を残して消褪し，全身症状も急激に軽減していくが，皮疹およびKoplik斑にウイルスの存在が認められるとの報告がある[1,2]．

皮疹は融合傾向が強く，皮膚付属器を中心に麻疹ウイルスが証明された[1,2]．Koplik斑はごくわずかな白色点が数個点在するのみの例から，びっしりと豆腐粕が付着したようになる例まで，さまざまな形態がみられる．自験例でもKoplik斑のスメア塗抹で，巨細胞を証明し

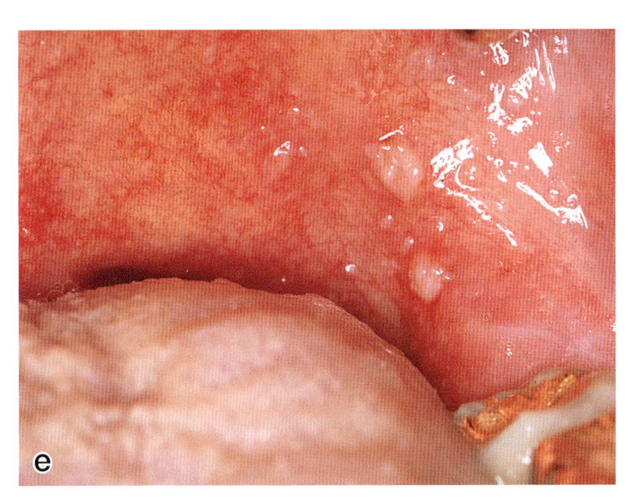

半米粒大の大きなアフタおよび Koplik 斑．軟口蓋には点状丘疹（Forchheimer spots）もみられる

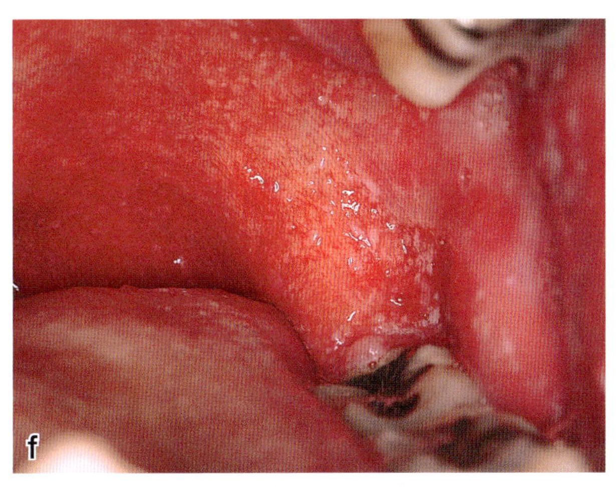

Koplik 斑．軟口蓋から頬粘膜にかけて密にみられる

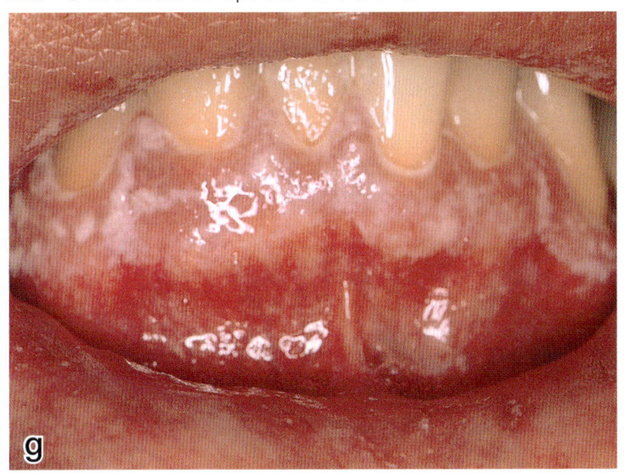

Koplik 斑が歯肉にまで出現している

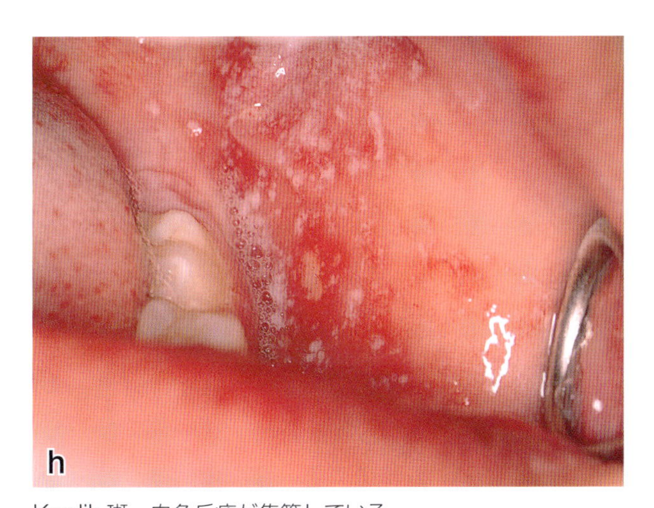

Koplik 斑．白色丘疹が集簇している

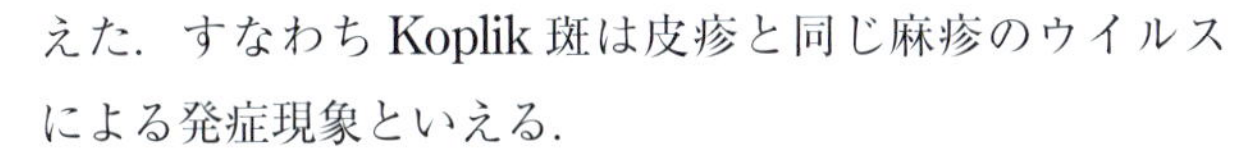

えた．すなわち Koplik 斑は皮疹と同じ麻疹のウイルスによる発症現象といえる．

麻疹は現在でも特効薬がなく，稀ながら死亡例が出る重症感染症である．

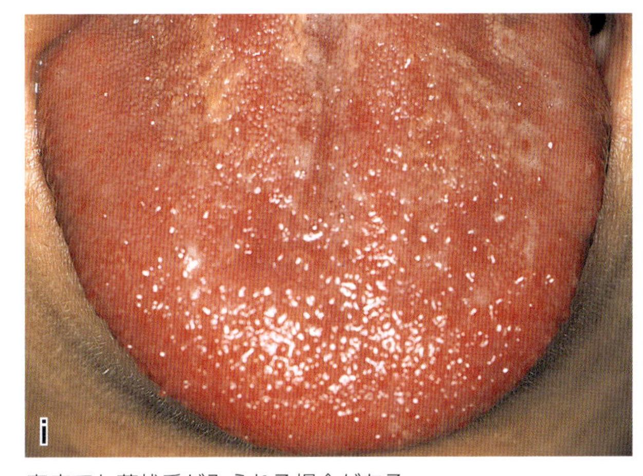

麻疹でも苺状舌がみられる場合がある

参考・引用文献

1） Sata T et al: Virchows Arch A Pathol Anat Histopathol 410: 133-138, 1986
2） 日野 治子：日皮会誌 120: 993-1008, 2010
3） Makino S et al: J Dermatol 21: 741-745, 1994

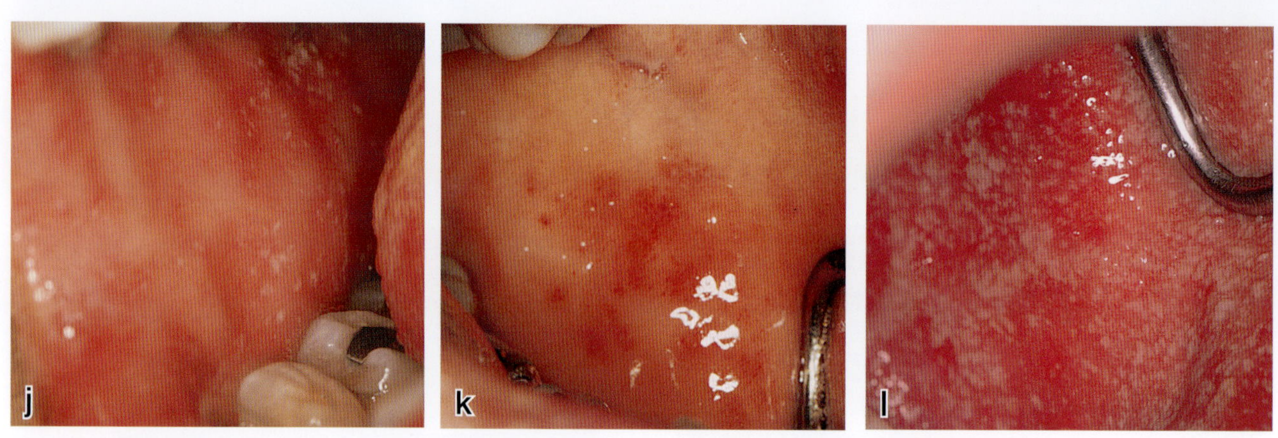

麻疹による頬粘膜の Koplik 斑．ごくわずかな例からびっしりと出ている例までさまざまである

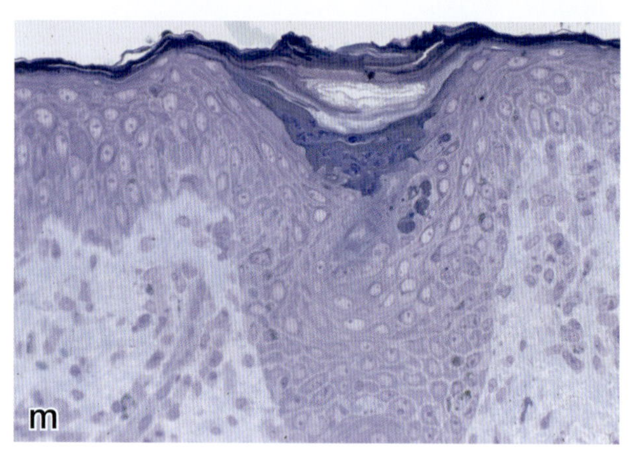

汗孔部の apoptotic cells．電顕用厚切り切片のトルイジンブルー染色

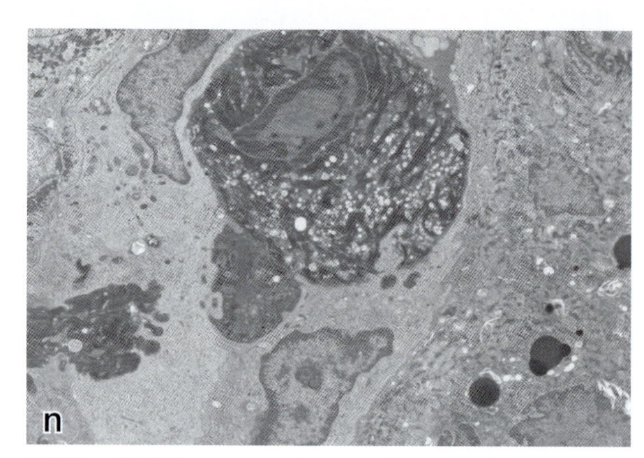

電顕像．汗孔部の apoptotic cells（3,000 倍）

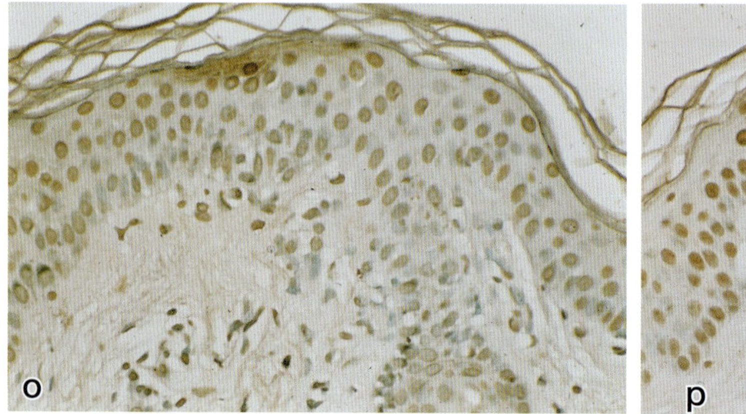

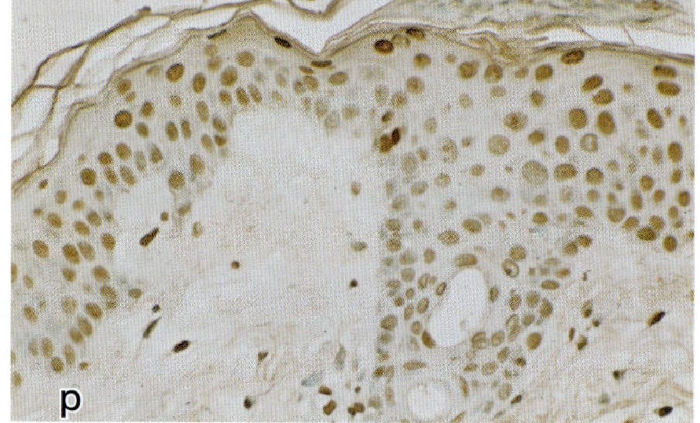

（o，p）apoptotic *in situ* detection（DAB 染色）．免疫組織化学法[1]で，麻疹ウイルス抗原の検索が行われ，口腔内 Koplik 斑にウイルスの存在が判明した（図 v）ため，さらに TUNEL 法によって apoptotic cells と麻疹ウイルスの存在を関連づけられるか試みたが，明瞭な結果は得られなかった．図中の濃い褐色細胞が apoptotic cells であるが，汗腺など付属器周囲の巨細胞などに特異的に集簇はしていなかった

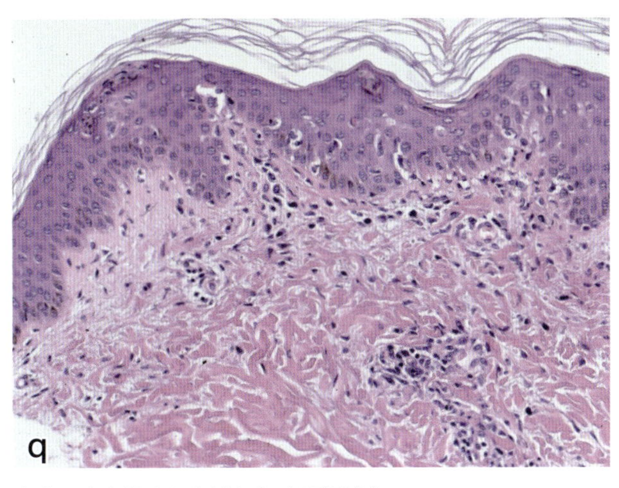

麻疹の皮疹部より生検した病理組織像

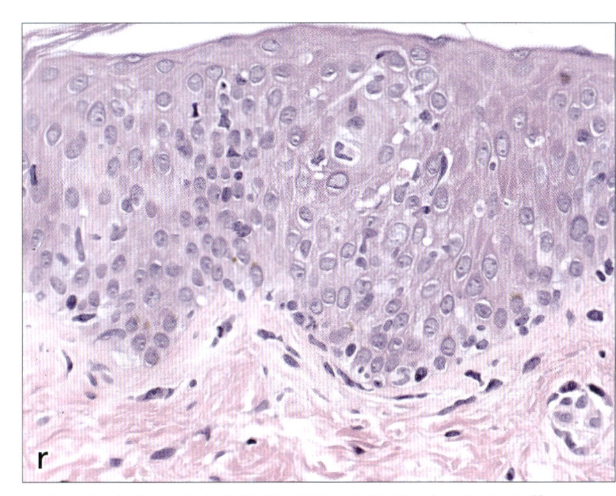

(q) の拡大像．表皮内汗管周囲に巨細胞がみられる[2)]

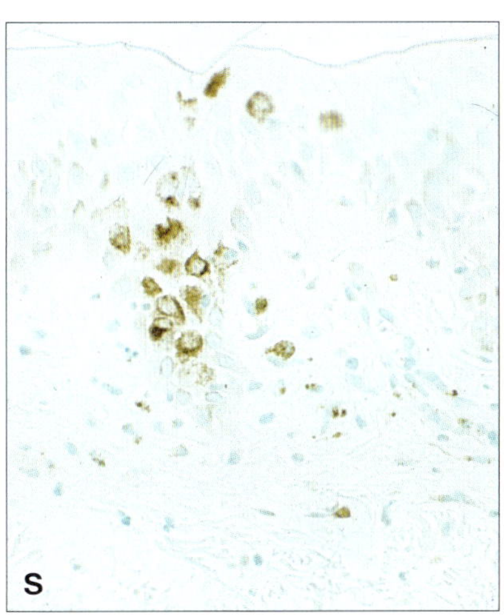

表皮内汗管周囲にウイルスの存在を証明[2)]．免疫組織化学間接法

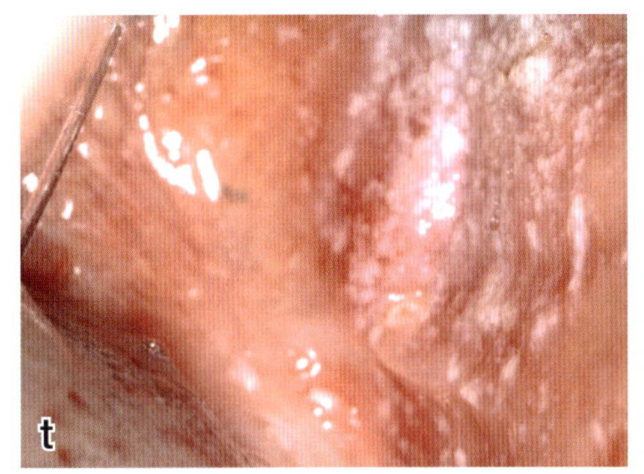

麻疹の Koplik 斑[2)]

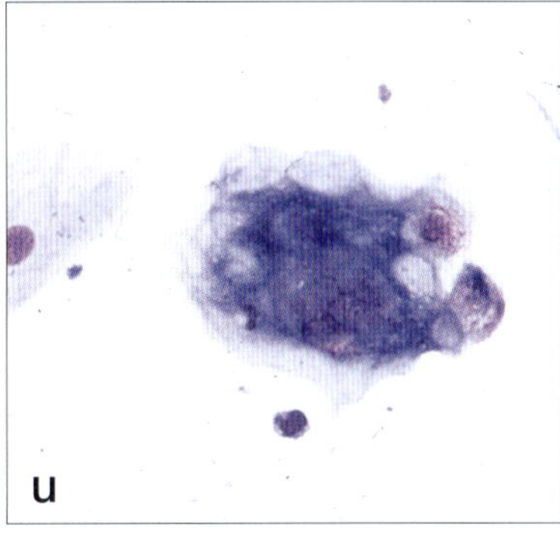

(t) の麻疹の Koplik 斑の塗沫を Giemsa 染色し，巨細胞を確認[2)]

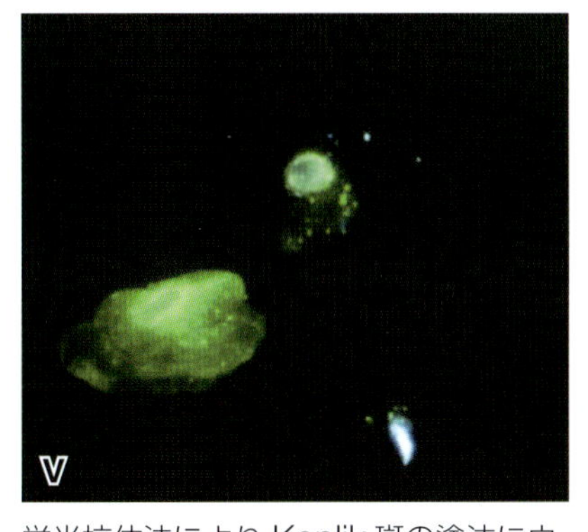

蛍光抗体法により Koplik 斑の塗沫にウイルス抗原を証明[3)]
(図 v は，牧野寒河江先生のご厚意による)

17 風疹（rubella）

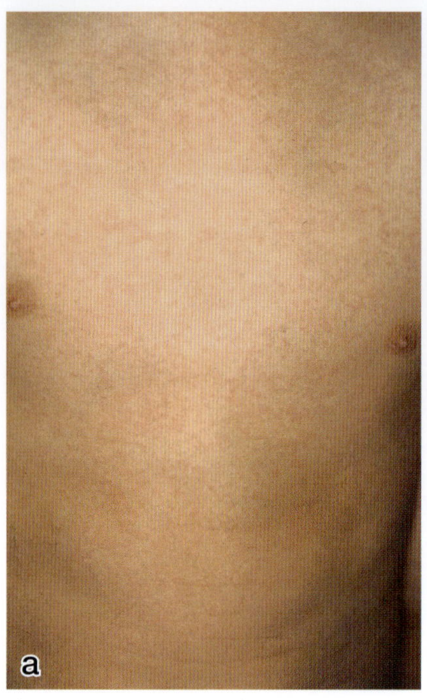

成人．粟粒大紅色丘疹が播種状にみられ，融合傾向は乏しい

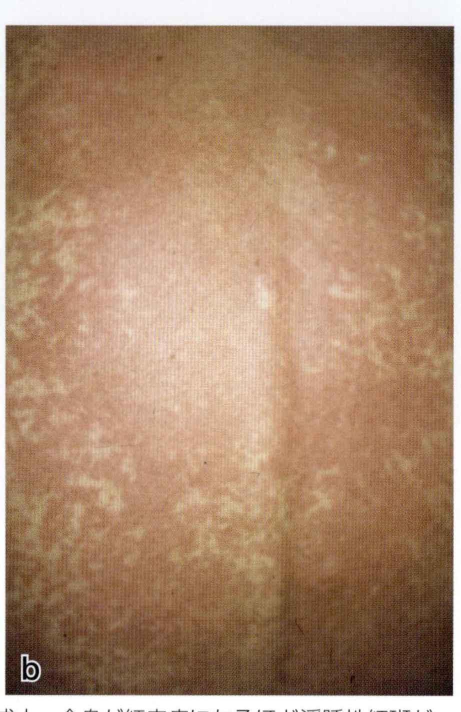

成人．全身が紅皮症になるほど浮腫性紅斑が顕著な一例

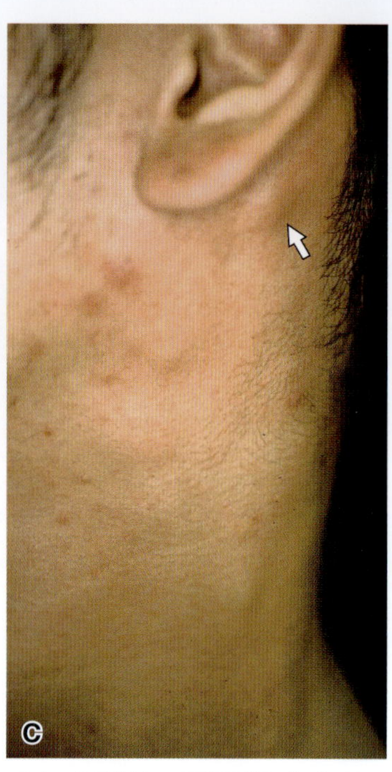

成人．耳後リンパ節腫脹（⇨）は必発して疼痛を伴う

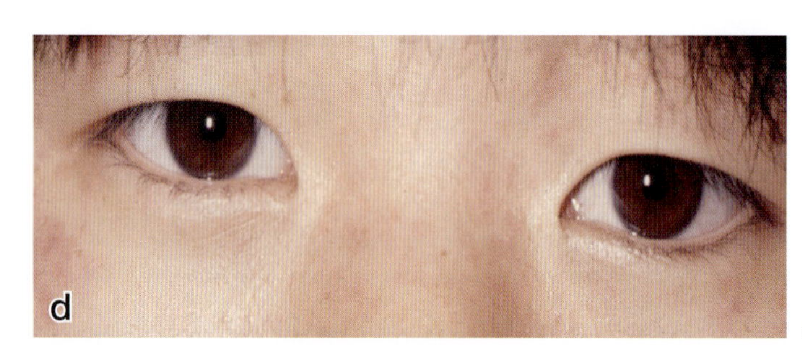

小児．カタル性結膜炎．眼瞼，眼球結膜の充血

風疹

潜伏期間は2～3週間で，ほとんど前駆症状はなく軽度の発熱とともに発疹が出現し，急激にほぼ全身に拡大する，風疹ウイルスによる感染症である．

発疹は粟粒大までの紅色小丘疹で，融合傾向は乏しいが密に出現し，全身に潮紅が拡がる．発疹は3～4日で色素沈着を残さず消失する．発疹の出現と同時に，軟・硬口蓋に点状の丘疹・出血斑がみられることがあり，これをForchheimer spotsという．Forchheimer spotsは患者の約20％程度にみられるが，風疹に特異的ではなく，麻疹，伝染性単核球症や溶連菌感染症など他の感染症でもみられる場合がある．リンパ節の腫脹は高率に出現し，とくに耳後が腫大し，疼痛を訴える．眼球・眼瞼結膜の充血は顕著で，カタル性の結膜炎をおこす．

風疹は麻疹に比べ，全身症状も軽く，全経過4～5日で軽快するが，妊娠中の罹患によって先天性風疹症候群の患児が生まれることがあり，注意が必要である．

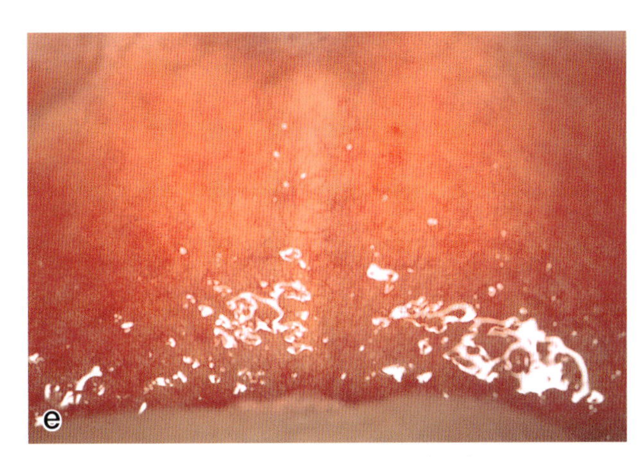

軟口蓋に点状丘疹（Forchheimer spots）がみられる

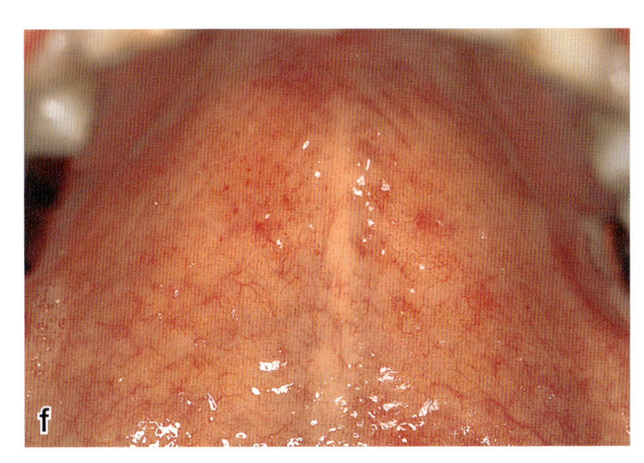

Forchheimer spots および軟口蓋の粘膜疹

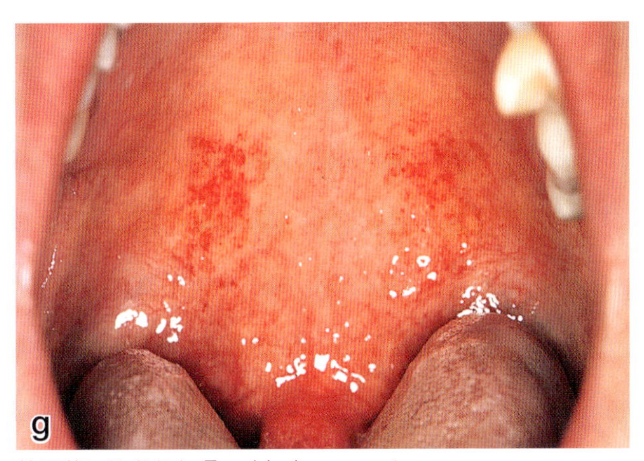

軟口蓋にみられた Forchheimer spots

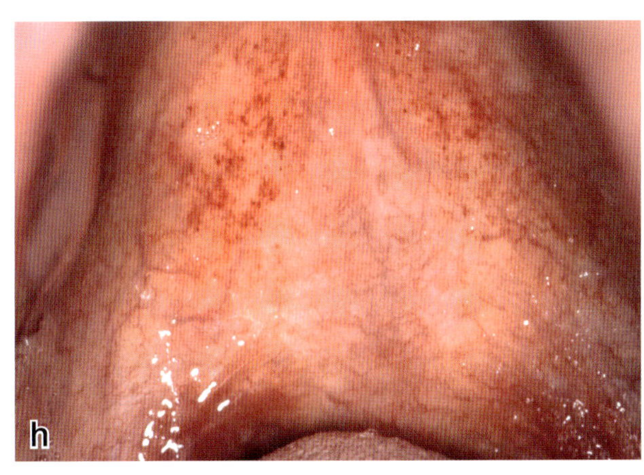

軟口蓋の Forchheimer spots．紫斑も散在している

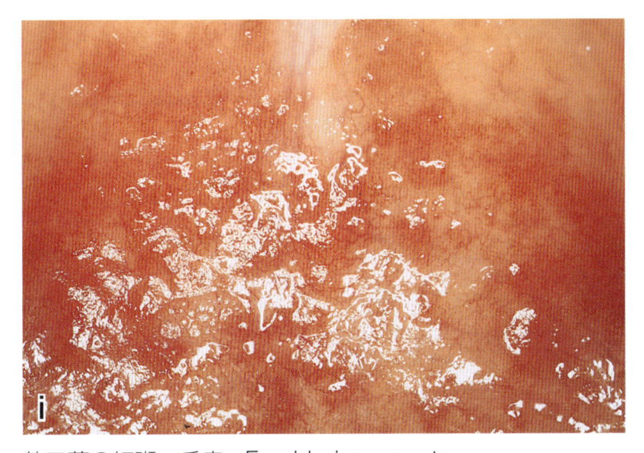

軟口蓋の紅斑，丘疹．Forchheimer spots

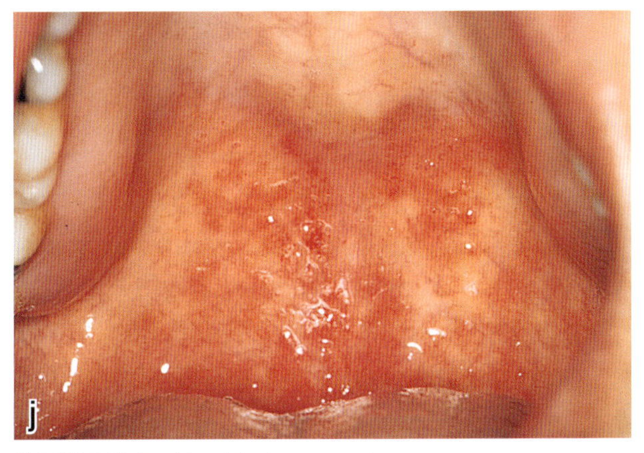

軟口蓋の発赤．Forchheimer spots

18 伝染性単核球症（infectious mononucleosis）

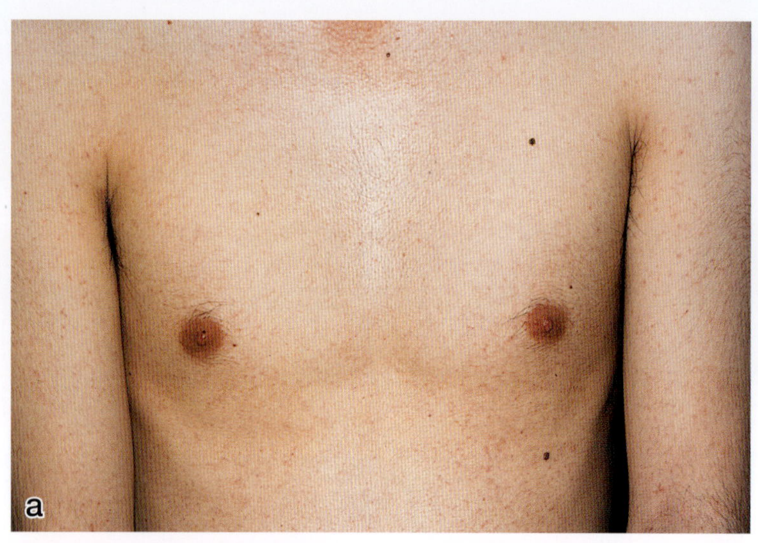

23歳，男性．躯幹の風疹様皮疹

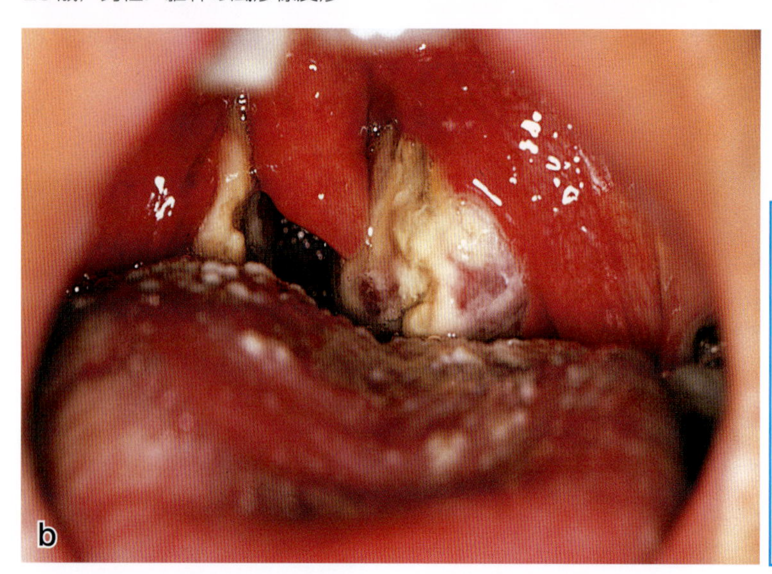

(a) の口腔内．膿苔を付した扁桃炎

【症例 a~b】23歳，男性
高熱と強い喉の痛みを主訴に内科を受診した．皮膚症状があり，皮膚科へ紹介された．咽頭は，強い発赤・腫脹がみられ，扁桃には白色偽膜が固着している．顔面をはじめ，ほぼ全身に丘疹・紅斑が播種状に出現していた．

伝染性単核球症

伝染性単核球症は多くの場合，Epstein-Barr ウイルス（EBV）による感染症であるが，cytomegalovirus（CMV），HHV-6，アデノウイルスなど他のウイルスによる報告もある．主に経口・飛沫感染で，潜伏期間は，小児では 10 ～ 14 日だが，成人は長くて，30 ～ 60 日ともいわれている．

主な症状は高熱，リンパ節腫脹，肝・脾腫などのほかに，とくに咽頭・扁桃炎が高頻度に現れる．発疹の出現する3～5日前から咽頭痛があり，咽頭の発赤，疼痛がみられる．偽膜性扁桃炎，腺窩性扁桃炎を呈することもある．とりわけ咽頭炎の発生率は高く，70 ～ 80%といわれている．一方，皮疹は欧米例では3～10%，本邦では 40 ～ 50%にみられるという．発疹は，風疹様，麻疹様，猩紅熱様など多彩である．咽喉頭炎から，上気道炎さらに肺炎をおこす例がごく稀にあるが，血液系の

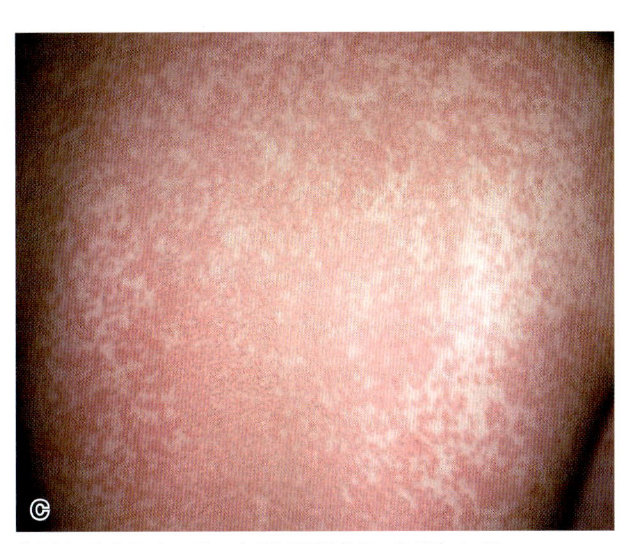

背部と融合傾向の強い紅斑が播種状に多発した例

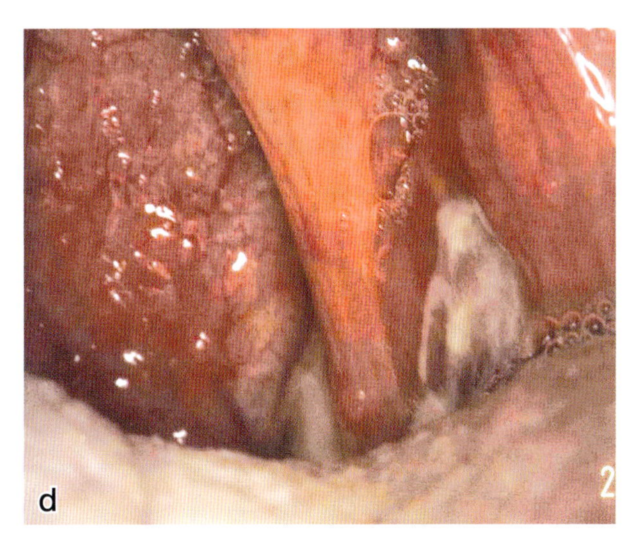

(c)の咽頭

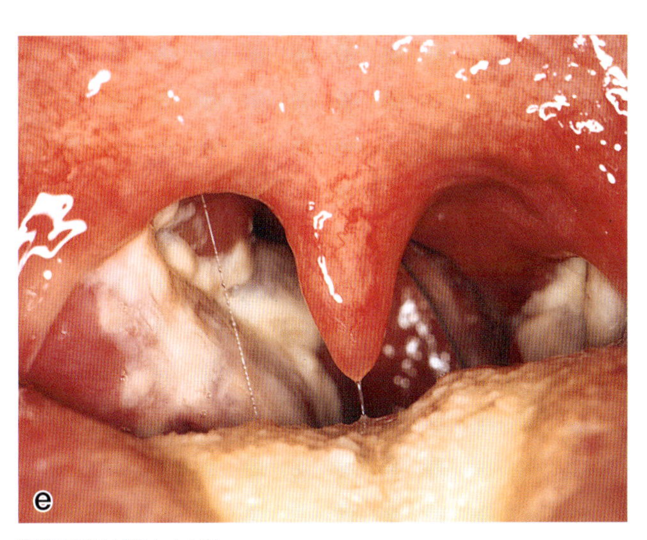

咽喉頭炎が激しい例

合併症として血小板減少症，無顆粒球症，さらに腎炎，脳炎などの報告もみられる．

本症の診断では，急性期にはVCA（virus capsid antigen）-IgM抗体の上昇がみられ，EBNA（EBV nuclear antigen）抗体は陰性で，回復期にVCA-IgG抗体の上昇，EBNAの出現を確認することで診断する．EBV感染においては，経過中にアンピシリンなどペニシリン系等の抗生物質の投与によって，高率に発疹を生じるとされている．同時に高γ-グロブリン血症，抗核抗体，リウマチ因子，寒冷凝集などが陽性になる例もある．治療は特異的な方法がなく，対症療法である．

19 単純疱疹（herpes simplex）/ 疱疹性歯肉口内炎

単純疱疹 / 単純ヘルペス

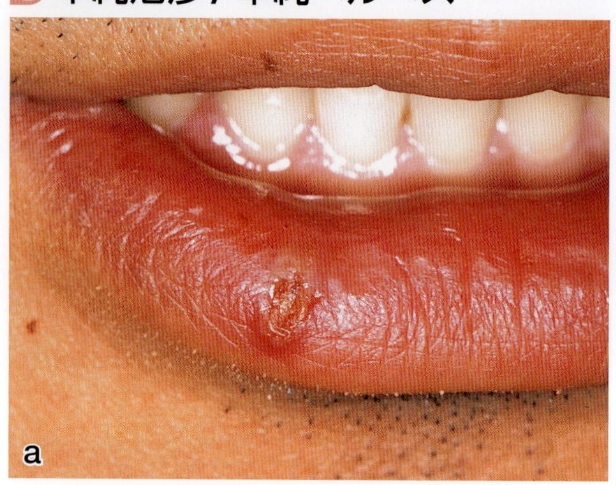

よくある口唇ヘルペス

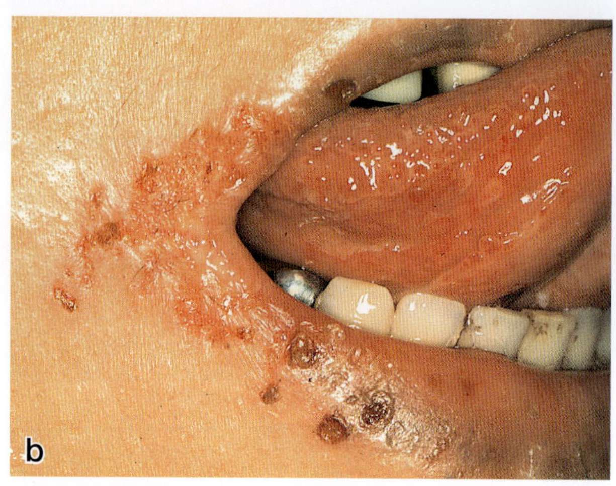

口角・舌に病巣がある

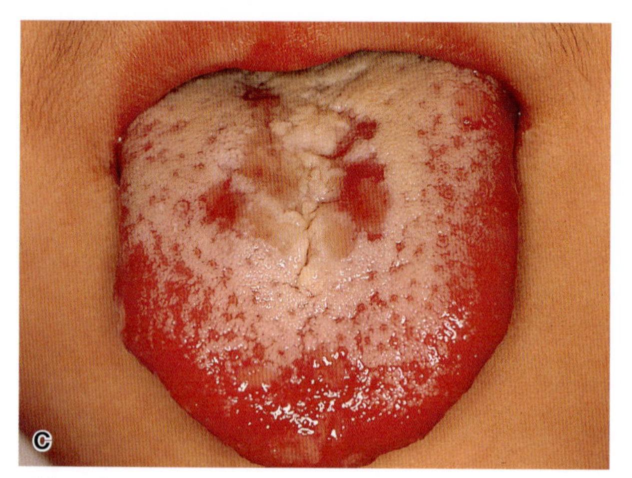

舌背のびらん

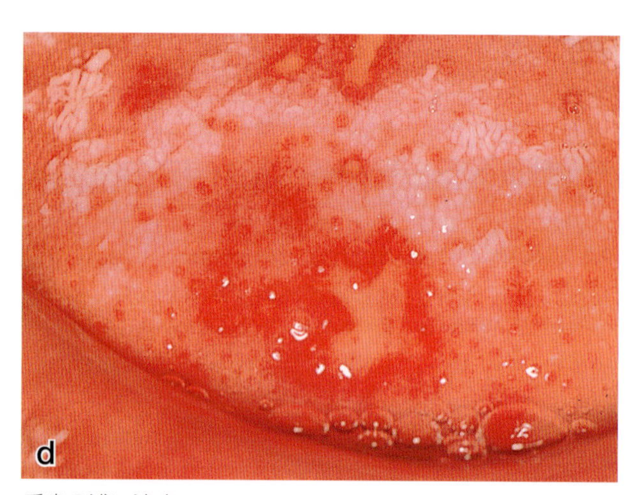

舌尖の浅い潰瘍

単純疱疹

単純ヘルペスウイルス（herpes simplex virus：HSV）は，生物学的および抗原的相違によって1型（HSV-1）と2型（HSV-2）に分けられる．接触によって感染し，初感染と再活性化がある．初感染は，2日～1週間前後の潜伏期間の後，感染部位に病変を生じる．丘疹，小水疱が集簇するが，5～10日で乾燥，痂皮化する．感染ウイルスは潜伏し，疲労，免疫力低下状態，紫外線曝露，心身のストレスなどが誘引となって再活性化し，病変を生じる．本邦では，1型は口唇付近に感染し，三叉神経節に潜伏することが多く，2型は仙骨部の神経節に潜伏することが多い．

口唇ヘルペス

もっとも一般的な病態である．初感染は炎症が強く，口唇のみならず口腔粘膜にも病変を生じたり，所属リンパ節腫脹，発熱を伴う例がある．再発は出現前に違和感を覚えることがある．灼熱感を伴った丘疹，小水疱が集簇し，数日でびらん，痂皮化していく．

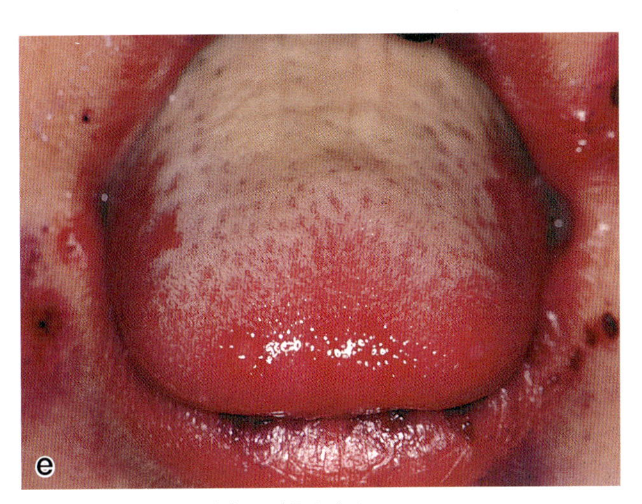

単純疱疹．口角と舌背にびらんあり

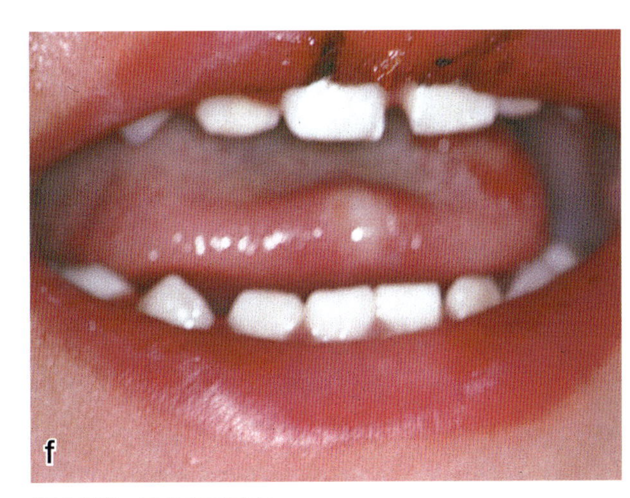

単純疱疹．舌尖のアフタ

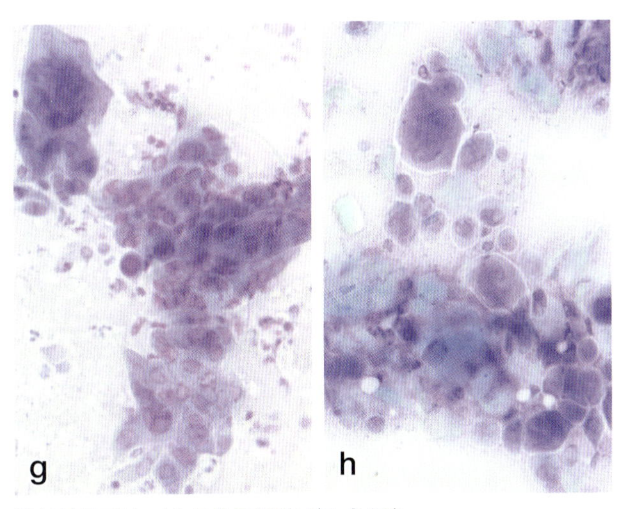

塗抹検査でウイルス性巨細胞がみられた

疱疹性歯肉口内炎

乳幼児・小児の初感染では，口唇，口腔粘膜，歯肉などに小水疱，びらん，アフタなどを生じる歯肉口内炎を呈する例が多い．高熱を伴い，口腔内の疼痛のため食欲不振となり，脱水などに陥ることがある．

簡易 Giemsa 染色

本来これは篠力先生が紹介された方法である．通常の Giemsa 染色は，アルコール固定，染色，洗浄，封印など手間がかかるが，この方法では，あらかじめ染色液を用意しておけば 1 分もかからず観察できる．

まずは以下の①液と②液を用意する．

①液：消毒用イソプロピルアルコール（30%）：プロピレングリコール＝2：1

②液：通常の市販されている試薬の Giemsa 原液

篠法では「①液 3～4 に対し②液 1 の割合で混合して用いる」となっているが，実際には①液 4 ml ＋②液 1 ml を，5 ml のシリンジに作り，26G 注射針をつけておく．これを調べたい水疱内容の塗抹スライドグラスに 1～2 滴たらし，ただちにカバーグラスをかけて顕微鏡下で観察する．巨細胞がみつかれば，HSV，VZV の水疱と診断できる．好酸球をみたら接触皮膚炎や虫刺されを疑う．永久保存はできないが，数時間なら周りをマニキュアで封じておけばよい．作り立てはきれいに染まるが時間がたつと染色性が落ちるので，少量を作って使用するほうがよい．

参考文献

1）篠 力ほか：皮膚科の臨床 25: 366, 1983
2）日野治子：皮膚病診療 32（増）：166, 2010
3）日野治子：日臨皮医誌 25: 561-562, 2008

疱疹性歯肉口内炎

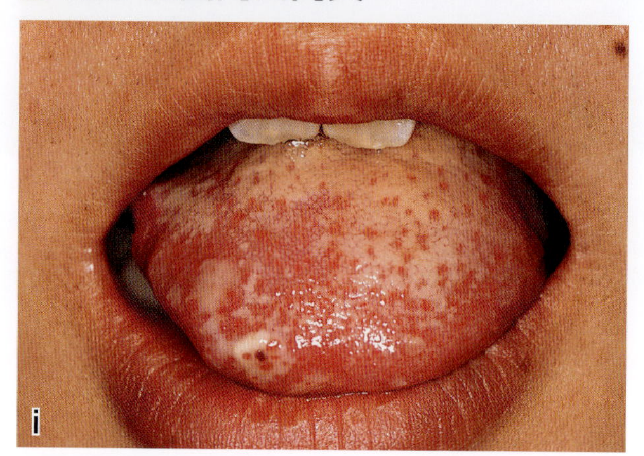

小児の単純疱疹．初感染

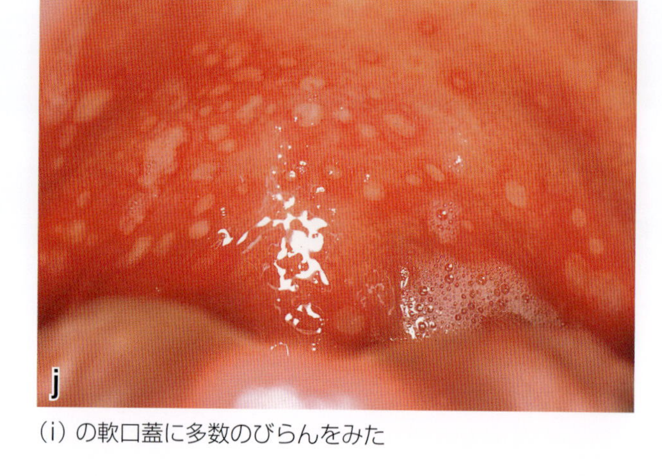

（i）の軟口蓋に多数のびらんをみた

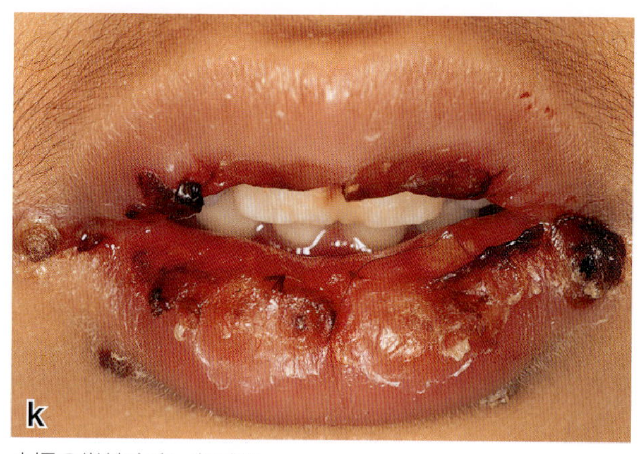

小児の単純疱疹．初感染

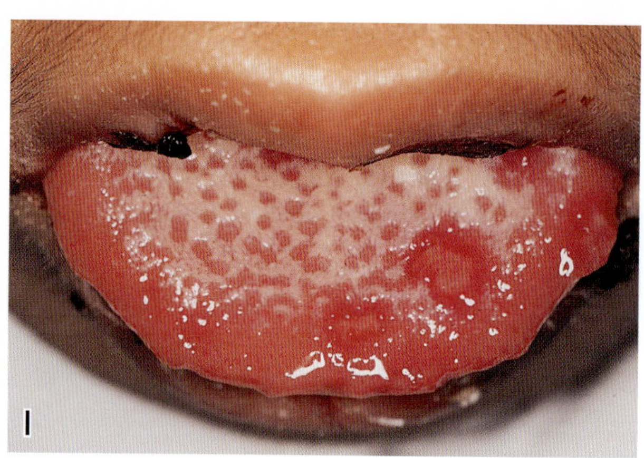

（k）の舌背のびらん

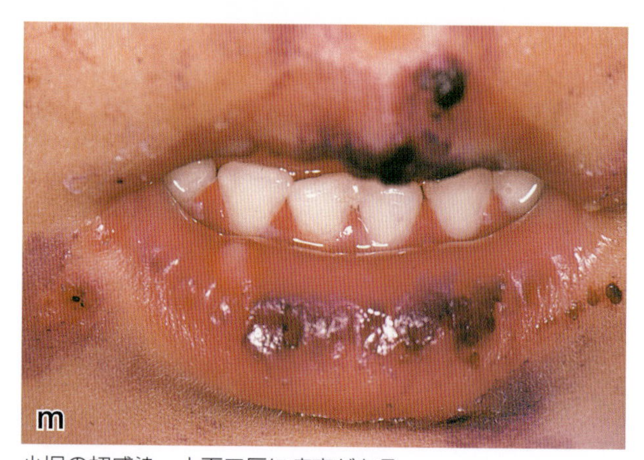

小児の初感染．上下口唇に病変がある

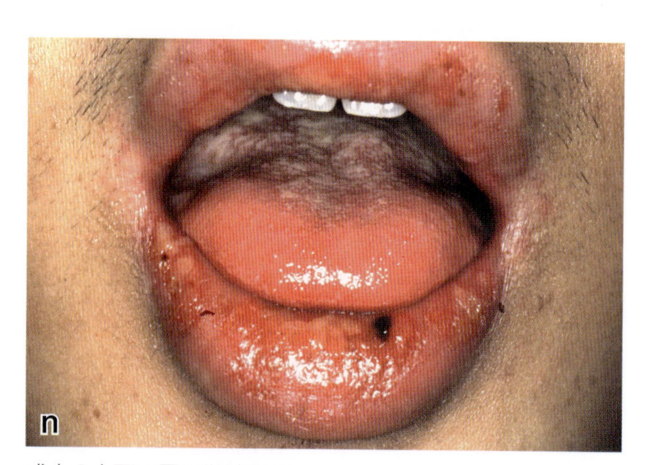

成人の上下口唇の単純疱疹

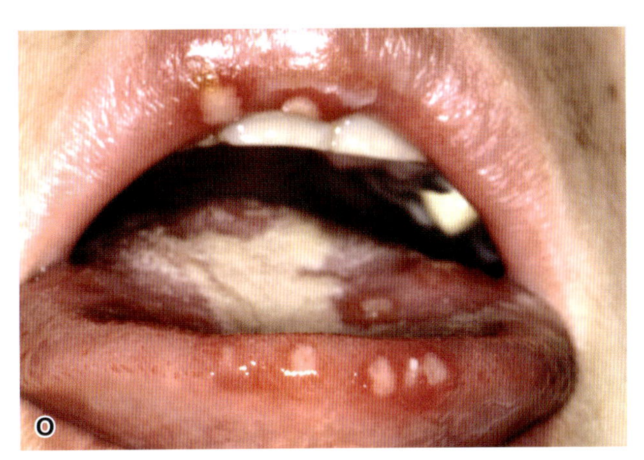

成人の疱疹性歯肉口内炎

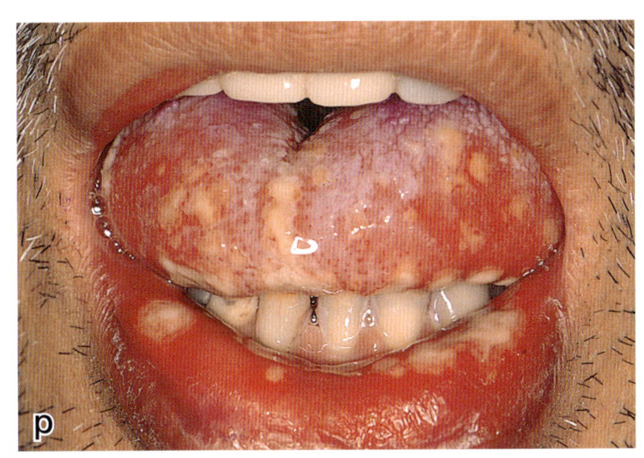

成人の疱疹性歯肉口内炎．びらんが高度で疼痛も激しい

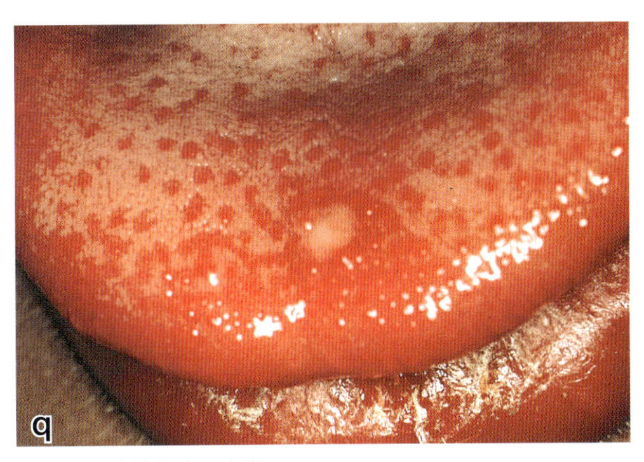

成人の疱疹性歯肉口内炎

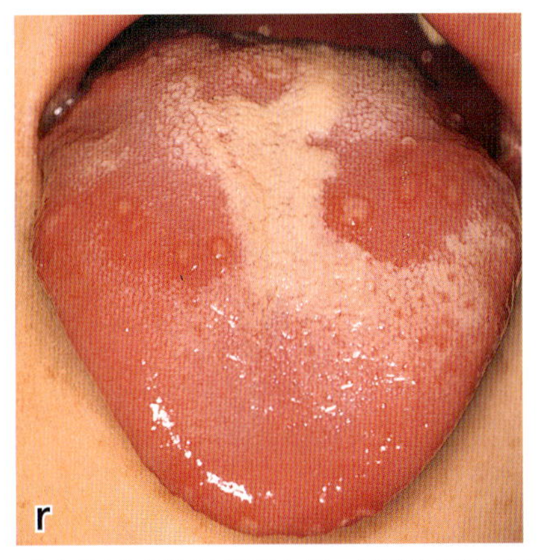

成人の疱疹性歯肉口内炎．舌背にびらん形成・地図状舌にみえてしまうほどの粘膜疹

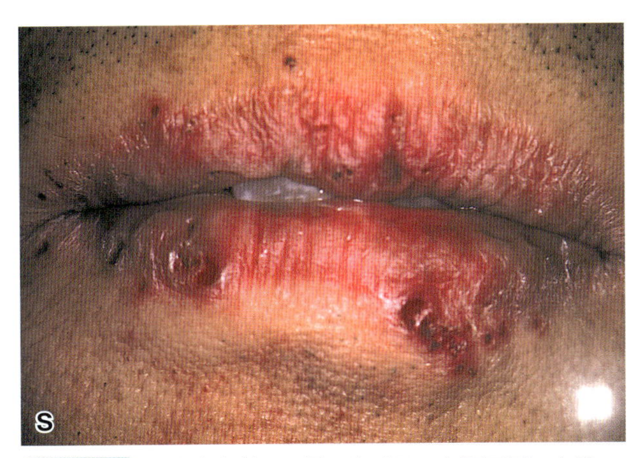

参考症例 白血病患者の口唇ヘルペス．上下口唇に水疱，びらん形成

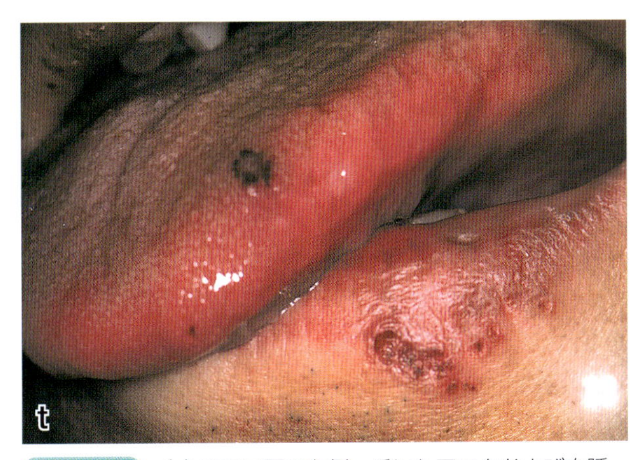

参考症例 (s)の下口唇の左側．舌にもアフタおよび血腫あり

20 水痘（varicella）

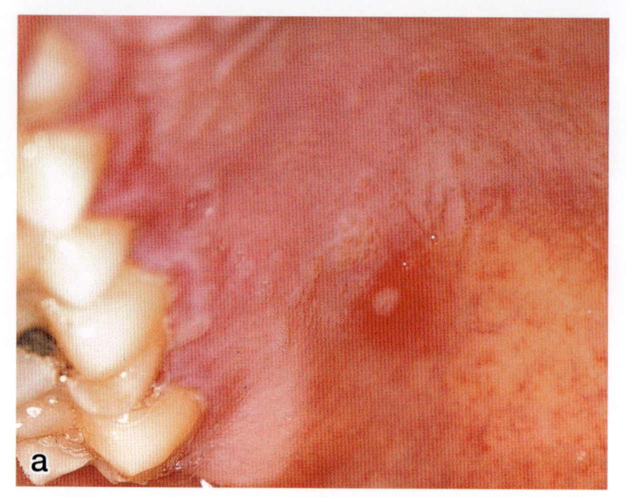

成人水痘のびらん

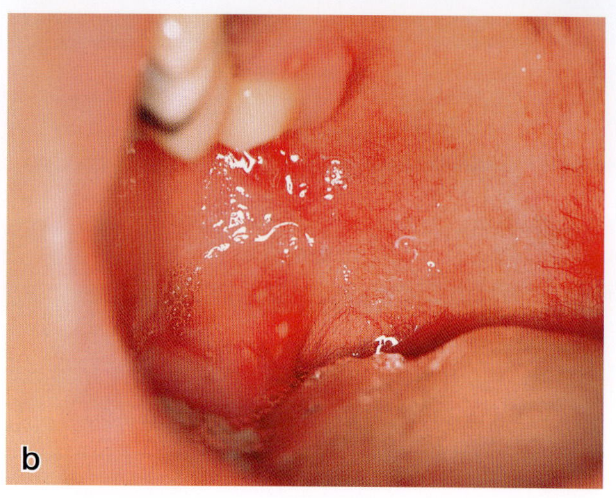

成人水痘のびらん

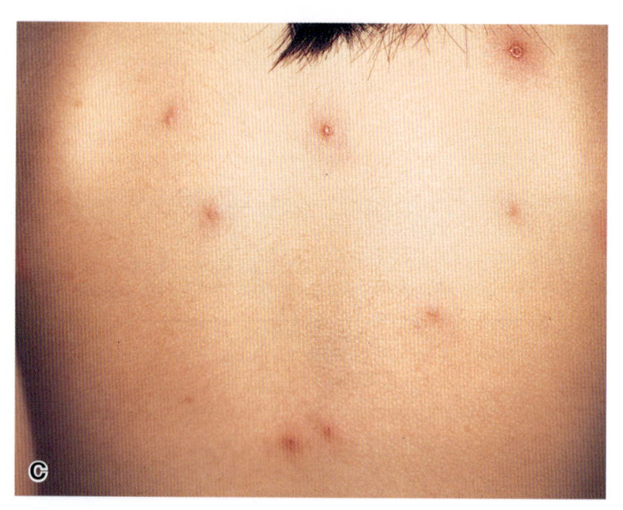

小児水痘でみられた背部の小丘疹

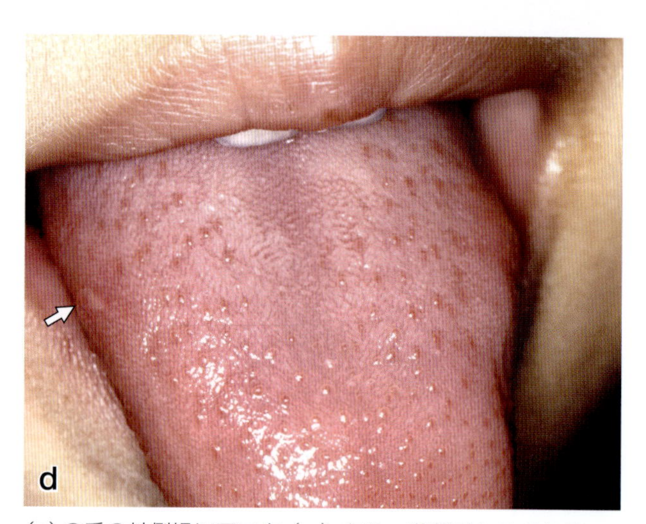

（c）の舌の外側縁にアフタ（⇨）あり．苺状舌もみられる

水痘

水痘・帯状疱疹ウイルス（varicella zoster virus：VZV）が経気道的に感染する．所属リンパ節で増殖した後，血中へ入り，第一次ウイルス血症を生じる．さらに肝臓・脾臓などの細網内皮系組織で増殖した後，第二次ウイルス血症をひきおこす．この約２週間の潜伏期間の後，皮膚および口腔内に病変を生じる．まず小丘疹が出現するが，そこに中心臍窩をもつ小水疱を形成し，水疱は経過とともに膿疱を経て，乾燥，痂皮化し，脱落する．これらが次々に出現し，おのおのの個疹は１～２週間の間に同様の経過をたどるため，新旧の皮疹が混在する．

治療は小児例では，痒みに対して抗ヒスタミン薬の投与などの対症療法でよい．小児の重症例や成人例ではアシクロビルまたはバラシクロビルを内服または点滴投与する．これらの抗ウイルス薬は腎排泄のため，腎機能低下時には血中濃度の上昇，中枢神経系異常を来す場合があり，注意を要する．高熱時に非ステロイド系抗炎症薬を用いる場合，アセチルサリチル酸はReye症候群を生じるおそれがある

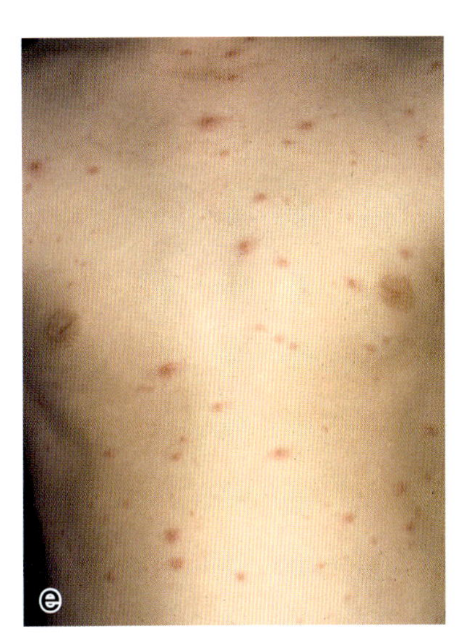

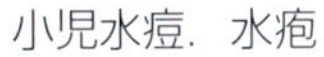

小児水痘．水疱

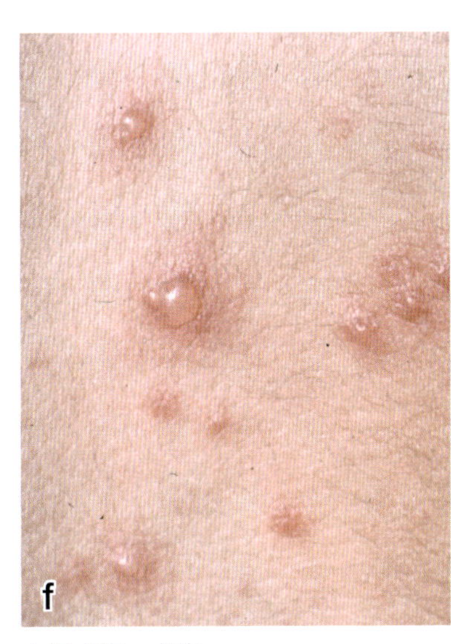

小児水痘．水疱

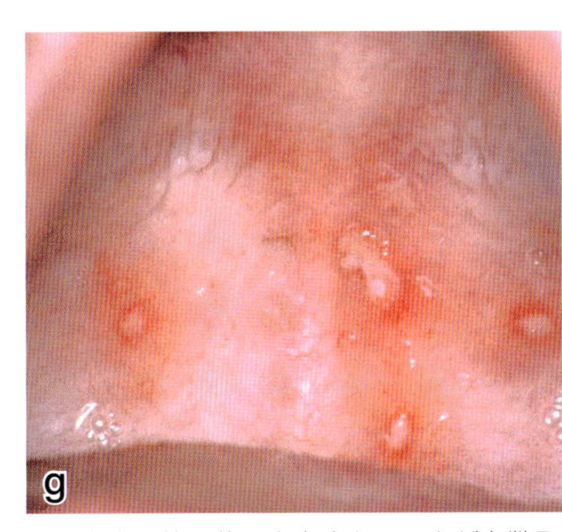

成人水痘．軟口蓋に小水疱とアフタが多数みられた

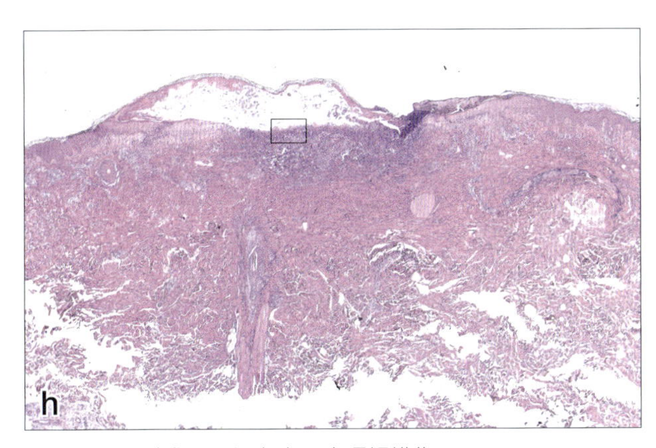

水痘により形成された水疱の病理組織像

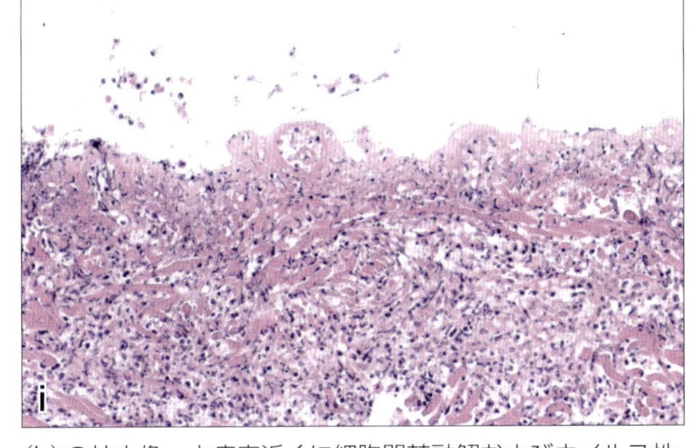

(h)の拡大像．水疱底近くに細胞間棘融解およびウイルス性巨細胞がみられる

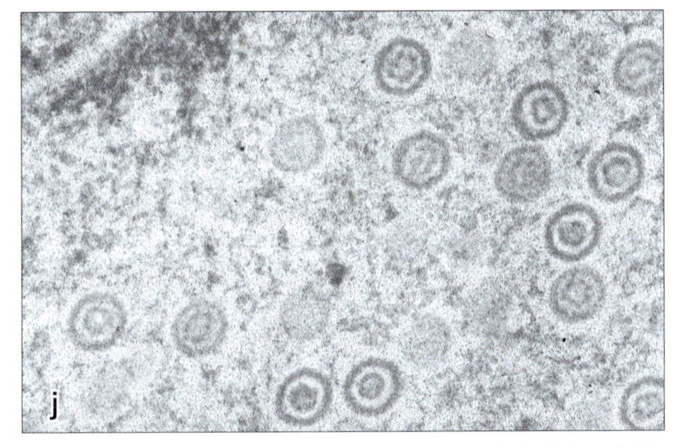

VZV の電顕像（30,000 倍）．水疱内巨細胞の胞体内に多数の VZV が出現している

ため，使用を避ける．水痘のワクチンは定期接種の弱毒生ワクチンで，感染予防効果は 90％ともいわれる．抗体のない場合は，水痘接触後 72 時間以内にワクチン接種をすると発症を予防できるという．

なお，学校保健では，すべての皮疹が痂皮化するまで出席停止である．

21 帯状疱疹（herpes zoster）

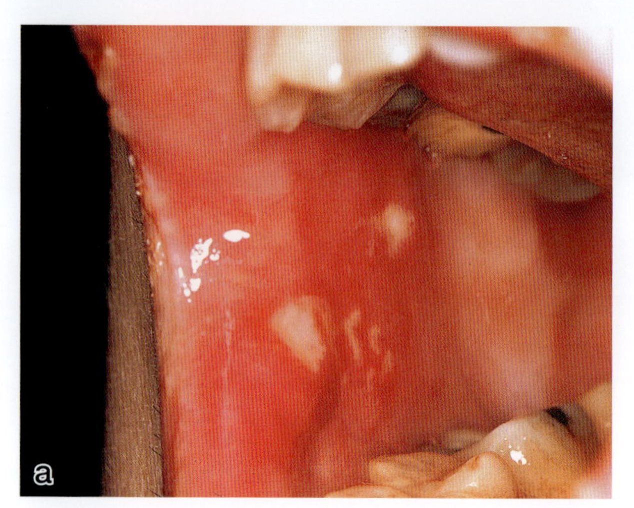

頬粘膜のびらん

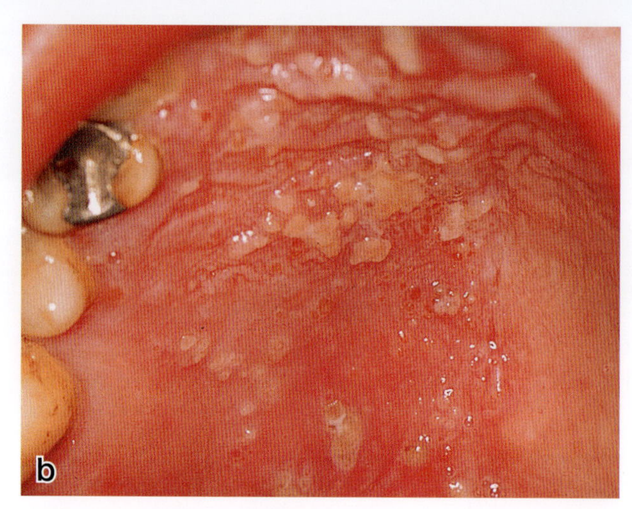

水疱およびびらんが広範囲にみられる

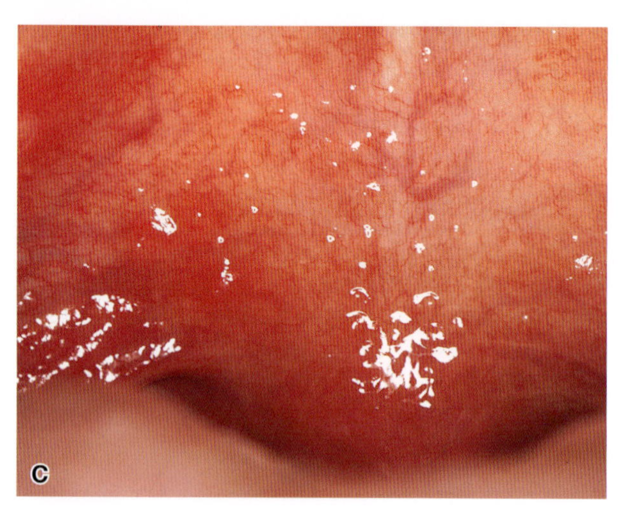

患側頬粘膜および軟口蓋にびらん形成

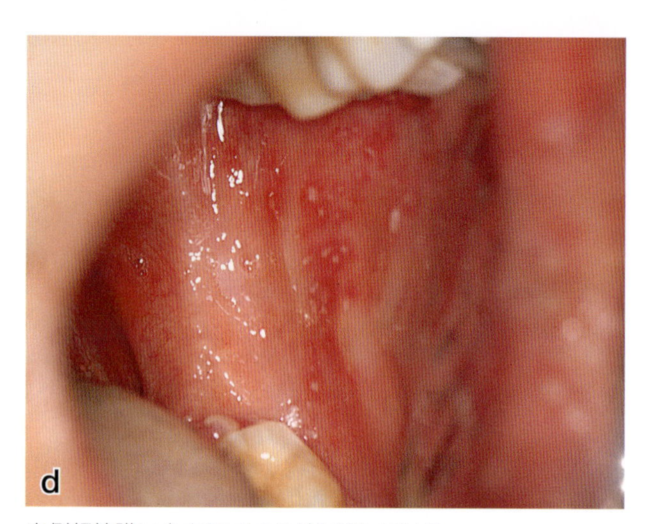

患側頬粘膜に小さなアフタが集簇している

帯状疱疹

帯状疱疹は，水痘・帯状疱疹ウイルス（varicella zoster virus：VZV）の再活性化で生じる．好発部位は肋間神経，三叉神経第1枝であるが，三叉神経第2枝または第3枝領域に生じた場合には，口腔内病変を生じる．その際，口腔粘膜のみならず舌にも病変が出現する．疼痛は激しく，発赤腫脹が強く，水疱を形成し，潰れてびらんになる．ときに潰瘍を形成する．

稀に顔面神経膝神経節が障害されると，Ramsay-Hunt症候群を併発する．皮疹は耳介周囲から外耳道に出現し，顔面神経麻痺を生じる．周囲の第Ⅳ神経から第Ⅹ神経に及ぶ範囲の脳神経にも炎症が波及することがある．顔面（第Ⅶ）神経では表情筋の麻痺，舌前2/3の味覚障害，涙腺・唾液腺の障害がおこり，内耳（第Ⅷ）神経が障害されると，めまい，難聴，耳鳴が生じる．舌咽（第Ⅸ）神経が障害されると，舌後1/3の味覚障害，知覚障害，唾液腺障害などを生じる．治療はステロイドと抗ウイルス薬投与，星状神経節ブロックなどであるが，病的共同運動や患側拘縮，麻痺などが生じて，難治な例が多い．

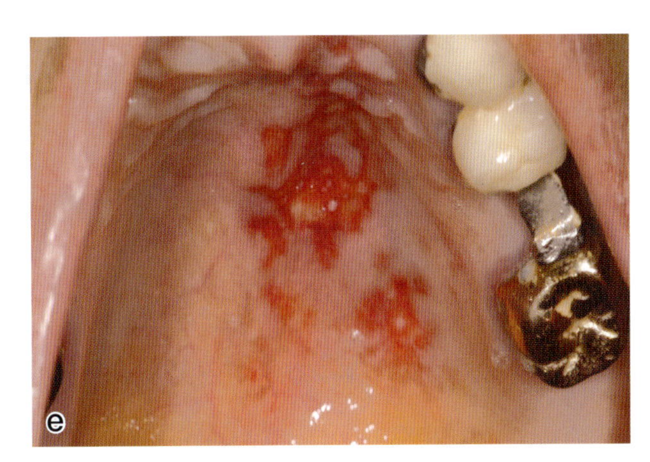

左三叉神経第 2 枝の帯状疱疹のため同側の硬口蓋にびらん形成

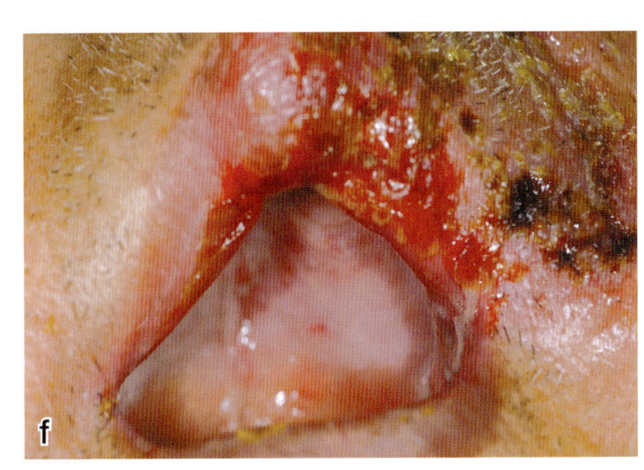

左上口唇のびらんおよび潰瘍

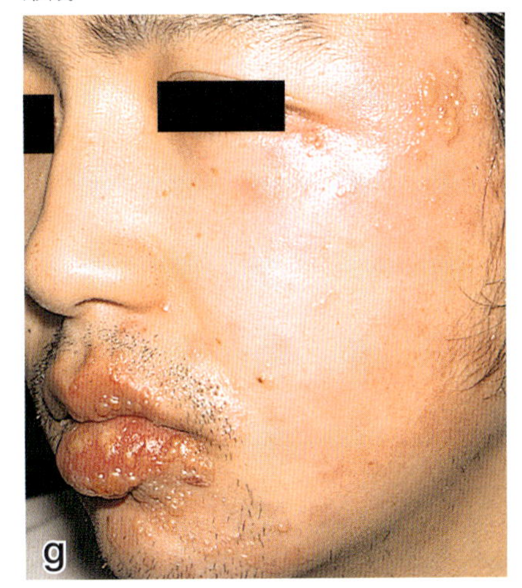

左三叉神経第 3 枝に沿って帯状疱疹がみられる

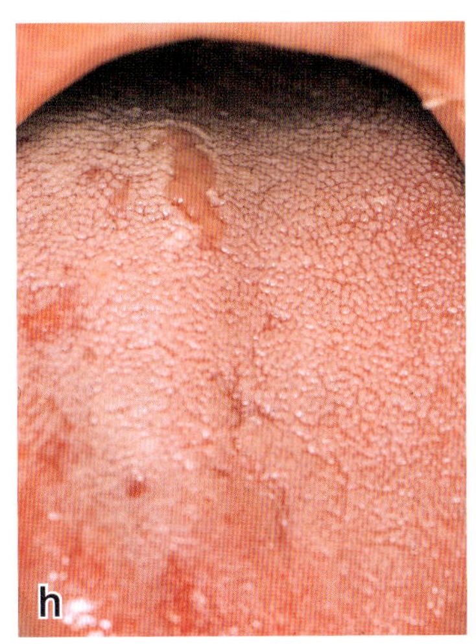

舌右側のびらん

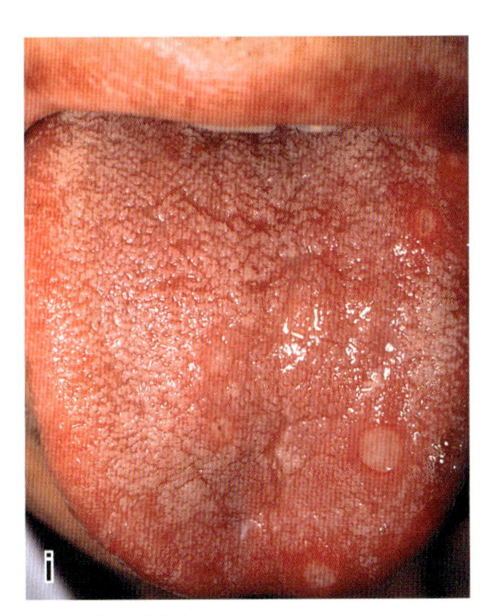

舌左側のびらん

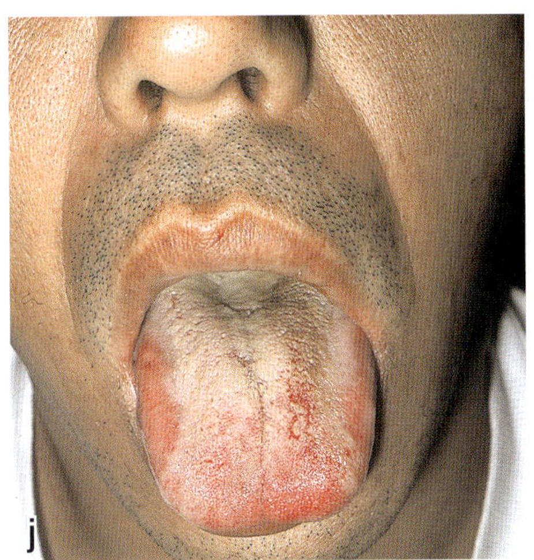

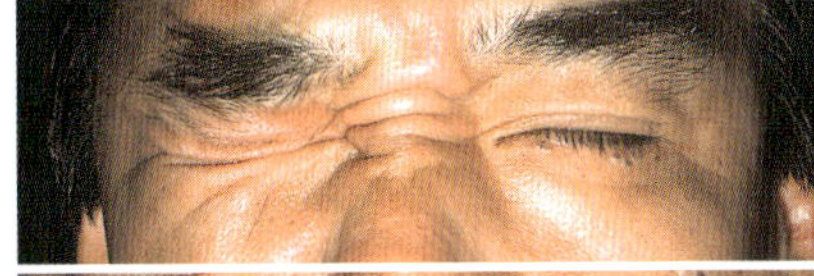

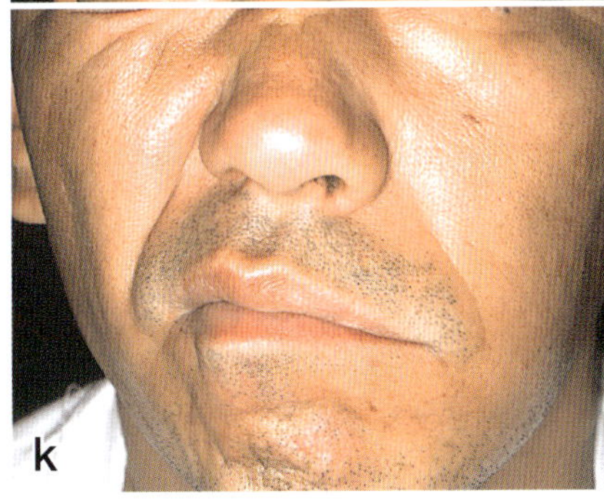

(j) 左三叉神経第 3 枝領域の帯状疱疹．舌背左側にアフタ形成
(k) Ramsay-Hunt 症群は病的共同運動や患側拘縮により，いわゆるひょっとこ顔になる

22 手足口病（hand, foot and mouth disease）

小児例

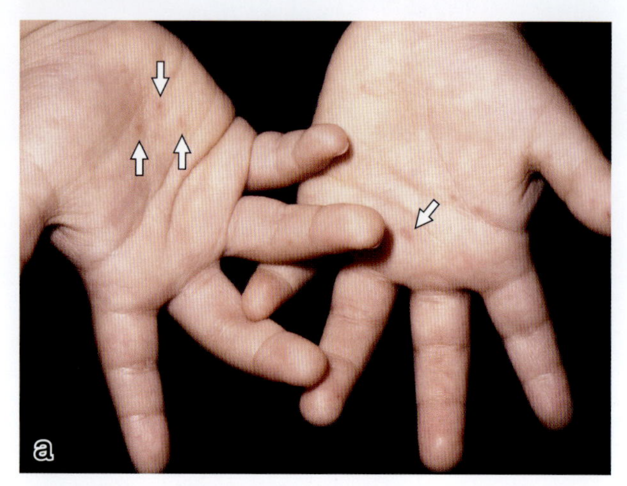

手掌，指腹の小丘疹・小水疱（⇨）

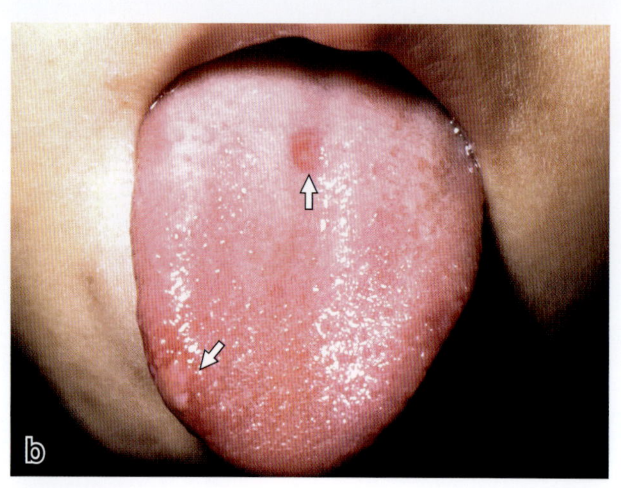

舌背のアフタ（⇨）

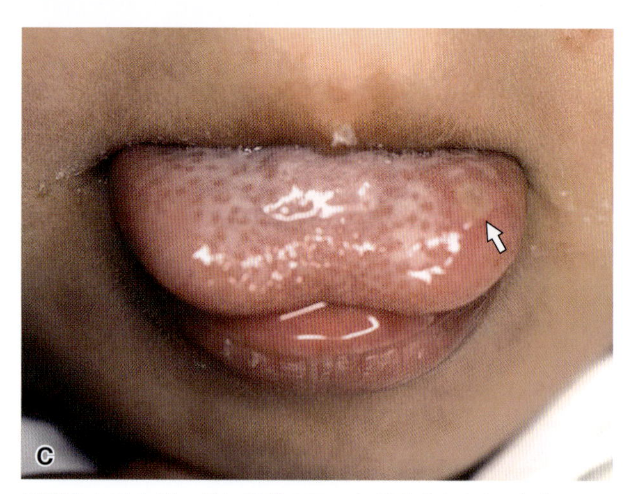

舌背の小丘疹がつぶれ舌背のアフタが形成された（⇨）

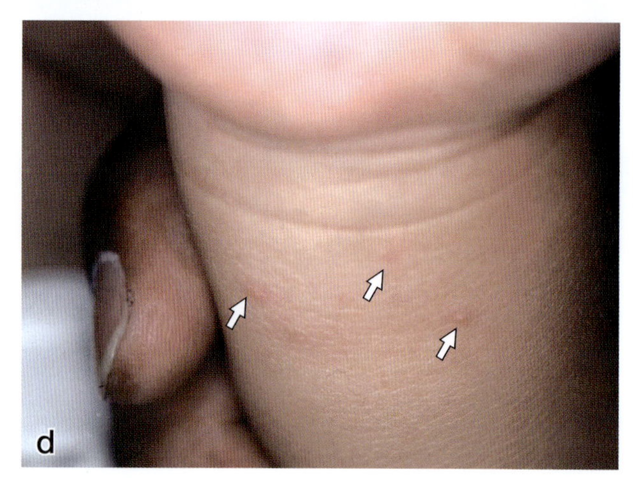

手首内側の小丘疹（⇨）

手足口病

手足口病は夏季に流行するエンテロウイルス感染症の一型で，原因ウイルスはコクサッキーウイルスA16，A6，A10やエンテロウイルス71が多い．主に手掌・足蹠に小水疱・小紅斑・小丘疹を生じるが，肘頭・膝蓋・臀部にも紅色丘疹・水疱が高頻度にみられる．口腔内では，口腔粘膜や舌にアフタ・小潰瘍を形成する．

経過は数日から1週間ほどで皮疹が乾燥し，痂皮化する．全身症状は倦怠感，中程度の発熱などがあるほか，下痢，嘔吐などの消化器症状を呈したり，ごく稀に髄膜炎や心筋炎を合併することがある．エンテロウイルス71の流行時には無菌性髄膜炎が問題になる．皮疹や粘膜疹が軽快しても，糞便には数週間もウイルスが排出されるため，排泄後には手洗いを十分に行う必要がある．

小児に好発するが成人にも感染し，小児から感染した成人例が時々報告される．とくにコクサッキーウイルスA6が流行した2011年ごろから成人例が話題になってきた．小児より症状が重症になり，高熱，食欲不振，倦

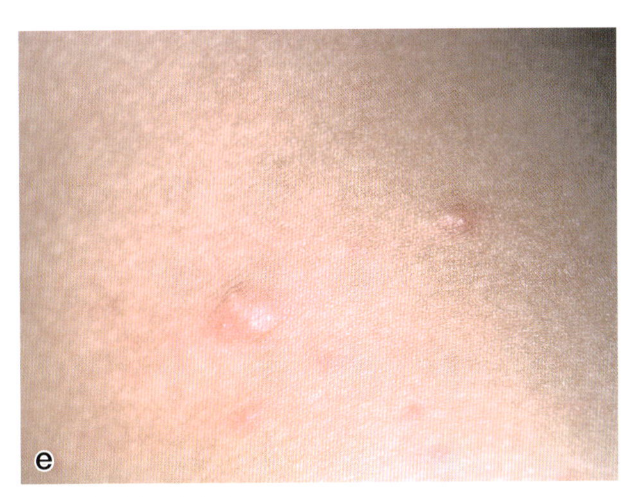

大腿の小丘疹・小水疱

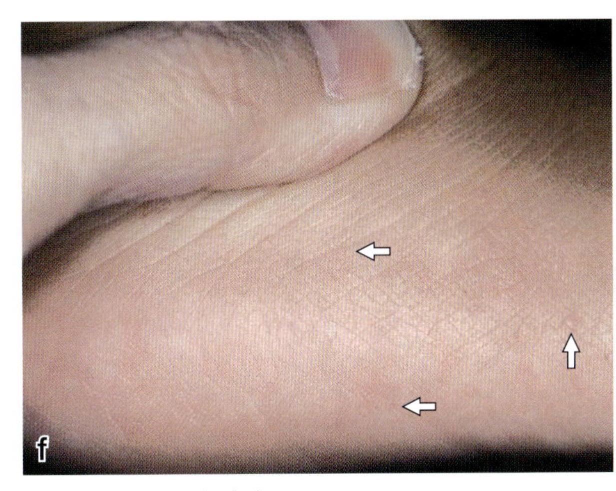

足の外側縁の小丘疹（➪）

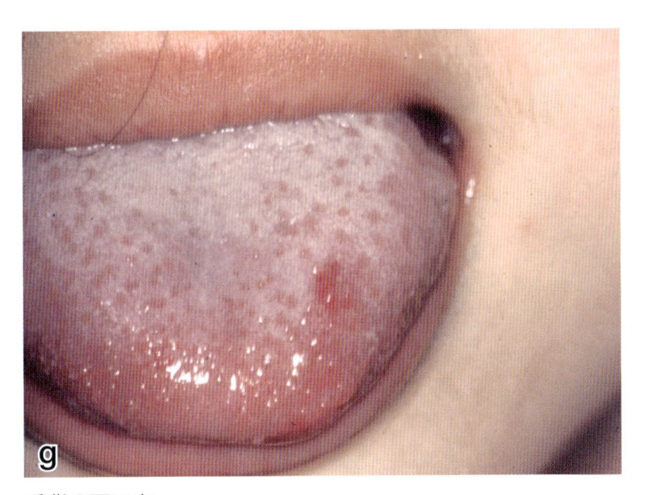

舌背のアフタ

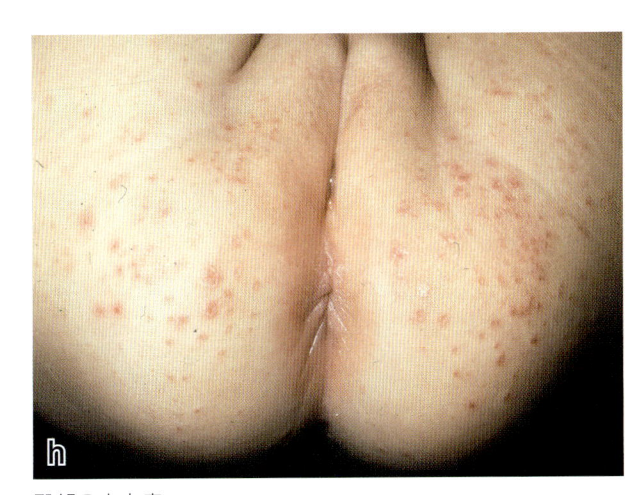

臀部の小水疱

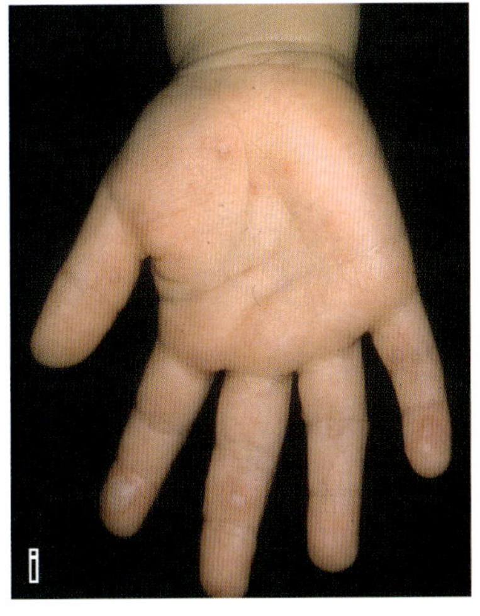

手掌，指腹の小丘疹・小水疱

怠感など全身症状および皮膚・粘膜症状も著しい例が多い．エンテロウイルス71による髄膜炎の成人例も報告されている．手足口病といえども，成人も感染には注意を要する[1)]．

参考・引用文献

1）国立感染症研究所感染症疫学センター：手足口病とは．2014年10月17日改訂（https://www.niid.go.jp/niid/ja/kansennohanashi/441-hfmd.html）

成人例

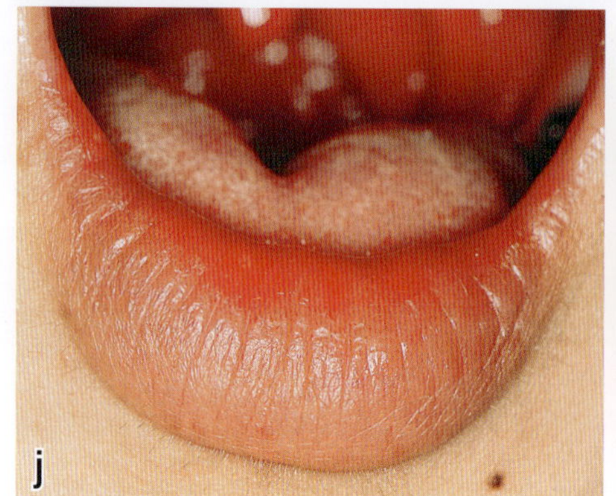
29 歳，女性．下口唇と舌のびらん

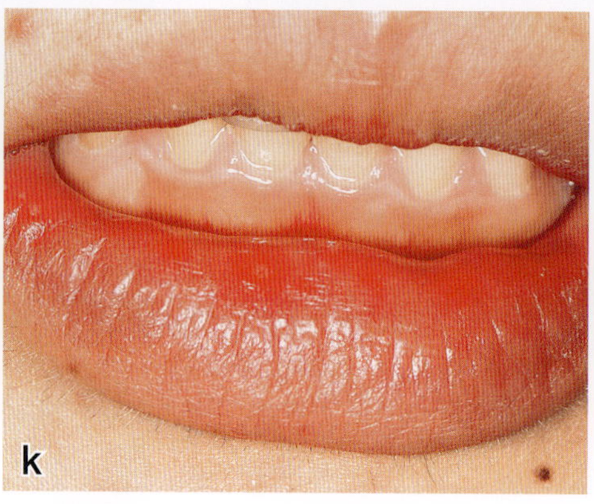
（j）の口唇．びらんがみられる

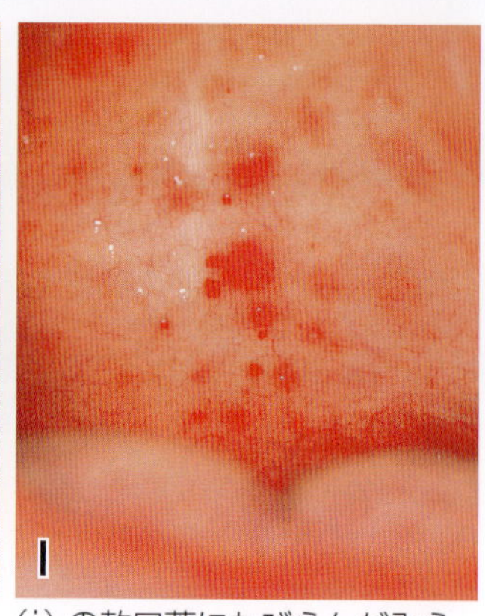
（j）の軟口蓋にもびらんがみられる

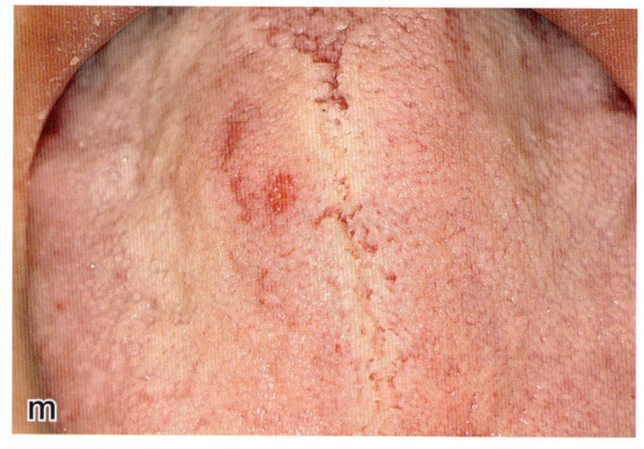
40 歳，女性．舌の浅い潰瘍（コクサッキーウイルス A6）

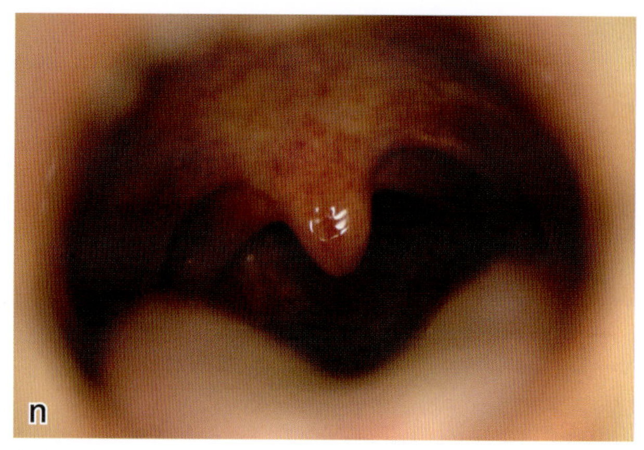
（m）の軟口蓋に生じた小潰瘍

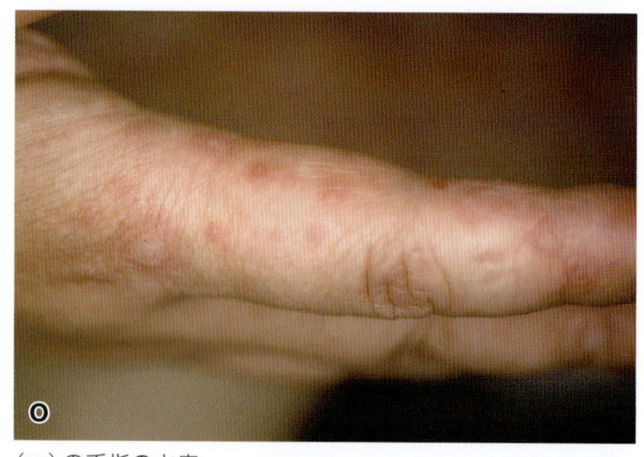
（m）の手指の水疱

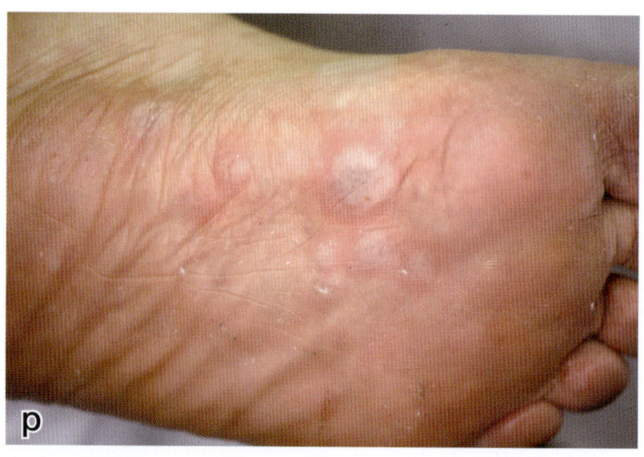
（m）の足底の巨大な水疱．疼痛が激しく歩行が困難になった

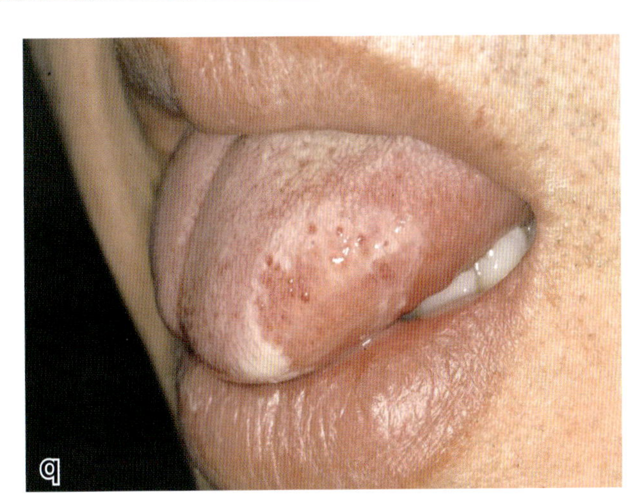

37 歳，男性．舌に浅い潰瘍を形成している

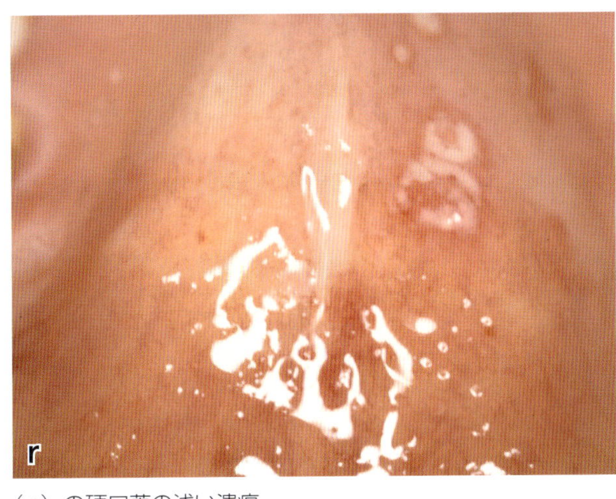

（q）の硬口蓋の浅い潰瘍

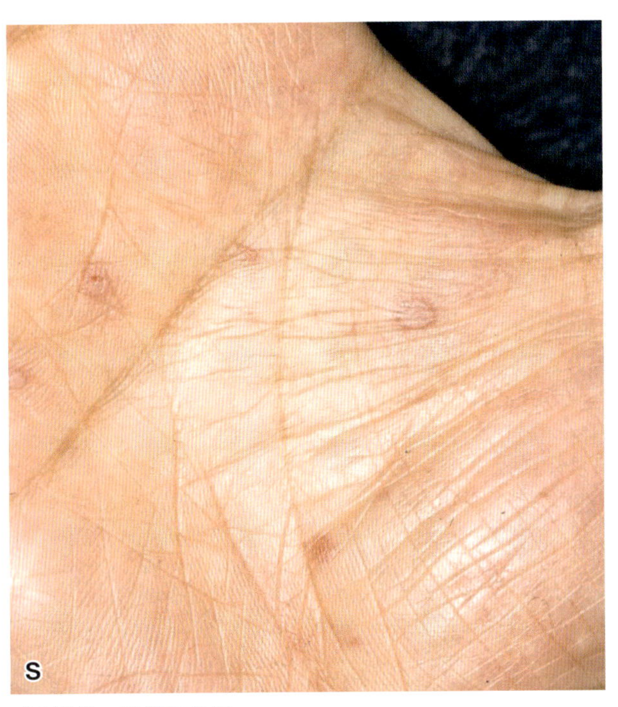

成人男性．手掌の水疱

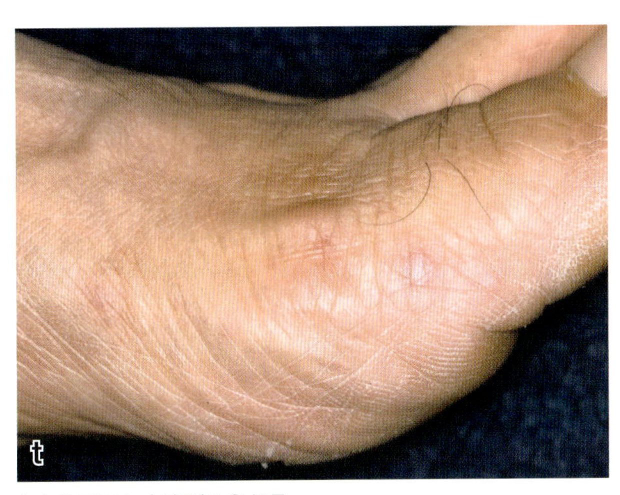

（s）の足にも水疱がみられる

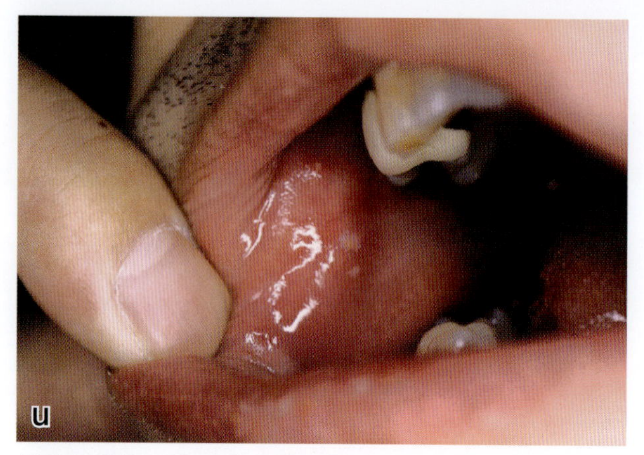

19歳，男性．口腔内の水疱とびらん（エンテロウイルス 71）

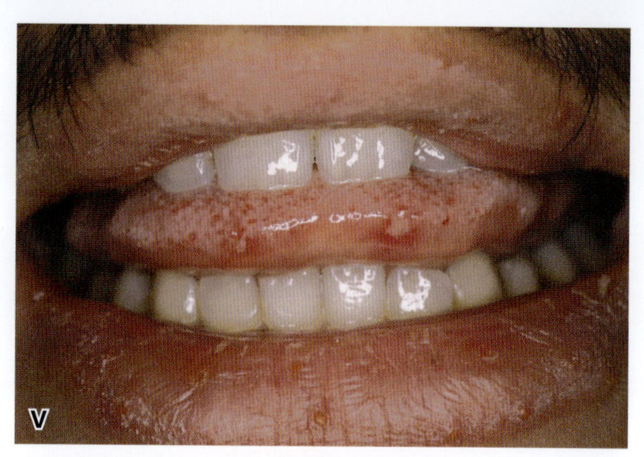

（u）の口唇と舌尖にも水疱とびらんがみられる

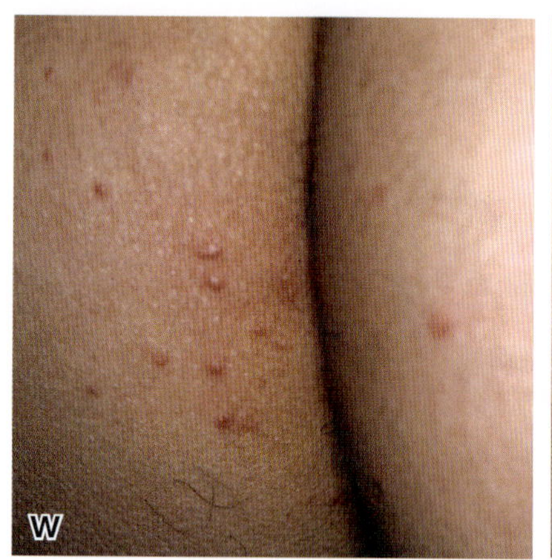

（u）の臀部．水疱と丘疹

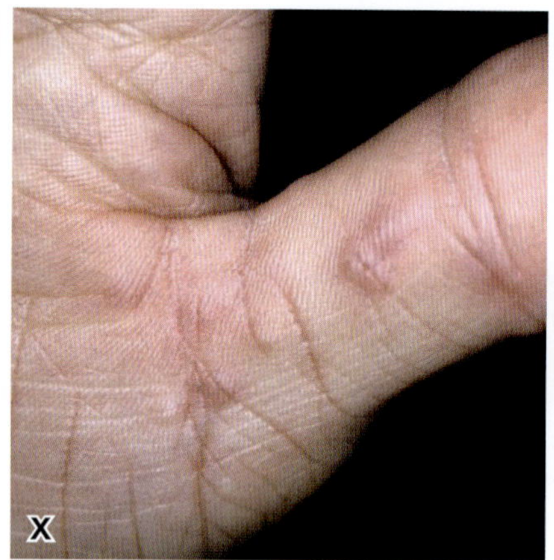

（u）の手掌．水疱と丘疹

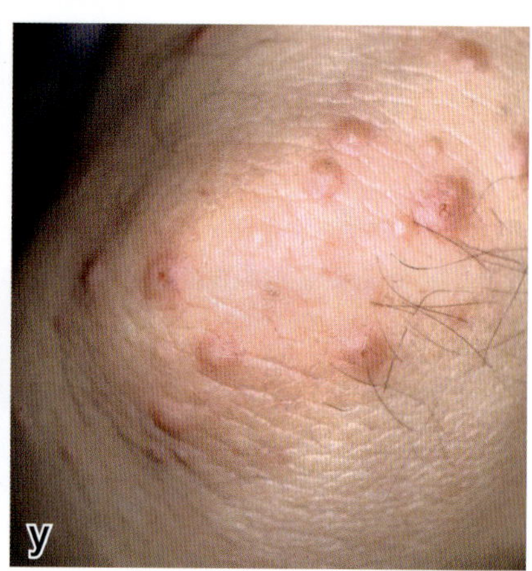

（u）の肘部．丘疹

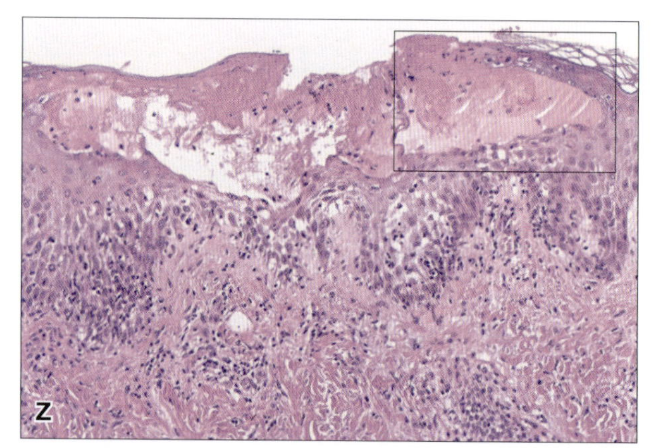

（u）の軀幹の小水疱を生検．表皮内の水疱．細胞融解はない，周囲に spongiosis がみられる

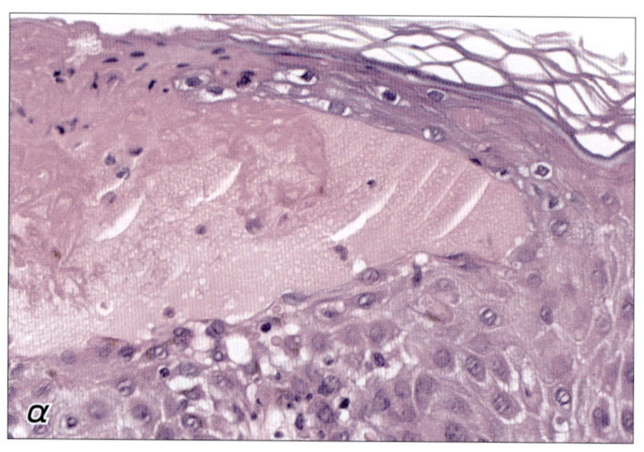

（z）の拡大像．表皮内の水疱．細胞間棘融解はなく，ウイルス性巨細胞もみられない

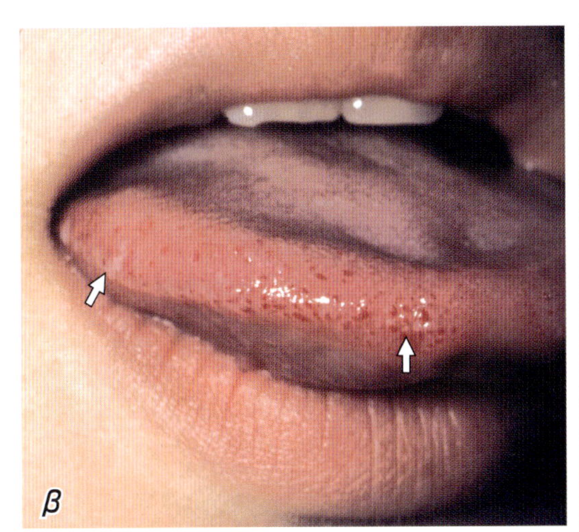

30歳，女性．子どもから感染．舌にはアフタ（⇨），手・足には小水疱がみられる（エンテロウイルス71）

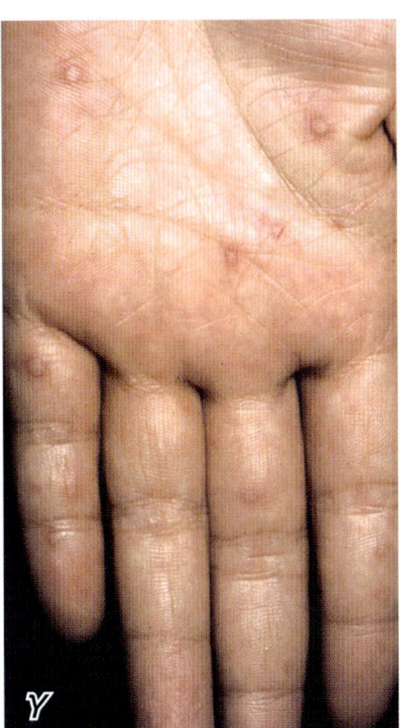

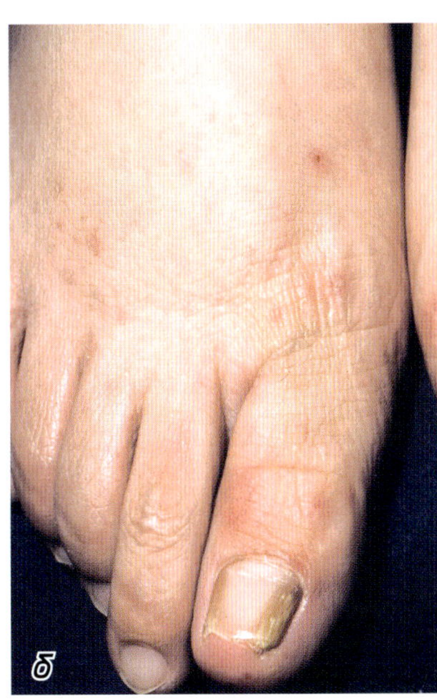

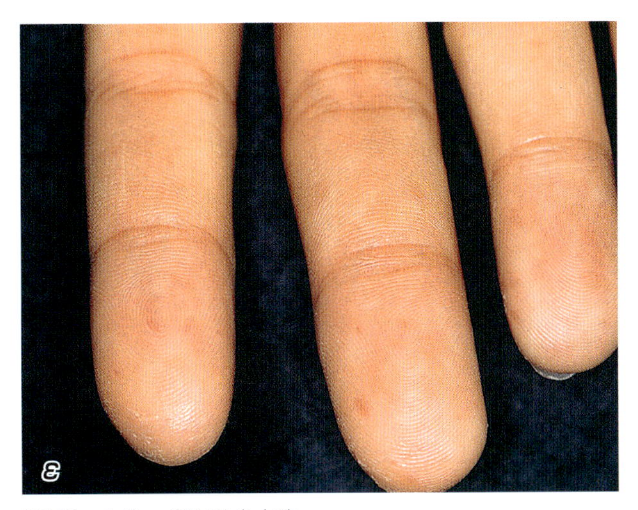

25歳，女性．指腹の小水疱

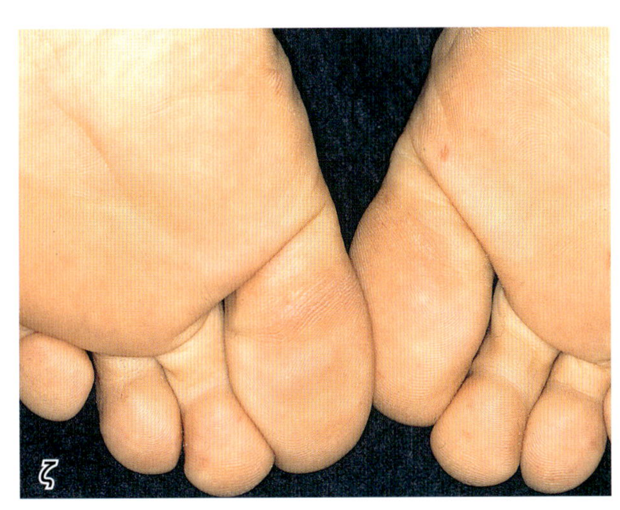

（ε）の足底．小水疱がみられる

23 ヘルパンギーナ（herpangina）

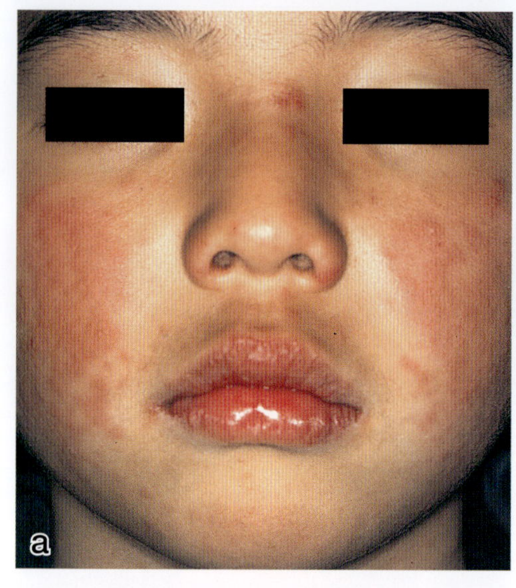

小児．顔面の紅斑

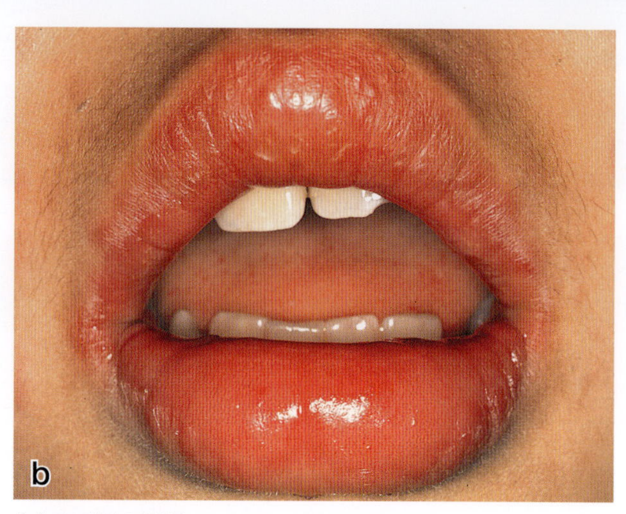

(a)の口唇の腫脹

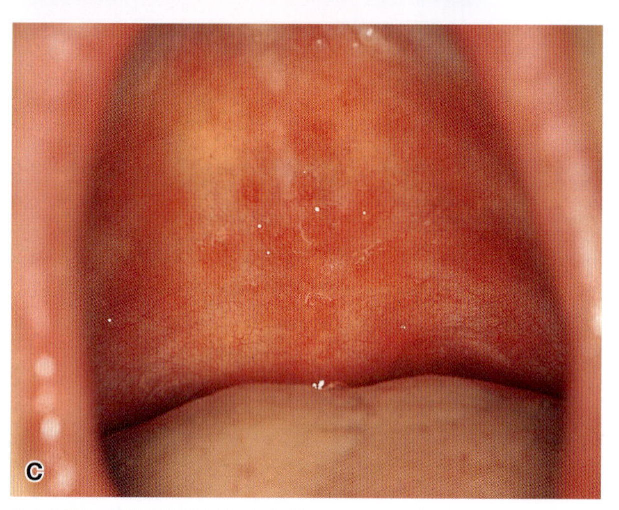

(a)の軟口蓋に紅斑がみられる

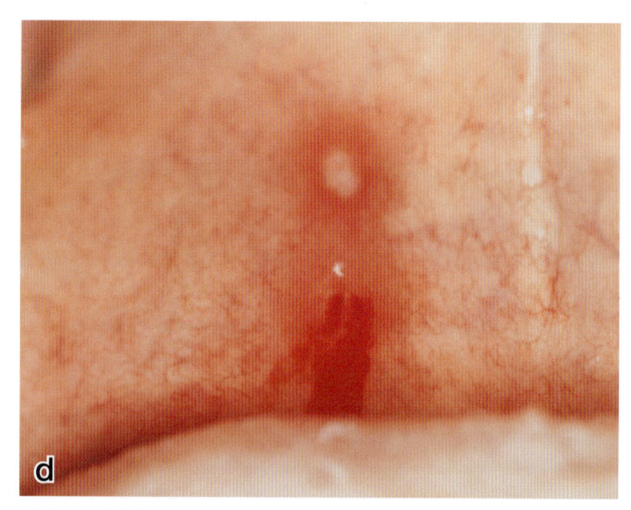

成人．アフタ

ヘルパンギーナ

ヘルパンギーナは夏風邪と称される疾患の一つで，初夏から秋にかけて好発する．乳幼児に多くみられ，原因ウイルスは手足口病と同様にエンテロウイルス属であり，とくにコクサッキーウイルスA群1～6，8，10が多い．このほか，コクサッキーウイルスB群やエコーウイルスも原因ウイルスとなっている．

主な症状は2～4日の潜伏期間の後に突然39～40℃の発熱と咽頭痛が出現し，軟口蓋を中心に口腔粘膜に紅暈を伴った小水疱が生じ，やがて小水疱が潰れて浅い潰瘍を形成する．熱は数日で解熱し，少し遅れて口腔粘膜疹も治癒するが，ごく稀に無菌性髄膜炎，急性心筋炎(図h)などを合併する．

口腔粘膜症状など全身状態軽快後も糞便中にウイルスが排出されるので，手洗いなど日常生活で注意が必要である．なお，エコーウイルス16による発疹症はBoston exanthemとして夏季に好発する．発熱，発疹，咽頭炎などの症状を示す(参考症例 図i，j)．

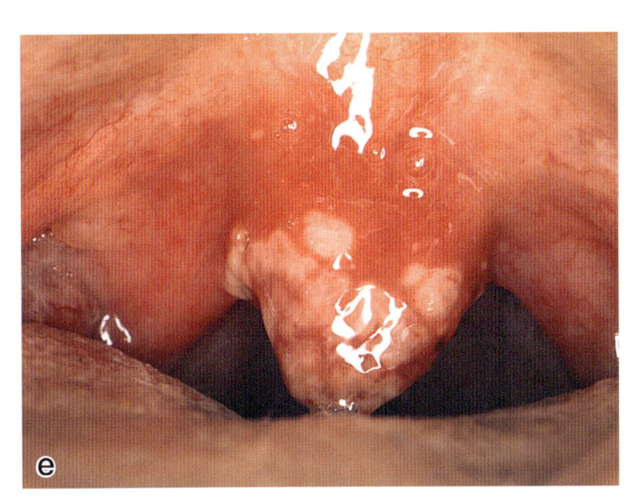

ヘルパンギーナ．成人，軟口蓋，口蓋垂にアフタがみられる

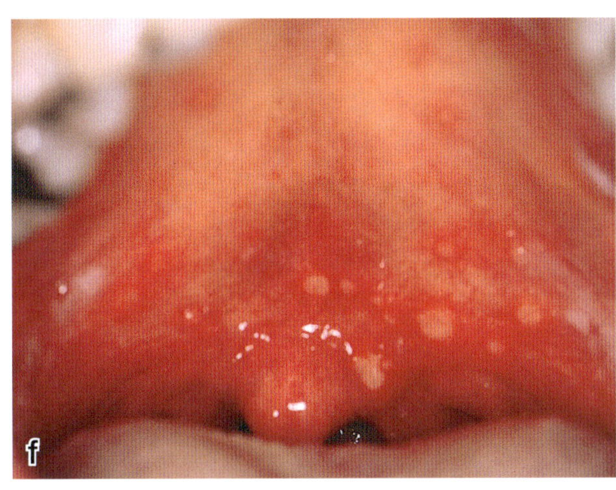

ヘルパンギーナ．成人．軟口蓋に小さなアフタが散在している

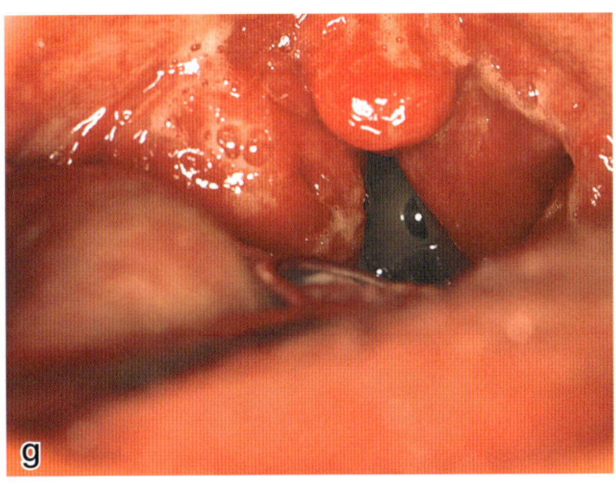

ヘルパンギーナ．成人．咽頭にアフタと発赤・腫脹が顕著である

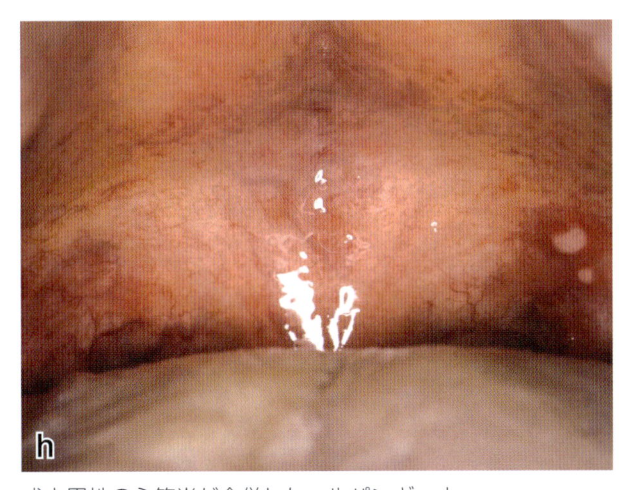

成人男性の心筋炎が合併したヘルパンギーナ

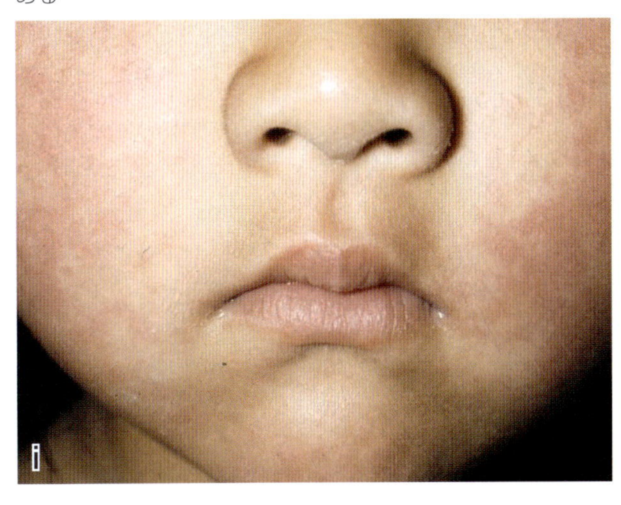

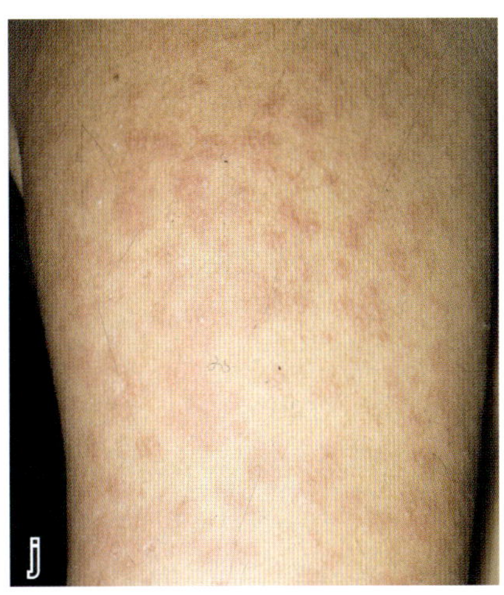

参考症例 小児．エコーウイルス 16（Boston exanthem）
（i）顔面の紅斑．軀幹，四肢には浮腫性紅斑がみられる
（j）上腕部外側部

24 ウイルス性疣贅

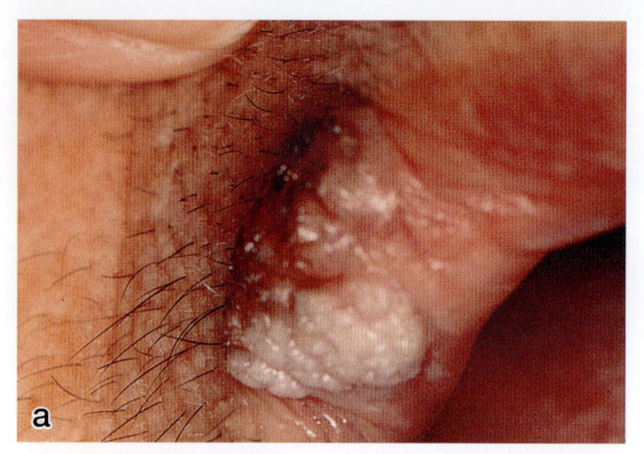

口角の疣状，角化性小結節

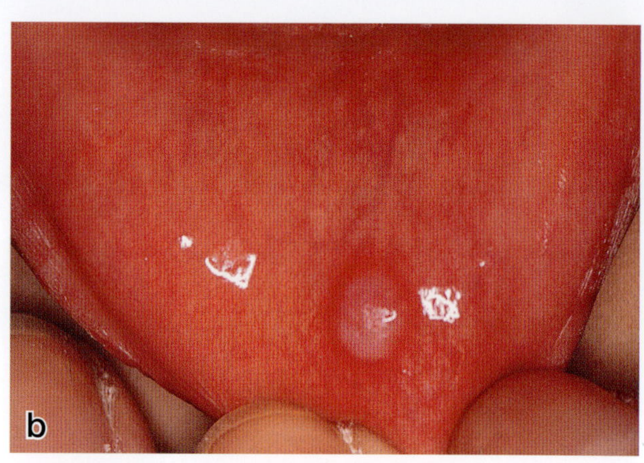

下口唇の小結節，切除・生検にて疣贅と診断

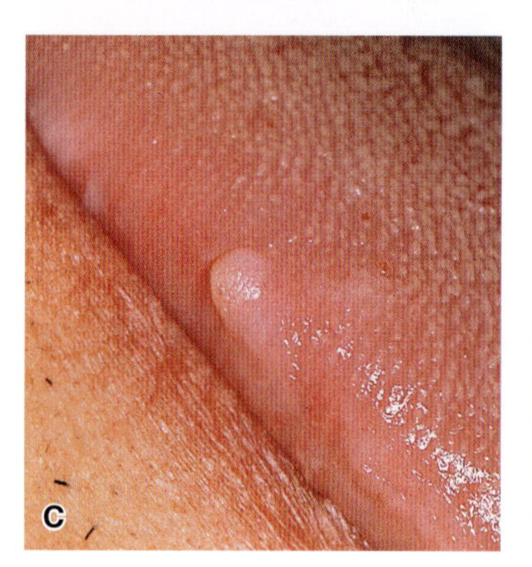

舌右外側の小結節

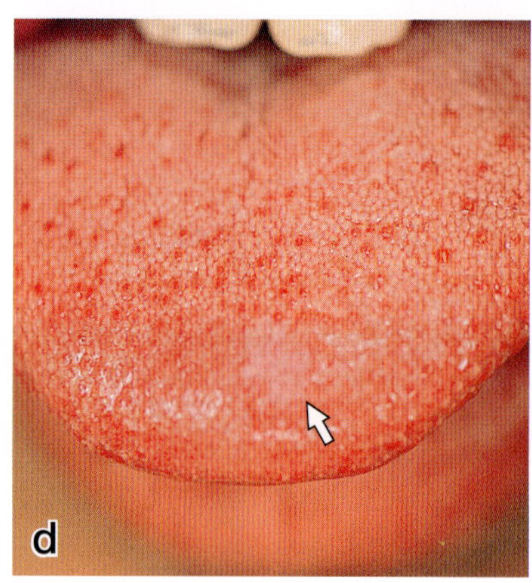

舌尖の表面に顆粒状の局面（⇨）．切除で疣贅と診断した

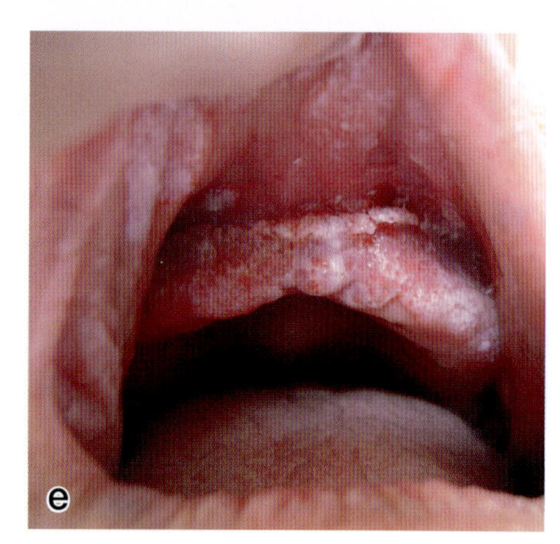

86歳，女性．口唇，歯肉に凹凸顆粒状の局面，oral florid papillomatosis を疑ったが，生検にて口腔粘膜疣贅と診断した

ウイルス性疣贅

稀ながら，口腔粘膜にもHPV（human papilloma virus）感染はおきる．単発と多発があり，単発は皮膚の尋常性疣贅のようにわずかに角化を伴った丘疹として生じる．舌背では，細顆粒状の局面を呈することがある．

口角は好発部位で，粘膜側は白色，表皮側は角化性の，疣贅そのものの形態を呈する．角化傾向が強いとoral florid papillomatosisとの鑑別を要する場合がある．また，きわめて稀ながら，非常に多数の疣贅が発症する例があり，これを口腔乳頭腫症（oral papillomatosis）という．

自験例（図e）は86歳，女性で，口唇・口腔内に長期間病変があったが，本人が放置していた．口腔全体に病変が拡大し，義歯が合わなくなり，来院した．oral florid papillomatosisを疑い生検したが，悪性所見はなく，肥厚した角層，粘膜のpapillomatosis，粘膜上層には核周囲の明るい細胞がみられ，これらの病理組織像から口腔内粘膜疣贅と診断した．液体窒素冷凍凝固療法では苦痛のみで明らかな効果がなく，エトレチナート内服を試みたところ，急速に軽快傾向を示した．

参考文献

1） 堀越 勝ほか：日口腔外会誌 27: 613-618, 1981

25 梅毒（syphilis）

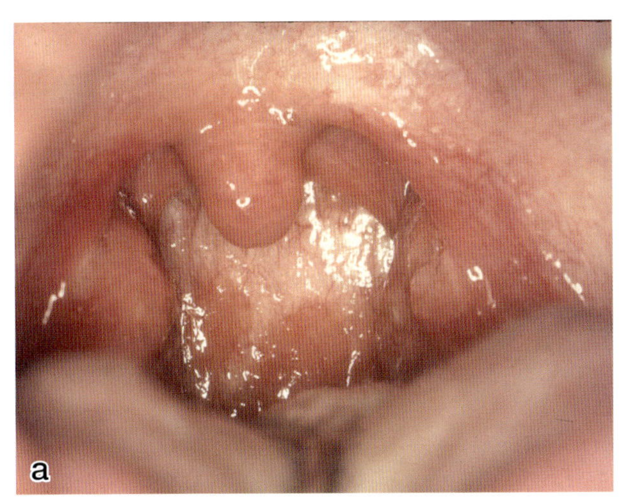

咽頭の炎症が強く，梅毒性アンギーナを呈する（第 2 期疹）

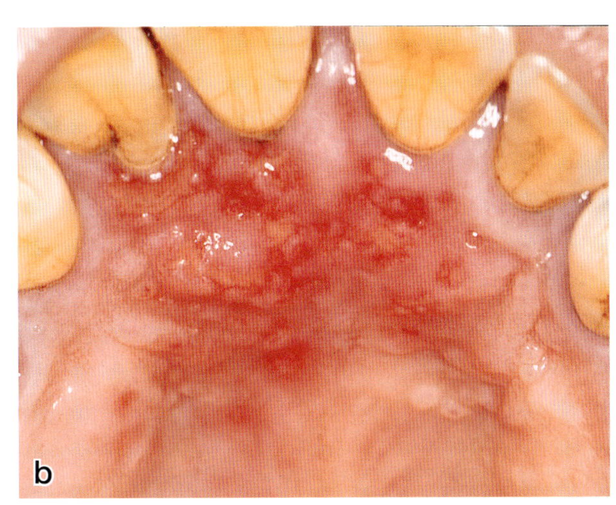

梅毒でみられた粘膜斑および粘膜剥離してびらんを呈している（第 2 期疹）

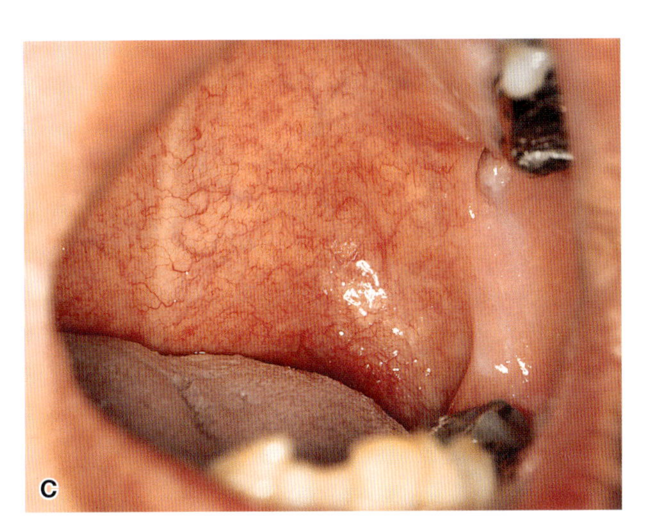

粘膜斑（mucous patch）（第 2 期疹）

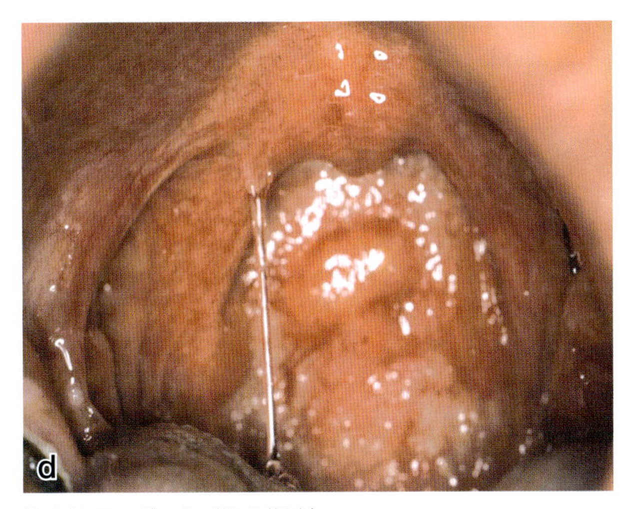

梅毒性アンギーナ（第 2 期疹）

梅毒

梅毒は *Treponema pallidum*（TP）による感染症で，4 期に分類される後天梅毒と先天梅毒に分けられる．

第 1 期は，感染後約 3 週間で感染部位に初期硬結が生じる．やがて潰瘍化し，硬性下疳になるが，外陰部以外に口唇，舌，肛門などにも生じうる．

感染後 3 カ月経過ころから第 2 期の発疹がみられる．体幹四肢にはバラ疹，口腔内には粘膜疹が生じ，粘膜斑（mucous patch）という．淡白色斑で，表面の薄い膜は容易に剥離し，びらんになる．また，軟口蓋の後縁には発赤，扁桃炎を呈するが，これを梅毒性アンギーナという．これらの粘膜疹にはいずれも TP が多く存在し，感染力が強い．

梅毒は感染後 3 年ほどで第 3 期になり，口腔では硬口蓋にゴム腫を形成し，軟部組織の壊死，骨の破壊，鼻中隔の破壊などにより鞍鼻を呈する．さらには第 4 期の晩期梅毒へと進行する．

ここでは第 2 期の粘膜疹を提示する．

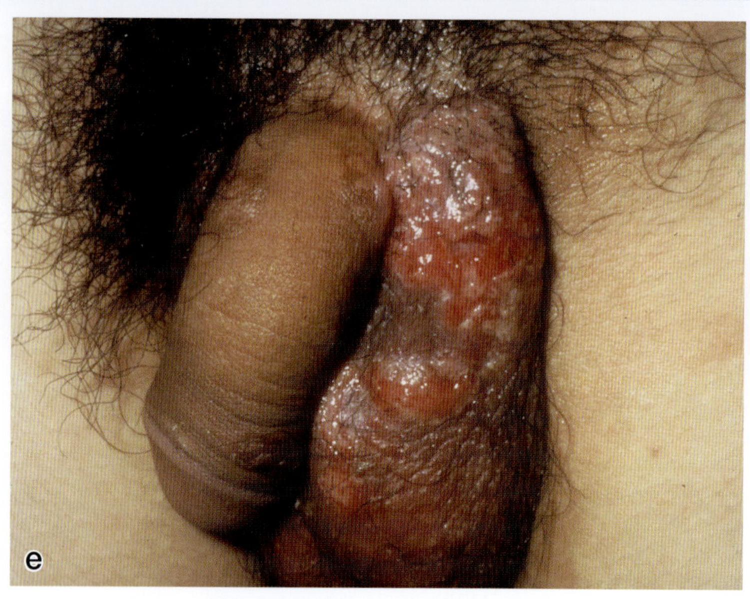

5～6カ月前から，陰部に硬く触れる硬結が出現．何回も感染の機会あり．陰嚢表面にはびらんを伴った硬結が多数あった

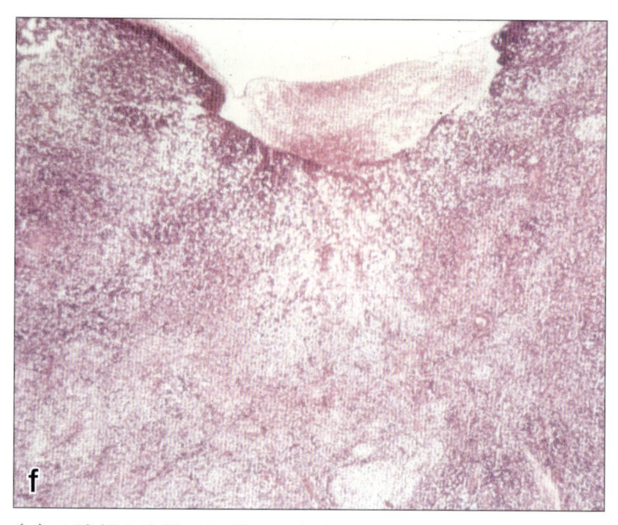

(e) の陰部の生検．深部まで炎症が強い

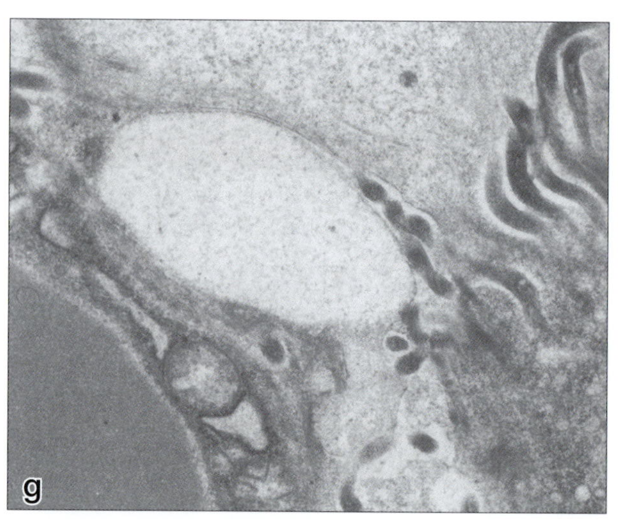

(e)の皮疹の電顕像. 血管およびその周囲に多数のトレポネーマが集まっている（6,000倍）

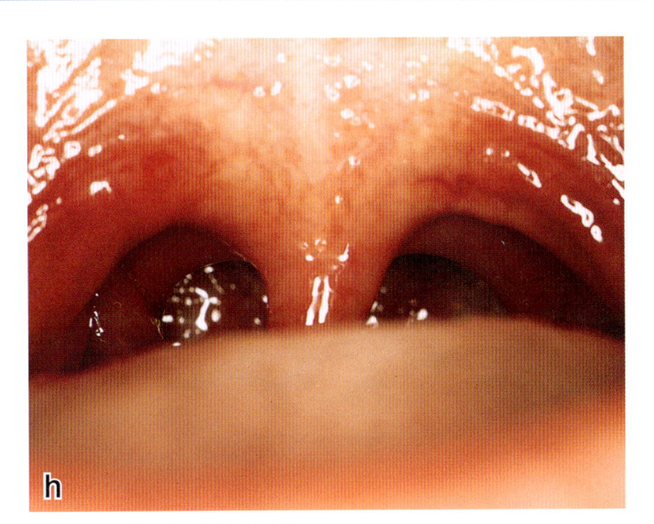

15歳，男子．梅毒性咽頭炎

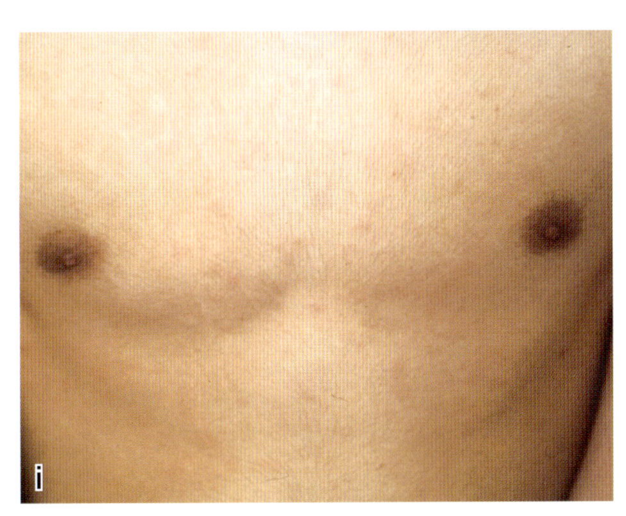

（h）の軀幹．丘疹（バラ疹）が播種状に生じている

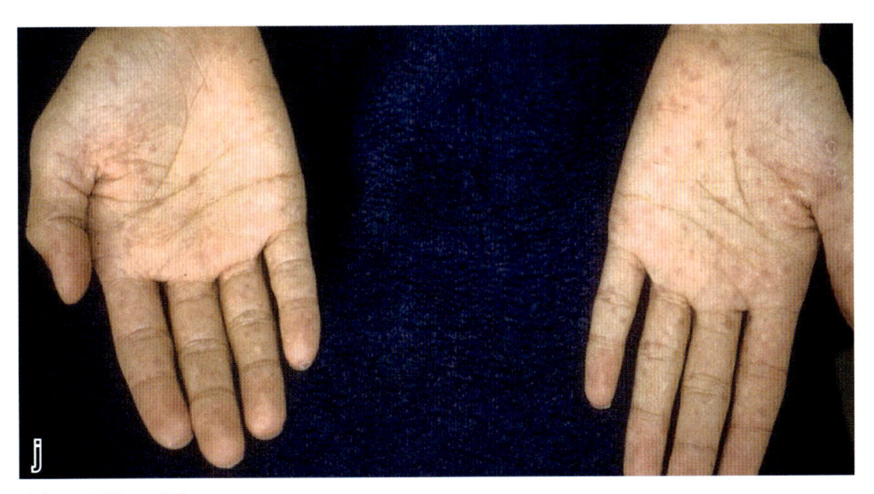

（h）の手掌の丘疹

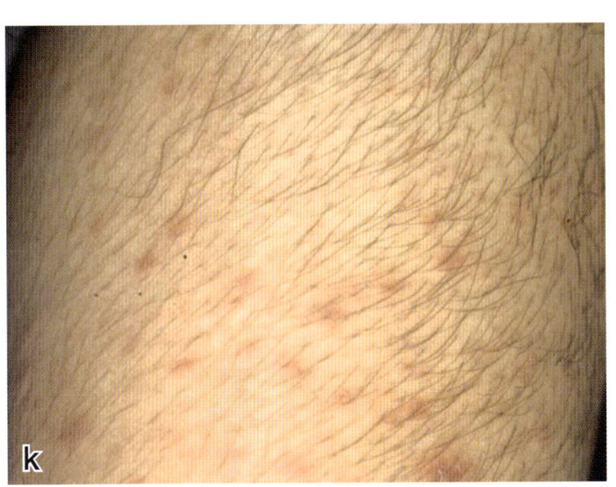

（h）の大腿部

【症例 h~k】 15歳，男子

咽喉頭炎で耳鼻科を受診したが，頸部リンパ節腫大があり，皮膚科を受診した．手掌に丘疹がみられたため，軀幹も診察したところ，軀幹部にも丘疹すなわちバラ疹が播種状に生じていた．TPHA定量は1,280倍であった．梅毒による咽喉頭炎であったが，アモキシシリン内服により速やかに消褪した．

26 カンジダ症（Candidiasis）・口角炎（angular cheilosis, perleche）

カンジダ症

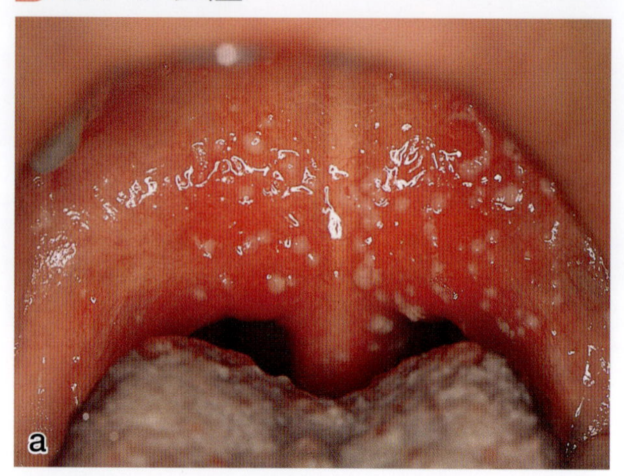

急性偽膜性カンジダ症．咽頭炎．カンジダ陽性

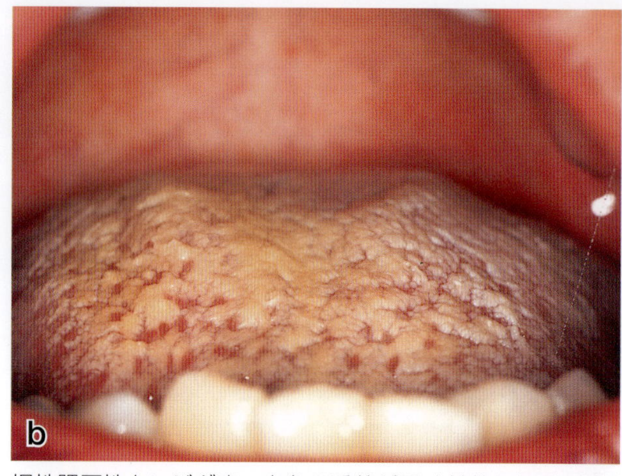

慢性肥厚性カンジダ症．白色の舌苔が厚く付着した舌．HIV 感染者にみられた．カンジダ陽性

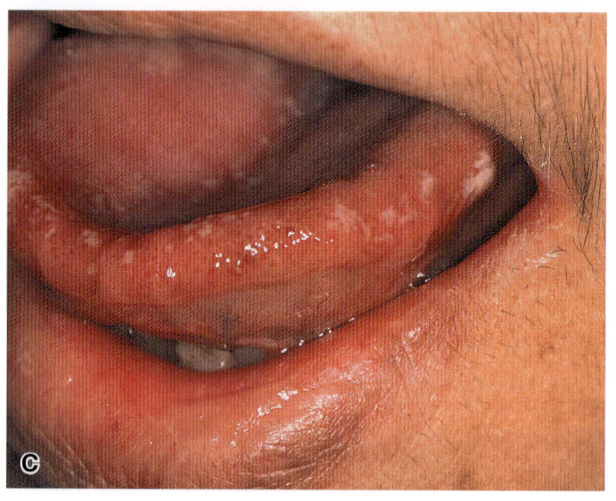

急性偽膜性カンジダ症．舌に白色付着物．カンジダ陽性

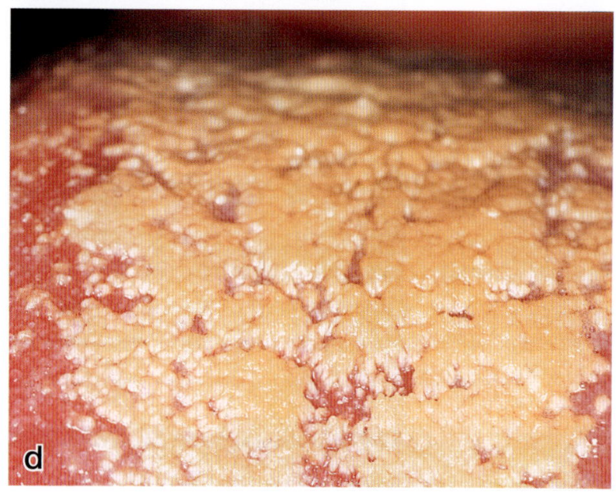

慢性肥厚性カンジダ症．食欲不振の高齢者の舌．カンジダ陽性

カンジダ症

真菌感染症では，カンジダの感染症が問題になる．原因菌は *Candida albicans* であるが，これは口腔内の常在菌でもある．舌背または口腔粘膜に付着した白苔を顕微鏡下で観察し，多量の菌要素を見出せば診断がつく．

口腔カンジダ症はおおむね急性偽膜性カンジダ症，慢性肥厚性カンジダ症の２型に分類するが，さらに，慢性皮膚粘膜カンジダ症，萎縮性カンジダ症などに分かれるとする説もある．急性偽膜性カンジダ症は，病弱な乳幼児では鵞口瘡として知られている．もちろん成人にも生じ，臨床像は口腔粘膜に付着した豆腐粕や乳粕のようにみえる．顕微鏡検査をすればただちに診断できる．舌背に付着する白色苔状の被膜は容易に剥がれる．また，口腔内乾燥状態でもカンジダ症になりやすい．成人では自覚症状として，口腔内違和感，灼熱感などを訴える．

慢性肥厚性カンジダ症は白色苔が固着し，剥がれにくい．ステロイドや抗癌剤内服など，しばしば背景に免疫不全の基礎疾患がある場合が多い．とくに成人の

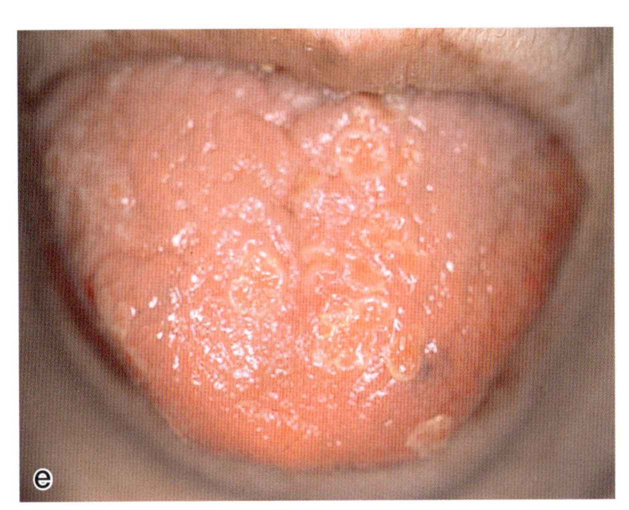

慢性肥厚性カンジダ症．カンジダによる舌炎

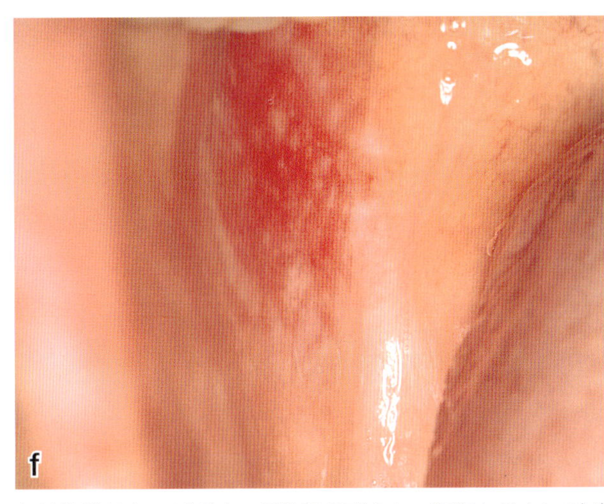

急性偽膜性カンジダ症．頬粘膜のびらん．辺縁からカンジダ陽性

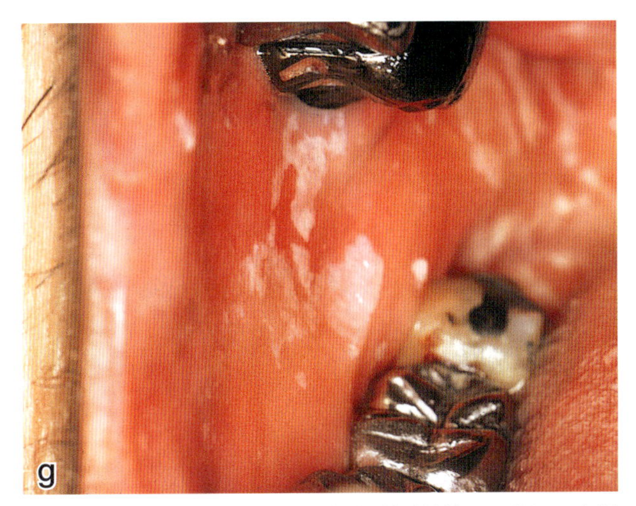

慢性肥厚性カンジダ症．白色苔様物質が付着しており，白板症（p.170 参照）との鑑別を要した．カンジダ陽性

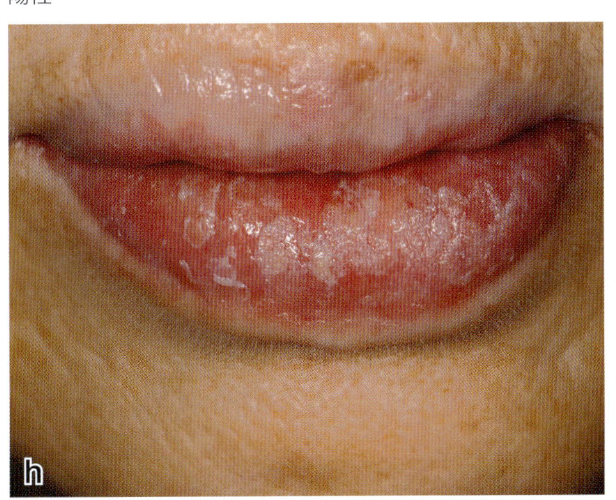

急性偽膜性カンジダ症．口唇のカンジダ症

HIV（human immunodeficiency virus）感染症患者で顕著な例をみることが少なくない．本症状をきっかけにHIV 陽性が判明する例もある．

また，慢性皮膚粘膜カンジダ症は舌背表面の乳頭の萎縮が顕著であり，口腔粘膜のみならず皮膚・爪などにもカンジダ性病変が出現する．

治療は，急性偽膜性カンジダ症では抗真菌薬のシロップ，ゲル剤などで軽快する．慢性肥厚性カンジダ症では，抗真菌薬の内服や点滴注射が必要である．

なお，舌痛症（p.193 参照）の原因の一つとして，調べるとカンジダが証明される場合も少なくない．

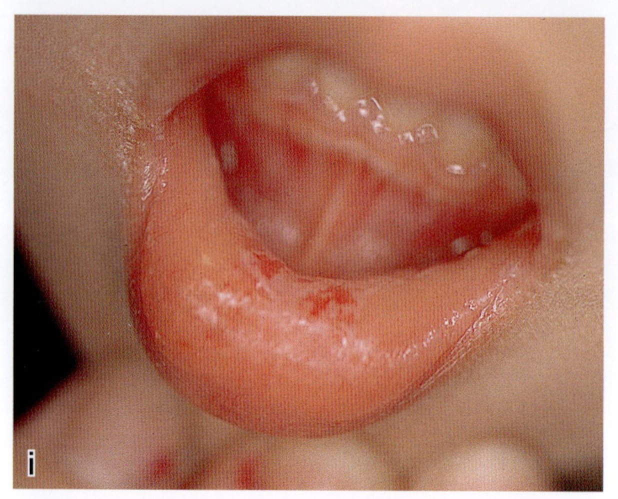

小児．急性偽膜性カンジダ症．下口唇粘膜のカンジダ症(鵞口瘡)

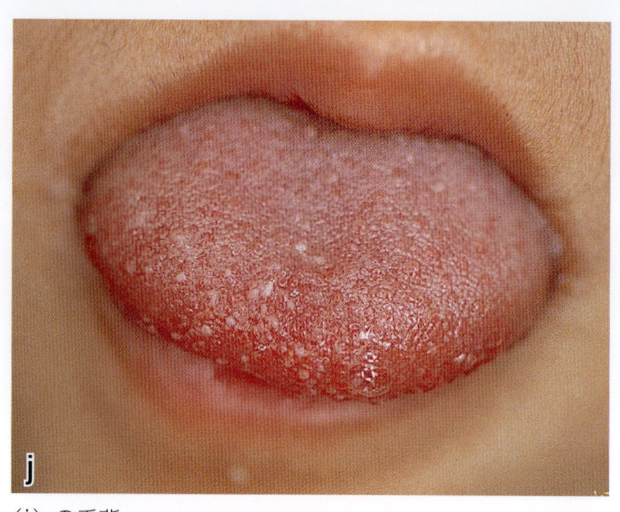

(i)の舌背

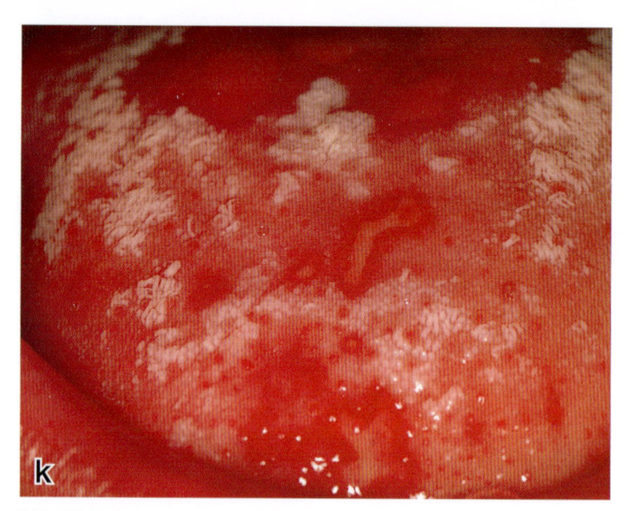

HIV 陽性患者のカンジダ性舌炎．慢性肥厚性カンジダ症

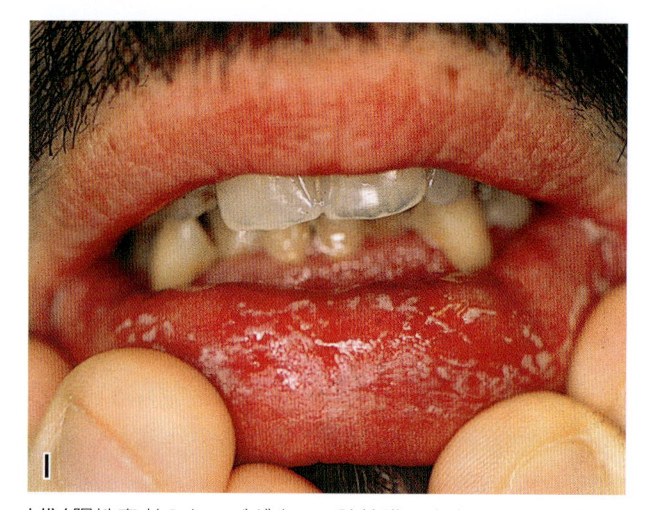

HIV 陽性患者のカンジダ症．口腔粘膜，歯肉もカンジダ陽性

口角炎

口角炎は片側のみの場合もあるが，通常両側の口角に発赤，びらんを伴う炎症をおこし，時に深い亀裂を生じることもある皮膚疾患である．開口状況で容易に出血する．難治であり，さまざまな原因が関与している．口角炎は比較的高齢者に多く，加齢で口角が下がり，口角に唾液が貯留すると，刺激で炎症をおこしやすくなるために生じると考えられている．亀裂ができるとついなめてしまい，ますます治りにくくなる．湿潤により，カンジダ感染によるカンジダ性口角びらん症(candidial perleche)を併発しやすい．

炎症による口角炎の治療としてステロイドを用いていると，カンジダ感染をおこしやすくなることも知られている．口角に付着している小鱗屑を鏡検して菌要素を見出せば，カンジダ性口角炎(図m，n)と診断することができる．

口角炎の原因としては，カンジダ感染のほかに，前述の加齢による口角の形状変化，悪性貧血，ペラグラ，

口角炎

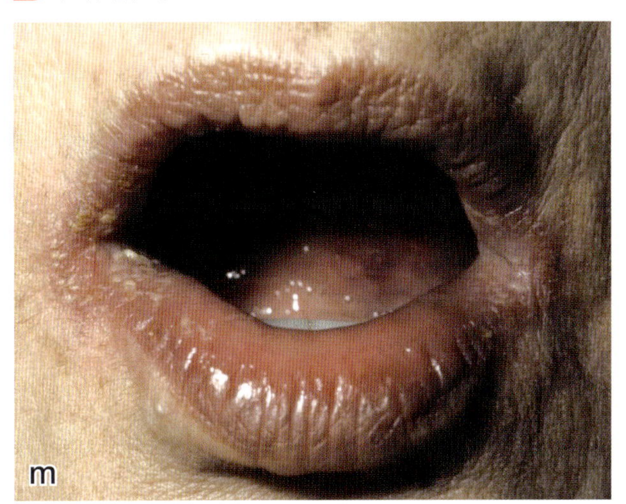

カンジダ性口角炎

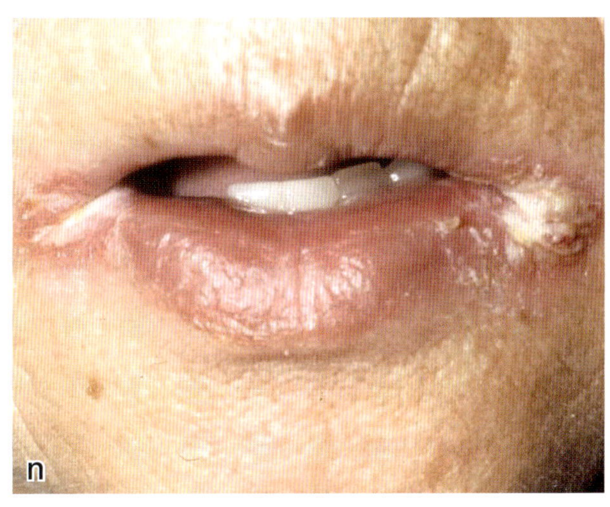

カンジダ性口角炎．高齢者に多く，口角が下がって唾液が溜まりやすく難治である

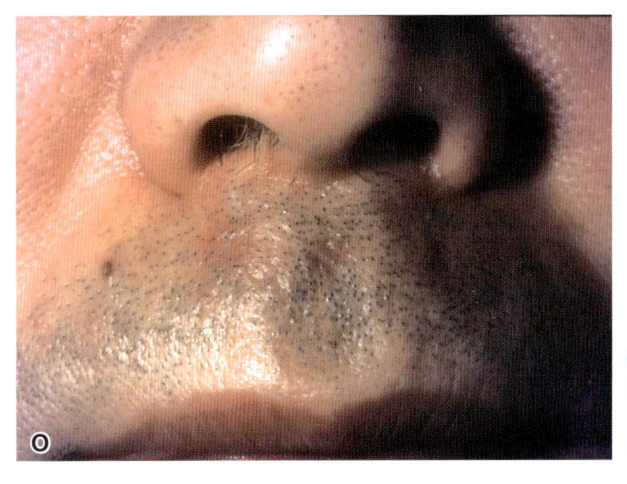

参考症例
白癬菌による毛瘡．難治な須毛部の炎症．鏡検で真菌要素を証明したため培養したところ *T. rubrum* であった．口囲にはカンジダのみならず他の真菌の感染も念頭に置いておく必要がある

Plummer-Vinson 症候群，Sjögren 症候群の際の口腔乾燥，猩紅熱で生じる口囲蒼白に起因するもの，アトピー性皮膚炎に伴う炎症などがある．

局所の対症療法および口腔ケアのほかに，背景の疾患の治療をする必要がある．

27 外歯瘻（external dental fistula）

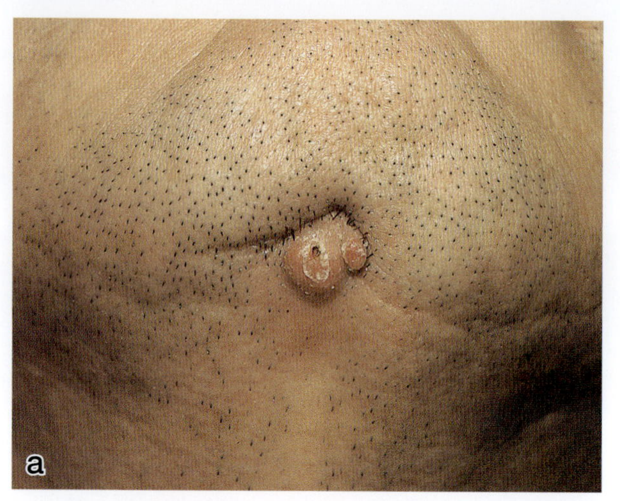

成人男性．顎の肉芽腫．ときどき排膿があり，下床と癒合して可動性がない

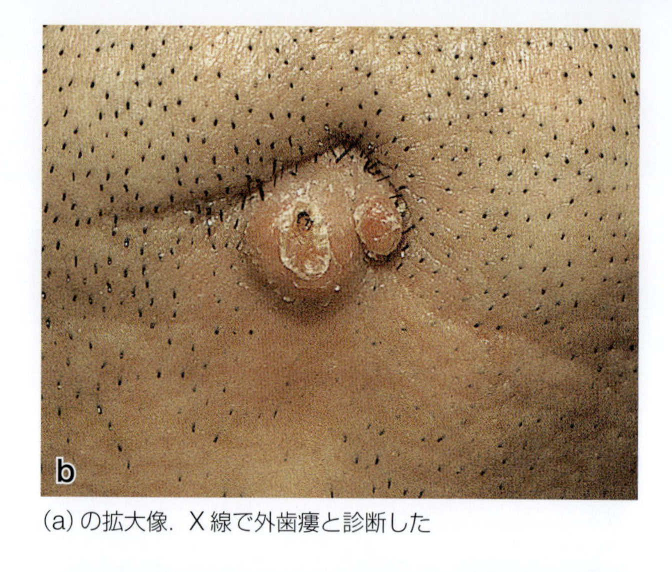

(a) の拡大像．X線で外歯瘻と診断した

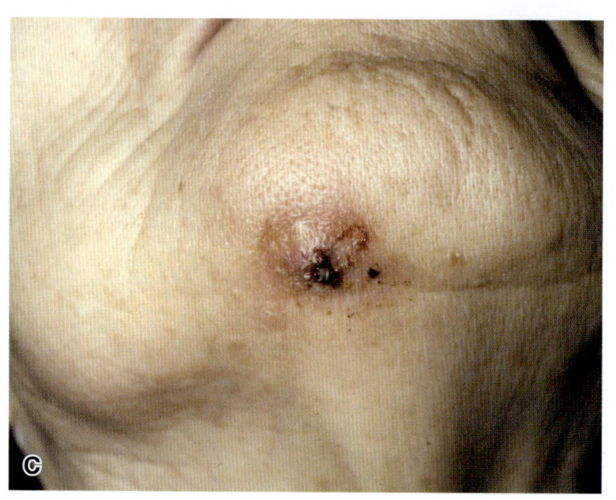

成人女性．顎下の肉芽腫，排膿あり

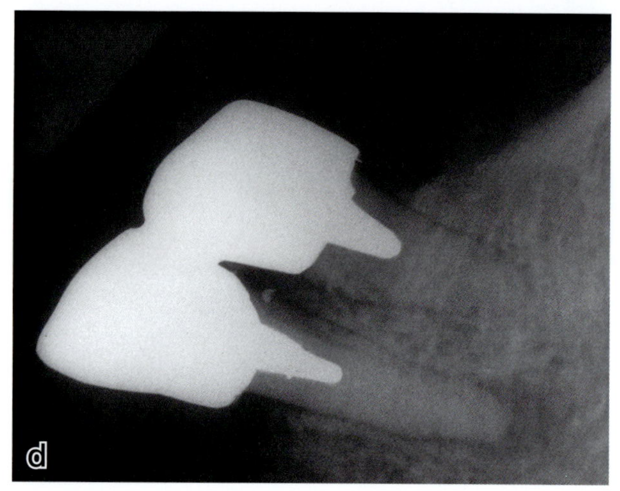

(c) のX線像．歯根囊胞が判明，皮膚まで瘻管が形成されていた

外歯瘻

う歯，歯根囊胞・顎囊胞・埋伏歯の感染，抜歯後の感染などに続発し，感染病巣部から皮膚まで瘻管が形成され，膿汁が外部に排出される状態を外歯瘻といい，時には排出孔に肉芽を形成する．頰の鼻唇溝上部，顎部が好発部位である．

診断は触ってみて下床と癒合して可動性がない，口腔側から触ってみて浸潤を触れる，さらに超音波検査やX線写真などの画像診断で瘻孔を証明できればよい．鑑別疾患は深在性真菌症，皮膚結核，慢性膿皮症などである．

治療は歯科で根治的治療を必要とする．なお，瘻管が口腔内に開口した状態を内歯瘻（**参考症例 図g**）という．

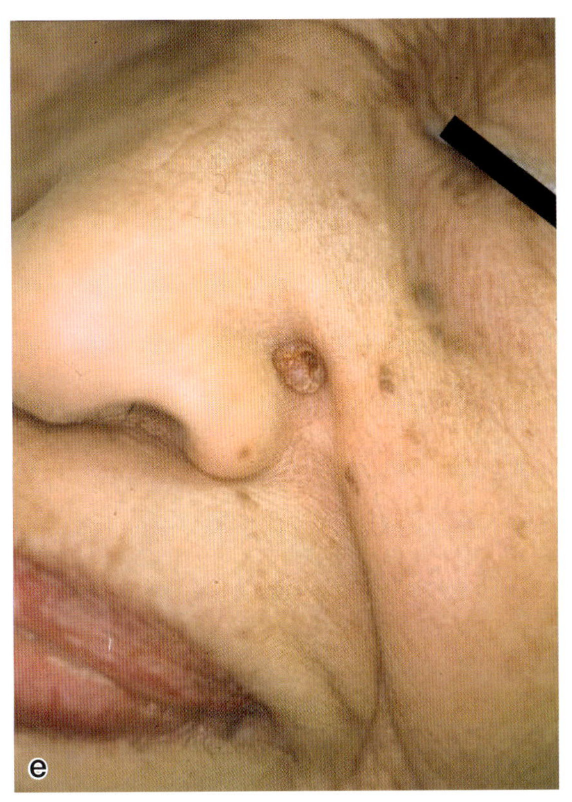

成人女性．左鼻唇溝上部の肉芽腫

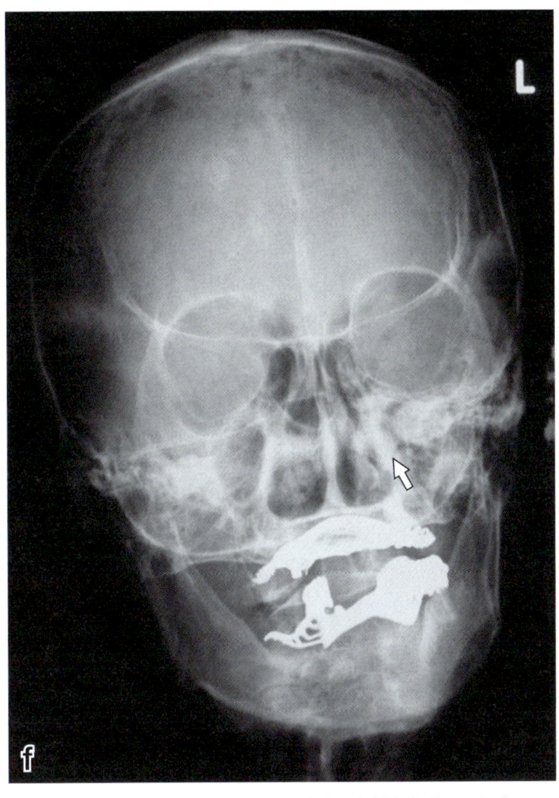

(e) のＸ線像．左犬歯の歯根嚢胞が瘻管を作り皮膚へ達していた（⇨）

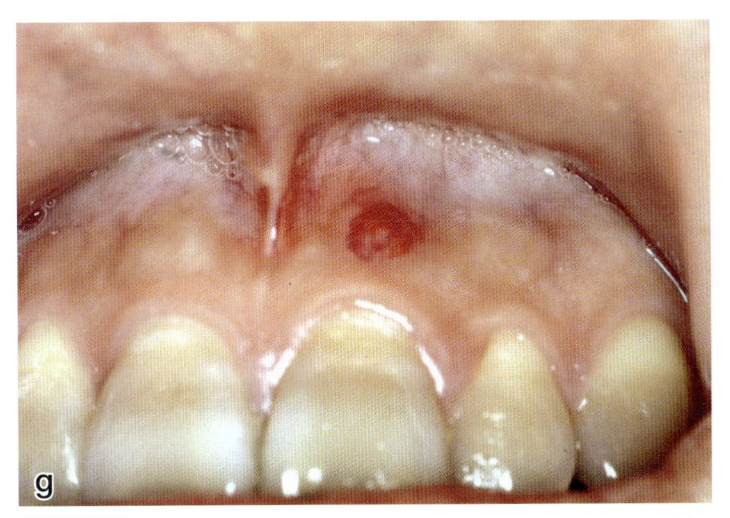

参考症例 成人女性．歯根嚢胞が歯肉に瘻孔を作った．これも一種の内歯瘻である

28 感染症によるその他の症状

レミエール症候群（Lemierre's syndrome）

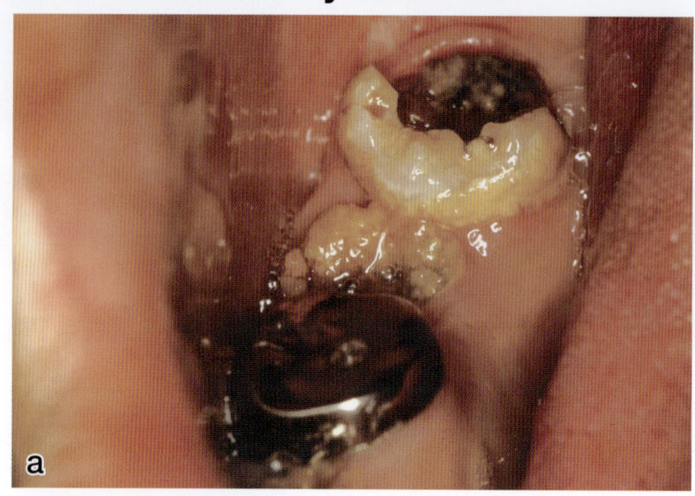

う歯が多数あり，これが感染源と推定した

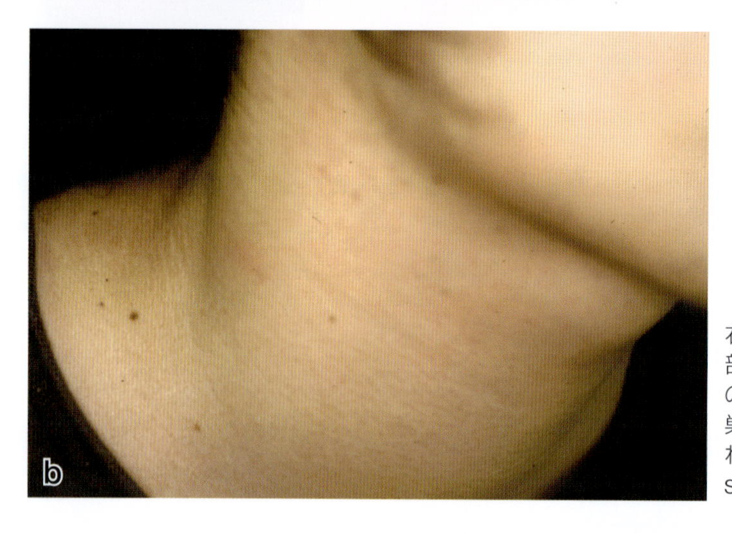

右頸部の腫脹．CT で右頸部血栓性静脈炎を証明．その他，肺・肝にも感染病巣が判明．動脈・静脈それぞれから *Fusobacterium* sp. を証明した

レミエール症候群

レミエール症候群は咽喉頭炎，口腔内感染症から内頸静脈血栓症，さらに諸臓器に感染病巣が遠隔転移し，敗血症をおこす病態である．元来健康な若年者に発症することが多い．起因菌は嫌気性菌で，とくに *Fusobacterium* 属が多いとされる．口腔内・咽喉頭の感染が周囲の組織へ波及し，頸動脈鞘へ及ぶと内頸静脈の血栓性静脈炎を生じ，その血栓が諸臓器に遠隔性感染膿瘍をおこすといわれている．

自験例も動・静脈培養でそれぞれから *Fusobacterium* sp. が証明され，肺，肝臓などにも病巣が見出された．口内には多数のう歯があり，そこからの感染と推測した．かつては死亡率の高い疾患であったが，抗菌薬の発達でいったんは減少したものの，近年は咽頭炎に抗菌薬が使用されない傾向にあること，耐性菌の出現および嫌気性菌の検出率の向上などから，報告が増加してきているという．

参考文献

1）川島篤志 : 呼吸 27: 898-901, 2008
2）冨岡亮太ほか : 口腔・咽頭科 30: 257-260, 2017
3）小林洋一 , 高柳 昇 , 杉田 裕 : 感染症誌 88: 695-699, 2014

顎下腺炎

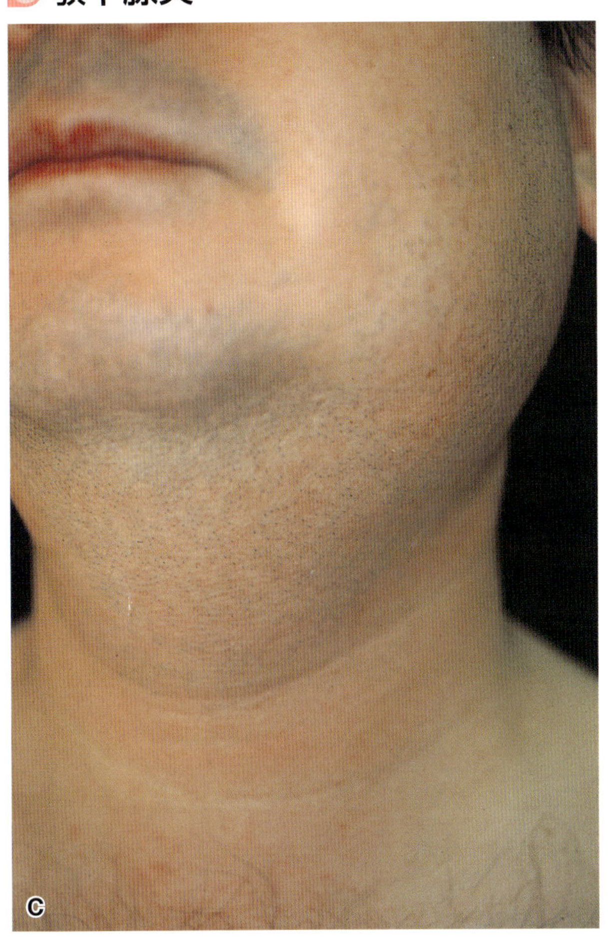

急性顎下腺炎．細菌感染による．左顎下表面に発赤・腫脹が波及している

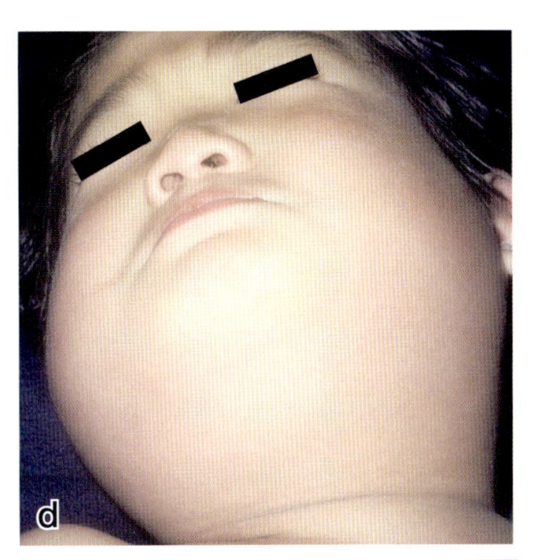

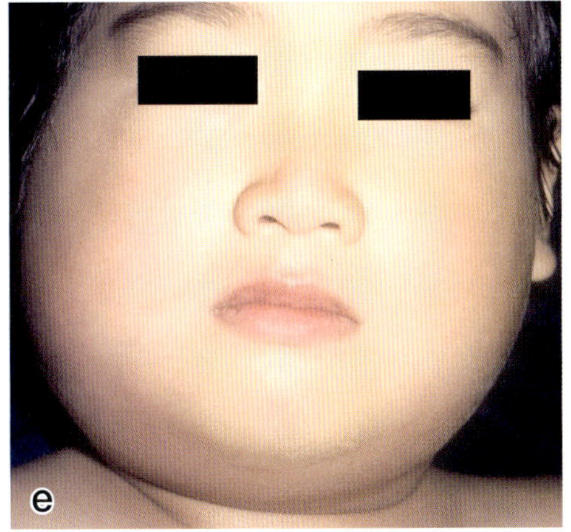

参考症例 4歳，男子．ムンプス．左右の耳下腺の腫脹．耳下腺のみならず顎下線も腫大している

顎下腺炎

唾液腺には大唾液腺（耳下腺，顎下腺，舌下腺）と口腔内に多数分布している小唾液腺がある．唾液腺は唾液を分泌し，口腔内へ排出するが，排泄管に障害があると分泌が困難になる．とくに大唾液腺に炎症がおきると唾液の分泌・排泄に支障を来す．なかでも顎下腺に生じる炎症性疾患を顎下腺炎という．

炎症の原因としてはウイルス・細菌などの感染症，物理的な閉塞・唾石などがある．大唾液腺の炎症では，ウイルス感染で生じる耳下腺の腫脹がムンプスとして知られている（図d，e）．ムンプスは耳下腺のみならずほかの大唾液腺の炎症も生じる．細菌による急性感染性病変は大唾液腺に生じ，病変部に疼痛を伴う腫脹，開口不能，嚥下障害，唾液分泌障害などを生じる．口腔内開口部から，膿が排出される場合もある．治療は，細菌性の場合は，抗菌薬の全身的投与が必要である．

自験例（図c）は左舌の下の唾液腺に細菌感染を生じ，左顎下にまで波及したもの．皮表にも発赤・腫脹を呈している．

第 6 章

薬疹・血管浮腫

29 薬疹（drug eruption）

固定薬疹

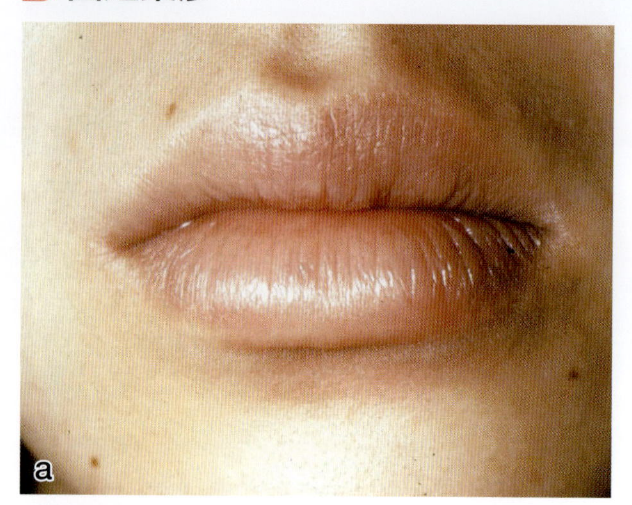

向精神薬により生じた固定薬疹

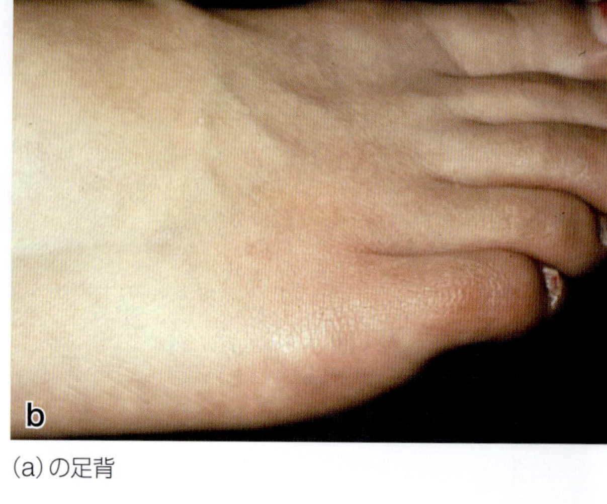

(a) の足背

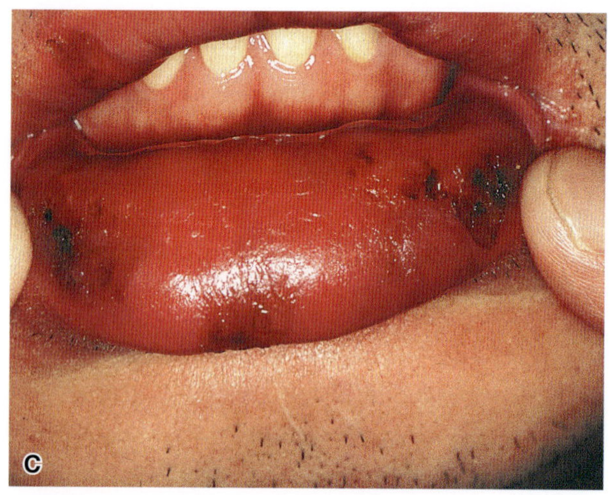

固定薬疹．NSAIDs（非ステロイド性抗炎症薬）による口唇のびらん

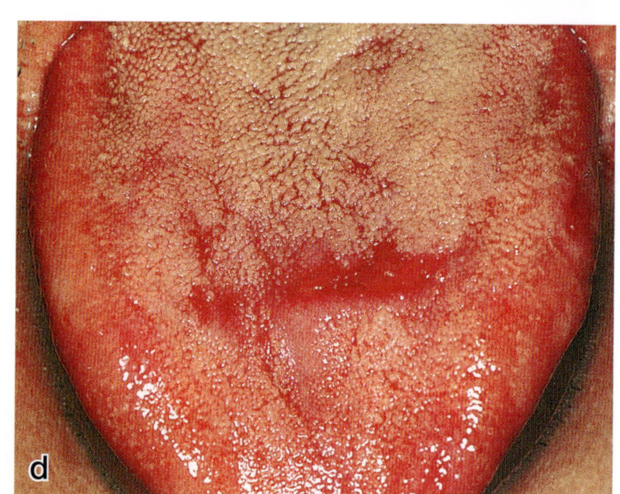

固定薬疹．NSAIDs により舌背にびらんを生じた

薬剤によって皮膚や粘膜に発疹などの皮膚症状を来す薬疹は，原因薬剤と皮膚症状が多彩であるが，口腔内は薬疹の病変が非常に出やすく多くの所見が得られる．固定薬疹や多形紅斑型薬疹では必ず口腔内をみるべきである．Stevens-Johnson 症候群（SJS）や toxic epidermal necrolysis（TEN）の例ではしばしば口腔内潰瘍を生じ，なかなか上皮化しない場合がある．

固定薬疹

皮膚では比較的境界明瞭なやや紫色を帯びた紅斑が出現し，数週間で黒色色素沈着を残して炎症は収まる．原因薬剤の再投与で，同一部位に発赤，瘙痒を生じ，回ごとに増数する場合がある．口唇，口腔粘膜も好発部位であるが，紅斑のみならず水疱，びらんを容易に生じ，天疱瘡，ヘルペスなどとの鑑別が必要な場合がある．

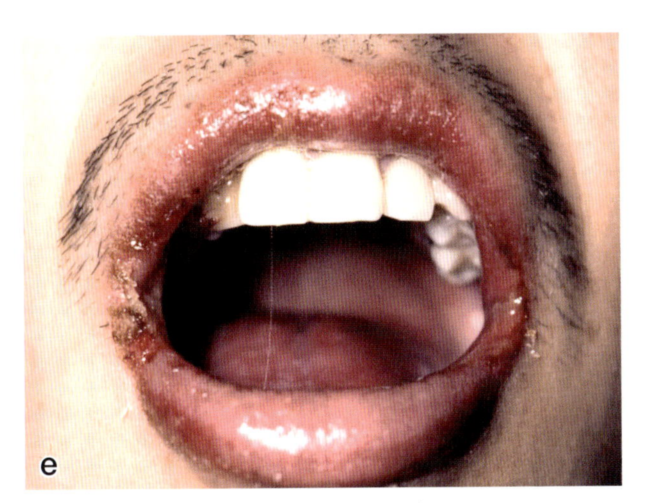

固定薬疹．感冒薬による口唇の紅斑とびらん

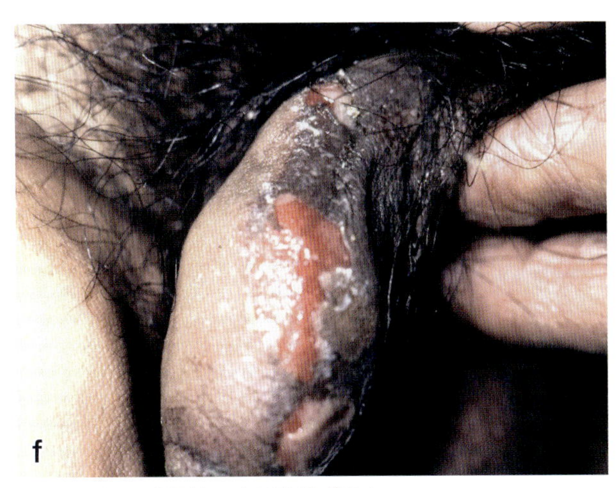

(e) の陰部．感冒薬による陰部びらん

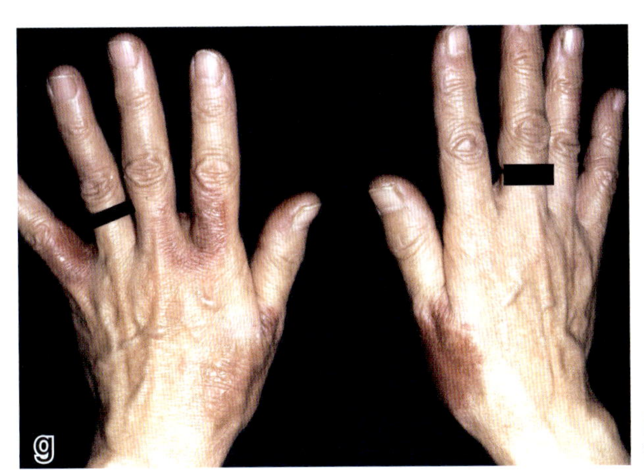

固定薬疹．サルファ剤による手背の紅斑とびらん

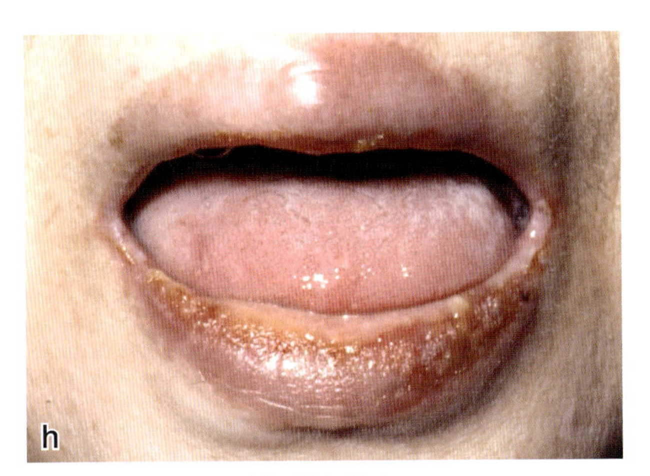

(g) の口唇．サルファ剤によるびらん

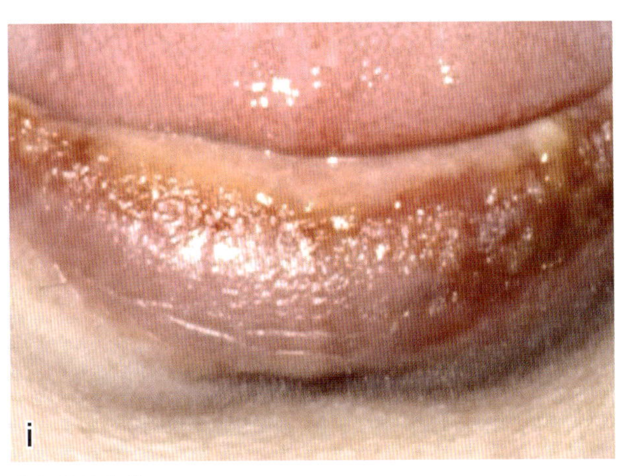

(h) の拡大像

Stevens-Johnson 症候群

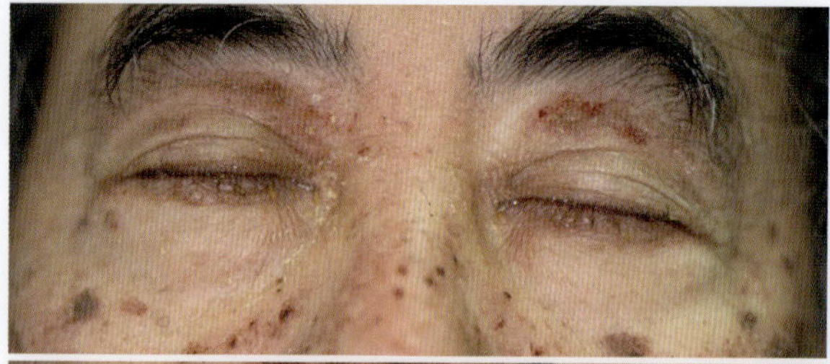
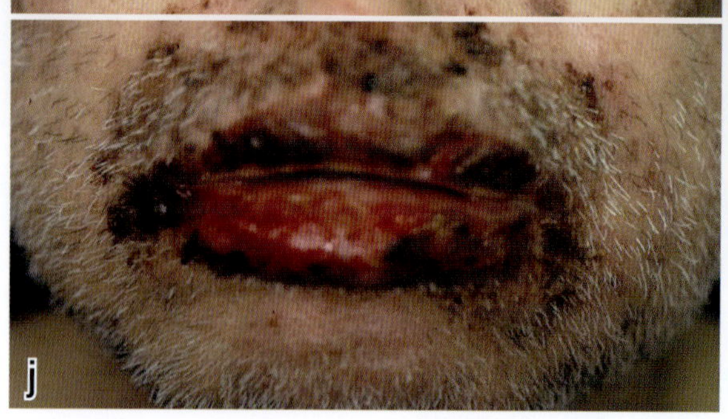

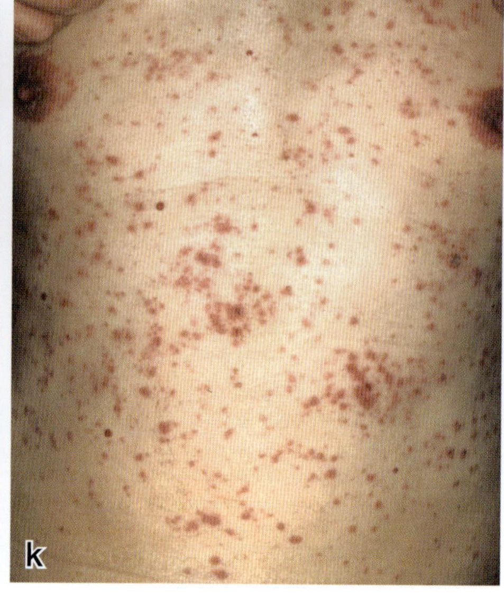

SJS による全身の紅斑.
（j）眼瞼・眼球結膜の充血．口唇・口腔粘膜のびらんが激烈である.
（k）躯幹．四肢は滲出傾向の強い紅斑，丘疹が播種状に出現．急激に全身に拡大していった

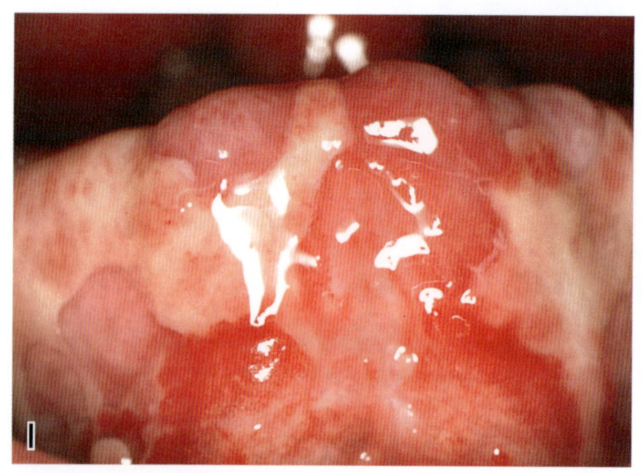

SJS．舌下面の潰瘍

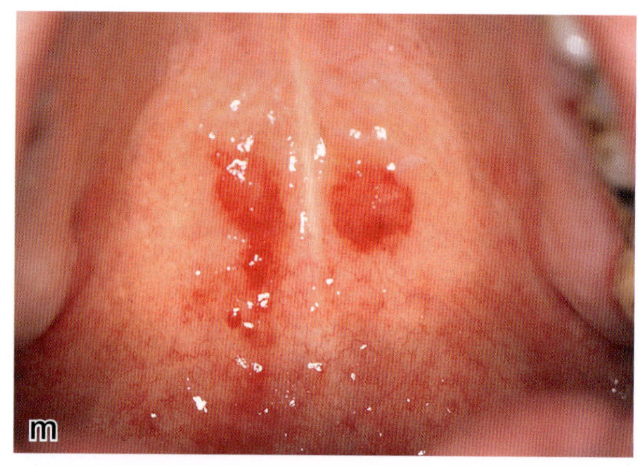

SJS．軟口蓋のびらん

Stevens-Johnson 症候群（SJS）

多形滲出性紅斑の重症型で，全身に紅斑を生じる．高熱，消化器症状，気道障害などの全身症状とともに，水疱・びらんを形成する．水疱・びらんは体表面積の10％以下ならSJS，10～30％はoverlap SJS，30％以上がTENとされる．多形滲出性紅斑の重症型では全身の皮膚の灼熱感，表皮剥離の皮膚症状が現れる．眼症状としては結膜炎，角膜びらん・潰瘍を生じ，時に視力障害や失明の恐れもある．口腔粘膜はびらん，潰瘍を形成し，飲食に支障を来す.

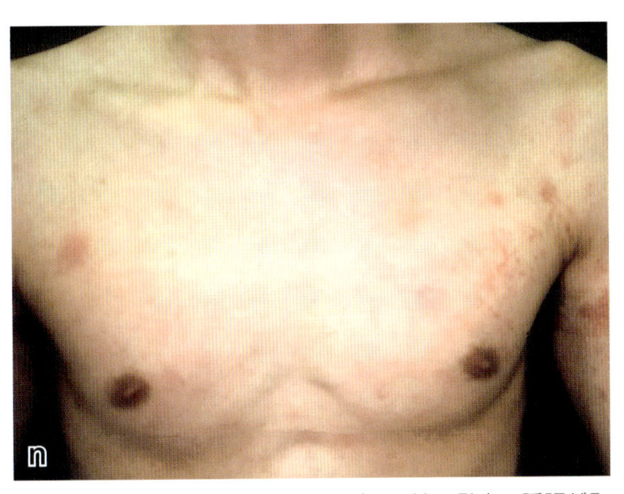

SJS．感冒薬による軀幹の紅斑．びまん性の発赤，腫脹がみられる

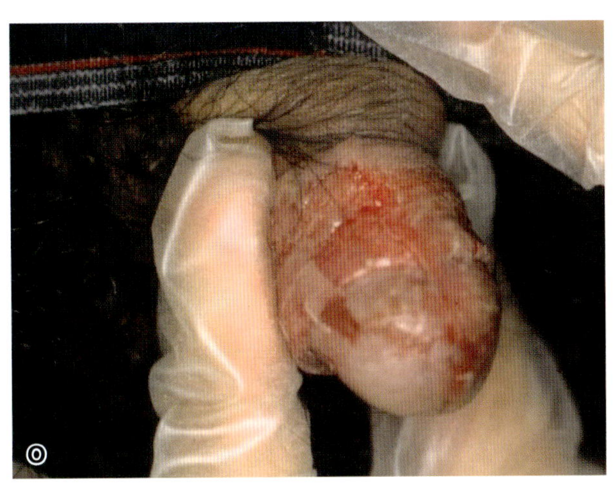

（n）の陰部びらん

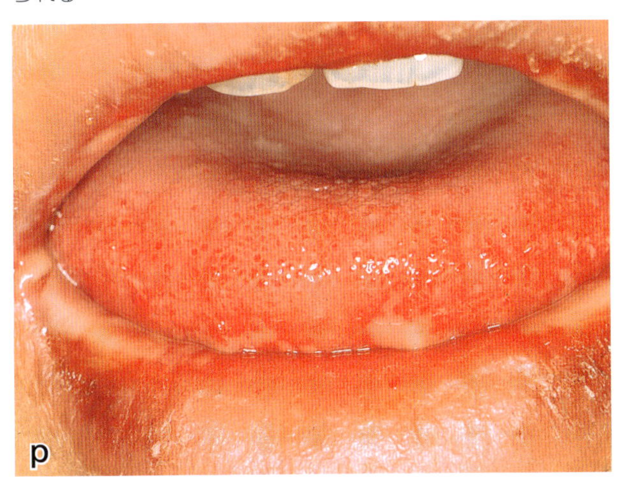

感冒薬による SJS に伴う下口唇のびらんと舌の潰瘍

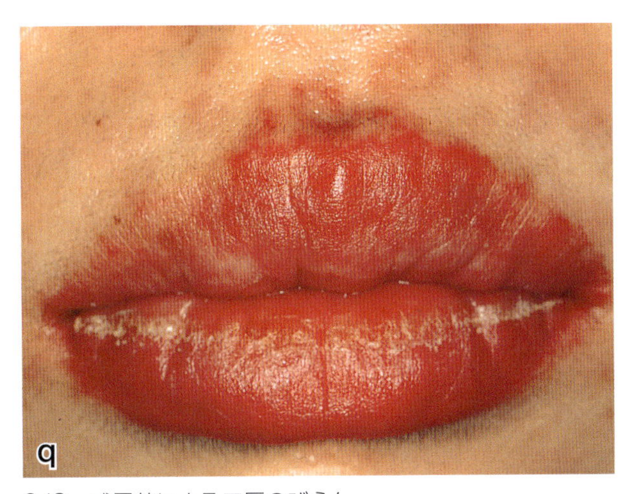

SJS．感冒薬による口唇のびらん

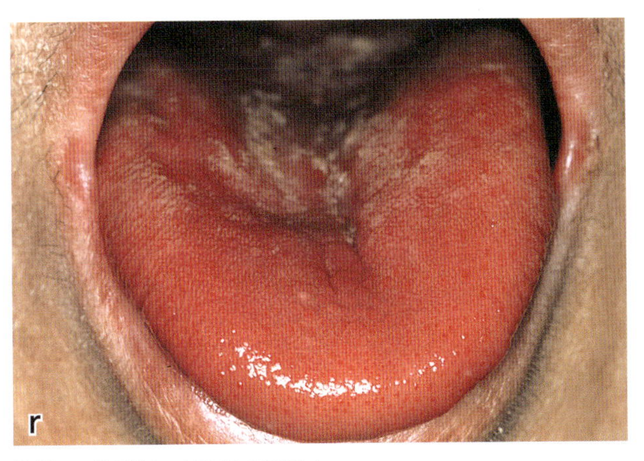

SJS．感冒薬による舌のびらん

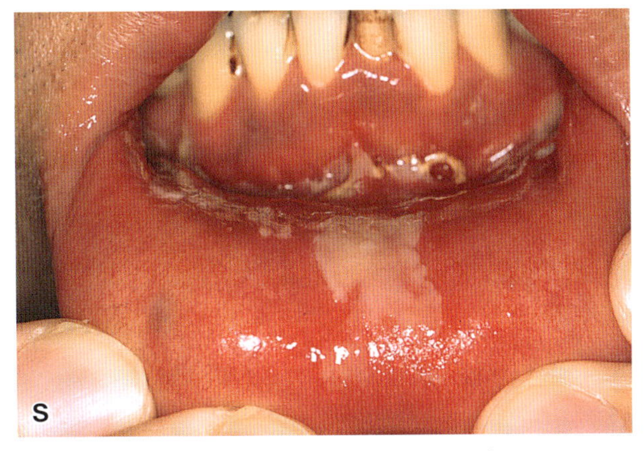

SJS．感冒薬による下口唇粘膜および歯肉のびらん

薬剤性過敏症症候群（drug induced hypersensitivity syndrome:DIHS）

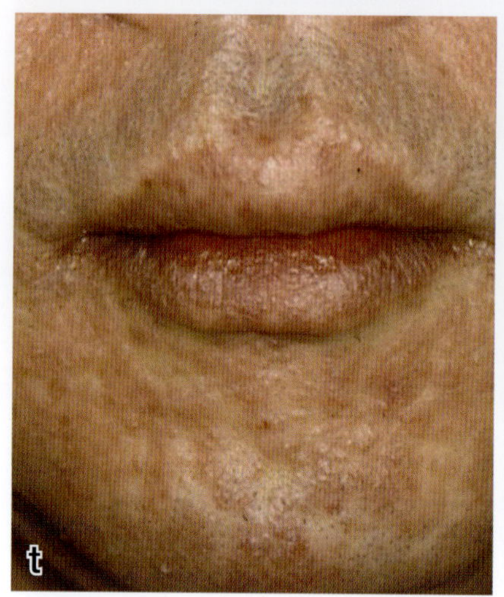

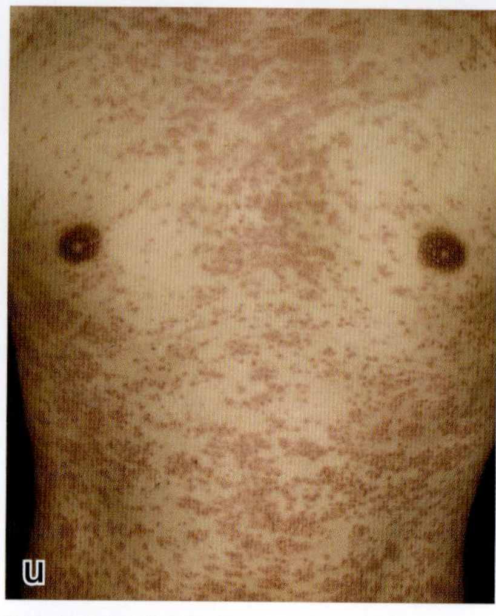

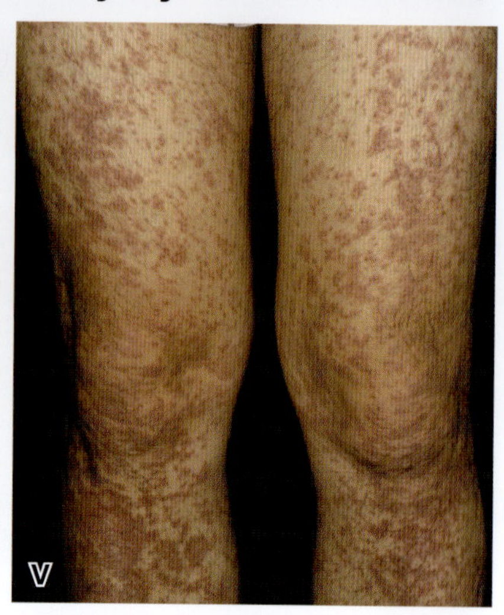

52 歳，男性．メキシレチンによる DIHS．発症７日目の全身像

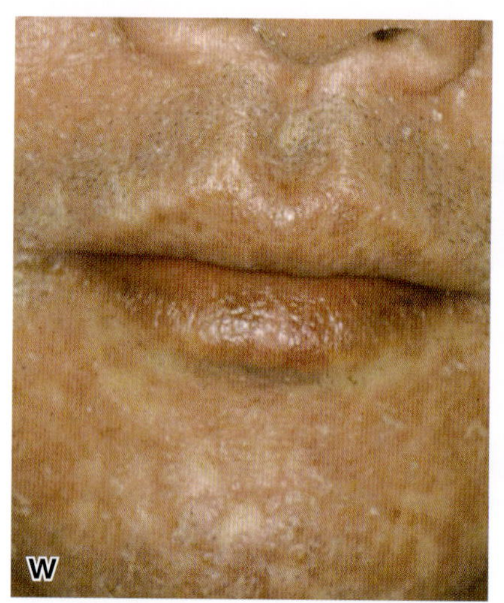

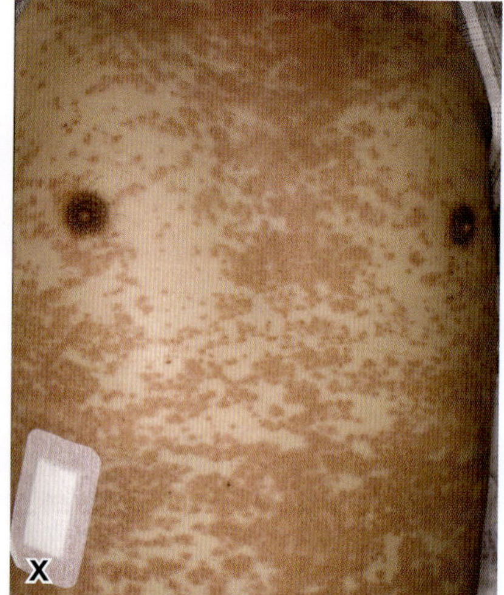

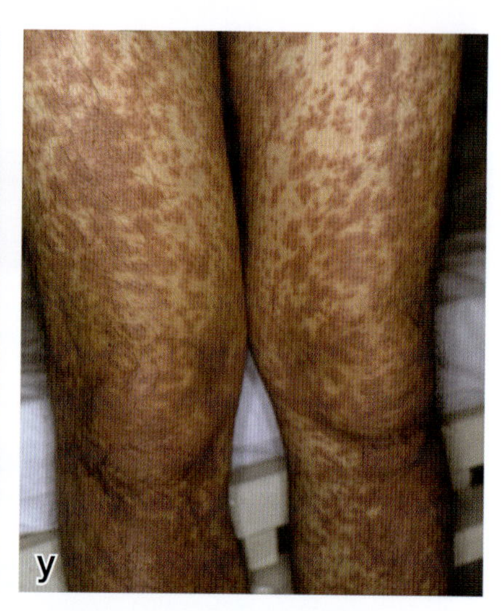

（t）の患者の発症 10 日目の全身像

薬剤性過敏症症候群（DIHS）

DIHS は，薬剤アレルギーとウイルスの再活性化によって生じる病態である．カルバマゼピン，フェニトイン，フェノバルビタールなどの抗てんかん薬，レクチゾール，アロプリノール，メキシレチンなど特定の薬剤による薬疹で，紅斑丘疹型の皮疹を生じる．内服開始後数週間を過ぎて発症する．発熱，肝機能・腎機能など多臓器障害，リンパ節腫大，白血球増多などの全身症状が顕著である．これらの薬疹によって HHV-6，CMV，EBV などのウイルスが再活性化し，症状が遷延化する重症薬疹である．全身に滲出傾向の強い丘疹，紅斑であるが，顔面は浮腫が強く，口囲は放射状に厚い痂皮が付着し，独特の顔貌を呈する．治療はステロイドを病状に合わせて投与する．

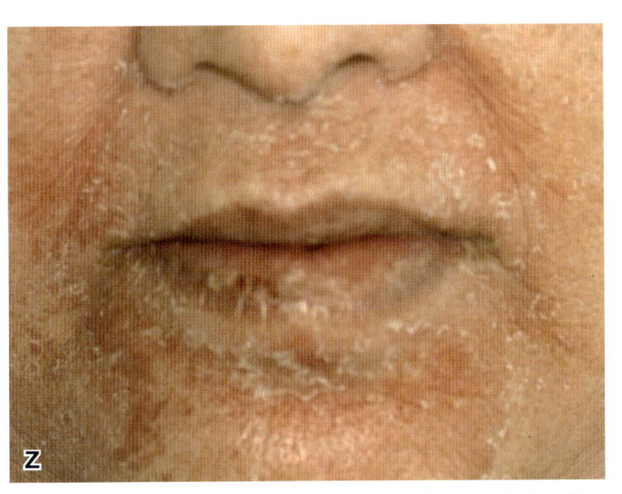

67 歳，女性．カルバマゼピンによる DIHS．滲出傾向の強い皮疹のため，口囲は特有の症状を呈する

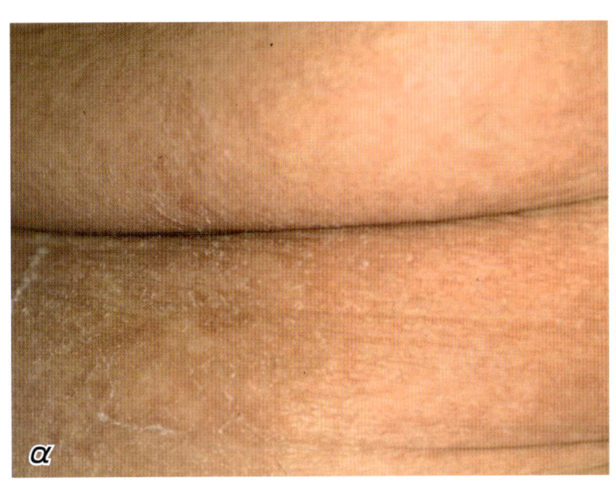

（z）の軀幹のびまん性紅斑

特殊な薬剤の影響

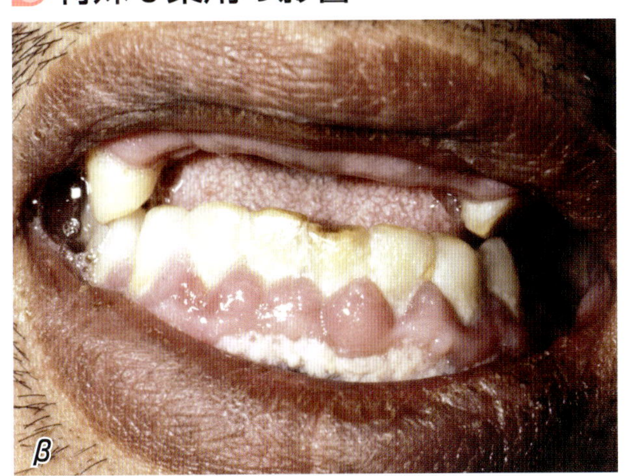

フェニルヒダントインによる歯肉増殖症

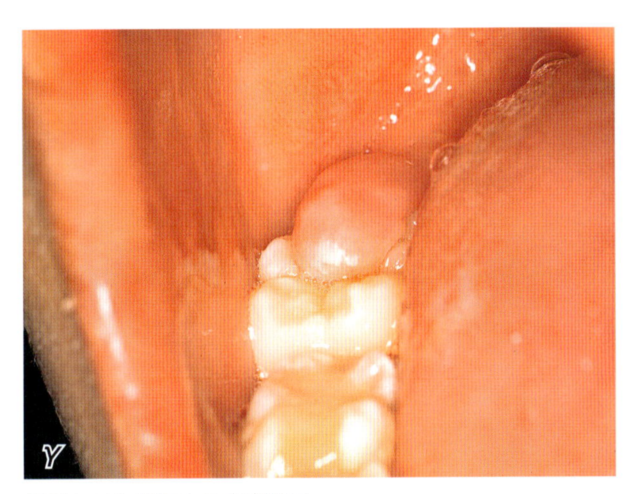

抗てんかん薬による歯肉肥厚

特殊な薬剤の影響

歯肉の増殖

歯肉の増殖は，白血病の初期にみられるとされるが，他にもフェニルヒダントインなどの抗てんかん薬を長期間内服することによって，歯肉の増殖または肥厚がおきる例がある．歯間の三角部（歯間乳頭）が浮腫性に隆起し，表面は正常粘膜で覆われている．ほかに，カルシウム拮抗薬，シクロスポリンなどでも薬物性歯肉増殖は生じうる．

分子標的薬の副作用

分子標的薬の使用で種々の副作用が生じる．ゲフィチニブは痤瘡，膿疱，爪囲炎，脂漏性皮膚炎など，イマチニブやリツキシマブは扁平苔癬，多形紅斑，インフリキシマブは乾癬など，実に多彩である．エルロチニブで口腔内アフタと痤瘡様皮疹の生じた例もある．いずれも稀ならず生じるが，症状が重篤になって治療を継続できない例もある．

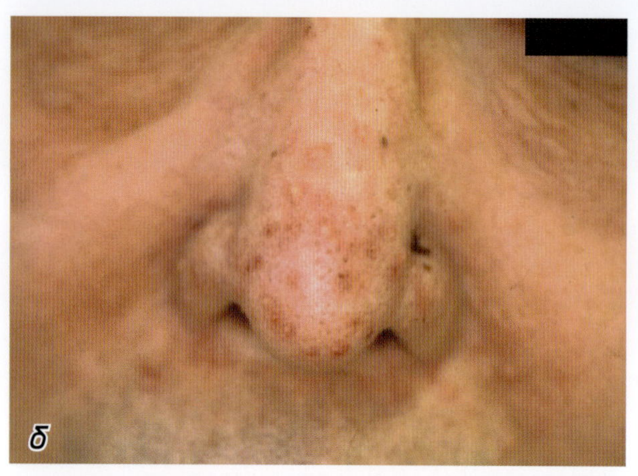

エルロチニブ内服により生じた痤瘡様発疹．鼻尖に丘疹が集簇している（軽症例）

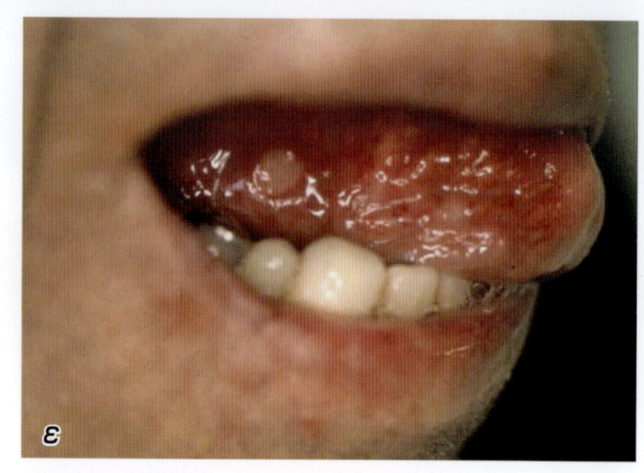

エルロチニブ内服により生じた口内アフタ

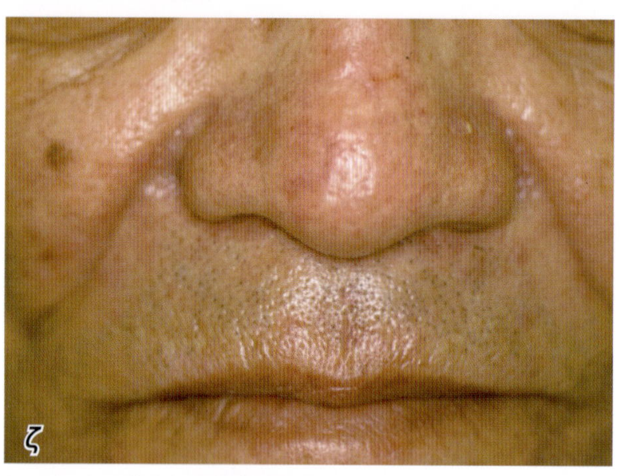

セツキシマブによる痤瘡様の紅斑

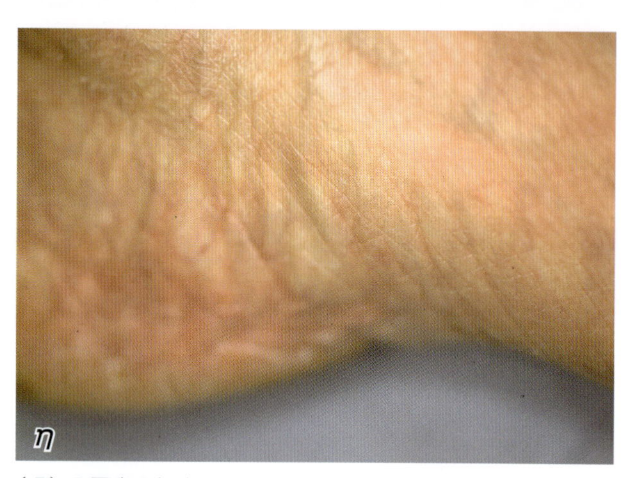

（ζ）の足底の紅斑

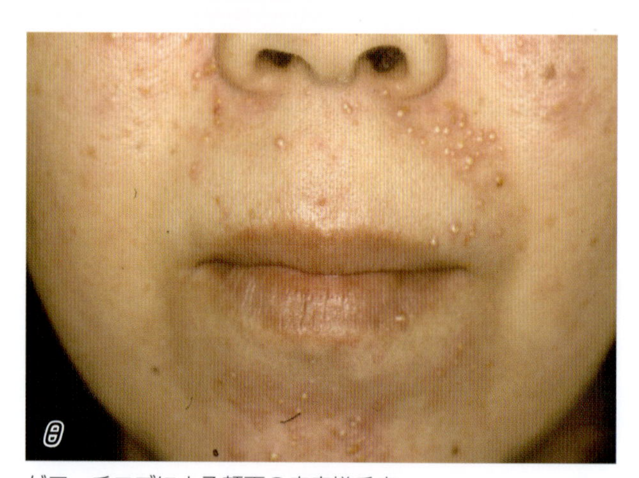

ゲフィチニブによる顔面の痤瘡様丘疹

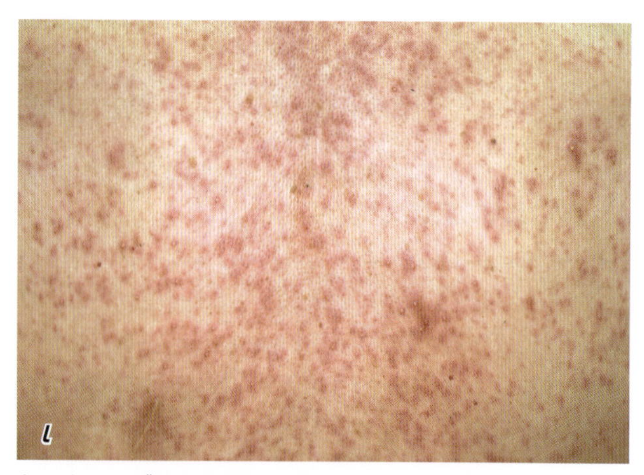

セツキシマブによる躯幹の痤瘡様の紅斑・丘疹

顎骨壊死

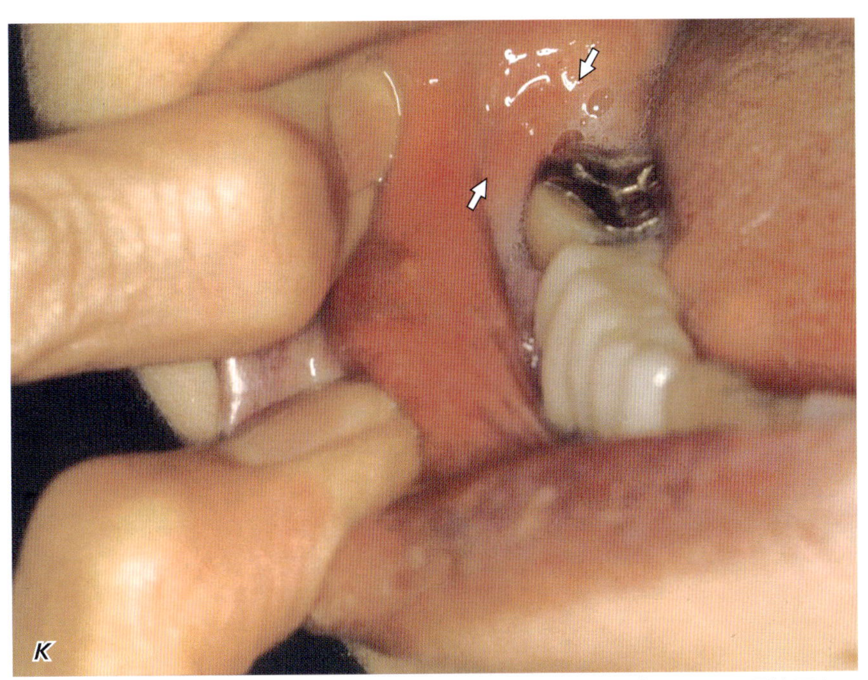

アレンドロン酸ナトリウム水和物内服（ビスホスホネート：BP）により顎骨壊死を生じた例（⇨）．頻度は0.8～12%，発生機序は不明．抜歯が誘引するので，う歯をつくらぬように常々の口腔ケアが必要．抜歯に際しては，処置2カ月前にBPを休薬すること．また，BP投与前の十分なインフォームド・コンセントが必要

顎骨壊死

ビスホスホネート(bisphosphonate：BP)は石灰化抑制作用のある体内のピロリン酸中P-O-Pの構造をP-C-Pに変換したものの総称で，骨のハイドロキシアパタイトに親和性を示し，血中のBPのほとんどが骨に移行することが知られている．BP系薬剤は，悪性腫瘍の骨転移，骨代謝異常疾患，骨粗鬆症など多くの疾患に使用されている．

一方で，BP系薬剤の使用により歯肉の腫脹・潰瘍，歯肉から骨が露出する，顎が腫脹，歯が抜ける，口唇の痺れなどの症状がみられることもあるという．BP系薬剤のなかでも，ゾレドロン酸のほうがパミドロン酸より発生しやすい．

自験例は類天疱瘡でステロイドを長期内服している患者．骨粗鬆症予防のためBP系薬剤を使用中，歯痛を訴えて歯科に行き，X線撮影により顎の骨に炎症が生じ，壊死する顎骨壊死と判明した．病期はステージI（無症状で感染を伴わない骨露出，骨壊死）であり，とくに治療の必要はないものの，口腔内の清潔が必要で，予防および治療の一環として，口腔ケアを指導された．

参考文献

1) 厚生労働省：重篤副作用疾患別対応マニュアル ビスホスホネート系薬剤による顎骨壊死，2009年5月
2) 日本口腔外科学会：ビスホスホネート系薬剤と顎骨壊死～理解を深めていただくために～，2008年1月
3) 顎骨壊死検討委員会：骨吸収抑制薬関連顎骨壊死の病態と管理：顎骨壊死検討委員会ポジションペーパー2016, 2016

30 口唇の腫脹（Quincke's edema）・血管神経性浮腫

口唇の腫脹（Quincke's edema）

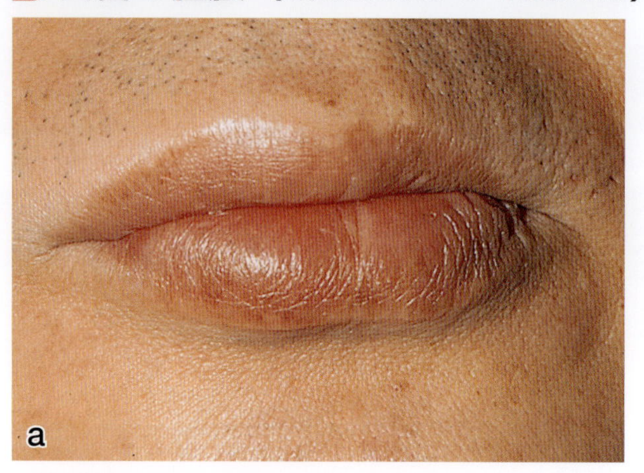

口唇の腫脹

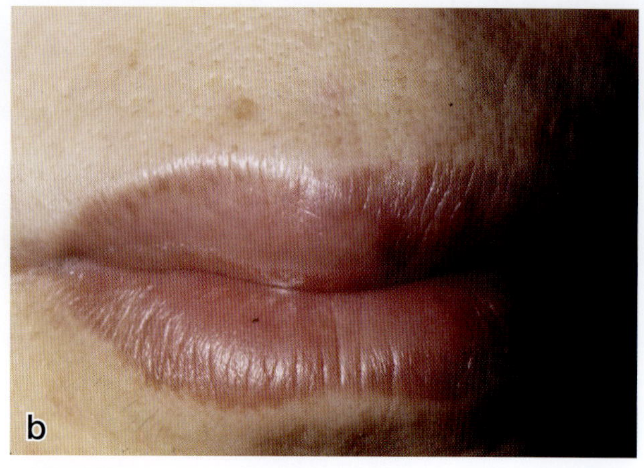

口唇の腫脹

血管神経性浮腫

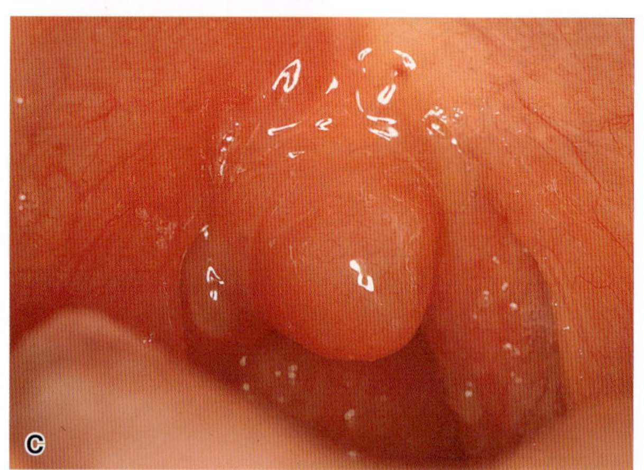

急性蕁麻疹にみられた咽頭浮腫

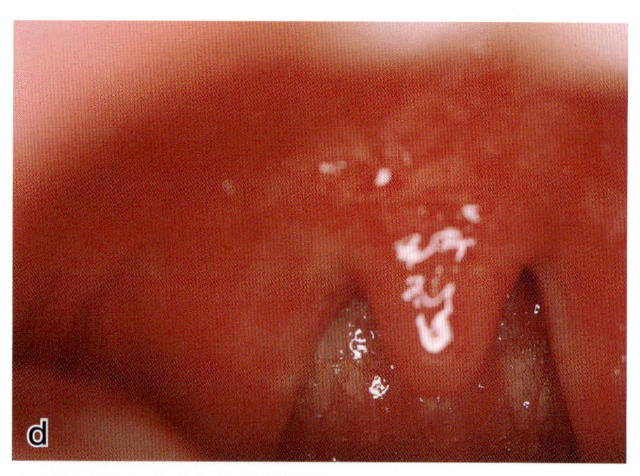

急性蕁麻疹にみられた咽頭浮腫

口唇の腫脹

口唇の腫脹は外傷，粘液嚢腫や悪性腫瘍，ヘルペスなどの感染症，接触皮膚炎などの炎症，肉芽腫など種々の疾患で生じるが，クインケ浮腫（Quincke's edema，血管神経性浮腫 angioneurotic edema）も忘れてはならない．クインケ浮腫は，口唇全体に腫脹が生じ，上または下口唇，稀に上下両口唇が急に腫れ上がり，数時間～数日で消褪していく．自覚症状はほとんどない．口唇のみならず，眼瞼，頬にも生じる場合があり，蕁麻疹を伴うことも多い．

本態は血管性浮腫（angioedema）で，皮膚，粘膜下の毛細血管拡張，血管壁の透過性亢進によって浮腫が生じる．発症には，肥満細胞の関与でヒスタミン，ロイコトリエンなどがメディエーターとして作用する機序および遺伝性血管性浮腫（hereditary angioedema：HAE）やACE阻害薬による場合のようにブラジキニンの関与によってひきおこされる機序，さらに特発性のものがある．特発性クインケ浮腫がもっとも多く，食物や薬剤へのアレルギー反応，温熱，寒冷刺激，振動，血管炎なども原因としてあげられる．HAEは本邦では非常に稀で，常

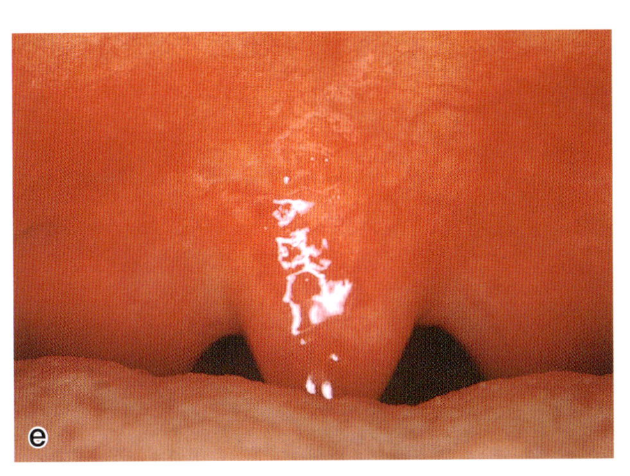
e 咽頭痛を訴える急性蕁麻疹患者の咽頭喉頭浮腫

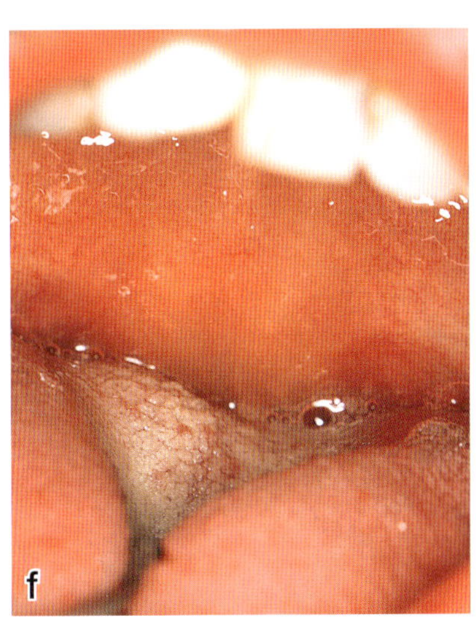
f セファレキシン内服後の急性蕁麻疹にみられた咽頭浮腫

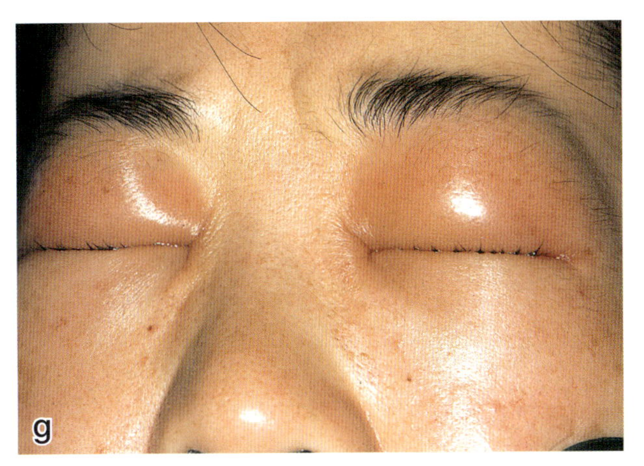
g 成人女性. 高麗人参をジュースにして飲んだ直後に顔面浮腫, 咽頭浮腫が出現した

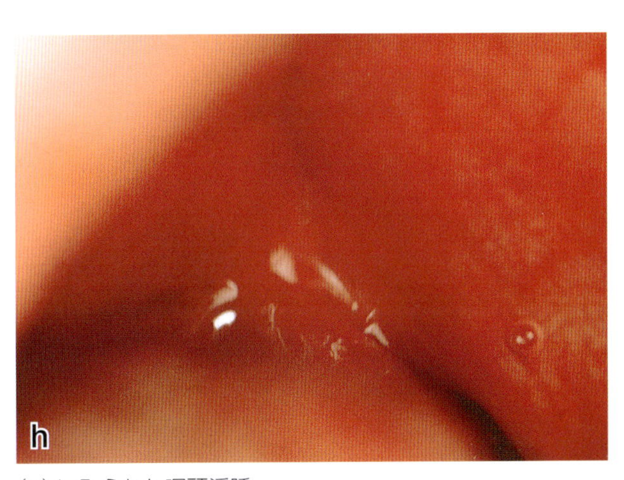
h (g) にみられた咽頭浮腫

染色体優性遺伝で, 補体成分 C1-INH の遺伝子異常によりおこる.

治療は, アレルギー性, 特発性の場合は原因除去および蕁麻疹の治療に準じ, 抗ヒスタミン薬, ステロイド薬の投与を行う. HAE の場合は抗プラスミン薬, ヒト由来 C1-INH 製剤などを投与する.

血管神経性浮腫

突然, 皮膚, 咽喉頭, 舌が腫脹する病態である. 原因が不明な場合もあるが, 食物, 薬剤などが原因になる場合が多い. 薬剤ではアスピリンなどの非ステロイド性抗炎症薬, ACE 阻害薬, アンジオテンシンⅡ受容体拮抗薬などの高血圧治療薬, 卵胞ホルモン, 黄体ホルモンなどの経口避妊薬, 線溶系酵素などである. ラテックス, 多種のフルーツでも喉頭浮腫がおきる.

自験例は, 薬剤で発症した例のほかに, 観葉植物のディフェンバキアの幹をかじった例 (p.15 参照), 高麗人参をすりおろしてジュースにして飲んだ例 (図 g) などがある. 血管性浮腫は呼吸困難になるほか血圧低下などのアナフィラキシーショックを生じる場合があり, 十分な注意が必要である. 気道・血管確保, エピネフリン注射も必要である.

第 7 章

血液疾患

31 特発性血小板減少性紫斑病（idiopathic thrombocytopenic purpura：ITP）

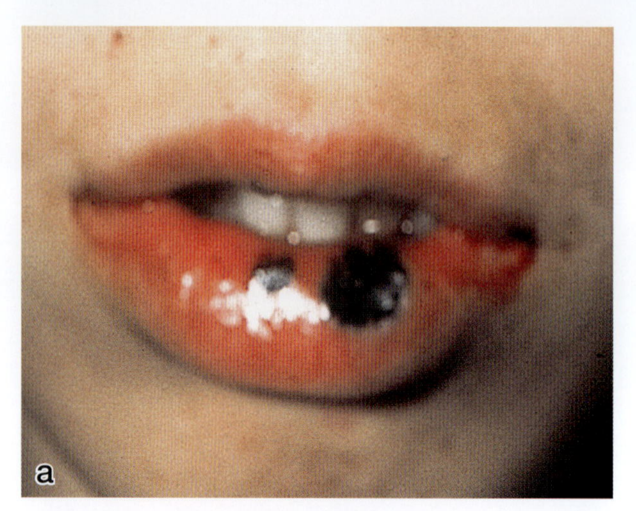

12歳，男児．口唇の血腫および紫斑

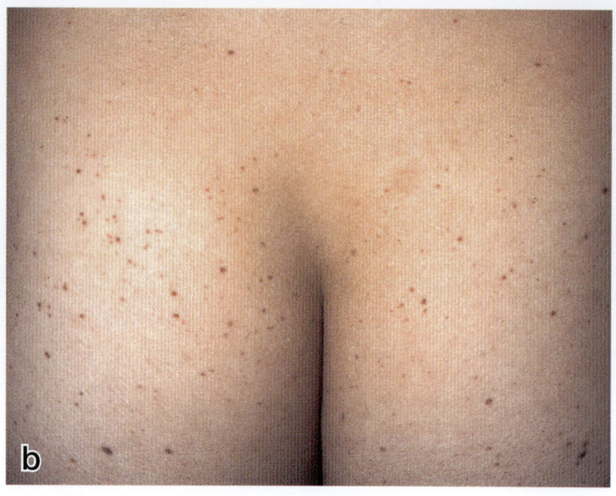

(a) の臀部に点状の紫斑が多数みられる

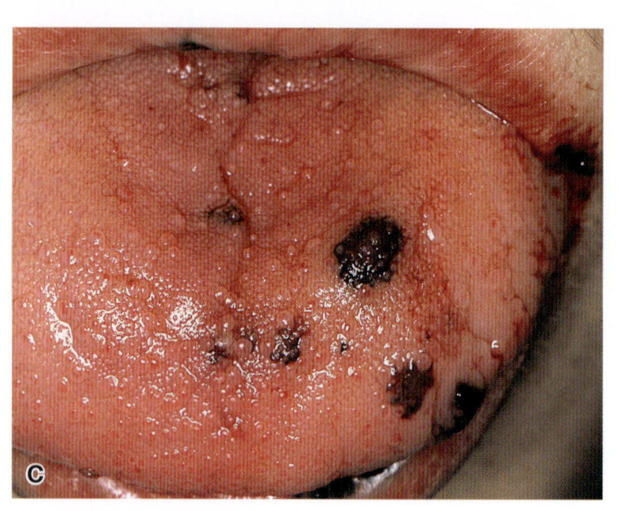

(a) の舌背血腫および紫斑

【症例 a~c】 12歳，男児

体育の授業中，友人と激突して，口唇を裂傷した．出血が止まらず，他にもあざが多数あるため母親が当科へ連れてきた．最近鼻出血が時々あったという．

初診時現症： 下口唇に血腫が形成され，わずかに出血している．舌には大小の血腫が散在し，口腔粘膜にも出血斑がみられる．体幹には，米粒大までの点状ないし斑状の紫斑が播種状にみられる．急きょ行った検査で，白血球数6,300/mm^3，血小板数2,000/mm^{3}であったため，小児科医と相談のうえ，入院させた．

経過と治療： 精査の結果，特発性血小板減少性紫斑病と診断し，ステロイドおよびγ-グロブリン大量投与にて治療．経過順調で，軽快退院した．完治した後は再燃なく，成長していった．

特発性血小板減少性紫斑病（ITP）

特発性血小板減少性紫斑病（ITP）は，血小板の減少をおこす原因が不明な場合の状態であり，急性ITPと慢性ITPがある．急性型は小児に好発し，稀にウイルス感染症に続発する．ウイルスなどの感染源と抗体の免疫複合体が血小板と結合し，発症するといわれる．慢性型は成人女性に多く，血小板に対する抗体が産生され，発症する自己免疫疾患とされる．

皮膚症状は点状ないし斑状の紫斑が体幹・四肢に出現し，鼻・歯肉などからの出血，女性では月経過多もみられる．外傷でも容易に出血し，止血が困難になる．重症では消化管出血，時には頭蓋内出血も生じる．現状の把握および他の血小板減少をひきおこす疾患との鑑別に必要な検査として，末梢血液像・凝固系，骨髄検査などを行い，問診で家族歴，薬剤歴などを調べる．

治療は，急性および慢性の軽症では自然治癒することが多いが，急性・慢性ともに重症ではステロイド投与，血小板輸血，免疫抑制薬，γ-グロブリン大量投与など

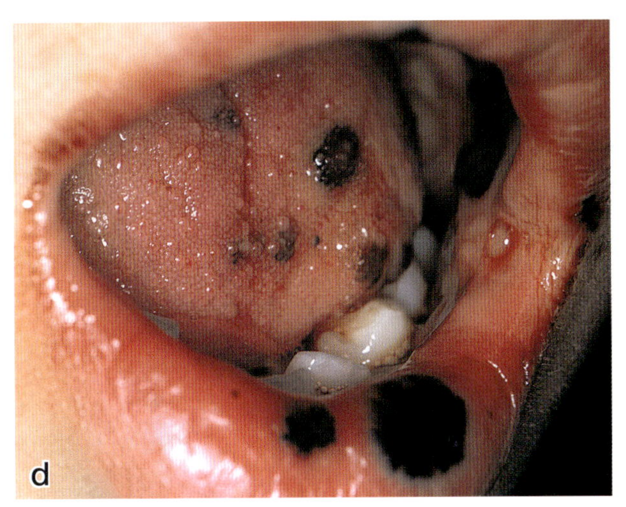

参考症例 成人男性．白血病患者にみられた口唇・舌背に多数の出血斑

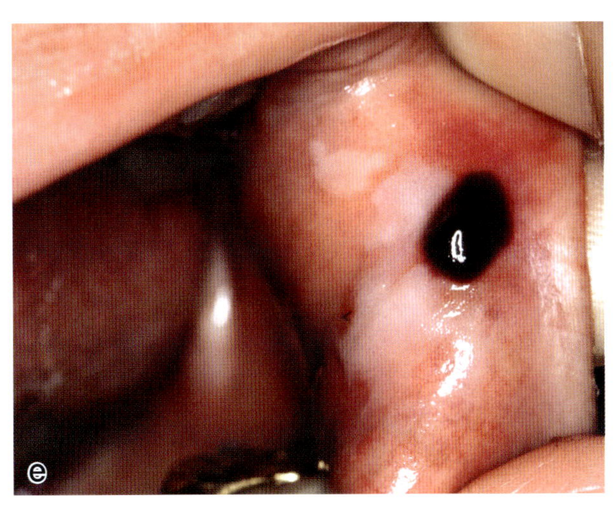

（d）の口腔内の血腫

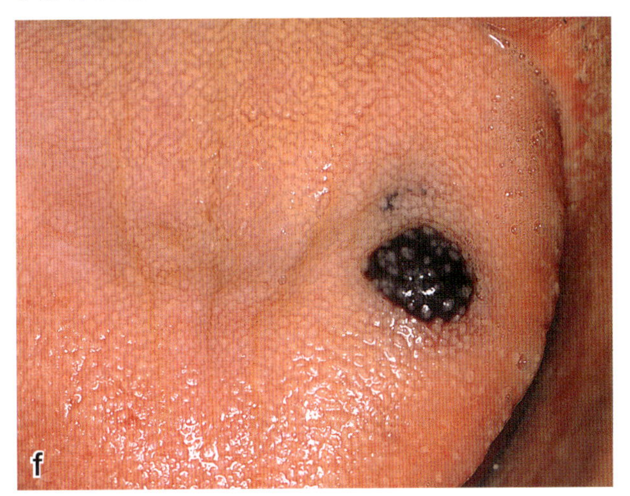

（d）の舌の出血斑

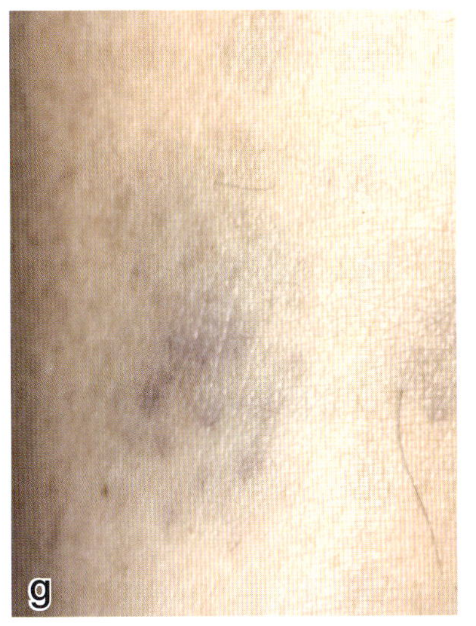

（d）の腰部の紫斑

が行われる．

皮膚・粘膜に多数の紫斑，血腫をみたときは，出血傾向異常を疑い，早急に精査することが必要である．

白血病の紫斑と血腫

自験例（図 d）は急に全身倦怠感，動悸，発熱，筋肉痛・関節痛などが現れ，内科を受診した．精査の結果，染色体転座［t（15;17）］が確認され，急性骨髄性白血病（acute myeloid leukemia：AML）と判明した．

経過中に，口腔粘膜，舌背に血腫が多数みられた．

AML は骨髄で白血病細胞が増数し，造血機能が低下するため，赤血球・白血球・血小板の減少がおこる．これらに伴う症状として，紫斑や血腫，鼻出血，歯肉からの出血なども出現する．

第 8 章

膠原病および血管炎

32 全身性エリテマトーデス（systemic lupus erythematosus：SLE）

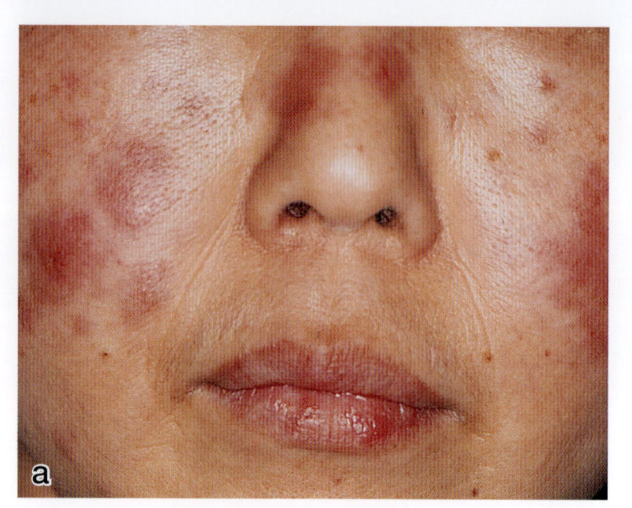

45歳，女性．顔面の浸潤をふれる紅斑

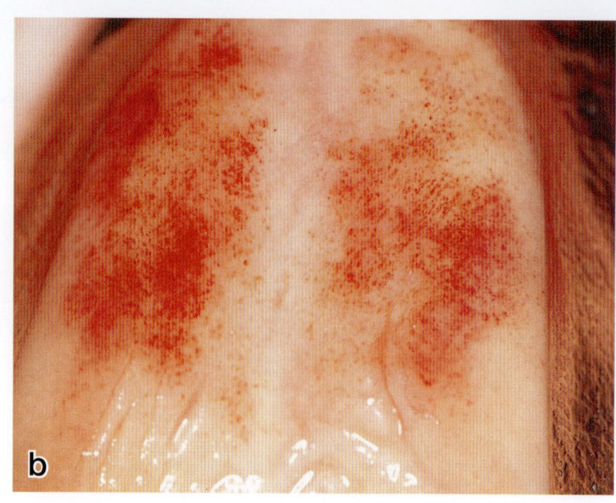

(a)の上顎．上顎全体に紅斑を呈した

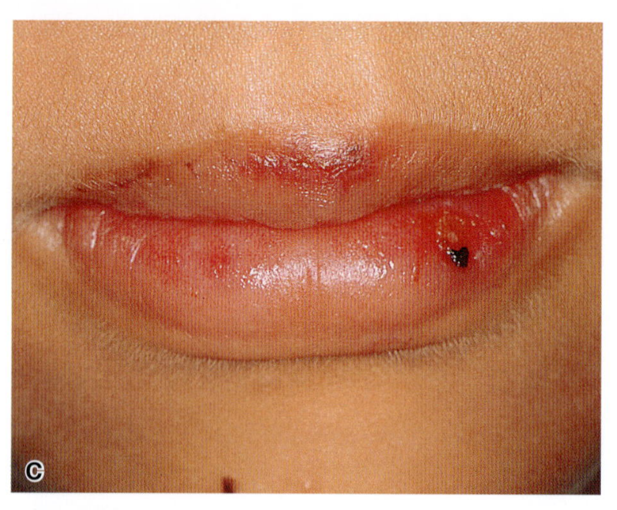

小児．口唇のびらん

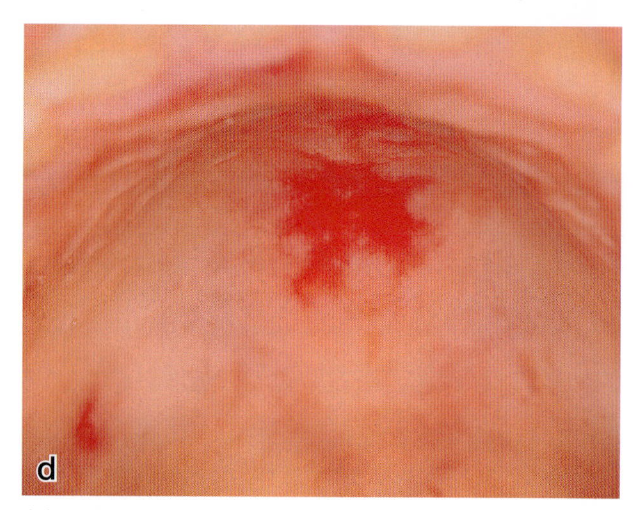

(c)の硬口蓋のびらん

全身性エリテマトーデス（SLE）

SLEは，自己免疫的機序により全身の血管および結合組織系が侵される自己免疫疾患である．血中に種々の自己抗体が証明される．主なものでは，抗核抗体，抗dsDNA抗体，抗ENA抗体，時に抗リン脂質抗体などである．

臨床的には米国リウマチ学会（American College of Rheumatology：ACR）の分類基準（1997年改訂版）およびSystemic Lupus International Collaborating Clinics（SLICC）による分類基準（2012年）がわが国での診断基準となっている．

全身症状として発熱，関節痛，倦怠感，皮疹，脱毛のほか，白血球・血小板の減少，尿蛋白など種々の症状がみられる．1997年のACR基準では11項目中4項目を満たせばSLEと診断できるが，その11項目の中に蝶形紅斑，円板状皮疹，光線過敏症などの皮疹のほかに，口腔粘膜所見もあげられている．

口腔粘膜症状として，口唇のびらん，硬口蓋に好発す

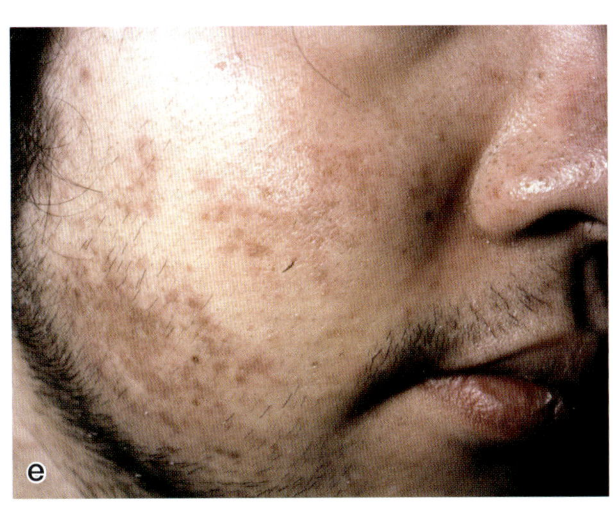

21 歳，男性．lupus nephritis を合併した SLE 例．頬部の紅斑の一部に小びらんあり

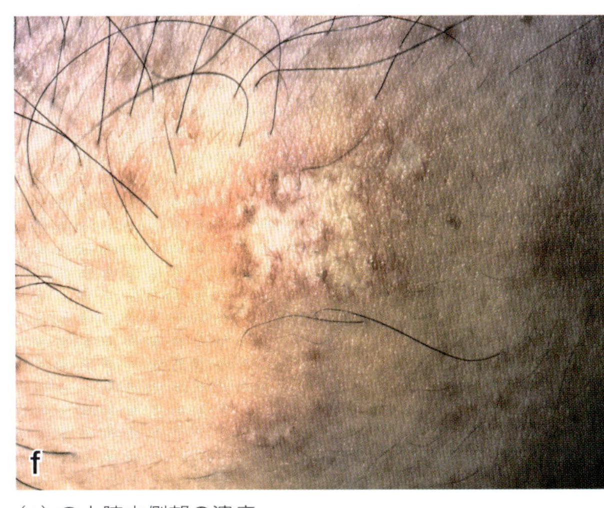

(e) の上腕内側部の潰瘍

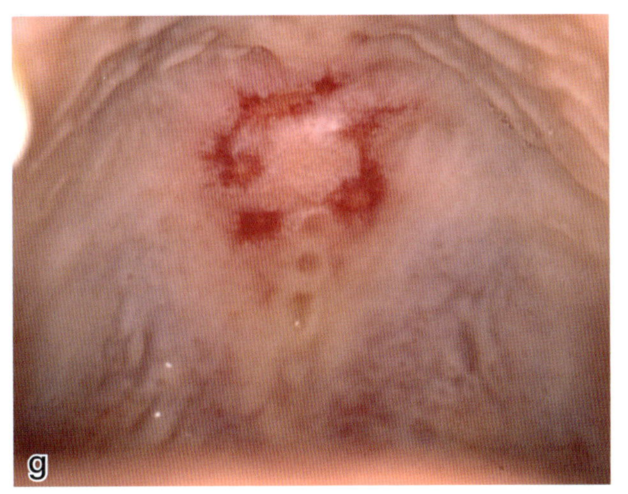

(e) の硬口蓋の浅い潰瘍

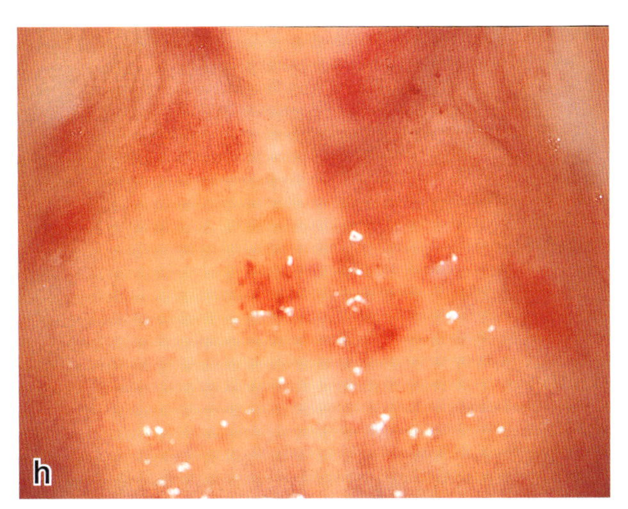

26 歳，成人．硬口蓋に広範囲な紅斑．一部びらんを伴った例

る発赤・びらん，時には潰瘍を形成する．口腔内潰瘍は，通常無痛性で口腔あるいは鼻粘膜・鼻咽腔にも出現する．

SLE の治療は個々の症状によってさまざまだが，副腎皮質ステロイド薬や免疫抑制薬の全身投与が主体となる．さらに，高血圧を合併している場合には降圧薬，高熱・関節痛・筋肉痛には非ステロイド性抗炎症薬（non-steroidal anti-inflammatory drugs：NSAIDs）を用いるが，重症度に合わせ，免疫抑制薬やステロイドのパルス療法などが必要な場合がある．腎炎，神経症状，間質性肺炎，抗リン脂質症候群などの合併症および感染症に注意が必要である．

著者の恩師である故・西脇宗一先生（元関東中央病院部長，元東邦大学大橋病院皮膚科教授）は，SLE をはじめ膠原病・類似疾患の診察の際には毎回必ず口腔内を観察した．「皮疹より口腔内所見が先行することが少なくない」，また「病状を反映する」とも言っておられた．

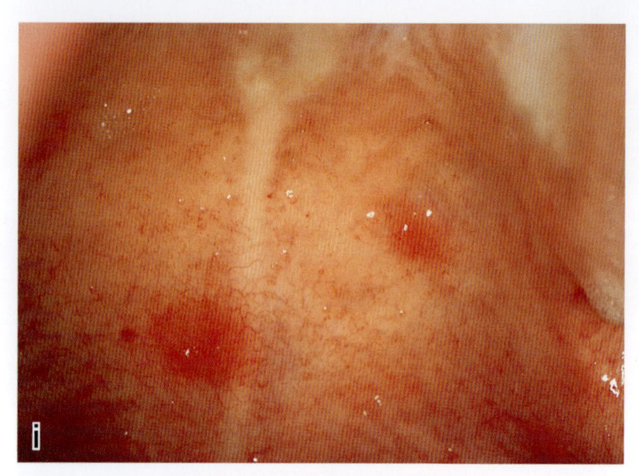

21 歳，成人．硬口蓋から軟口蓋に数カ所紅斑を呈した例

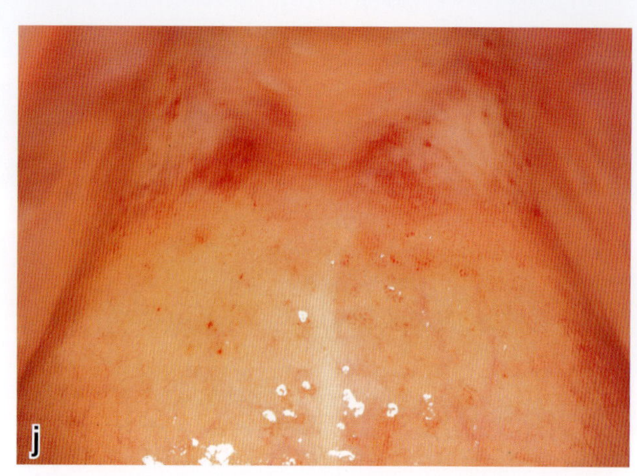

48 歳，女性．硬口蓋の紅斑．軟口蓋に点状紫斑あり

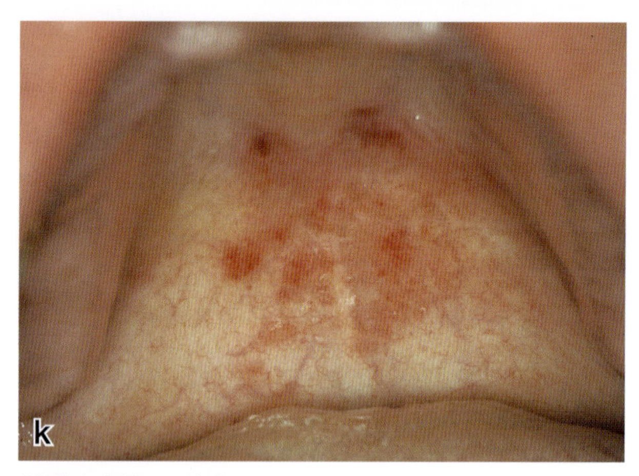

29 歳，女性．口内疹

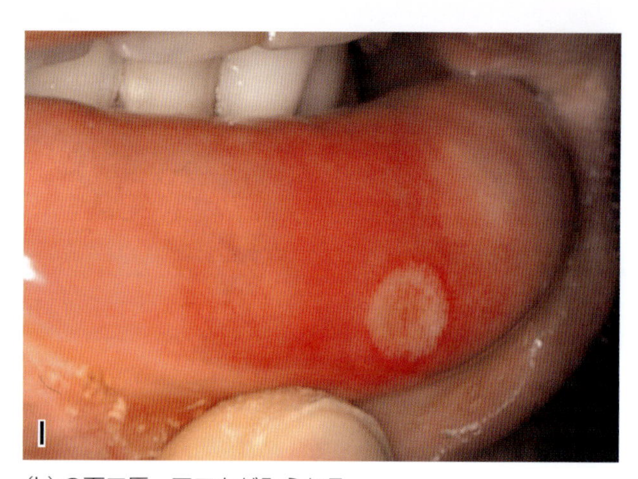

(k) の下口唇．アフタがみられる

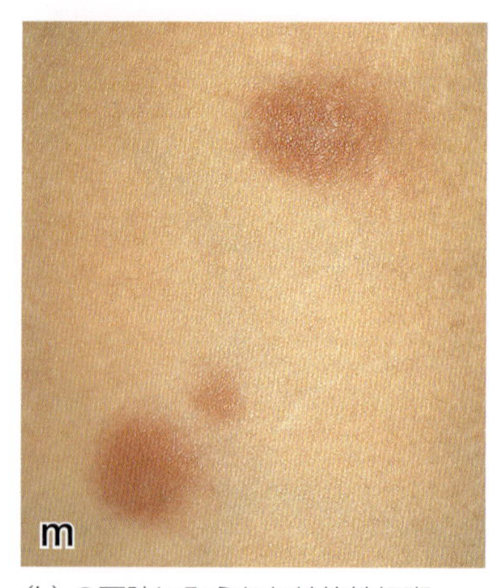

(k) の下肢にみられた結節性紅斑

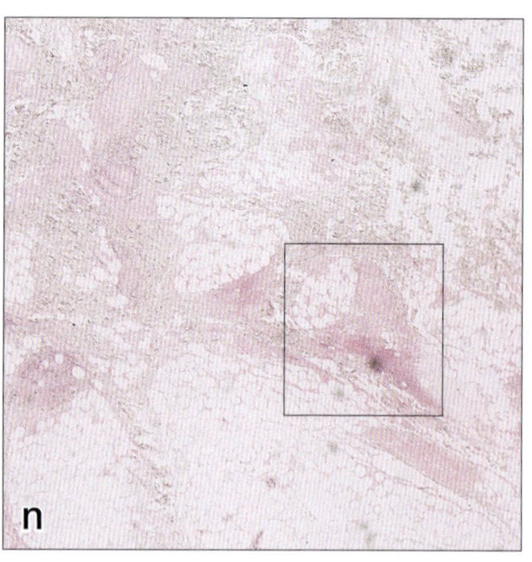

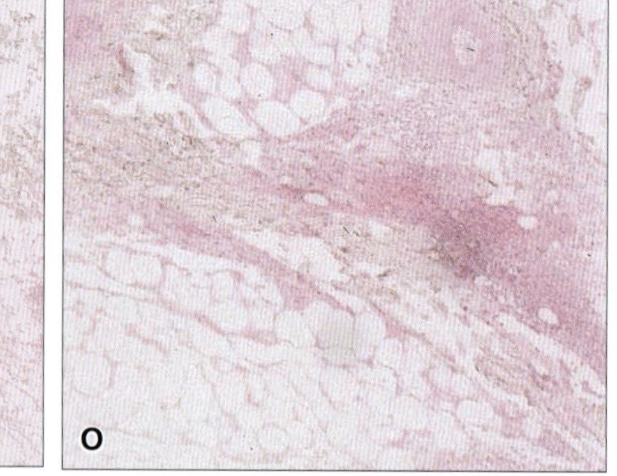

(m) の結節性紅斑より生検．組織は真皮深層の血管周囲の炎症性細胞浸潤．血管壁の肥厚，fibrinoid degeneration を伴う

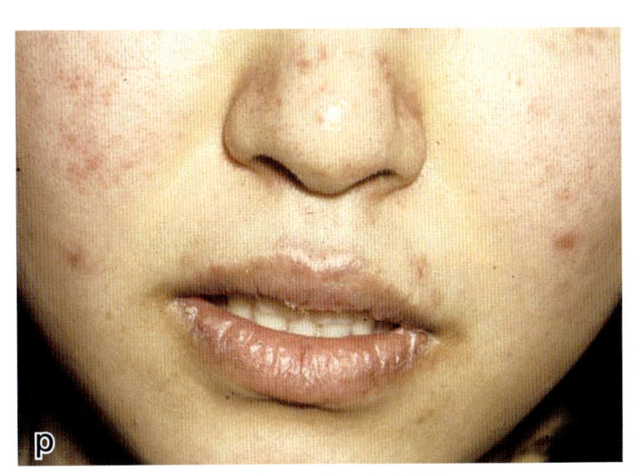

29歳，女性．顔面の紅斑．口唇にもびらん

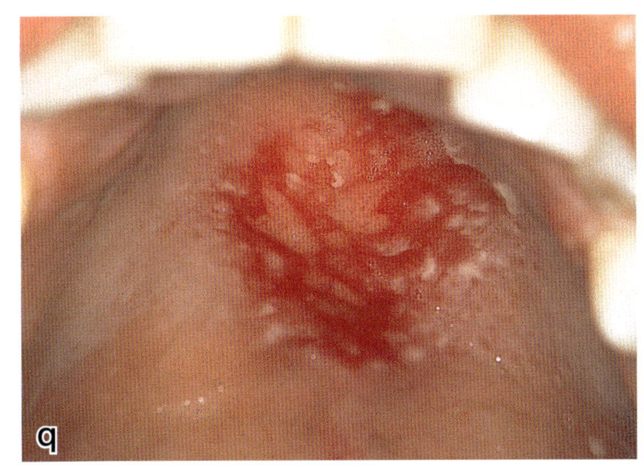

(p) の硬口蓋に浅い潰瘍を呈した例

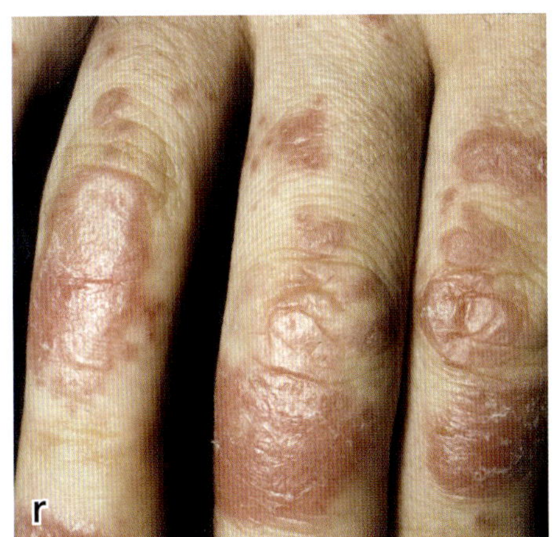

(p) の指背の紅斑

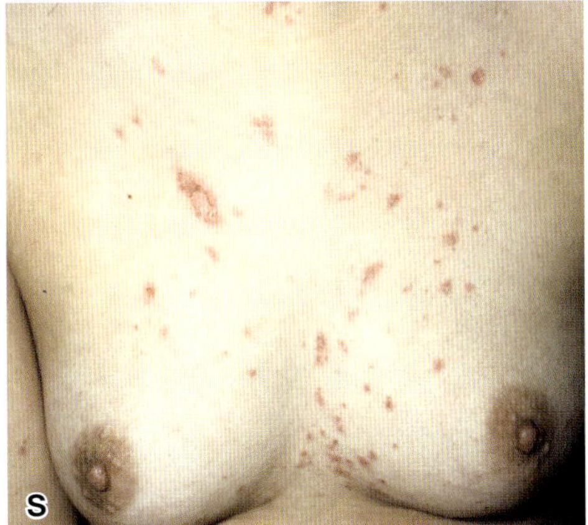

(p) の軀幹の紅斑，丘疹

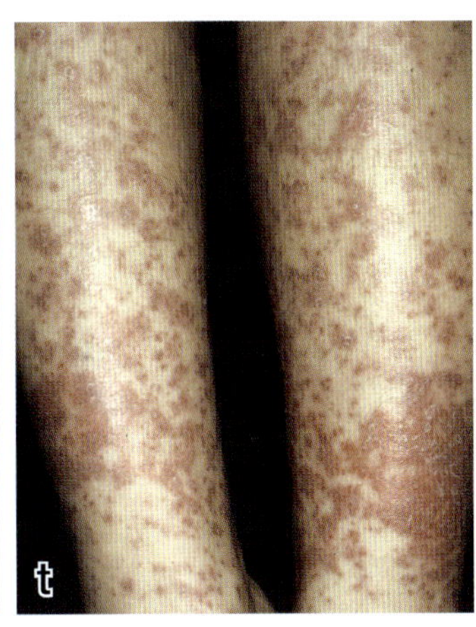

(p) の下肢の紅斑．融合傾向あり

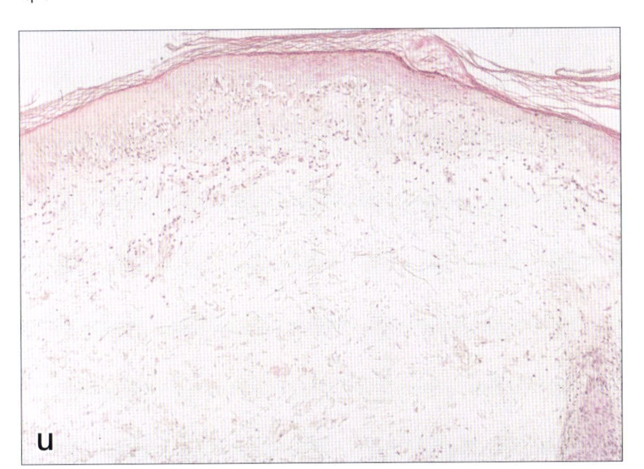

(p) の指背の皮疹より生検

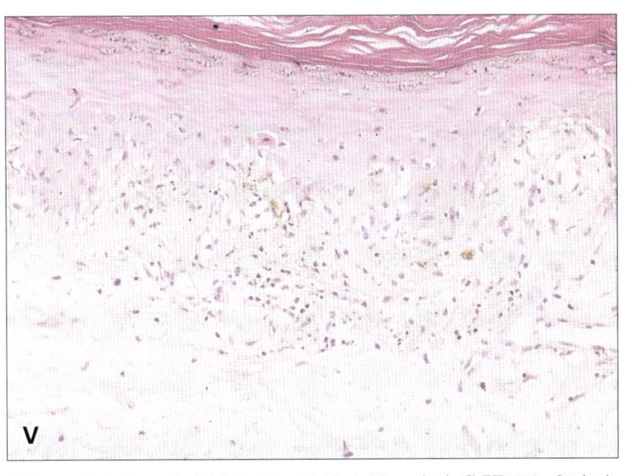

(u) の拡大像．表皮基底層の液状変性．真皮乳頭層から真皮上皮の炎症性細胞浸潤，毛細血管の増生，一部の血管壁に fibrinoid degeneration がみられる

33 Sjögren 症候群

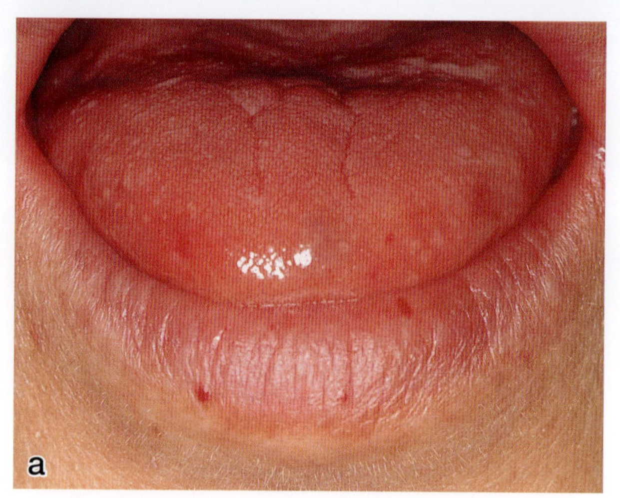

成人．Sjögren 症候群．口腔内は乾燥し，舌は赤く平らで，乳頭は萎縮している．Osler 病（p.146 参照）にみられるような毛細血管拡張が手背，口唇，舌背に散在している

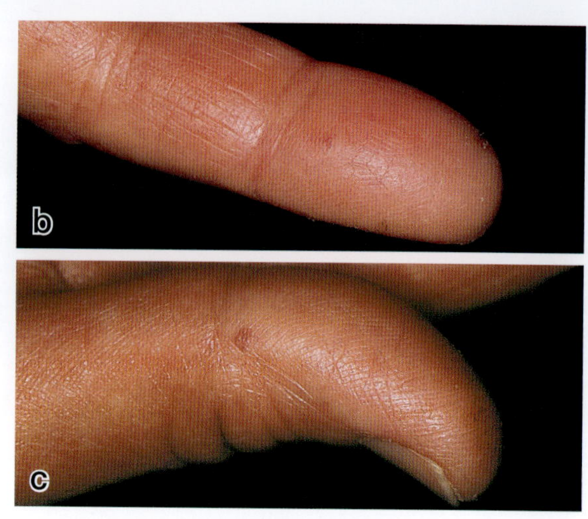

（a）の指先にも点状毛細血管拡張がみられた

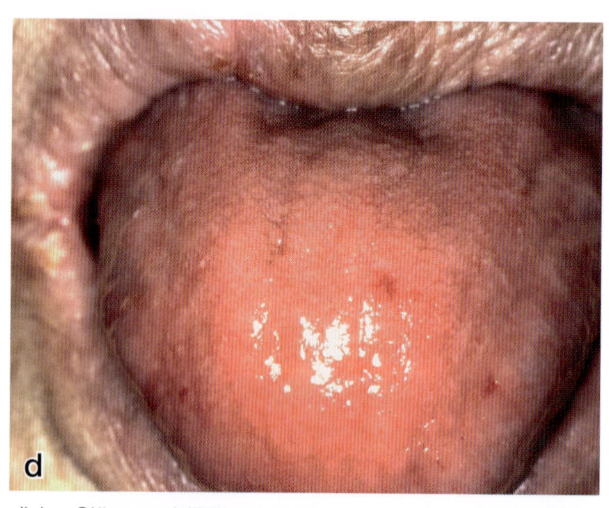

成人．Sjögren 症候群の赤い平らな舌にみられた点状毛細血管拡張．口腔内は乾燥している

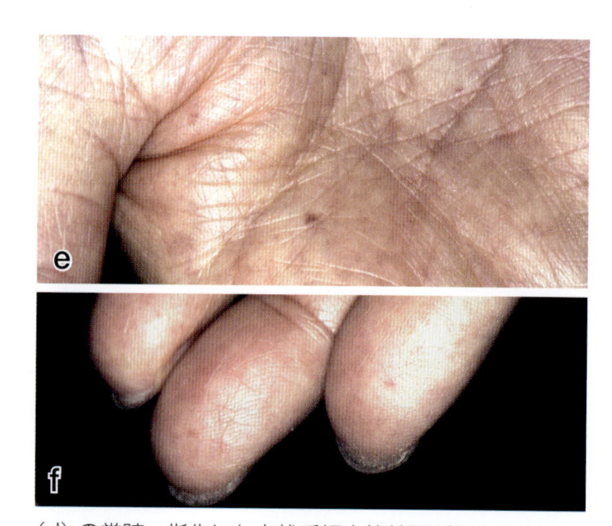

（d）の掌蹠，指先にも点状毛細血管拡張がみられた

Sjögren 症候群

中年の女性に好発し，唾液腺，涙腺など外分泌腺に炎症が生じる自己免疫疾患である．皮膚症状は乾燥のほか，環状紅斑をみることがある．乾燥症状は口腔や眼でもみられ，口腔の乾燥で舌は赤く平らになり，口角炎，口唇炎などを生じる．眼の乾燥では結膜炎，角膜の障害などがおこる．また，遺伝性出血性毛細血管拡張症/Rendu-Osler-Weber disease（Osler 病）（p.146 参照）と同様の点状毛細血管拡張がみられる．

血清中に抗 SS-A 抗体，抗 SS-B 抗体，リウマトイド因子（RF），抗 U1-RNP 抗体などが証明される．診断にはガムテスト，唾液腺生検，唾液腺造影，シルマーテスト，ローズベンガルテストなどを行う．本症候群は，他の膠原病と合併することが多い．

34 皮膚筋炎（dermatomyositis）

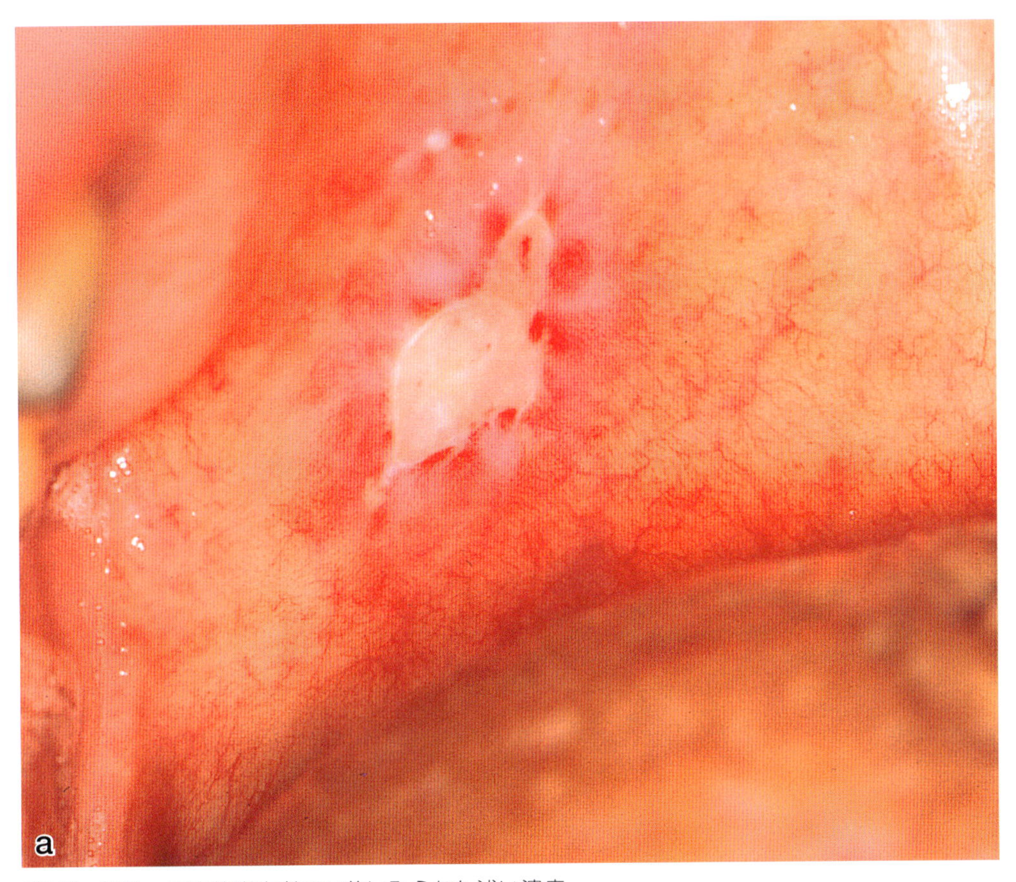

52歳，男性．皮膚筋炎患者の口蓋にみられた浅い潰瘍

皮膚筋炎

皮膚と筋肉に炎症がおきる疾患である．病因は不明ながら，悪性腫瘍の合併が多く，自己抗体が証明されるなどから自己免疫の関与が示唆される．CK（クレアチンキナーゼ），アルドラーゼなどの筋原性酵素の上昇がみられ，自己抗体としては，抗核抗体，抗Jo-1抗体などの抗アミノアシルtRNA合成酵素（ARS）抗体，抗PL-7抗体，抗SRP抗体，抗Mi-2抗体など多種の抗体が証明される．

臨床症状は，皮膚ではヘリオトロープ疹，Gottron徴候，四肢・軀幹の瘙痒のほか，筋症状，呼吸器症状，消化管症状など多彩である．血管炎を伴う例があり，炎症をおこした血管に沿って潰瘍が形成される場合がある．

背景に悪性腫瘍がみつかれば，その治療および対処が必要である．今回の自験例（図a）は全身の皮疹，筋肉痛・関節痛などのほかに口腔内に潰瘍を形成した．精査の結果，悪性腫瘍は見出されず，ステロイドの全身投与で治療，いずれの症状も軽快した．

35 全身性強皮症（systemic sclerosis：SSc）

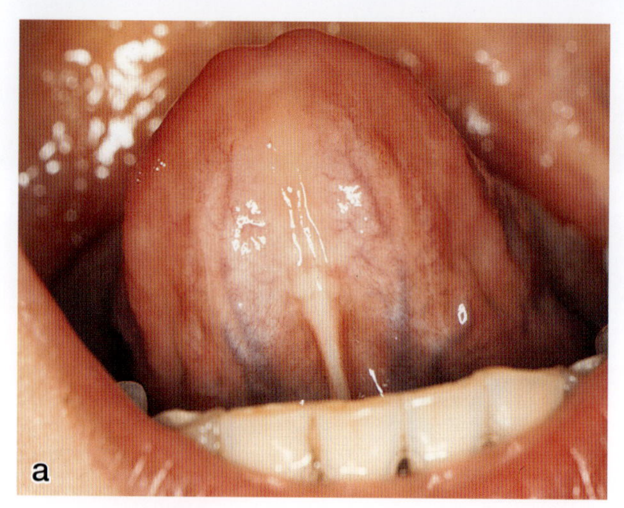

成人．舌小帯の硬化

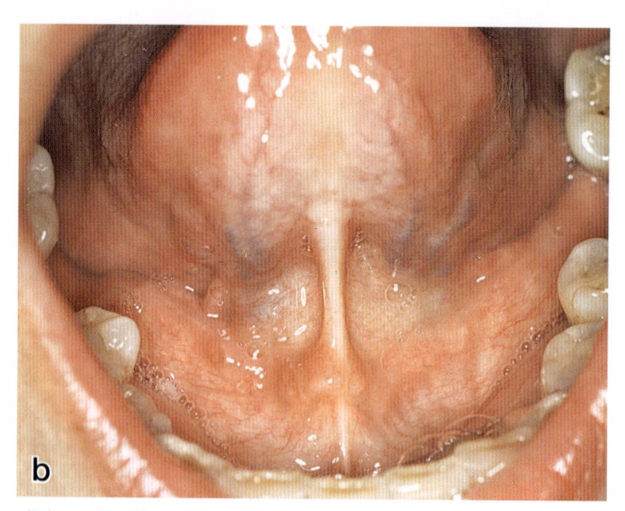

成人．舌小帯の硬化，短縮がみられる

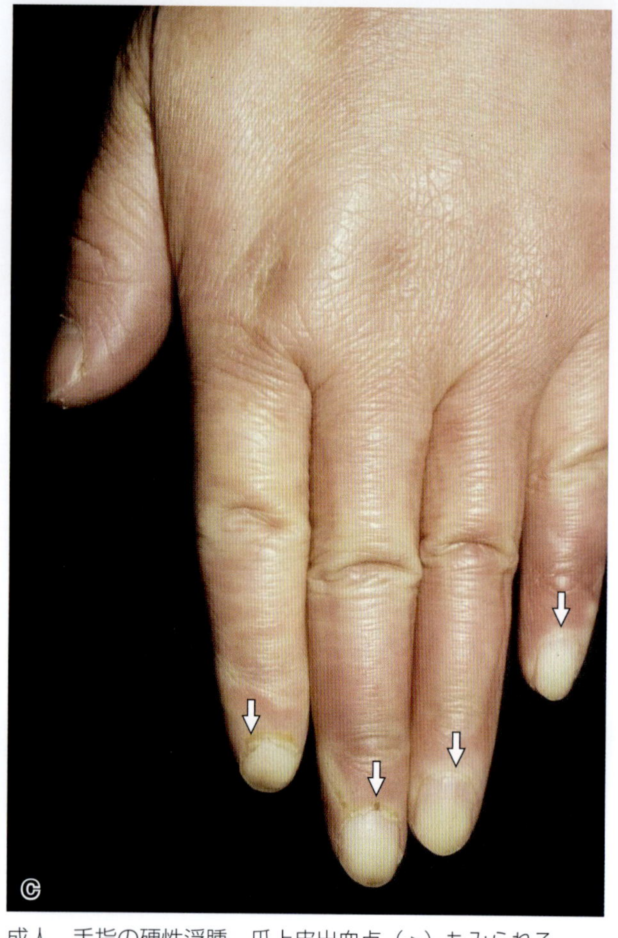

成人．手指の硬性浮腫．爪上皮出血点（⇨）もみられる

全身性強皮症

中年の女性に好発し，皮膚をはじめ全身の結合組織の変化によって硬化を生じる自己免疫疾患である．発症時期や侵される部位によっても症状は異なるが，Raynaud現象，関節痛などから始まり，皮膚の浮腫，腫脹が出現し，とくに手指から前腕へ徐々に硬化が進行していく．爪上皮出血点（nail fold bleeding：NFB）は診断価値がある．また，顔面では皺がなくなり，開口がむずかしくなり，仮面様顔貌を呈するのが特徴的である．口腔では舌が萎縮・乾燥し，舌小帯の硬化・萎縮，歯肉の萎縮などを生じる．しばしば点状毛細血管拡張が舌背，口唇，手指にみられる．血中抗体では抗Scl-70抗体（抗トポイソメラーゼⅠ抗体），抗RNP抗体，抗セントロメア抗体などが証明される．

時期，症状に応じて，ステロイド内服，シクロホスファミド，プロスタサイクリン誘導体，アンジオテンシン変換酵素（ACE）阻害薬，エンドセリン受容体拮抗薬，プロトンポンプ阻害薬などを用いる．

36 進行性顔面片側萎縮症（progressive facial unilateral atrophy）

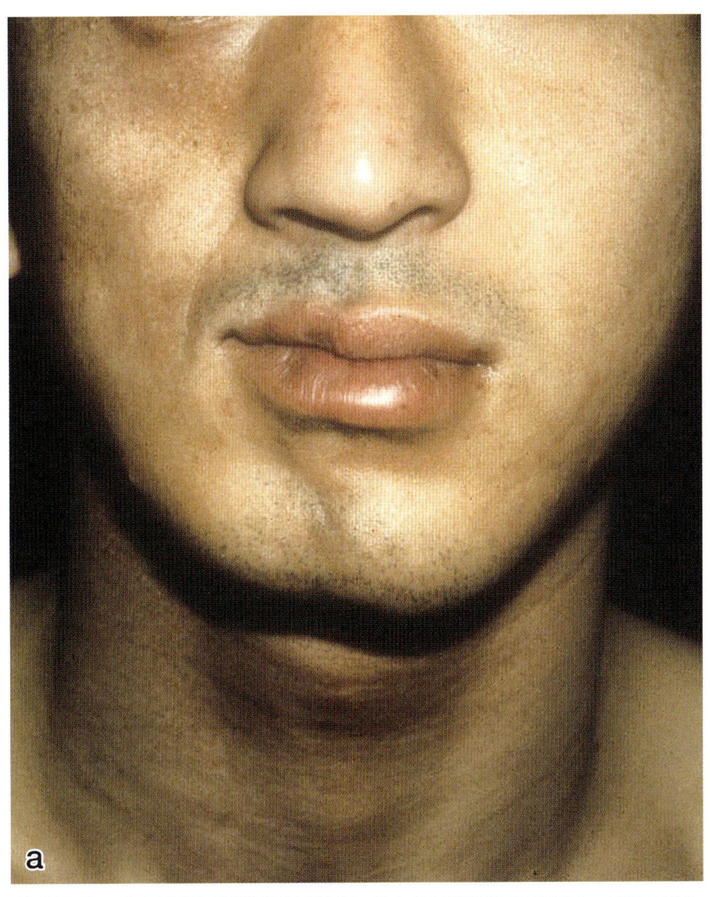

成人男性．右三叉神経第３枝領域から右顎下頸部まで真皮・皮下組織の萎縮がみられる．生検で皮膚の硬化はなく，本例は限局性強皮症は伴っていなかった．やや色素沈着を伴っている

進行性顔面片側萎縮症

進行性顔面片側萎縮症はParry-Romberg症候群ともいう．若年者に好発し，顔面，とくに三叉神経領域の片側性に皮膚，皮下軟部組織，時には同部位の筋肉，骨までも徐々に萎縮する後天性の疾患である．皮膚の硬化を伴い限局性強皮症とする考え方，真皮，皮下脂肪組織の萎縮が顕著で，脂肪萎縮症とする考え方などもあるが，発症機序は不明である．片側性に生じるため顔貌が左右非対称になる．発汗障害や部位によっては発毛欠如も伴う例がある．皮下の筋肉や骨まで萎縮する例もみられる．

自験例（図a）は右三叉神経第３枝領域から右側頸部までの真皮・皮下組織の萎縮が顕著で，右顎から下口唇の変形も生じた．皮膚の硬化は伴っておらず，病理組織像でも真皮および皮下脂肪組織の萎縮が顕著であり，進行性顔面片側萎縮症と診断した．口腔内および舌の変形はないが，右下歯肉の軽度萎縮がある．

37 好酸球性多発血管炎性肉芽腫症（eosinophilic granulomatosis with polyangiitis：EGPA）

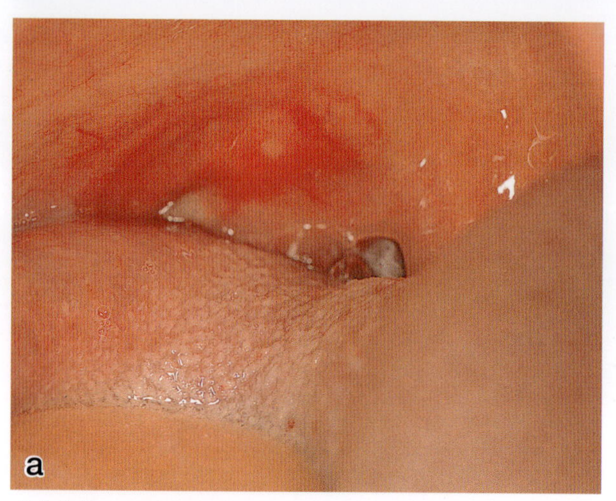

成人女性．口腔内のアフタ

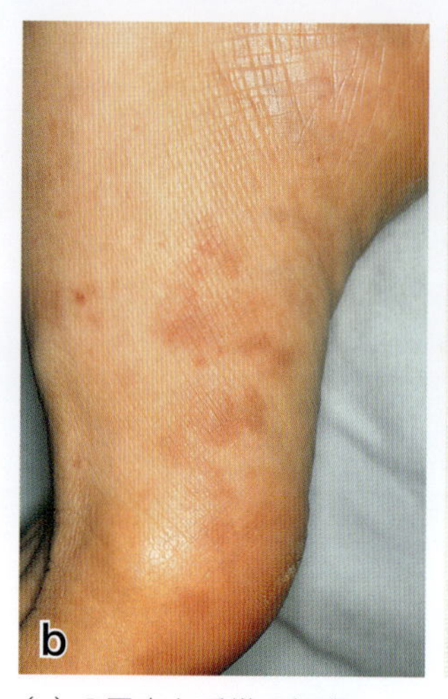

(a) の足底と手掌の紅斑

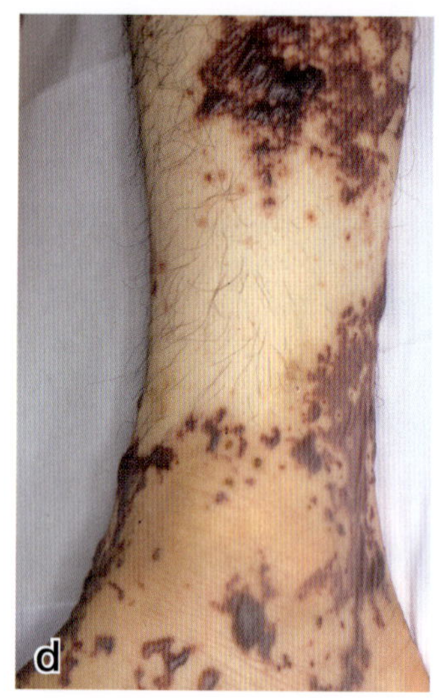

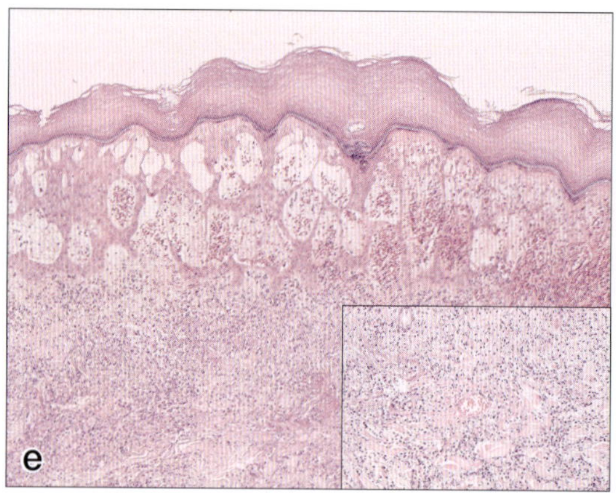

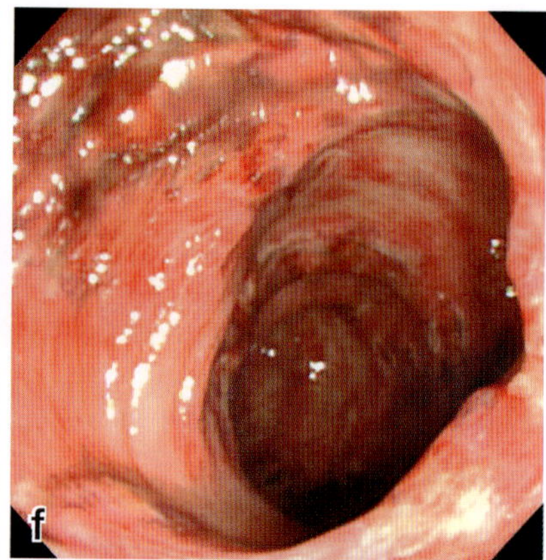

成人男性．足関節部に皮下結節，紫斑，紅斑がみられる．病理組織像は表皮内水疱，表皮直下から強い浮腫，リンパ球・好酸球を混じた密な炎症性細胞浸潤．血管壁の破壊が顕著．内視鏡検査にて消化管にはびらんおよび易出血性の潰瘍がみられた

好酸球性多発血管炎性肉芽腫症（EGPA）

好酸球性多発血管炎性肉芽腫症は，以前はChurg-Strauss症候群（CSS），アレルギー性肉芽腫性血管炎（allergic granulomatous angiitis：AGA）とよばれていた血管炎症候群である．2012年の国際会議で名称変更された．

気管支喘息，アレルギー性鼻炎が先行し，末梢血好酸球増多を伴った血管炎である．高熱，関節痛，皮疹などから発症し，末梢神経炎，消化管の潰瘍，心血管系障害など症状は多彩である．稀に口腔内アフタなど粘膜疹を呈する例がある．皮疹部の病理組織像は真皮小血管のleukocytoclastic vasculitisを主体とし，血管外肉芽腫をみることもある．炎症反応の上昇，血沈亢進，IgE高値，さらに自己抗体MPO-ANCAが約50%に証明される．

治療はステロイドの全身投与であるが，重症例ではパルス療法，シクロホスファミドなど免疫抑制薬，γ-グロブリン大量療法などである．

38 川崎病（Kawasaki disease）

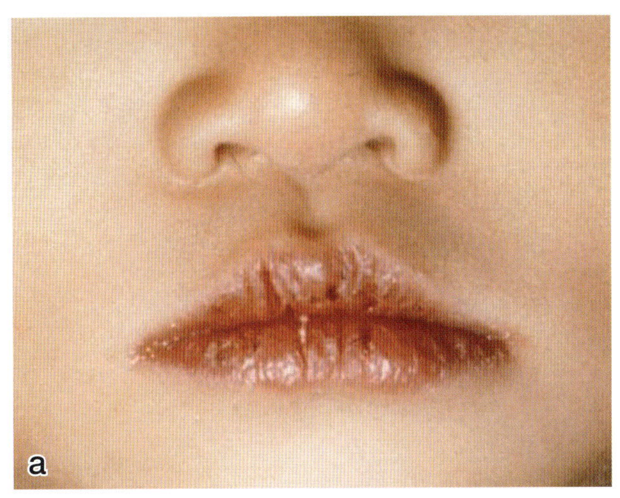

口紅を塗ったような紅い口唇．乾燥し亀裂が入っている

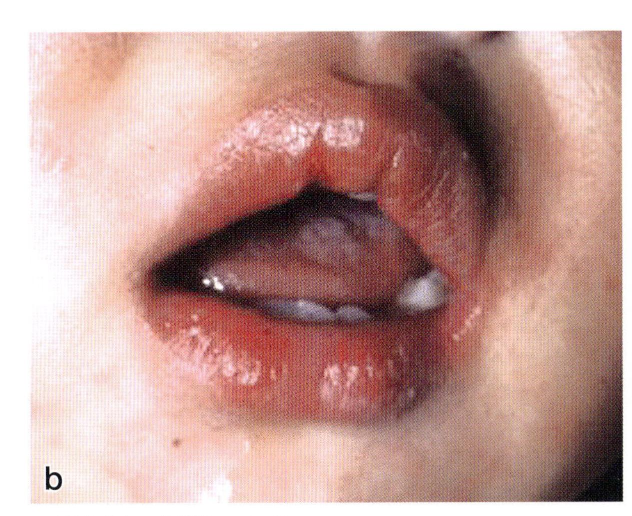

口唇は発赤・腫脹している

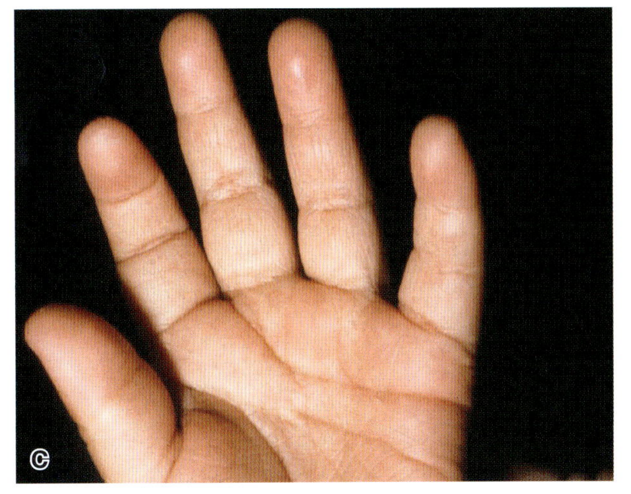

手の浮腫

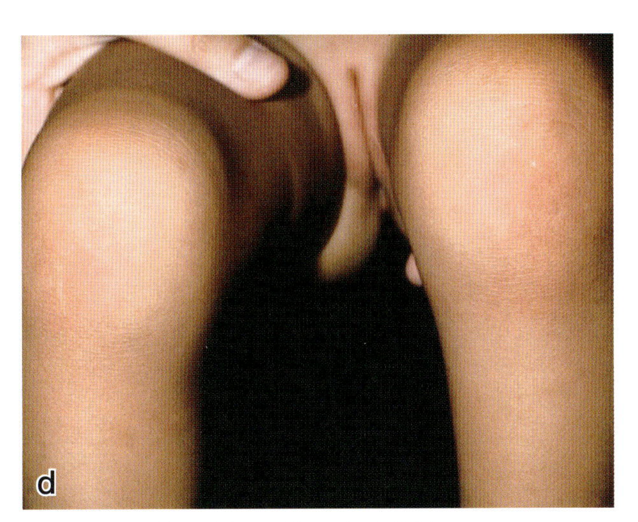

全身のびまん性の発赤．関節の腫脹も顕著

川崎病

川崎病は小児急性熱性皮膚粘膜リンパ節症候群（mucocutaneous lymphnode syndrome：MCLS）ともいわれるが，乳児（型）結節性動脈周囲炎（infantile periarteritis nodosa：IPN）である．

好発年齢は4歳以下で，日本人に多い．病因はウイルス，真菌，細菌のスーパー抗原説などといわれているが，詳細は不明である．

症状としては，突然39～40℃の高熱が数日続き，頸部リンパ節が腫脹するが，抗生物質は無効である．

発疹は軀幹・四肢に風疹・麻疹様の丘疹・紅斑，多形滲出性紅斑，蕁麻疹様の膨疹などが出現したり，丘疹・紫斑・水疱・膿疱などがみられることがある．多くの場合，四肢末梢から求心性に体幹へ拡大する．BCG接種部位に炎症を生じることが多い．眼球・眼瞼結膜の充血，口唇の発赤・腫脹，苺状舌，口腔咽頭粘膜の発赤もみられる．手掌・足蹠の腫脹が顕著で，浮腫による疼痛で歩行困難になることが少なくない．回復期には末梢から膜

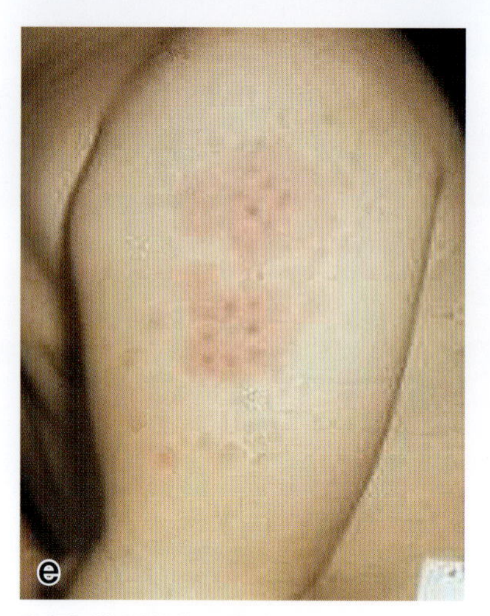

BCG 接種部位の発疹

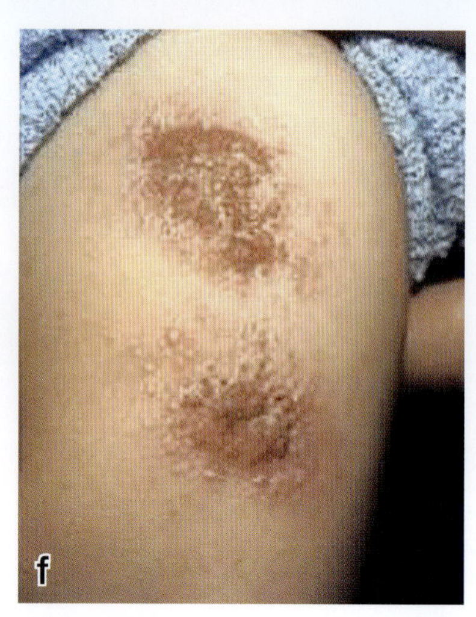

BCG 接種部位の発疹．びらん，痂皮を伴っている

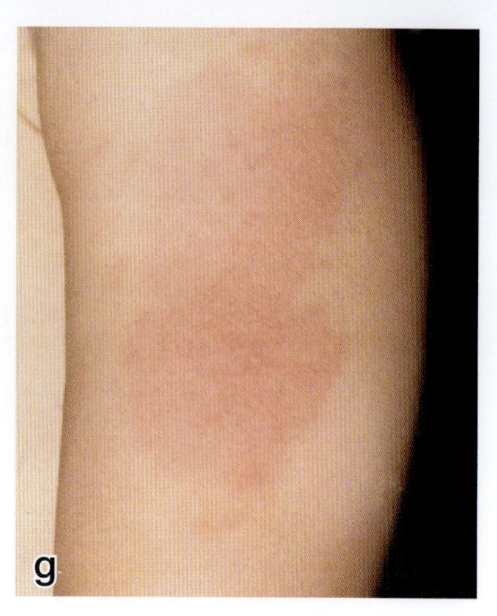

BCG 接種部位に生じた発赤

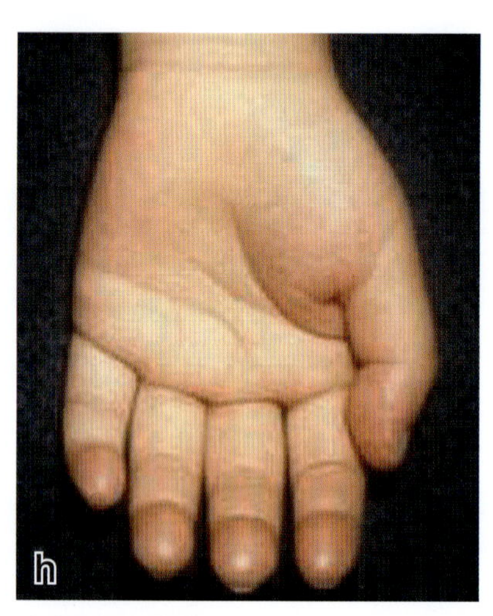

手の発赤・腫脹

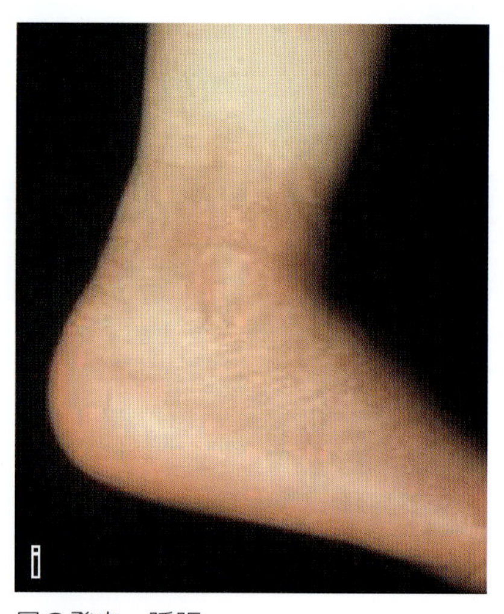

足の発赤・腫脹

様落屑が生じる．

また，しばしば心筋炎および冠動脈の動脈瘤を伴うことによって，1～2%の例で心筋梗塞を合併する．

MCLS は病理学的には乳児多発動脈炎とされている．第9～10 病日ごろから血管炎をきっかけに動脈瘤が形成される．血液検査では，炎症期には白血球数，血小板数の増加がみられる．

治療としては γグロブリンの大量療法，アスピリン，ステロイドの使用が主になる．最近はインフリキシマブなどの生物学的製剤，好中球エラスターゼ阻害作用のあるウリナスタチンを用いることで，炎症反応の低下，幼若好中球の減少に有効との報告がある．

参考文献

1) 厚生労働省川崎病研究班：川崎病診断の手引き（2002 年 2 月改訂 5 版）(http://www.jskd.jp/info/tebiki.html)
2) 日本小児循環器学会：川崎病急性期治療のガイドライン（平成 24 年改訂版）(http://minds4.jcqhc.or.jp/minds/kawasaki/kawasakiguideline2012.pdf)

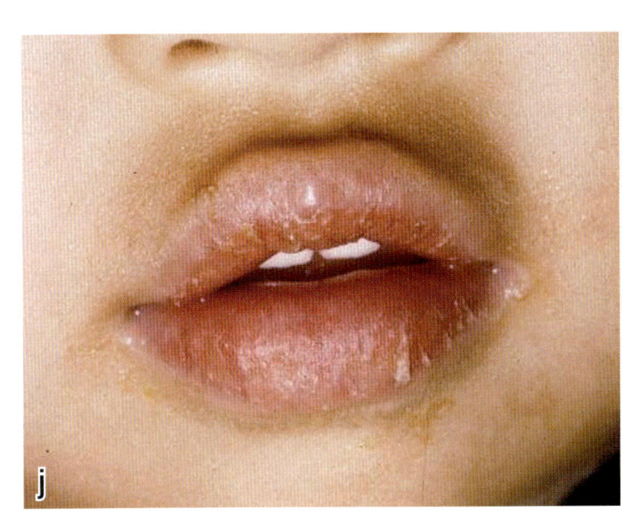

発赤，腫脹した口唇

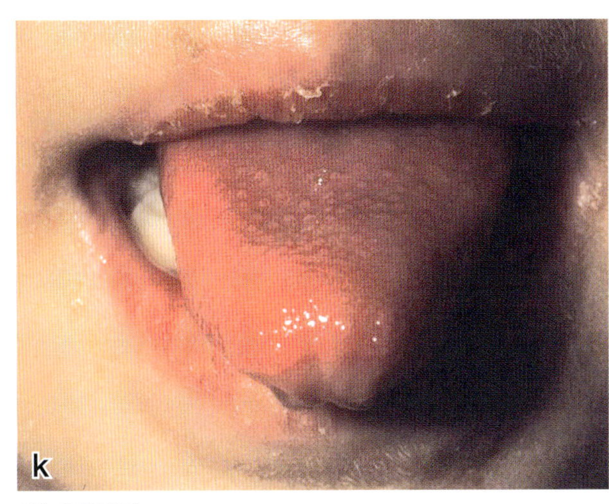

(j)の苺状舌

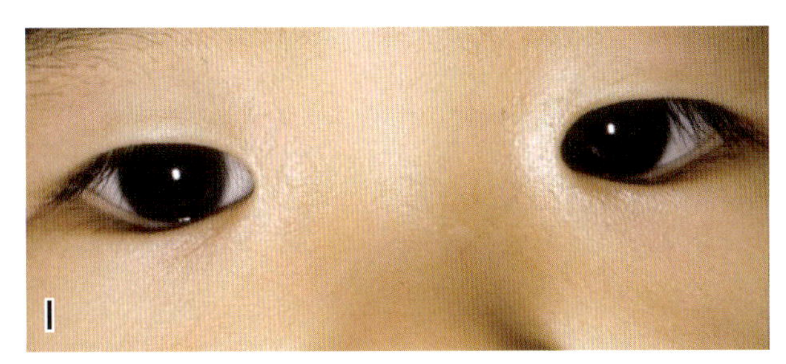

(j)の眼瞼は腫脹し，眼球・眼瞼結膜の充血がみられる

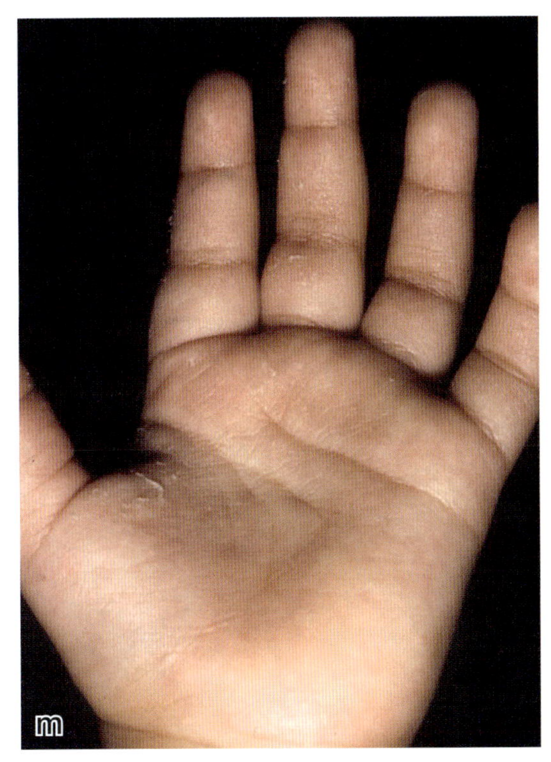

(j)の手掌．病勢が収まって手足の浮腫がとれたところから薄く角層がむけてきた

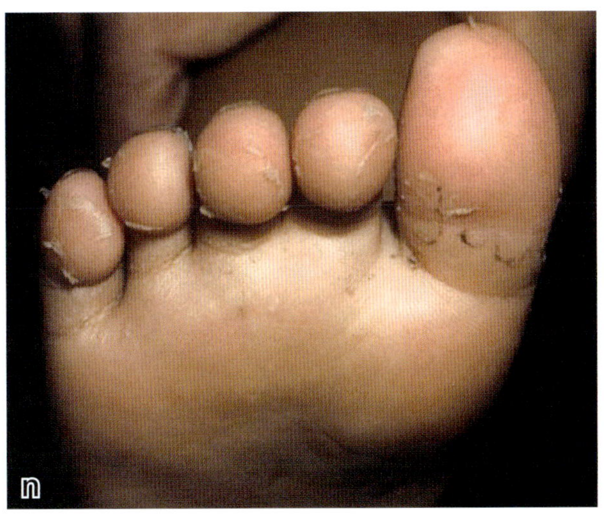

(j)の足底．手掌と同様に病勢が収まって足底の角層がむけている

第 9 章

水疱症

39 天疱瘡群（pemphigus）

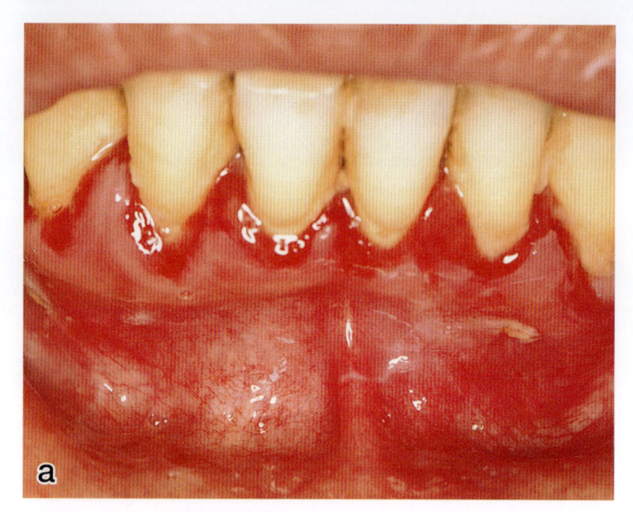

50歳，女性．歯肉のびらん

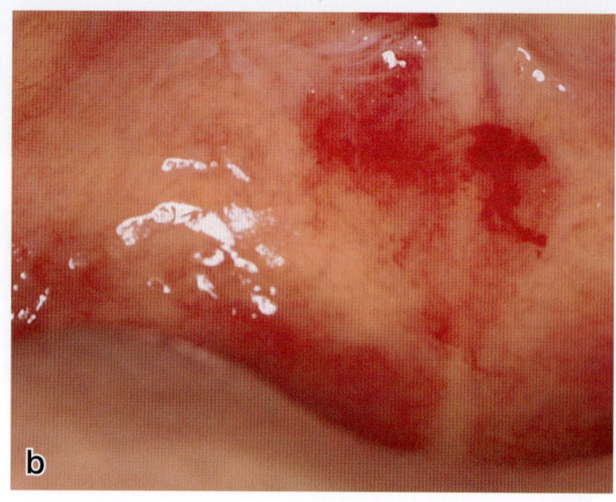

(a)の軟口蓋のびらん

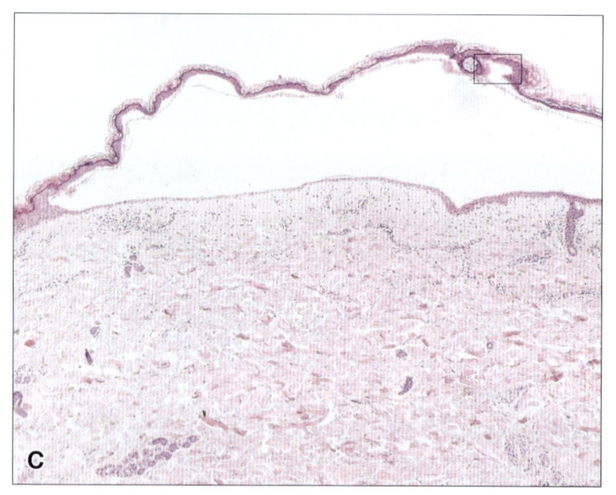

(a)の前腕皮膚の水疱を生検

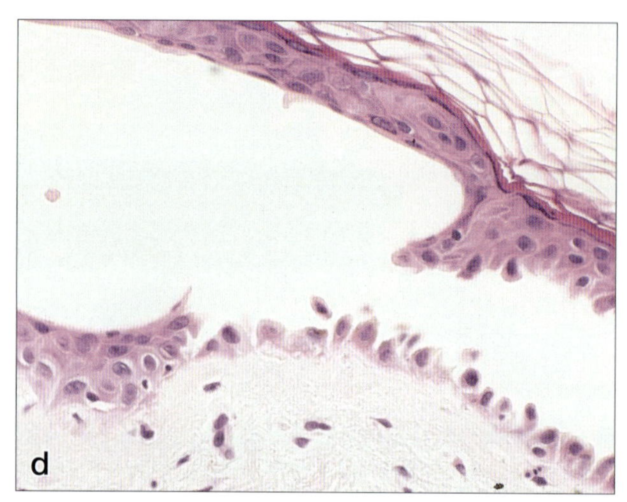

(c)の拡大像．表皮内水疱．acantholytic cellがみられる．血清中抗Dsg1，3抗体陽性．尋常性天疱瘡と診断

皮膚や粘膜に水疱やびらん，紅斑を生じる水疱症は，大きく先天性，後天性に分けられる．先天性には，表皮水疱症，Hailey-Hailey病などがあり，後天性には天疱瘡，類天疱瘡などの自己免疫性水疱症がある．これらの水疱症のなかには，皮膚のみならず粘膜に病変を来したり，時には内臓病変まで合併するものがある．口腔粘膜にも病変を呈する場合があり，忘れずに口腔もみるべきである．

表皮水疱症は，表皮・真皮境界部の構成蛋白をコードする遺伝子変異によって，その部分の脆弱化が生じて水疱を形成する．水疱形成部位によって単純型，接合部型，栄養障害型などに分けられるが，一般病院で多くみるのは，後天性の水疱症である．

天疱瘡群

天疱瘡に代表される後天性水疱症は，自己免疫性水疱症ともいい，表皮細胞間のデスモソームの構成分子である表皮細胞間接着因子Dsg（デスモグレイン）1とDsg3に対する自己抗体が形成され，棘融解が生じ，表

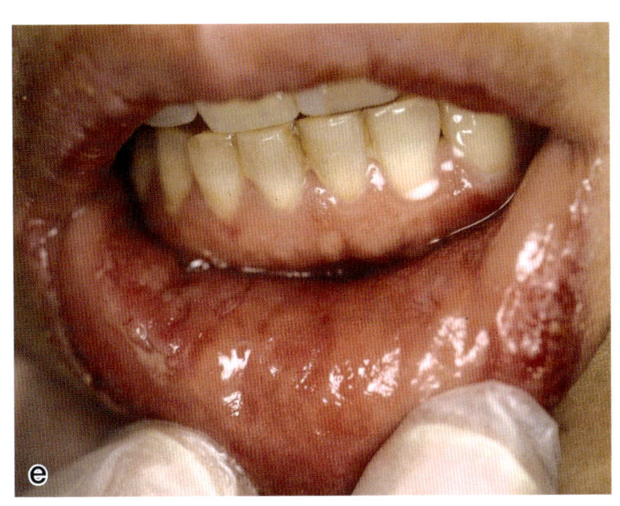

50歳，女性．尋常性天疱瘡．下口唇のびらん，潰瘍が難治．抗表皮細胞間抗体 IgG（陽性），抗 Dsg1 抗体：3.89（陰性），抗 Dsg3 抗体：239.76（陽性）

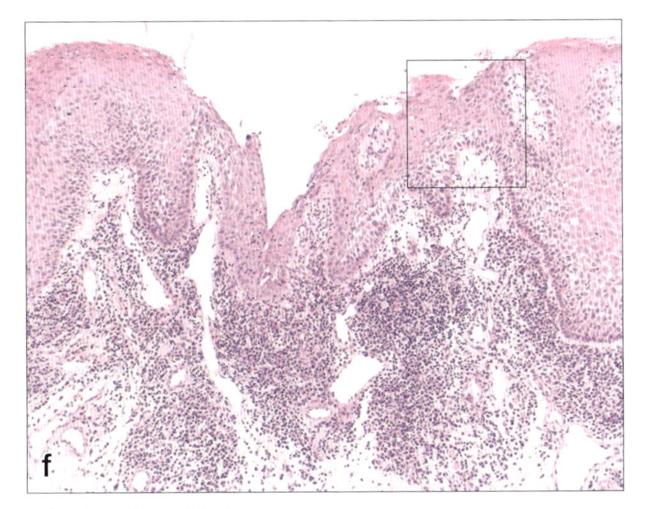

(e) の下口唇の粘膜を生検

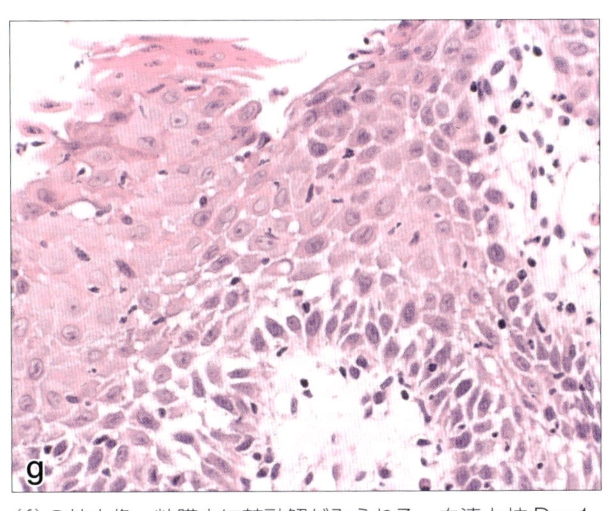

(f)の拡大像．粘膜内に棘融解がみられる．血清中抗 Dsg1，3 抗体陽性．粘膜優位の尋常性天疱瘡

皮内に水疱を形成するものである．大きく尋常性，落葉状に分けられ，尋常性の亜型の増殖性，落葉状の亜型の紅斑性，他に腫瘍随伴性天疱瘡などに分類される．いずれも中高年層に多く発症し，全身の皮膚に紅斑，水疱，びらんを生じ，Nikolsky 現象陽性である．口腔粘膜には水疱，潰れたびらん，さらには難治な潰瘍を形成する．

尋常性天疱瘡は，表皮下層に多く分布する Dsg3 に対する抗体が証明されるが，時に Dsg1 と Dsg3 に対する自己抗体も確認される．病理組織所見では，表皮基底層の直上で棘融解が認められる．Dsg1 と Dsg3 に対する自己抗体が証明される例では，皮膚粘膜のいずれにも病変が生じる皮膚粘膜型であり，抗 Dsg3 抗体のみでは粘膜優位型になる．

落葉状天疱瘡は表皮の広い層に分布する Dsg1 に対する自己抗体によって生じるため，角層下，顆粒層，有棘層上部に棘融解が生じる．症状は尋常性天疱瘡に比べて比較的軽症例が多い．いずれの型でも蛍光抗体法において，表皮細胞間に IgG，C3 の沈着が証明される．

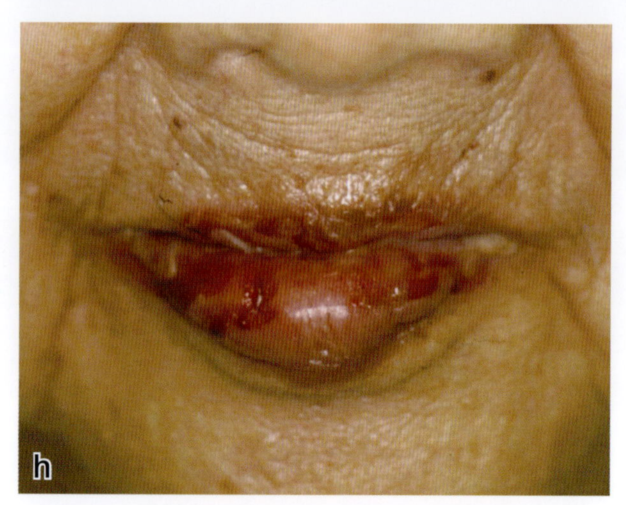

85歳, 女性. 尋常性天疱瘡(皮膚粘膜型). 下口唇は易出血性で, 軽い接触により出血をくり返す. (PSL 40 mg 内服3日後)

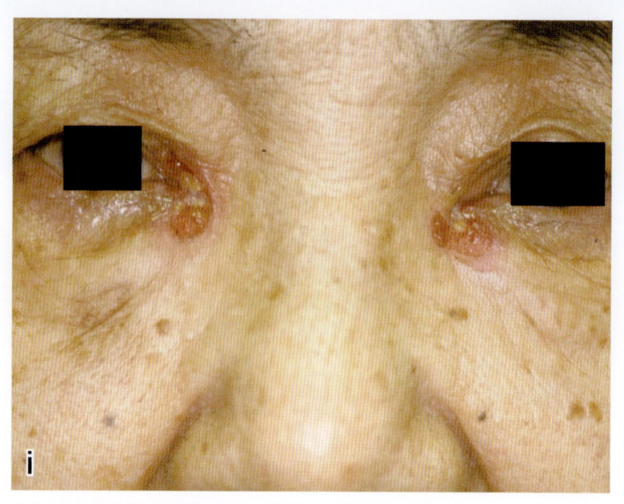

(h) の眼瞼部. 内眼角, 眼裂にびらん形成

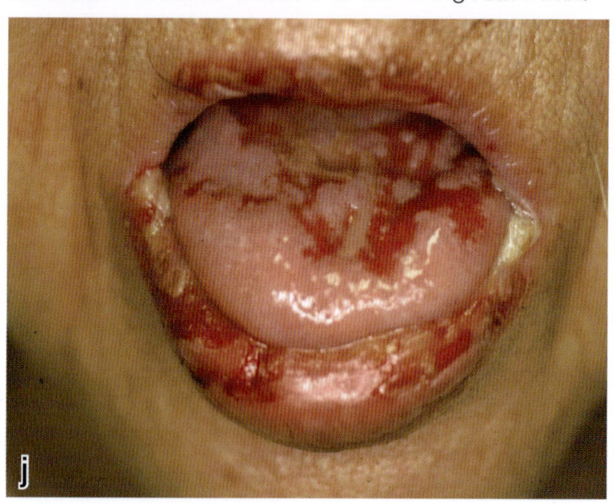

(h) の口唇, 口腔内には多数のびらん・潰瘍局面が散在しており, 強い疼痛を訴えている

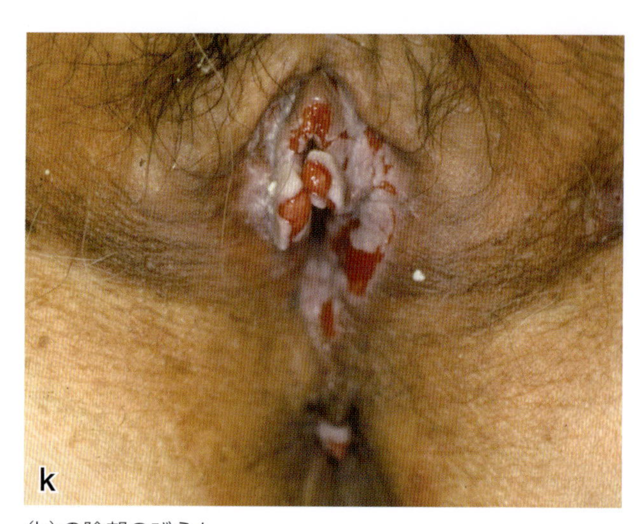

(h) の陰部のびらん

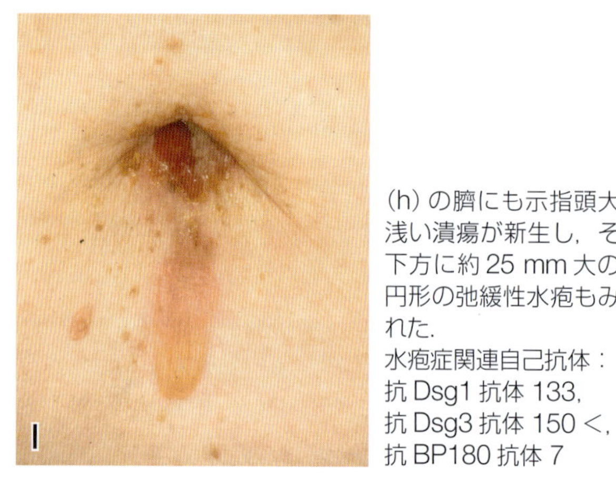

(h) の臍にも示指頭大の浅い潰瘍が新生し, その下方に約25 mm大の楕円形の弛緩性水疱もみられた.
水疱症関連自己抗体：
抗Dsg1抗体 133,
抗Dsg3抗体 150 <,
抗BP180抗体 7

治療はステロイド内服療法が主体となるが, 自験例(図h)では, 尋常性天疱瘡の皮膚粘膜型症例が治療に抵抗し, 難渋した.

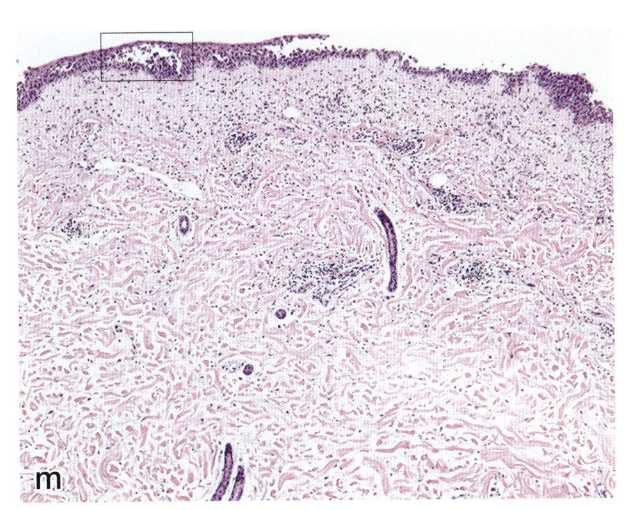

(l) の臍の水疱蓋辺縁部より生検．水疱蓋は脱落している．表皮内に水疱形成があり，真皮にも炎症性の細胞浸潤がみられる

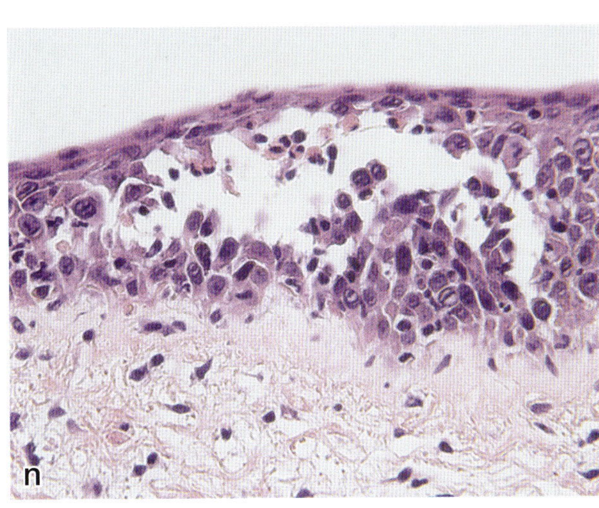

(m) の拡大像．表皮基底層直上での裂隙形成があり，水疱内に棘融解細胞と好酸球が散見される

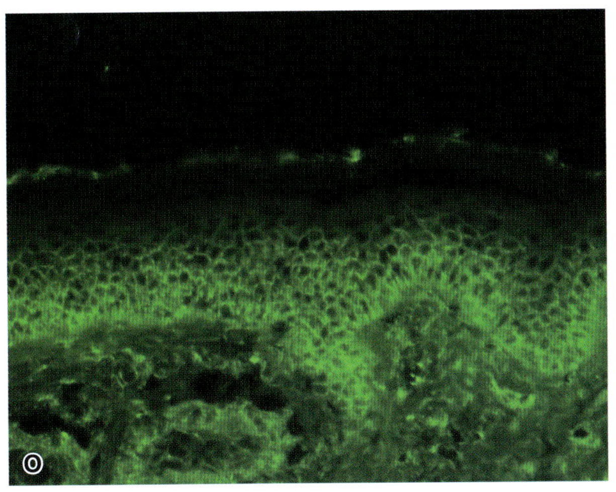

蛍光抗体直接法（DIF）．皮膚生検組織を用いたDIFでは，細胞間にIgG陽性，IgAとIgM，C3は陰性だった

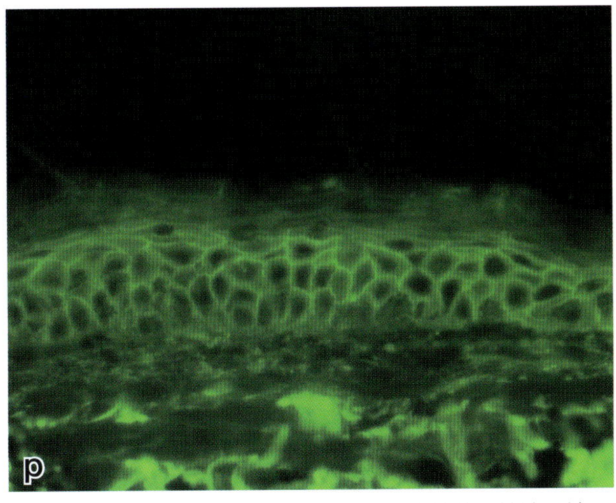

通常の正常ヒト皮膚切片を基質とした蛍光抗体間接法の結果．抗表皮細胞膜（CS）抗体IgGは160以上で陽性（表皮基底層を中心に蛍光が明瞭であり，抗Dsg3抗体が優位に陽性であることがわかる）．抗表皮基底膜抗体は陰性であった

40 類天疱瘡群（pemphigoid）

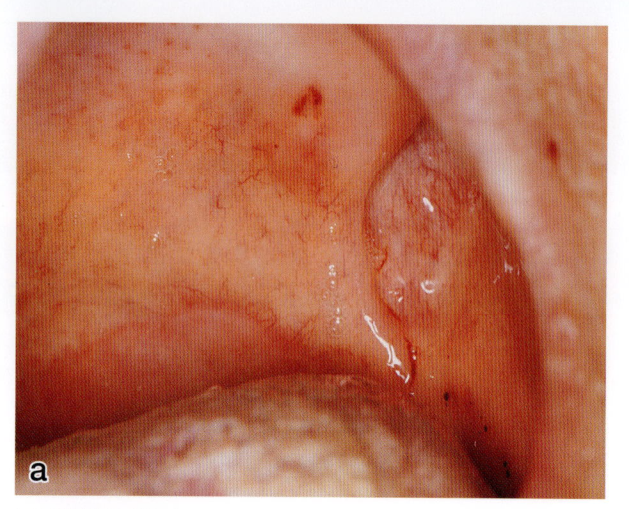

口腔粘膜のびらん

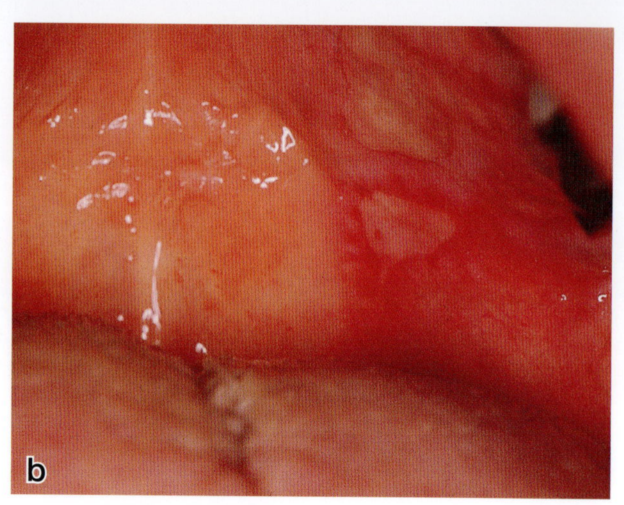

（a）の口腔粘膜の浅い潰瘍

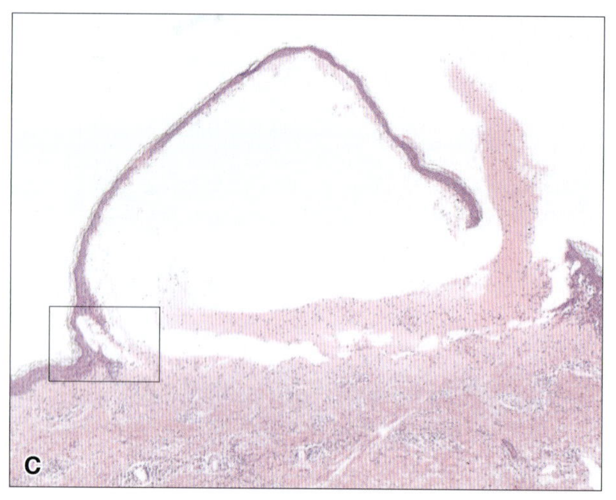

（a）の皮膚の水疱から生検

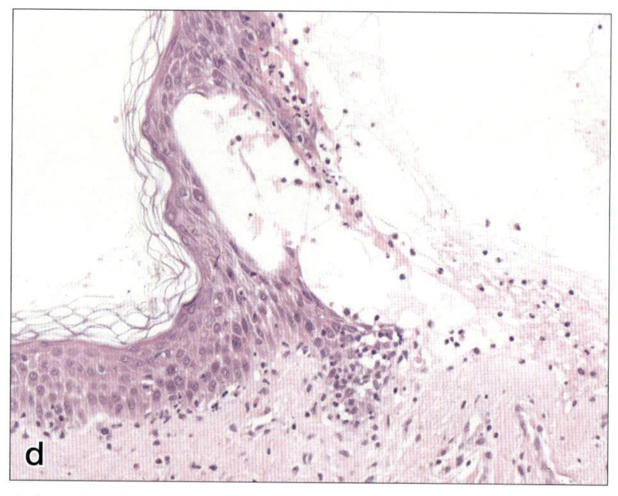

（c）の拡大像．表皮下水疱．乳頭層，表皮内，水疱内に多数の好酸球浸潤あり

類天疱瘡群

類天疱瘡群は，表皮下に水疱を形成する疾患群で，水疱性類天疱瘡，瘢痕性類天疱瘡，妊娠性類天疱瘡（疱疹），後天性表皮水疱症，線状IgA皮膚炎，疱疹状皮膚炎などがある．BP180（XⅦ型コラーゲン：COL17），BP230，ラミニン332，Ⅶ型コラーゲンなどのヘミデスモソームや表皮・真皮接合部の構成蛋白に対する自己抗体が形成されて表皮化に水疱が生じる．

水疱性類天疱瘡は，多くは高齢者に発症する．四肢，体幹の皮膚に強い痒みを伴う紅斑，緊満した水疱が多発する．ヘミデスモソームを構成するBP180，BP230に対する自己抗体によって表皮下に水疱が形成される．蛍光抗体直接法で，病変部の表皮基底膜部にIgGとC3の線状沈着がみられ，蛍光抗体間接法では抗基底膜IgG抗体が証明される．末梢血，皮疹部組織内に好酸球の増多がみられる．口腔粘膜の所見は比較的軽症例が多い．

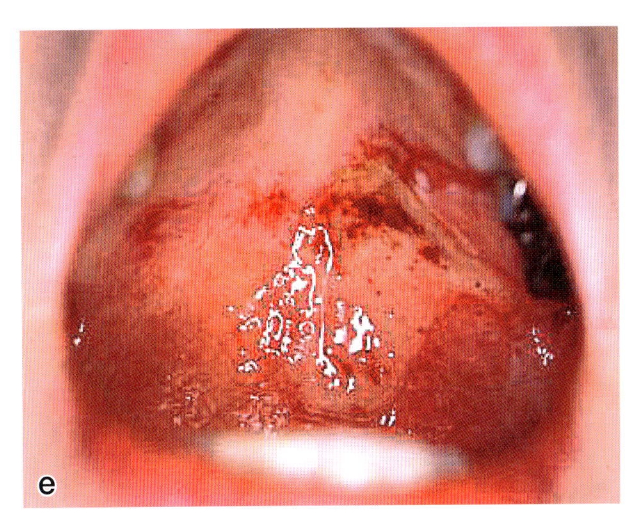

60歳，女性．潰瘍およびびらんがみられる

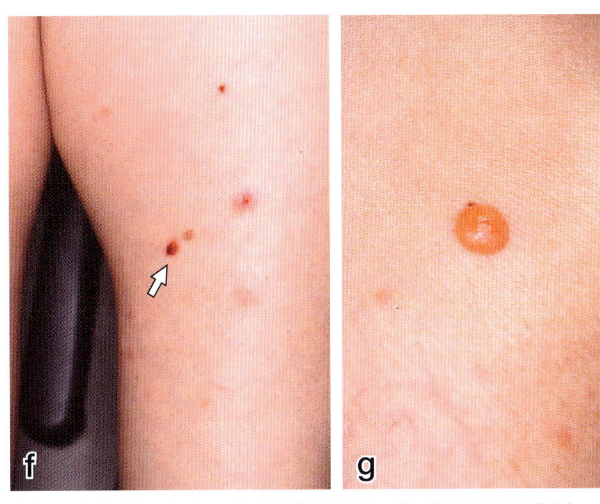

(e)の大腿部の水疱．抗BP180抗体（IgG抗体ELISA）102.01（陽性），抗BP230抗体（IgG抗体ELISA）2.28（陰性），抗Dsg1抗体（陰性），抗Dsg3抗体（陰性）

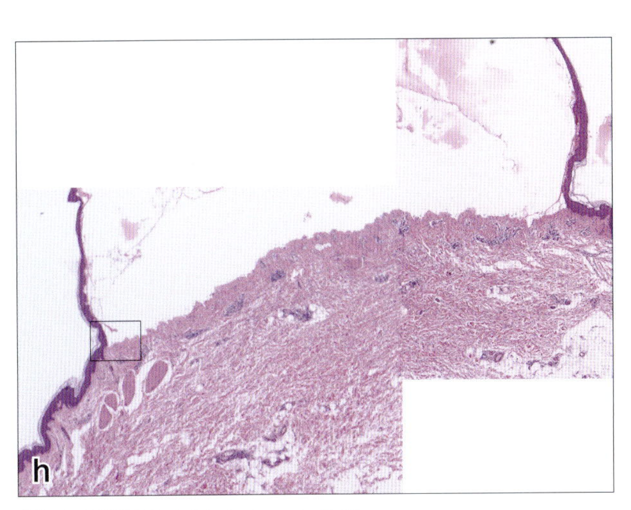

(f)の大腿部の水疱（⇨）より生検

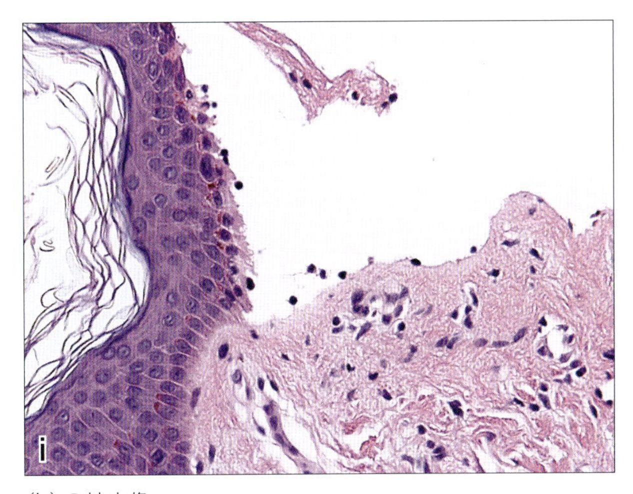

(h)の拡大像

瘢痕性類天疱瘡（粘膜類天疱瘡）は，粘膜・皮膚にBP180，ラミニン332に対する自己抗体が産生され，口腔粘膜，眼結膜に水疱・びらんが形成される．外陰部，食道，尿道，咽喉頭など他の粘膜にも症状が出現し，くり返されるため瘢痕を形成する．

類天疱瘡の治療はミノサイクリンなどのテトラサイクリン系の抗菌薬，ニコチン酸アミド，ステロイド，シクロホスファミドなどの免疫抑制薬，DDS (diaminodiphenyl sulfone)などを用いるが，難治な例ではステロイドパルス療法，免疫グロブリン大量療法，血漿交換療法などが必要な場合もある．

第10章

肉芽腫

41 肉芽腫性口唇炎（cheilitis granulomatosa）

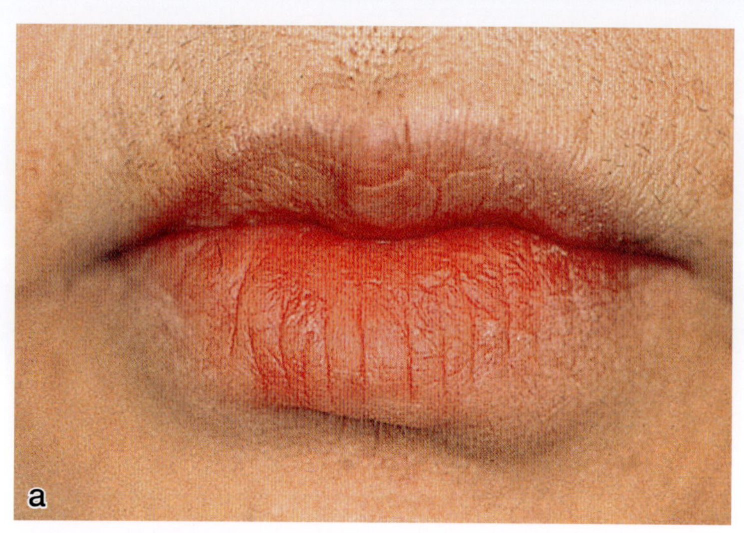

成人女性．下口唇に弾性硬の浸潤を触知する

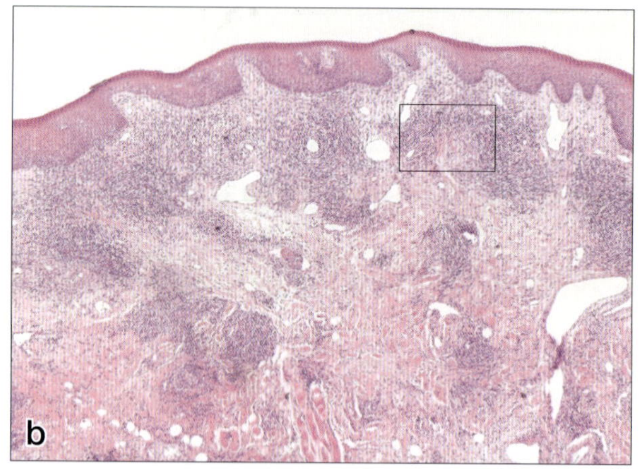

(a)の病理組織像．口唇粘膜下に類上皮細胞肉芽腫を形成している

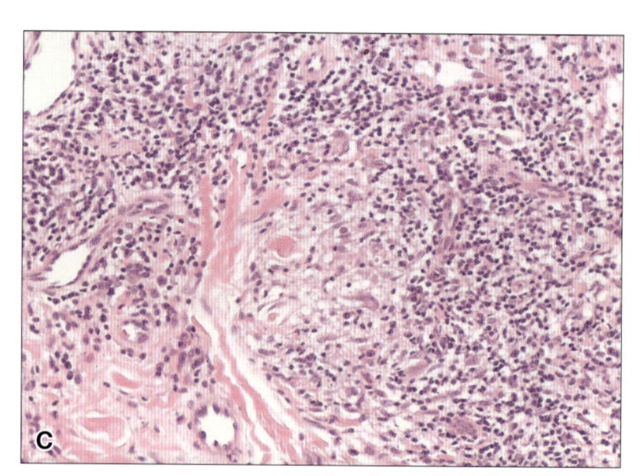

(b)の拡大像．類上皮細胞肉芽腫およびそれを囲むようにリンパ球が浸潤している

肉芽腫性口唇炎

比較的急速に口唇，とくに上口唇または下口唇が腫脹し，肉芽腫を形成する病変である．消長をくり返すが，しだいに消失しなくなり，弾性硬の浸潤を触れるようになる．経過中自覚症状はない．

病理組織像は，初期には真皮の浮腫が顕著であるが，硬化した時期の組織所見では，リンパ球・組織球が多数浸潤し，類上皮細胞肉芽腫がみられる．

原因は不明であるが，歯科金属アレルギー，病巣感染などが示唆されている．それぞれの原因除去などをしても難治で，ステロイドの局注および内服投与が必要な場合もある．

口唇のみならず，頬，額，眼瞼，外陰部，歯肉などにも出現する．口唇の腫脹，顔面神経麻痺，溝状舌が揃うと，Melkersson-Rosenthal 症候群という．これは口唇，頬の腫脹に伴い，多くは片側の顔面神経麻痺が生じるもので，舌は腫大していわゆる巨大舌を呈し，かつ皺襞が顕著になる．鑑別診断としてサルコイドーシスも考慮する．

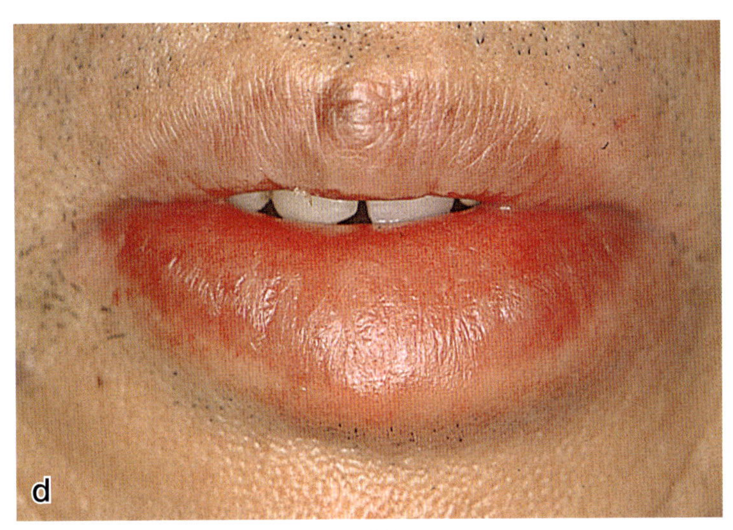

成人男性．下口唇の腫脹．弾性硬に触知する

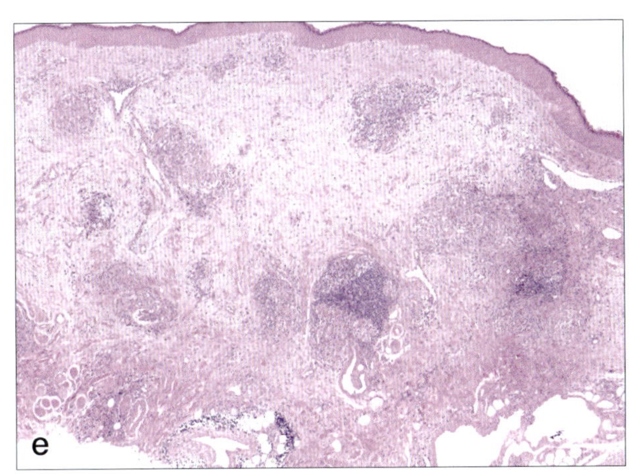

(d)の病理組織像．口唇粘膜下にリンパ浮腫．リンパ球・形質細胞を混じた類上皮細胞肉芽腫を形成した

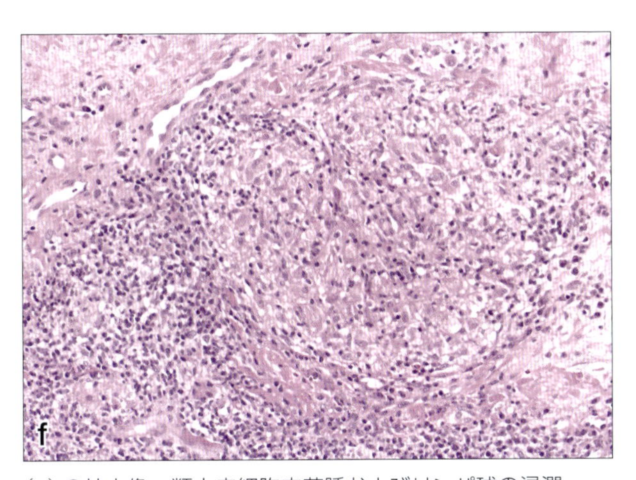

(e)の拡大像．類上皮細胞肉芽腫およびリンパ球の浸潤

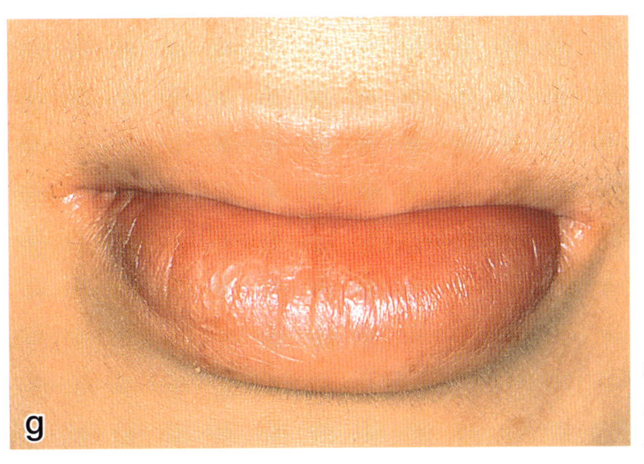

若い女性例．下口唇に生じた肉芽腫性口唇炎．難治でステロイド内服を続けて軽快した

42 サルコイドーシス（sarcoidosis）

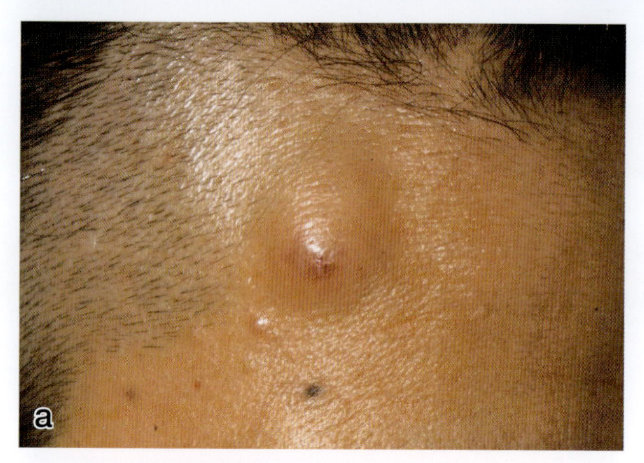

成人女性．額の結節型病変

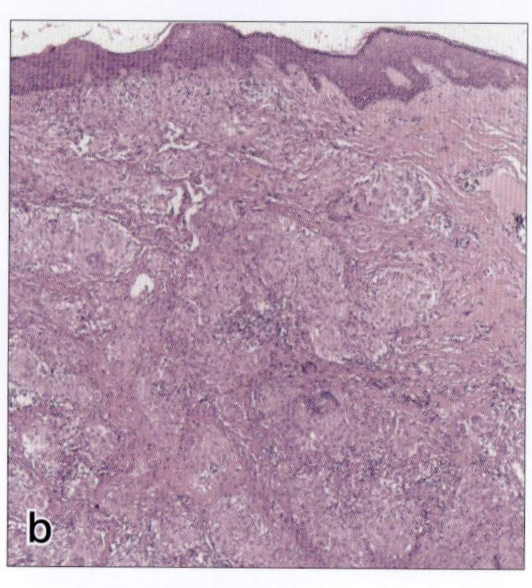

（a）の病理組織像．真皮全層にみられる広範囲な類上皮細胞肉芽腫

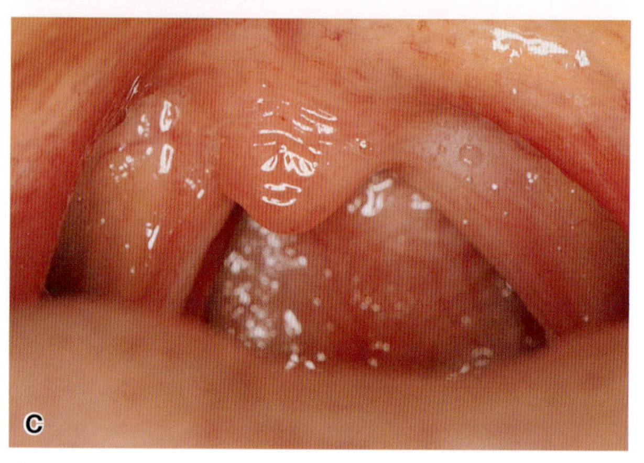

（a）の咽頭．舌咽神経麻痺を生じた

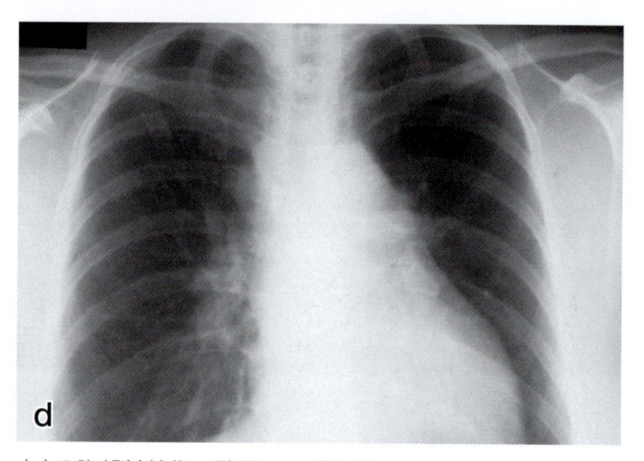

（a）の胸部X線像．肺門リンパ節腫大

サルコイドーシス

原因不明の肉芽腫が，皮膚をはじめリンパ節，肺，肝臓，心筋，眼，神経系など全身諸臓器に生じる疾患である．

皮疹は結節型，局面型，びまん浸潤型，皮下型があり，このほかに瘢痕浸潤，結節性紅斑などもみられる．サルコイドーシスの口腔内の粘膜疹としては，口唇粘膜，軟口蓋，頰粘膜，歯肉，舌に結節をつくる．病理組織像では類上皮細胞肉芽腫がみられる．

自験例（図a～d）は，肺門リンパ節腫大かつ検査値がアンギオテンシン転換酵素（ACE）29.7 IU/l（正常値 8.3～21.4），リゾチーム（Lis）17.7 μg/ml（正常値 5.0～10.2）で，サルコイドーシスと診断した．皮疹は結節型であるが，経過中に嚥下困難，嗄声を生じ，舌咽神経麻痺と判明した．一般には神経症状は5%程度に生じ，主に脳神経が侵され，そのうち40～60%は顔面神経麻痺が多い．耳下腺・唾液腺などに病変が生じると，Sjögren症候群のようなドライマウスを呈する場合もある．

広範囲に諸臓器に病変があったり，進行していく例ではステロイドの全身投与による治療が必要である．自験例（図a～d）はステロイドパルス療法で諸症状が軽快した．

参考文献

1）服部有希ほか：皮膚臨床 58: 1993-1996, 2016
2）小阪崇幸ほか：末梢神経 26: 102-107, 2015
3）井田裕太郎：耳鼻展望 56: 20-24, 2013
4）Crispian Scully: Chapter 110 Dermatoses of the oral cavity and lips. Rook's Textbook of Dermatology 9th edn (C. Griffiths et al eds.), Wiley Blackwell, Hoboken, 2016

第11章

代謝疾患

43 ペラグラ（pellagra）

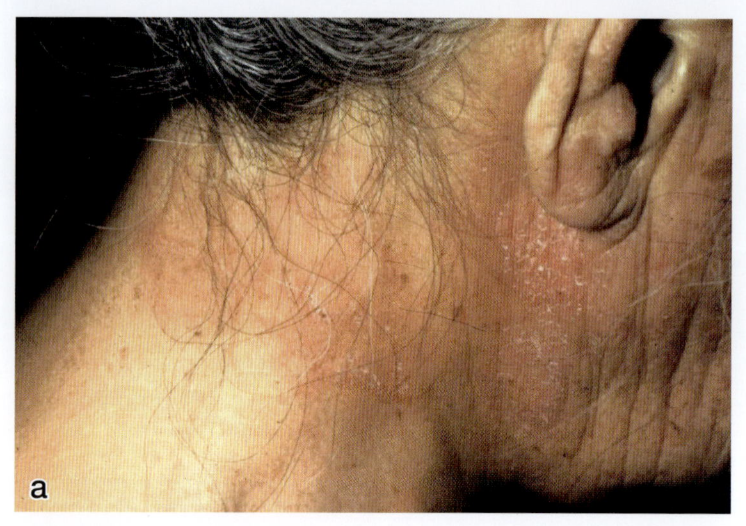

頸部の鱗屑を伴った紅斑．カザールネックレス（Casal's necklace）

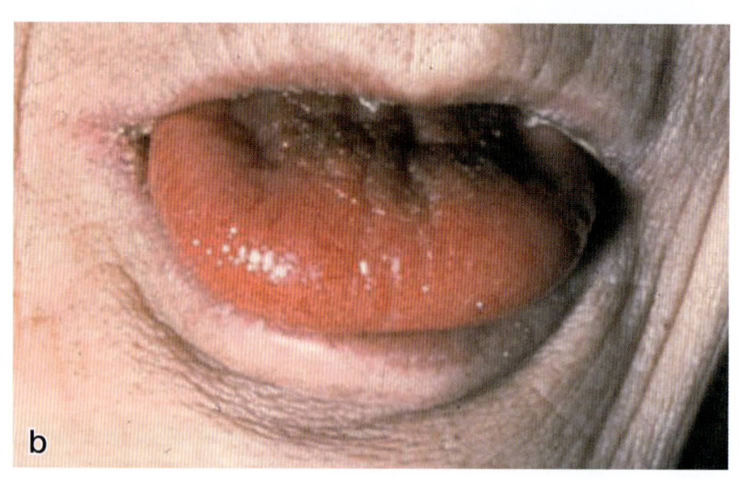

高齢者のペラグラにみられた赤い平らな舌

ペラグラ（pellagra）

ビタミンB群とくにナイアシン（ニコチン酸，ニコチン酸アミド），トリプトファンなどの欠乏症である．皮膚炎（dermatitis），下痢（diarrhea），精神症状（dementia）の三主徴（3D），時に死（death）を加えて4Dともいわれる．

皮膚症状は，日光曝露部に日焼け様の紅斑，小水疱，びらん，鱗屑を生じて，褐色の色素沈着を伴う．頸部には境界明瞭な首飾り様の局面を呈し，Casal's necklace という．口腔症状として口角炎，口内びらんを生じ，舌は乾燥して赤い平らな舌を呈する．消化器症状では下痢，嘔気がみられ，精神症状は末梢神経障害のほかに認知症様のうつ状態，幻覚などを示す．血中ニコチン酸の低下がみられ，治療はニコチン酸アミドの投与によるが，原因となる慢性アルコール中毒，栄養不十分な食事内容，偏食などの是正が必要となる．ほかに胃の切除後や，結核治療に投与されるイソニアジド内服中にも生じやすいといわれる．治療はビタミンB群投与（とくにニコチン酸アミド100～300 mg/日），食事の改善とともに，遮光も必要である．

44 Möller-Hunter 舌炎

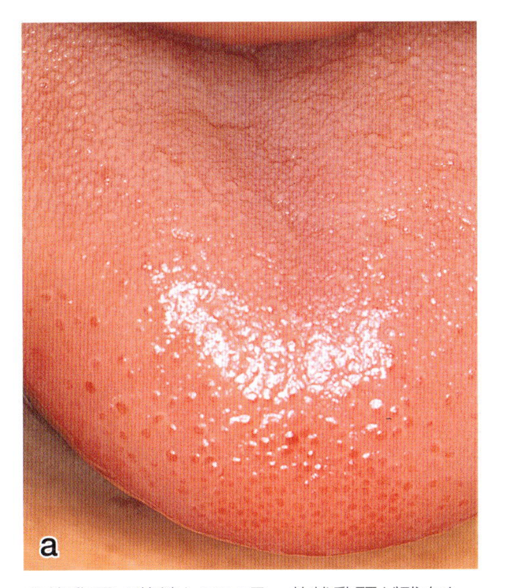

糸状乳頭は萎縮している．茸状乳頭が残存し，苺状舌を呈している（p.24 図 d と同一症例）

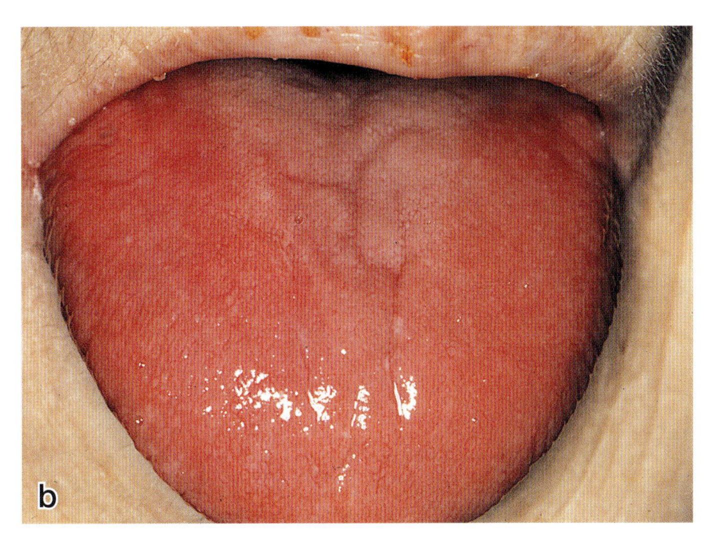

糸状乳頭，茸状乳頭の萎縮で赤い平らな舌を呈している．溝状舌を合併している（p.25 図 e と同一症例）

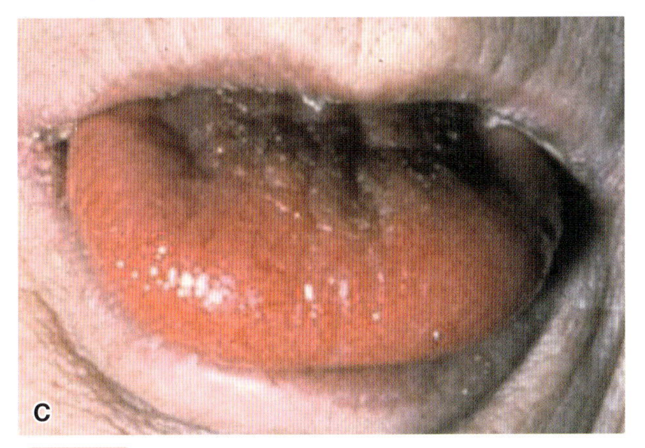

鑑別症例 ペラグラ．高齢者のペラグラにみられた赤い平らな舌．乳頭は萎縮し，乾燥している（p.128 図 b と同一症例）

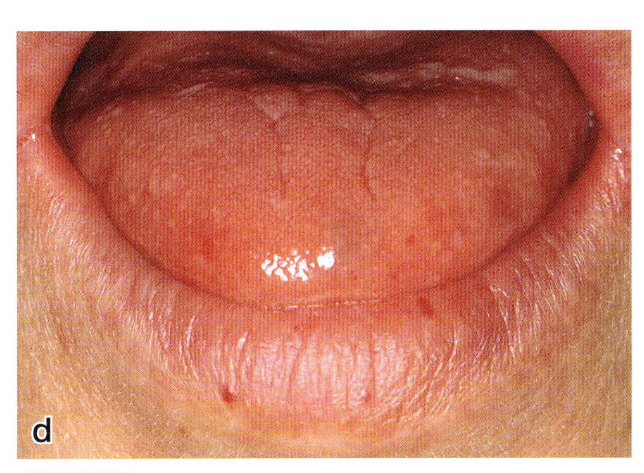

鑑別症例 Sjögren 症候群の赤い平らな舌．乳頭は萎縮している．Osler 病にみられるような毛細血管拡張が舌背，口唇に散在している（p.106 図 a と同一症例）

Möller-Hunter 舌炎

ビタミン B_{12} の欠乏によって生じる悪性貧血でみられる舌の症状である．消化管からのビタミン B_{12} の吸収不全による悪性貧血に際して，舌の乳頭が萎縮し，赤い平らな舌を呈する．

自覚的には舌の乾燥，刺激感などであるが，原因疾患の治療，すなわちビタミン B_{12} の投与を含め，消化管吸収障害をおこす原因の追求および貧血の治療をする．

Möller-Hunter 舌炎と確定診断するに際して，Plummer-Vinson 症候群，Sjögren 症候群，ペラグラなど，ほかの赤い平らな舌を呈する疾患との鑑別が必要である．

45 腸性肢端皮膚炎

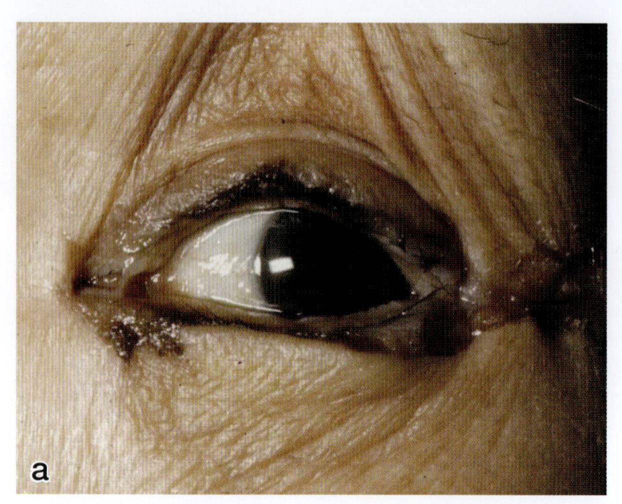

成人女性．十分な食事がとれなかった例．眼裂周囲の痂皮を付着したびらん

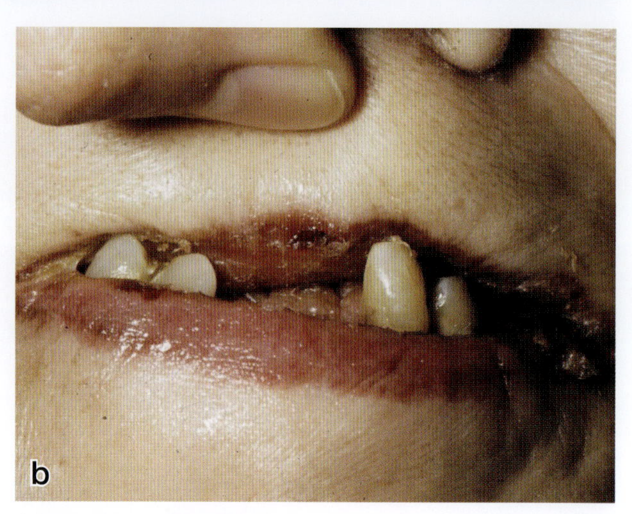

(a) の口唇，口腔のびらん

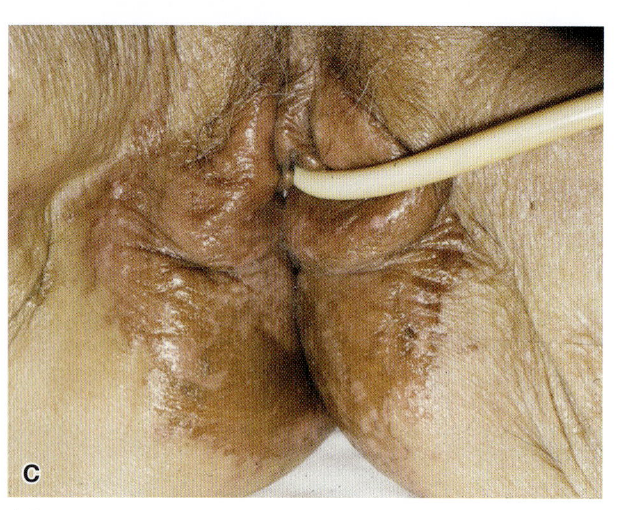

(a) の陰部．発赤，びらんを伴っている

腸性肢端皮膚炎

亜鉛欠乏によって生じる皮膚炎で，先天性と後天性があり，先天性は常染色体劣性遺伝で，第8染色体上の *ZIP4*（*SLC39A4*）遺伝子変異による．後天性は食事性や消化管の術後，ペニシラミンなどの薬剤性などがあり，乳児では母乳中の亜鉛欠乏によっておきる．症状は，眼裂周囲，耳孔，口角・口囲，鼻孔，陰部などの開口部や外的刺激の加わる部位に，紅斑，小水疱，びらん，鱗屑を伴った局面を形成する．口腔内は乾燥し，舌は赤い平らな舌を呈する．脱毛も高率にみられる．鑑別は脂漏性皮膚炎，乾癬，カンジダ症，ペラグラなどである．血中亜鉛が低値を示す（正常値は血清中亜鉛が 60 ～ 130 μg/d*l*）．治療はポラプレジンク，酢酸亜鉛などの内服，微量元素製剤の輸液で亜鉛を（150 ～ 300 mg/ 日）投与する．

46 Plummer-Vinson 症候群

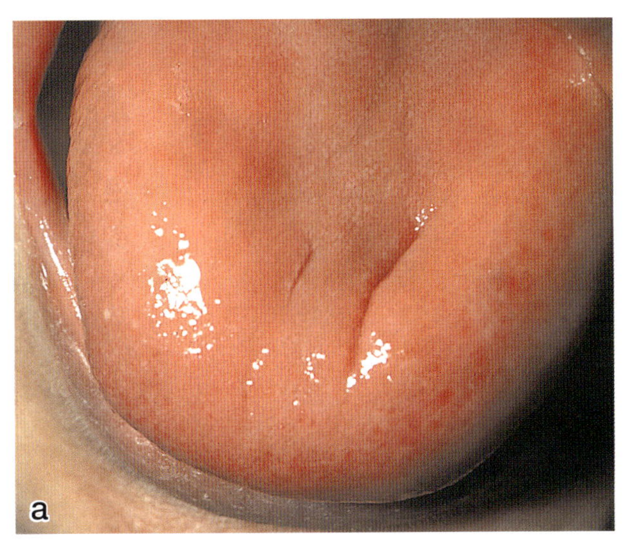

84 歳，女性．Plummer-Vinson 症候群でみられる赤い平らな舌

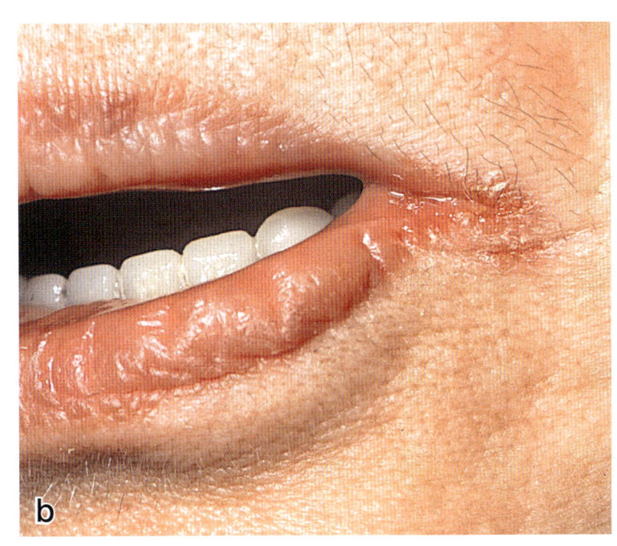

(a) の口角炎

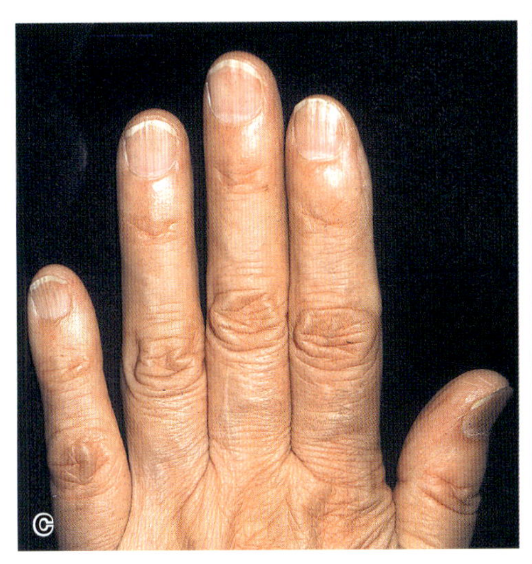

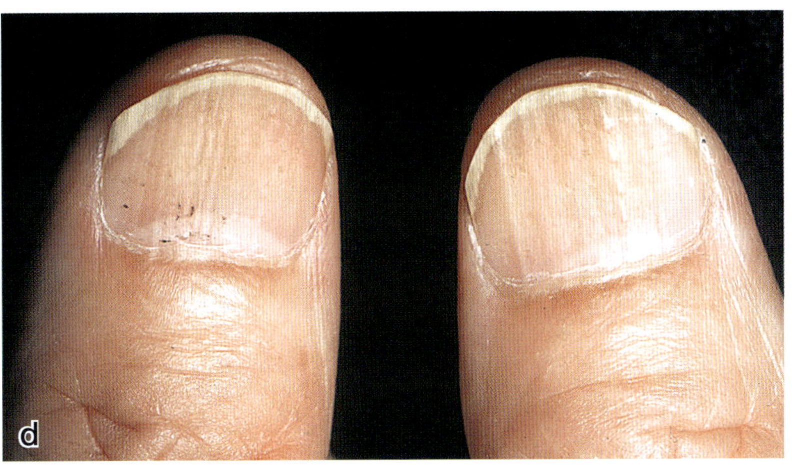

(a) の匙状爪（スプーンネイル）．先が反り返っている

Plummer-Vinson 症候群（PVS）

鉄欠乏性貧血でみられる赤い平らな舌，嚥下障害，口角炎，匙状爪（スプーンネイル）などの症状を指す．

赤い平らな舌は，萎縮性の舌炎で，舌乳頭の萎縮によって舌苔を生じず，舌の表面が滑らかになって暗赤色を呈する状態である．月経過多，子宮筋腫による月経出血増加，消化管の悪性腫瘍などから慢性的に出血するほか，胃や腸管の広範囲切除で鉄の吸収不全がおきたり，妊娠による胎児の鉄消費で母体が鉄欠乏を来した場合などに生じる．

対応は，原因があればその治療をまず行う．直接的な治療としては，鉄剤の内服，内服できない場合は静脈注射である．

47 アジソン病（Addison disease）

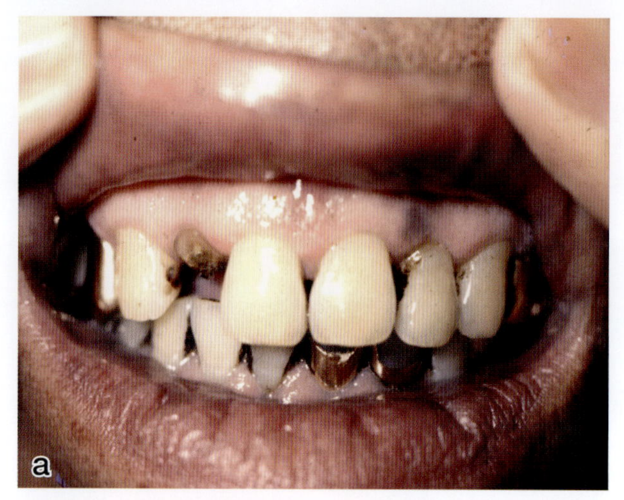

成人男性．口唇，歯肉のびまん性色素沈着

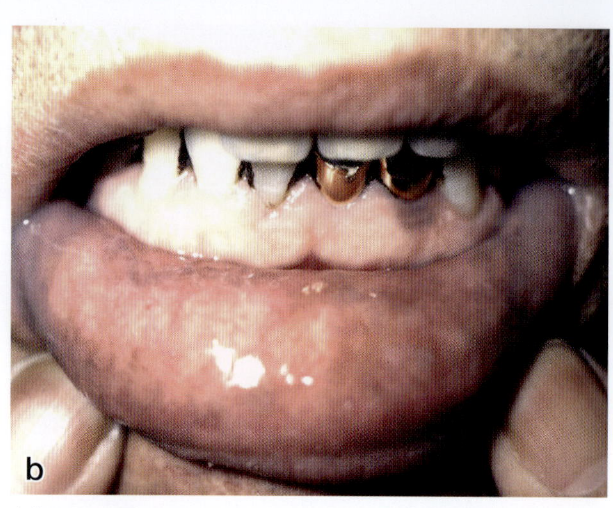

(a) の下口唇

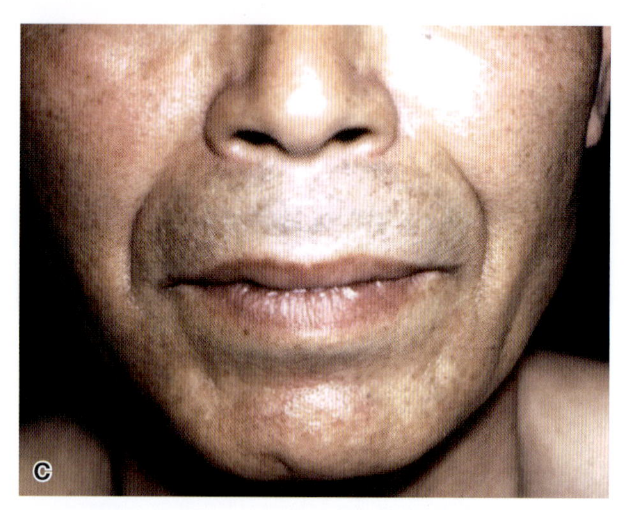

(a) の顔面．びまん性に汚泥色を呈している

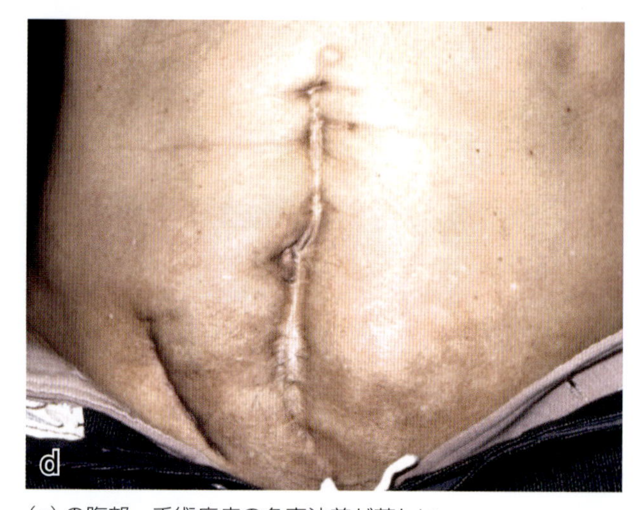

(a) の腹部．手術瘢痕の色素沈着が著しい

アジソン病

慢性原発性副腎皮質機能低下症をアジソン病という．原因は本邦では結核による例が多いが，真菌や後天性免疫不全症候群 (AIDS) などの感染症，悪性腫瘍の副腎への転移，自己免疫性副腎の萎縮などがあり，色素沈着，低血圧，全身衰弱が三主徴とされている．皮膚の色素沈着は副腎皮質ホルモンの低下で下垂体からのメラニン細胞刺激ホルモン (MSH)，副腎皮質刺激ホルモン (ACTH) 分泌増加によるものである．色素沈着は顔面，外陰部，古い傷などに顕著で，手掌・足蹠，口腔粘膜などにも色素斑がみられる．

検査所見では，低 Na 血症，低 Cl 血症，高 K 血症，尿中 17-KS および 17-OHCS の排泄低下がみられ，レニン活性高値，血中 ACTH 高値，コルチゾール低値などの所見がある．

治療にはステロイドホルモンの投与が必要であり，グルココルチコイドを生涯補充する必要もある．また，ストレスなどで副腎クリーゼをおこすことがあり，注意を要する．

【症例 a~h】 成人男性

全身の皮膚の瘙痒および色素沈着を主訴とする．肺結核の既往，虫垂炎，イレウスなど 4 回の手術歴の既往あり．

初診時現症： 非常に皮膚の色が黒く，顔面はびまん性に汚泥色で，暗褐色の色素沈着が前額部，鼻周囲，口周囲にとくに顕著である．口唇は黒ずみ，口腔内では頬粘膜，歯肉，舌の両外側に暗褐色の色素沈着がみられる．躯幹はびまん性に汚泥色を呈している．生理的色素沈着部，すなわち乳暈，腋窩，臍部，外陰部はとくに色素沈着が著しく，亀頭，陰嚢には小豆大までの暗黒色斑が散在している．過去の手術瘢痕の色素沈着が著しい．

経過と治療： 精査の結果，結核性副腎機能不全が判明し，ヒドロコルチゾンで治療中．副腎クリーゼの発症にも注意が必要である．

引用・参考文献

日野治子：皮膚病診療 36: 857-861, 2014

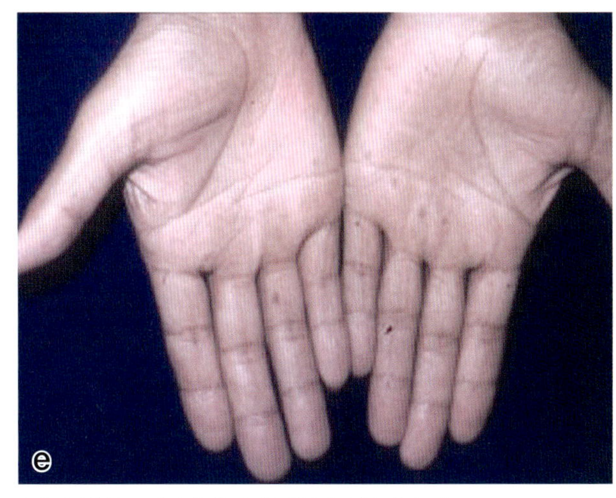

(a) の手掌．びまん性の色素沈着がみられる

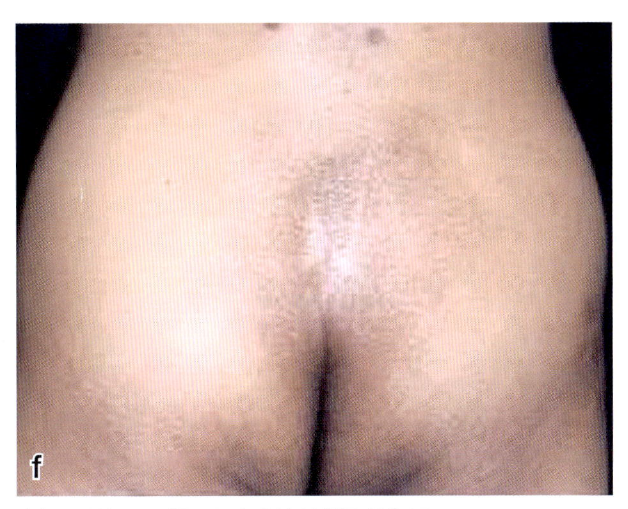

(a) の腰部・臀部にも色素沈着がみられる

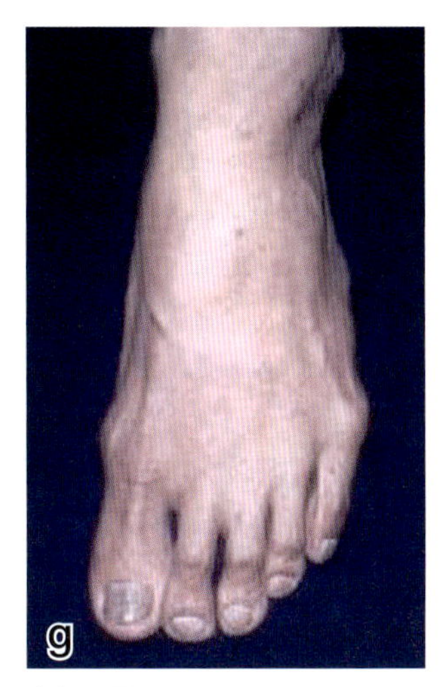

(a) の足

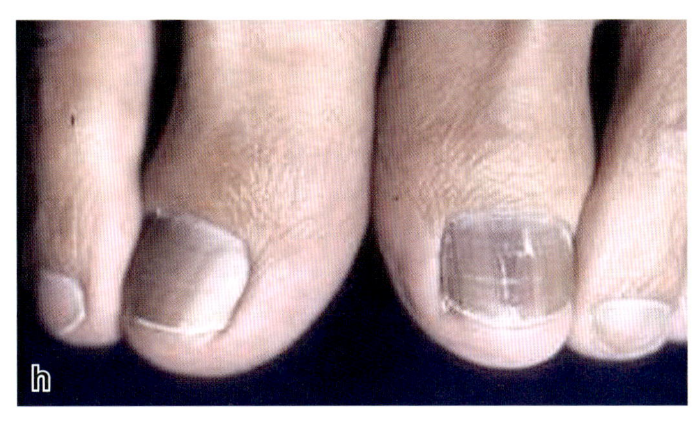

(g) の拡大像．爪にも色素沈着が明瞭である

48 ヘモクロマトーシス（hemochromatosis）

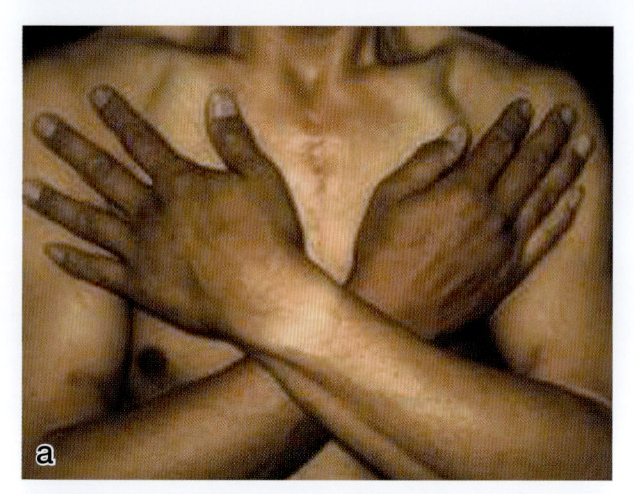

成人男性．全身に黒褐色の色素沈着が著明にみられる

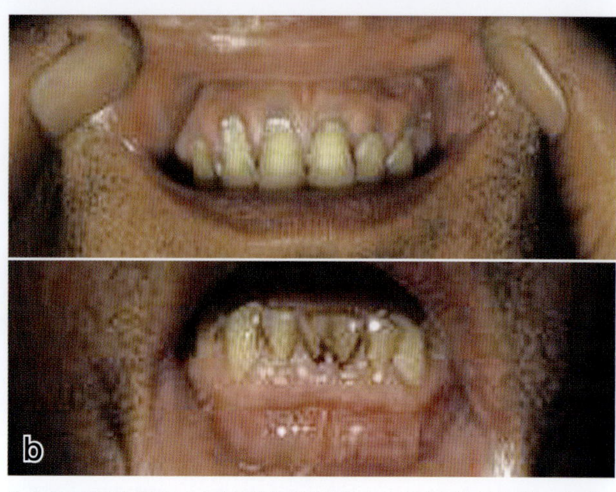

(a)の口腔粘膜および歯肉に黒褐色の色素沈着が明瞭である

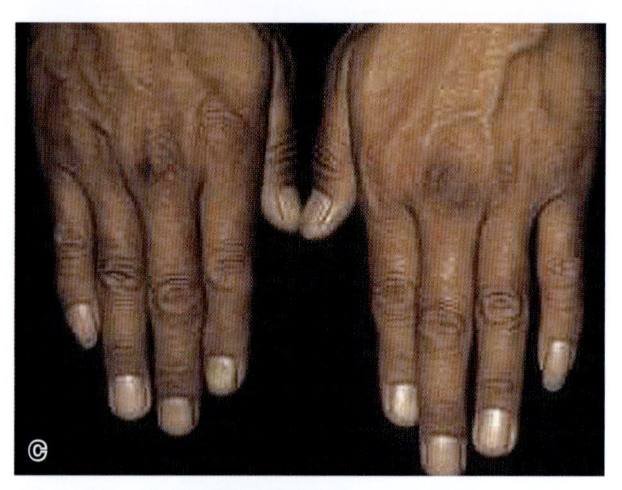

(a)の手背．手背，指背の色素沈着．ヘモジデリンメラニンによるためどす黒い茶褐色を呈する．爪甲も褐色調を帯びている

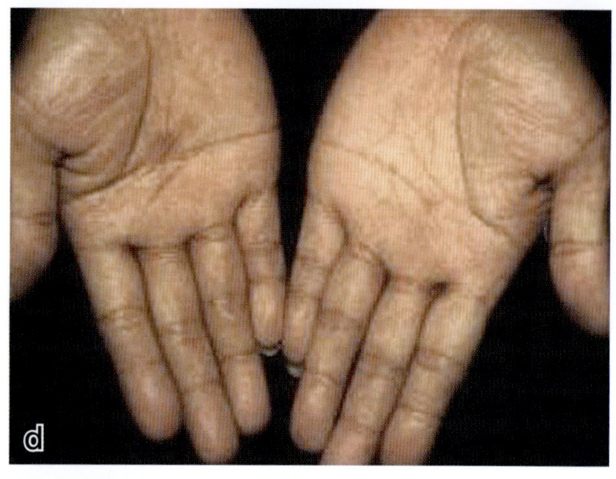

(a)の掌蹠．手掌の褐色色素沈着．褐色斑および皺に一致して褐色が増強している

ヘモクロマトーシス

ヘモクロマトーシスは鉄代謝異常によって全身の諸臓器に異常に増加した鉄が沈着し，さまざまな障害をもたらす疾患である．欧米では常染色体優性遺伝の遺伝性が多い．日本では非常に稀ながら遺伝子としてHFE，ヘモジュベリン，ヘプシジン，トランスフェリン受容体2，フェロポルチン1をもつ家系が判明している．

これらの遺伝子異常による突発性のものと，鉄代謝の異常はないが輸血後鉄過剰症が原因となる二次性のものとに分けられるが，現在では二次性がほとんどである．

本症では血清鉄が300 μg/dl以上に増加，トランスフェリン飽和度が50％以上になることも稀ではない．過剰鉄は脳，肝臓，肺，心臓など諸臓器に蓄積し，肝硬変，糖尿病，心不全，皮膚の色素沈着，甲状腺機能低下症，慢性疲労などをおこす．治療は定期的な瀉血，デフェラシクロスなどの鉄キレート剤投与などが行われる．

自験例（図a～d）は原因不明のヘモクロマトーシスで，全身の黒褐色色素沈着を主訴に来院し，精査の結果本症と判明した．口腔粘膜および歯肉に黒褐色色素沈着が顕著である．

資料 2　微量元素・ビタミンなどの欠乏によって生じる皮膚粘膜症状

主な微量元素・ビタミンなどの欠乏によって生じる皮膚粘膜症状

吸収不全・欠乏			皮膚・粘膜病変
栄養障害：蛋白質，ビタミン類			Kwashiorkor 症候群
亜鉛欠乏			腸性肢端皮膚炎，味覚障害，脱毛，舌炎
鉄欠乏			Plummer-Vinson 症候群，舌炎，匙状爪
ヨウ素欠乏			甲状腺腫，甲状腺機能低下症
ビタミン欠乏	V.A		乾皮症，口腔内乾燥，毛孔性角化，夜盲症，眼球・眼瞼結膜の乾燥，時に成長抑制
	V.B 群	V.B_1	脚気，末梢神経炎
		V.B_2	眼瞼炎，赤い平らな舌，口角炎，口唇炎
		ナイアシン（ニコチン酸，ニコチン酸アミド，トリプトファン）	口唇炎，赤い平らな舌，日光過敏，ペラグラ（下痢，皮膚炎，神経症状）
		V.B_6	赤い平らな舌，口角炎，皮膚炎，神経症状
		V.B_{12}	Möller-Hunter 舌炎，悪性貧血
	V.C		紫斑，出血，壊血病
	V.D		くる病，骨軟化，骨粗鬆症
	V.E		溶血性貧血，脱毛，神経症状
	V.K		血液凝固系異常，出血傾向，新生児メレナ
	ビオチン		皮膚炎，舌炎，筋肉痛，味覚障害，血糖値上昇
	葉酸		悪性貧血，下痢，舌炎

49 全身性アミロイドーシス（systemic amyloidosis）

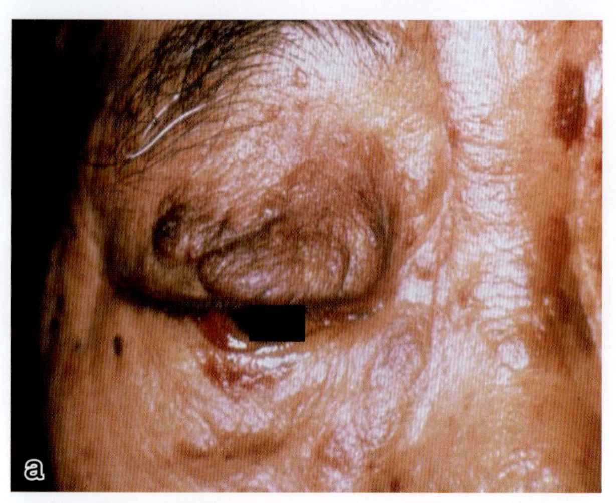

65歳，男性．上眼瞼の軟らかい結節．眼周囲にも多数の大小の結節が散在している

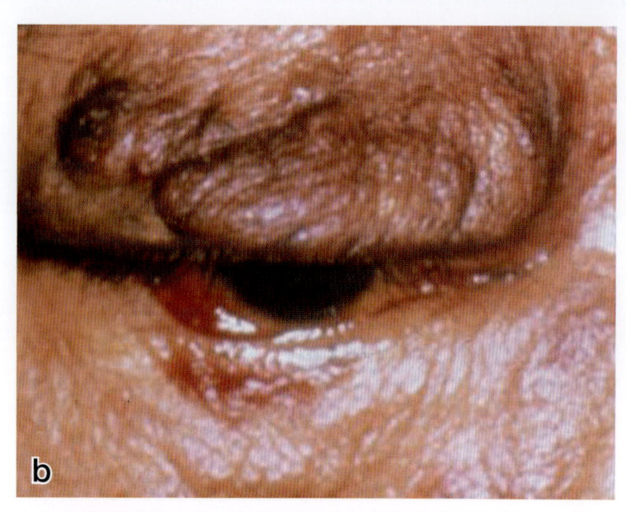

(a)の眼瞼部拡大像．眼球結膜は出血や黄染がある

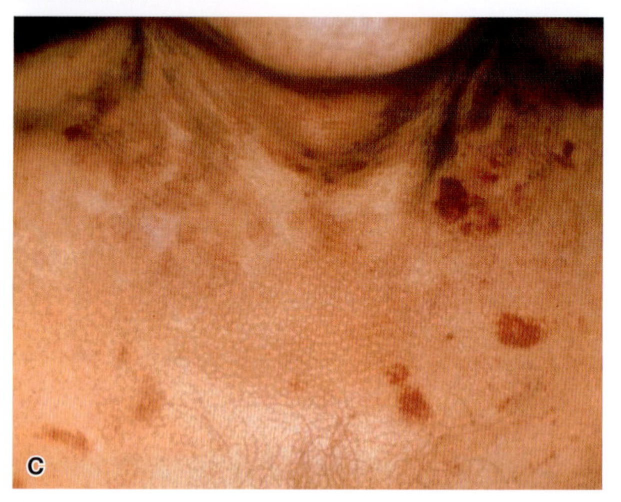

(a)の前胸部の紅斑，紫斑．軀幹の他の部位にも多数みられる

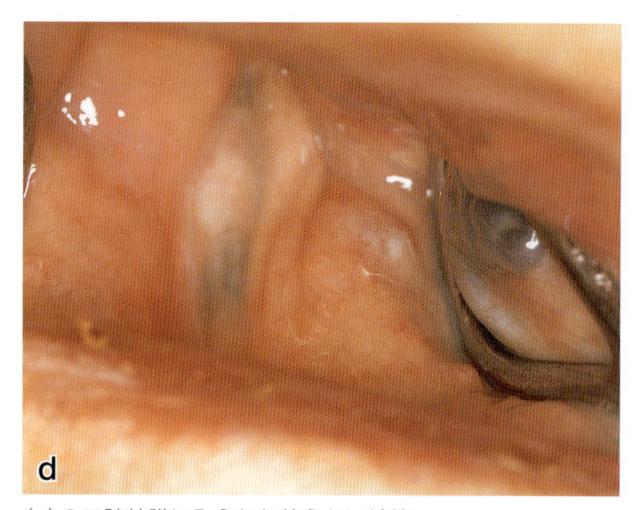

(a)の口腔粘膜にみられた軟らかい結節

全身性アミロイドーシス

アミロイド蛋白質は種類が多く，非水溶性で組織に沈着する．心臓，消化管，骨格筋，腎臓，肝臓など諸臓器に沈着して障害をおこす．皮膚のみに沈着する限局性のものと，全身の諸臓器に沈着する全身性のものとがある．本症例は免疫グロブリンL鎖を前駆蛋白とするアミロイド(AL)が沈着する全身性アミロイドーシスである．

治療は対症療法で，ジメチルスルホキシド(DMSO)の内服外用，ドキシサイクリン(I-DOX)の投与，メルファラン，ステロイドの投与などが行われるが，予後は不良である．

参考文献

1) 伊藤ゆり子 ほか：皮膚臨床 46: 1129-1135, 2004

【症例 a~g】 65 歳，男性

5 年前から眼瞼周囲に容易に紫斑ができるようになり，最近になって同部位に結節が出現した．四肢体幹に紫斑が出現，徐々に拡大してきている．3 年前からは胸部不快感，便秘・下痢など消化器症状もあり，3 年間で体重が 15 kg 減少した．

初診時現症：顔面，頸部に紫斑が多数あり，眼瞼周囲・前額に凹凸不整，褐色ないし黄色，やや光沢のある軟らかい結節が散在していた．口唇の腫脹，巨大舌がみられ，眼球結膜は出血や黄染があり，体幹・四肢にも紫斑や褐色斑，軟らかい結節が多発し，皮膚は菲薄化していた．

病理組織所見：表皮は菲薄で，真皮から皮下組織まで全層にわたり，好酸性無構造物質が存在している．コンゴレッド染色で陽性．免疫染色で抗 Aκ 抗体陽性．

治療と経過：血清 M 蛋白（IgG-κ）陽性，皮膚・消化管にアミロイドの沈着あり，基礎疾患がないことから全身性アミロイドーシス（AL）と診断．種々の治療を試みたが，心病変，腎機能低下が徐々に悪化し，永眠された．

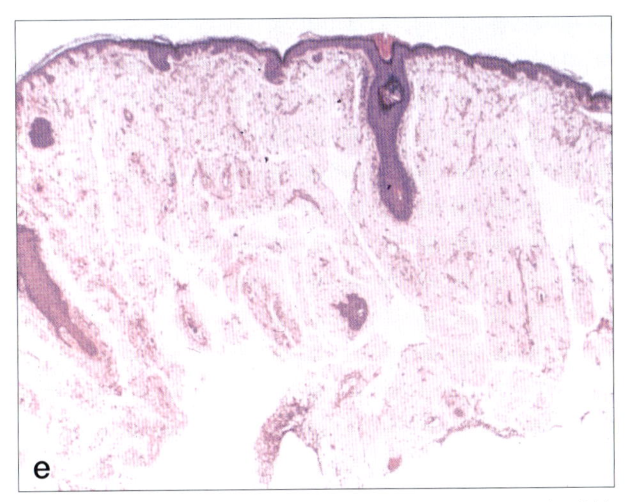

表皮は菲薄で，真皮から皮下組織まで全層にわたり，好酸性無構造物質が存在している

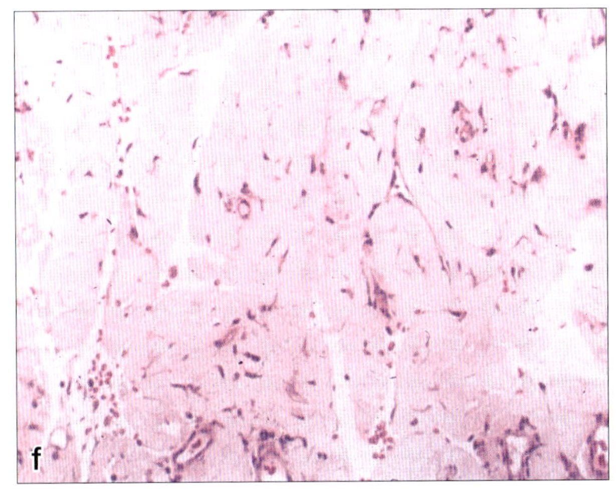

(e) の拡大像

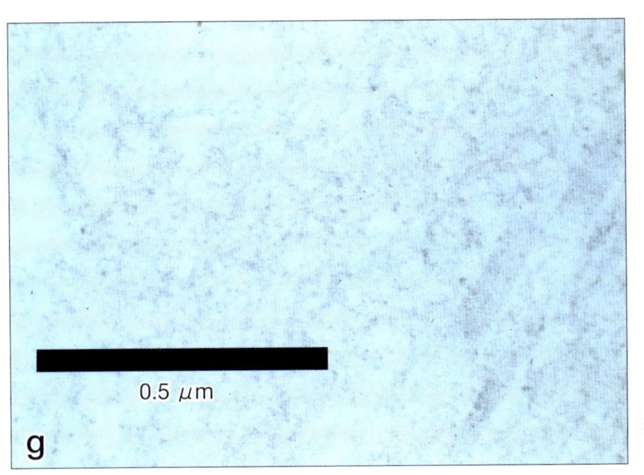

躯幹の軟らかい結節を生検．真皮に好酸性無構造物質が充満している．電顕所見では，径 10 nm の直線状微細線維の集塊がみられた

第12章

遺伝性疾患・神経系疾患

50 Cronkhite-Canada 症候群（CCS）

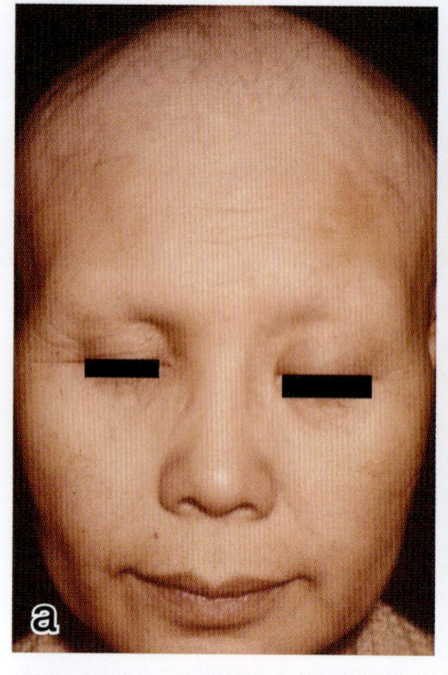

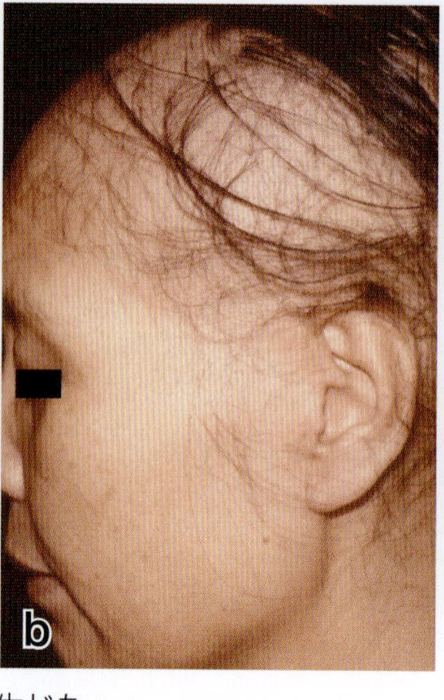

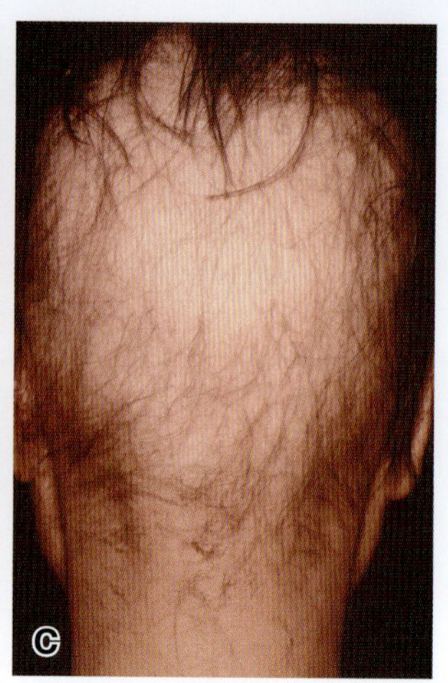

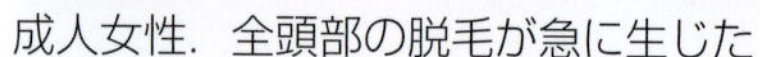

成人女性．全頭部の脱毛が急に生じた

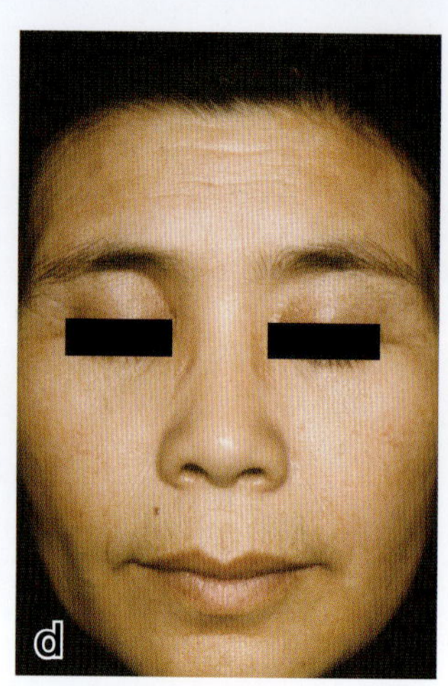

(a) の治療後（8カ月後）

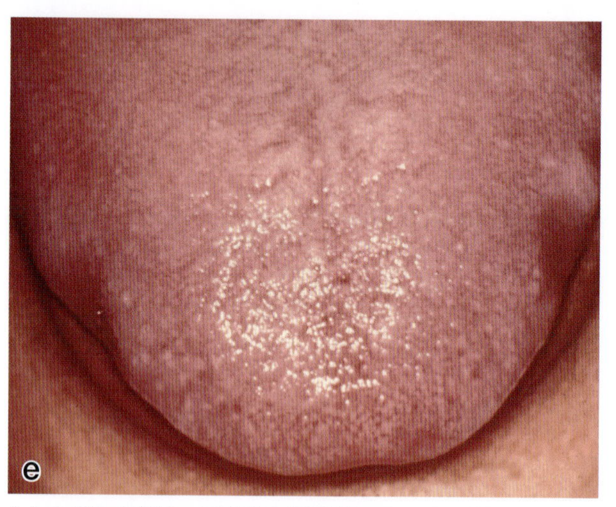

(a) の舌頭の萎縮，舌全体の浮腫がある．舌の外側には歯の圧痕がみられる

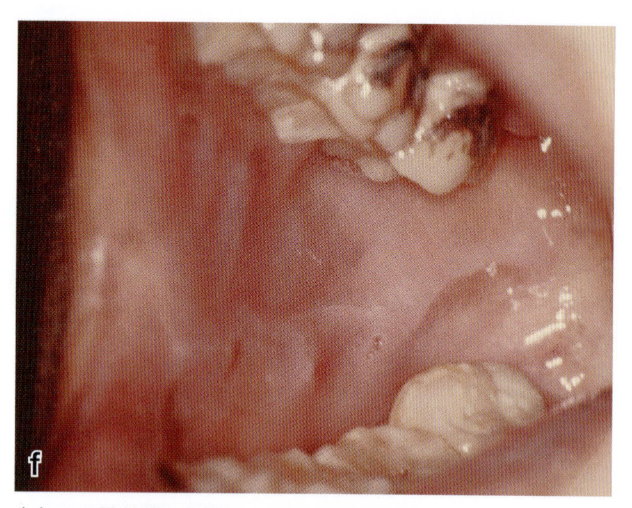

(a) の口腔粘膜の浮腫，一部に褐色斑がみられる

Cronkhite-Canada 症候群（CCS）

CCSは消化管ポリポーシスに起因し，下痢・腹痛などの消化器症状がみられ，さらには低蛋白血症に伴ういろいろな皮膚症状が現れてくる症候群で，脱毛，皮膚の色素沈着，爪の萎縮・脱落などが認められる．

消化管ポリポーシスは小腸および大腸がもっとも病変が顕著で，消化管粘膜下の炎症と浮腫を生じる．口腔粘膜病変として舌は乳頭が扁平化し，浮腫のため舌の辺縁には歯の圧痕がみられ，色素沈着などを生じる．舌を含め，全消化管の炎症と浮腫がCCSの本態であるが，原因は不明である．

治療はステロイド薬の全身投与が行われ，有効性が高い．

【症例 a~k】 成人，女性

2カ月前から下痢が続き，体重が4 kg減少した．初診の3日前から突然全頭部の脱毛が生じ，当科を受診した．

初診時現症：全頭部の脱毛が著明で，易抜毛性がある．受診時，皮膚，口腔は乾燥し，体温は低く，四肢末梢は冷たかった．手掌・足蹠および口腔粘膜に褐色小色素斑がみられ，舌は浮腫が強く，赤く平らになっており，辺縁に歯の圧痕があった．その後，頭髪，眉毛，睫毛，腋毛，陰毛はほとんど抜け落ち，手足の爪甲もすべて脱落した．消化管検査で胃・大腸を中心として広範に多数のポリープの突起がみられた．

治療と経過：CSSと診断後，ステロイド内服投与で，順調に症状の軽快がみられた．その後4カ月でステロイドも離脱，再燃なく経過している．

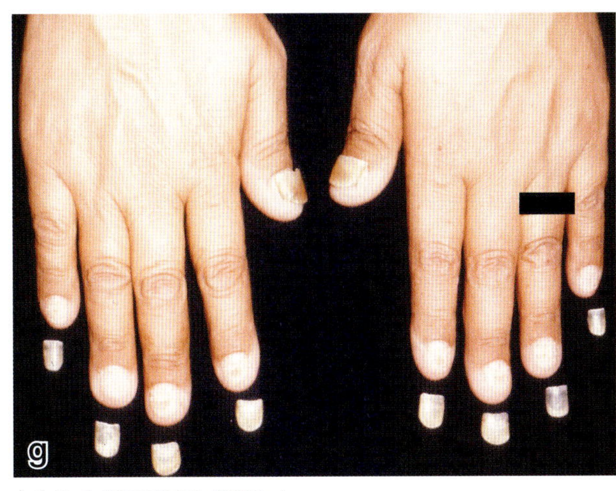

(a) の全指の爪甲も脱落した

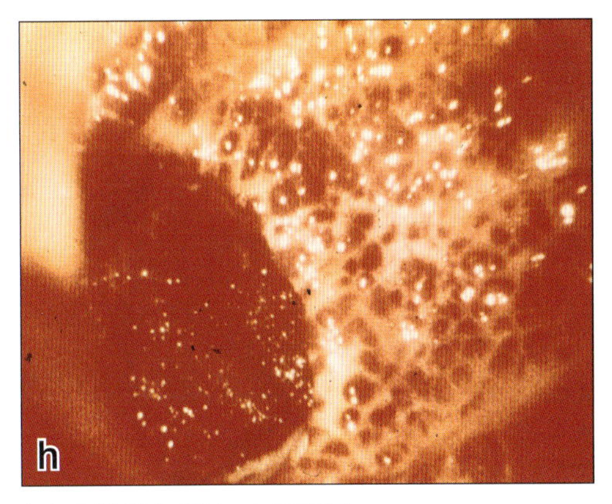

(a) の腸管のポリープ様凹凸

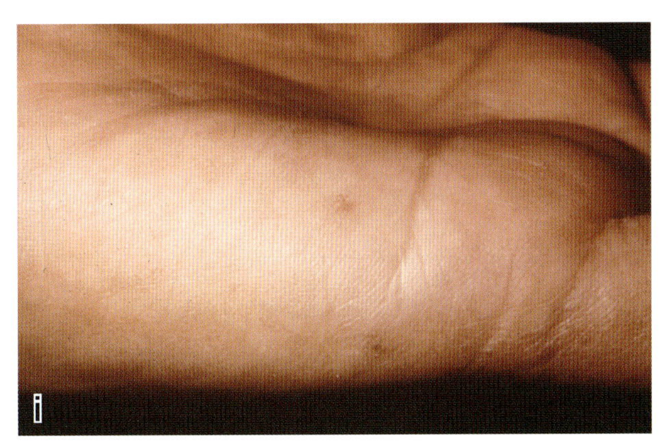

(a) の手掌の褐色色素斑

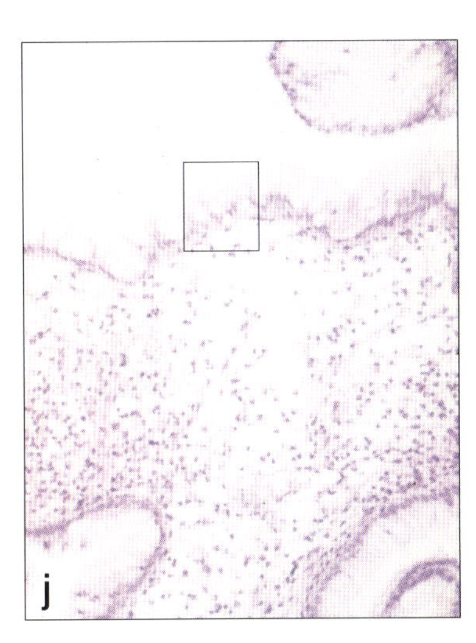

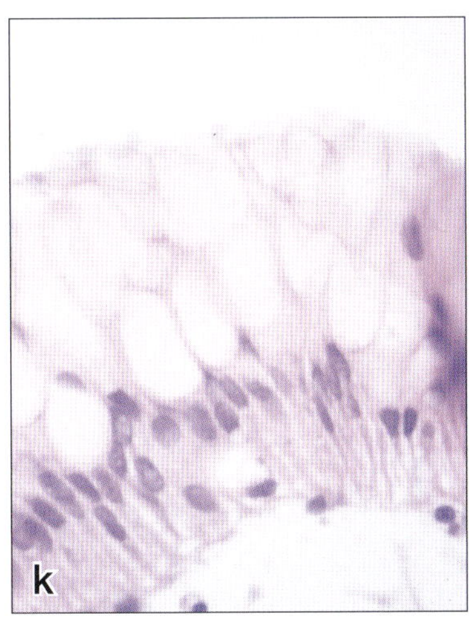

(h) の腸管のポリープの病理組織像．腸管の上皮は細胞が腫大．上皮下は強い浮腫とリンパ球主体の炎症性細胞浸潤が顕著であった．
腸管のポリープといっても本来のポリープではなく強い炎症による粘膜の変化を示唆していた

51 Peutz-Jeghers 症候群

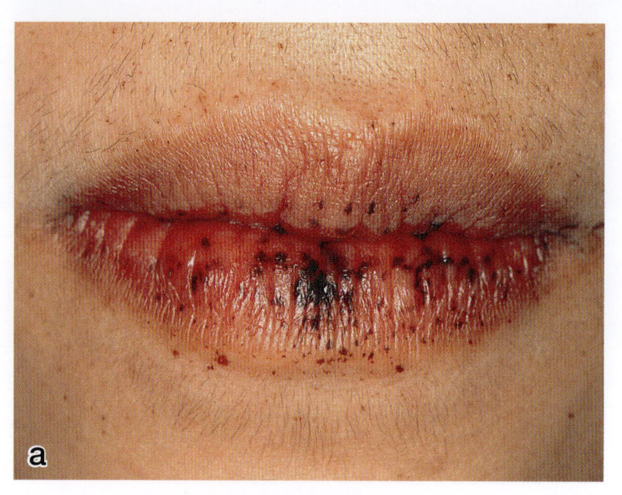

成人女性．口唇に黒色色素斑がみられる

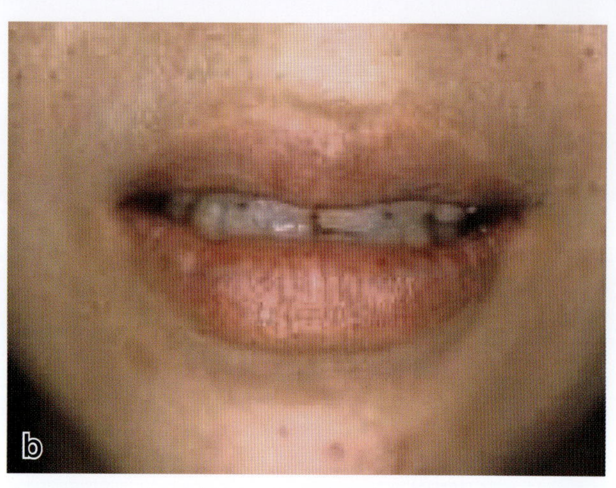

(a) の治療後（7 カ月後）．液体窒素冷凍凝固療法によって色素斑が消失している

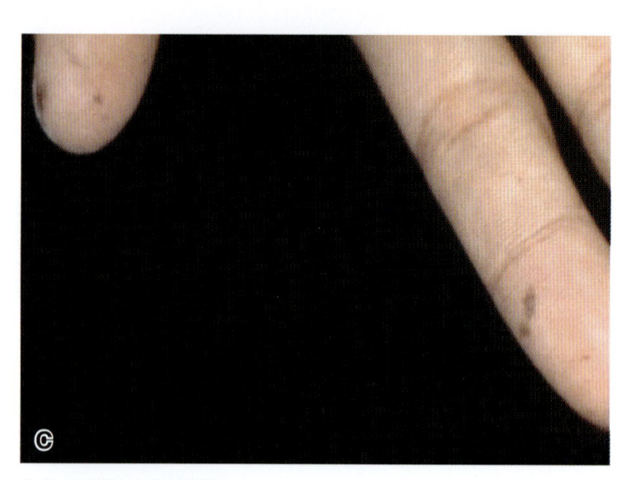

(a) の手指の色素斑

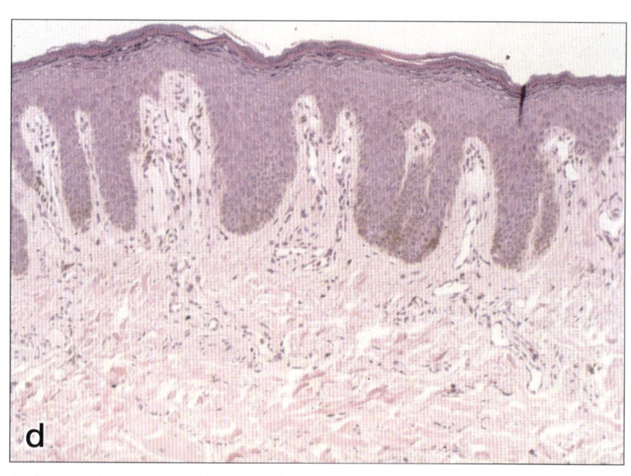

(c) の手指の色素斑から生検．crista profunda intermedia にメラニンが増加

Peutz-Jeghers 症候群

皮膚の色素斑とポリポーシスが主症状の常染色体優性遺伝疾患で，第 19 番染色体短腕（*STK-11*）の変異とされている．

主な皮膚病変は，顔面の雀卵斑様色素斑，手指先の褐色斑，口唇の黒褐色斑，口腔粘膜の褐色斑である．口唇では下口唇に顕著に現れ，墨をなめたように黒い．手掌・足蹠では米粒大程の，指掌紋の流れに一致した楕円形の褐色斑で，ダーモスコピーでは皮丘優位にみえる．手掌の中央，足蹠の土踏まずより指趾末梢に多く，爪甲下にも出現する．

病理組織像では crista profunda intermedia にメラニンの増加がみられる．口唇の色素斑は，レーザー，液体窒素冷凍凝固療法などで消失させることができる．

ポリポーシスは小腸，とくに空腸，大腸，胃にもみられ，胃腸症状として，下痢，下血，吐気・嘔吐，時に腸閉塞などを併発する．悪性の腫瘍を合併しやすい．

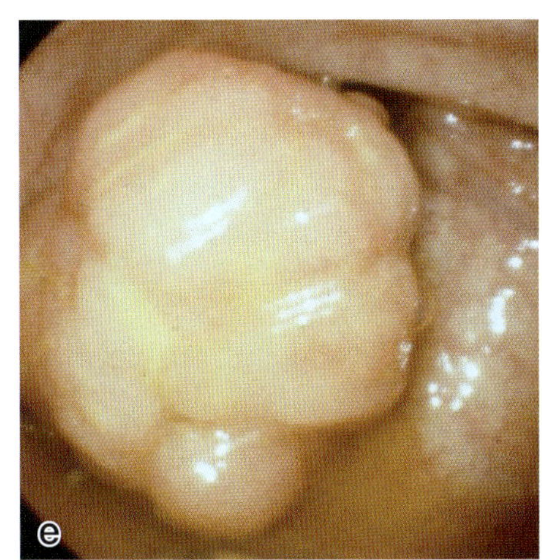

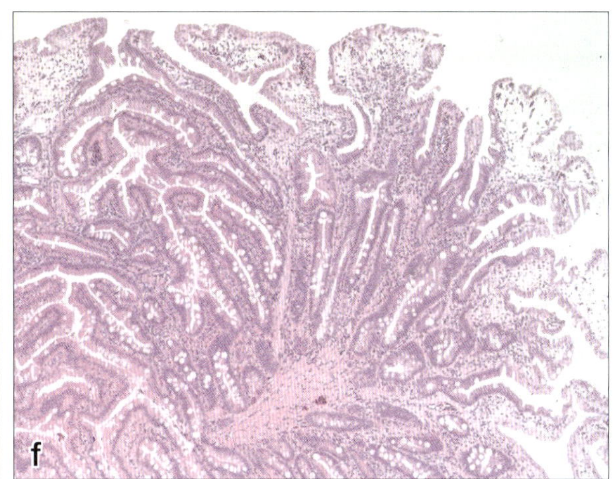

(a) の大腸ポリープと病理組織像

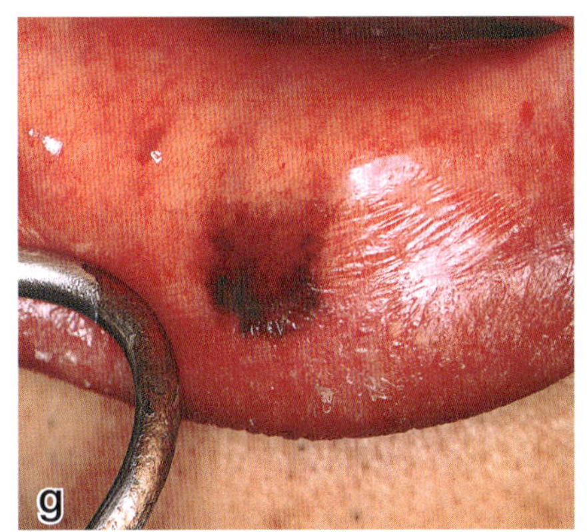

成人男性．下口唇の黒色色素斑

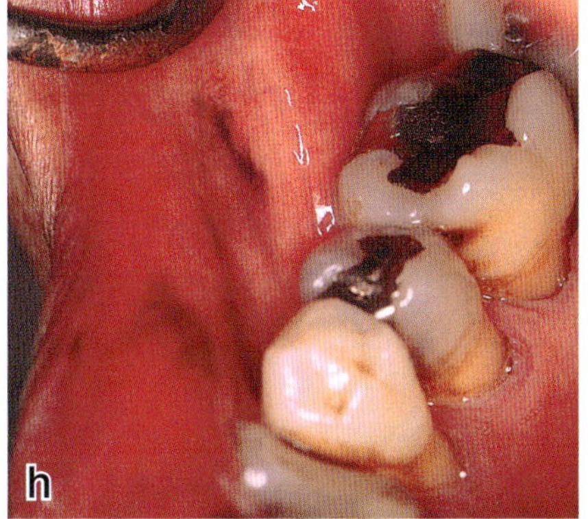

(g) の口腔内．黒色色素斑がみられる

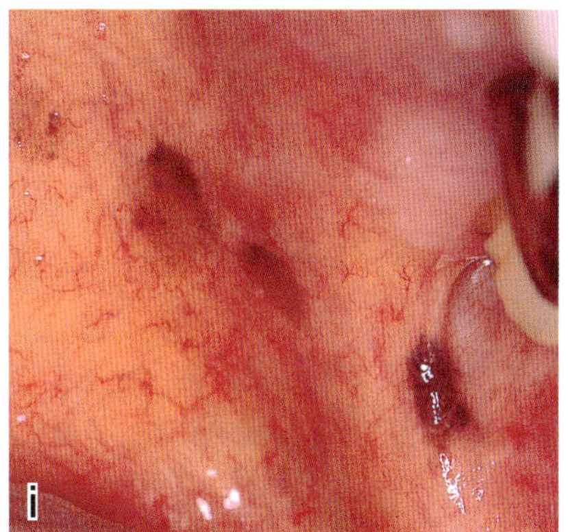

(g) の口腔内．黒色色素斑がみられる

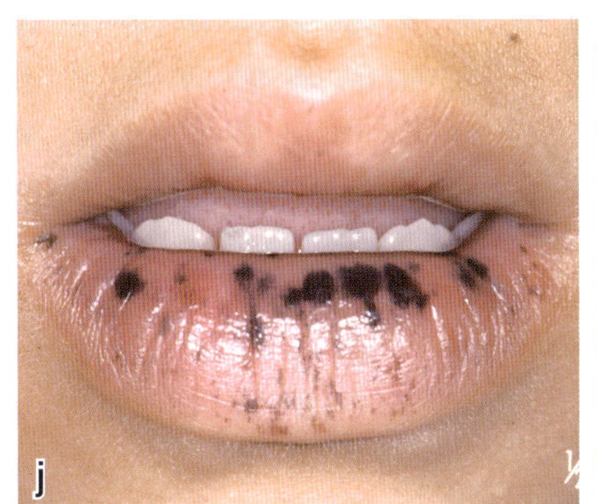

成人男性．口唇の黒色色素斑

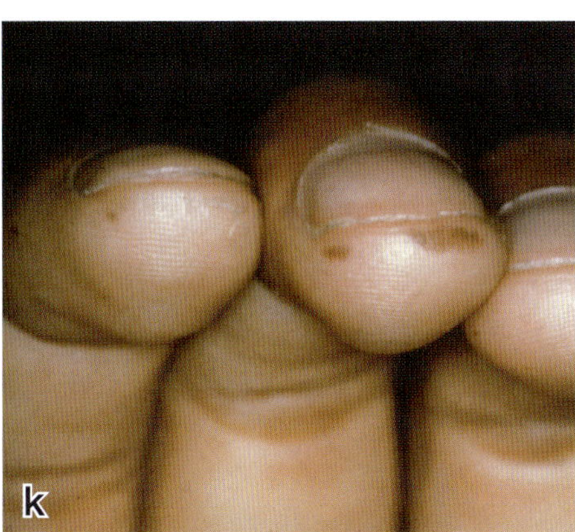

(j) の手指先に褐色斑がみられる

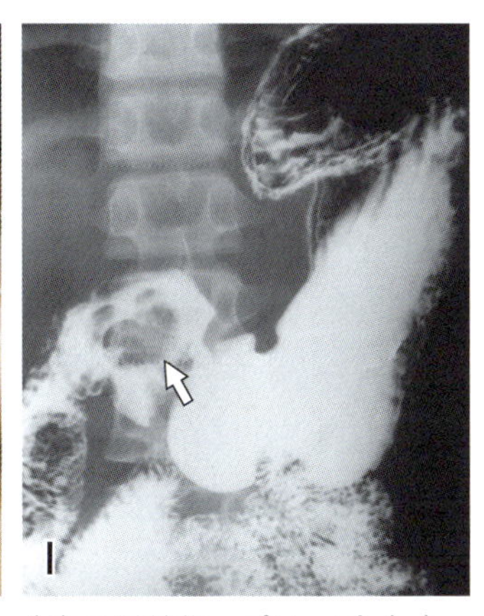

(j) の X 線像．ポリープ（⇨）がみられる

52 Laugier-Hunziker-Baran 症候群

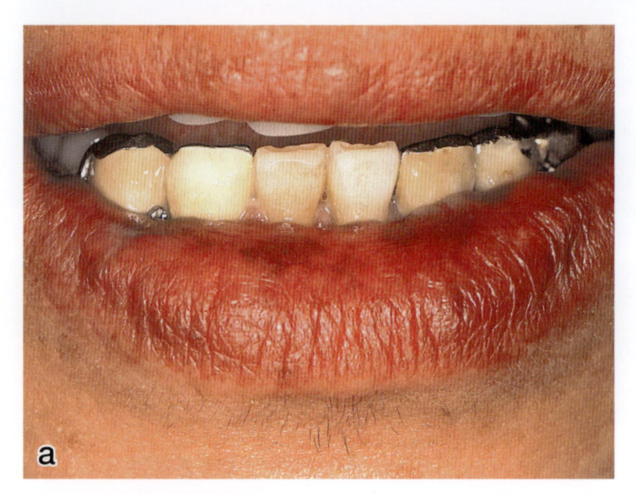

成人．下口唇の色素斑

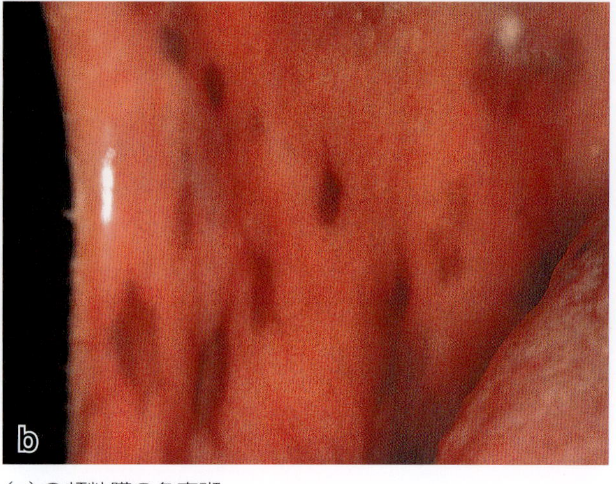

(a)の頬粘膜の色素斑

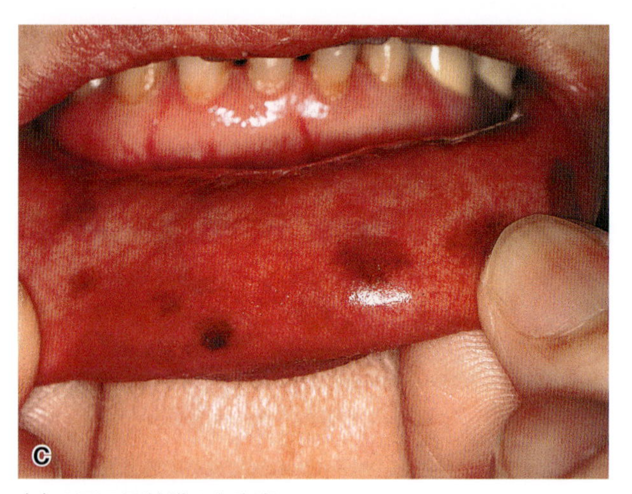

(a)の下口唇粘膜の色素斑

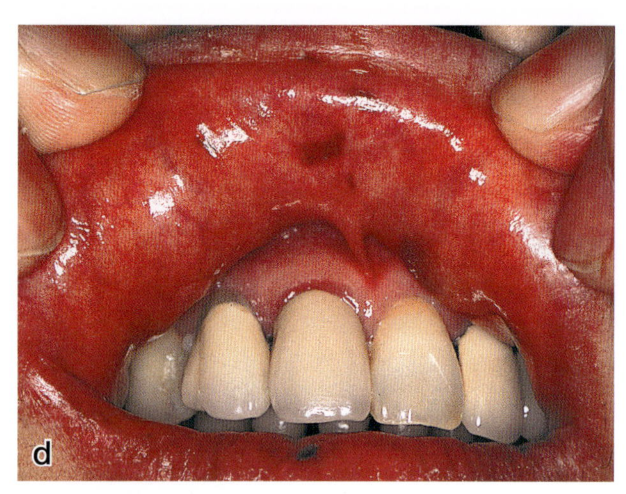

(a)の上口唇粘膜の色素斑

Laugier-Hunziker-Baran 症候群

Peutz-Jeghers 症候群（p.142 参照）と類似の症状を呈し，口唇・口腔粘膜に色素沈着はあるがポリープなどの消化管の病変がみられない場合をいう．口唇，舌，口腔粘膜，食道からの消化管粘膜，さらには手掌，足蹠，陰部などにも褐色ないし黒色色素斑がみられる．遺伝性はなく，中年に発症する．

褐色色素斑は Peutz-Jeghers 症候群の色素斑と同様にダーモスコピーでは皮丘優位にみえ，病理組織像では crista profunda intermedia にメラニンの増加がみられる．褐色斑はレーザー，液体窒素冷凍凝固療法で消失させることができる．

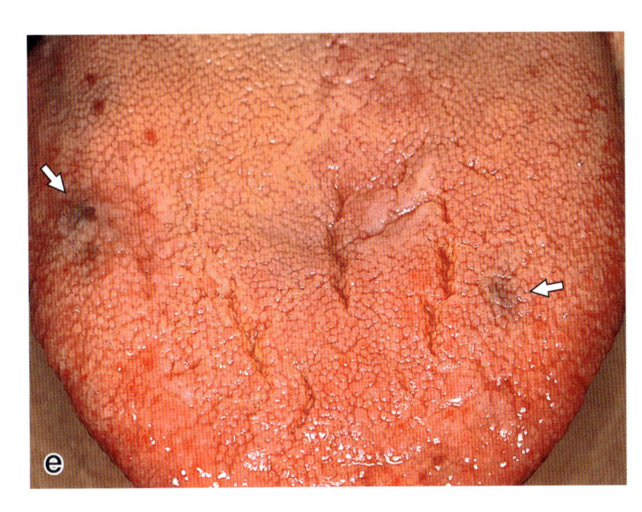

(a)の舌背にも色素斑（⇨）がみられる

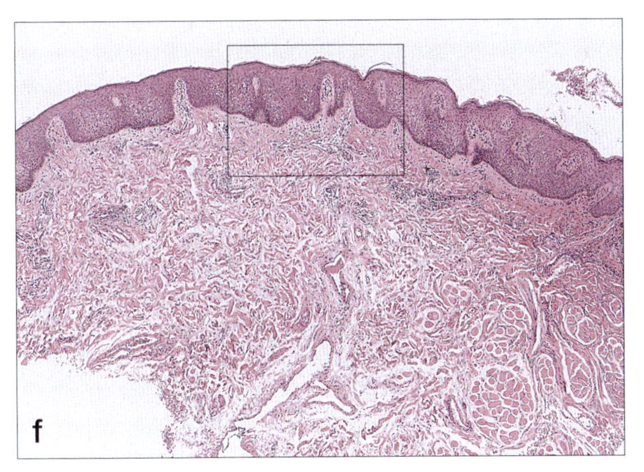

(c)の下口唇粘膜の色素斑より生検

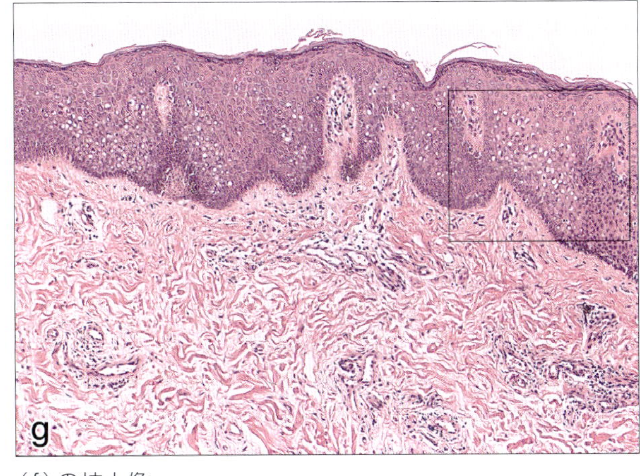

(f)の拡大像

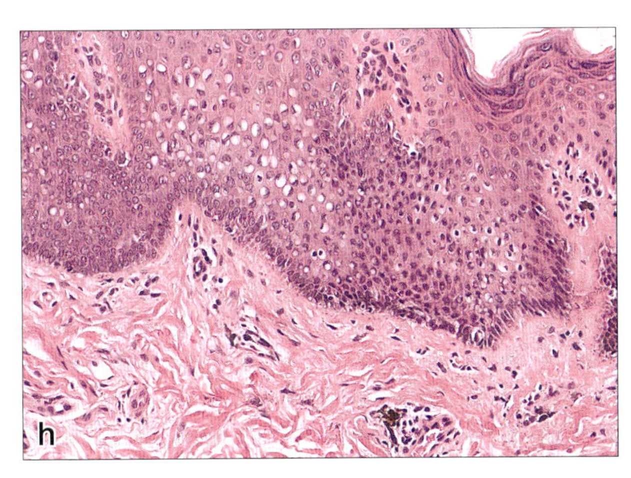

(g)の拡大像．crista profunda intermedia にメラニンの増加がみられる

53 遺伝性出血性毛細血管拡張症 (hereditary hemorrhagic telangiectasia：HHT)／Rendu-Osler-Weber disease)

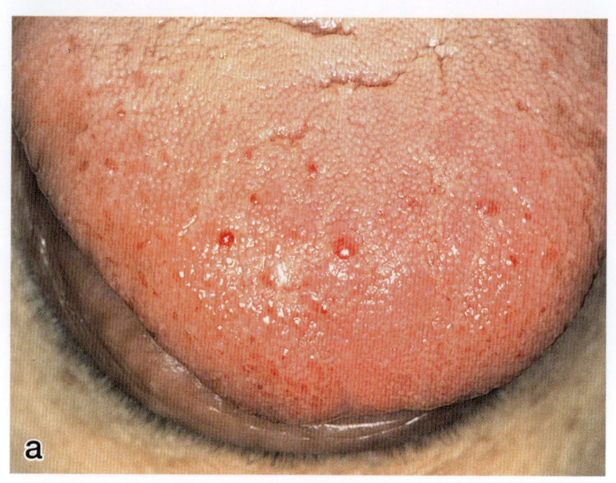

成人女性例．舌背の点状毛細血管拡張

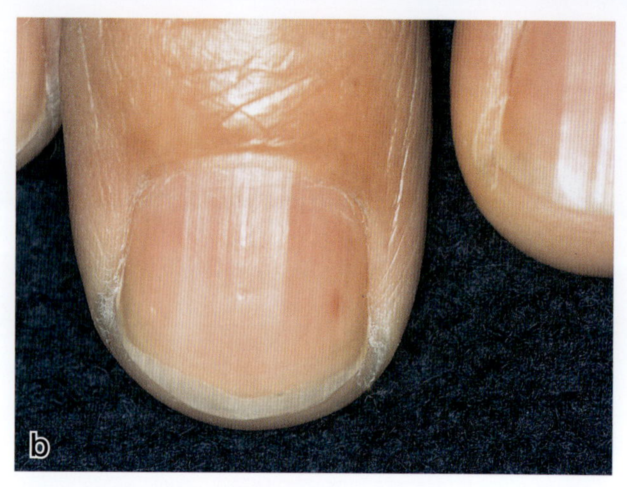

(a)の爪甲下の点状毛細血管拡張

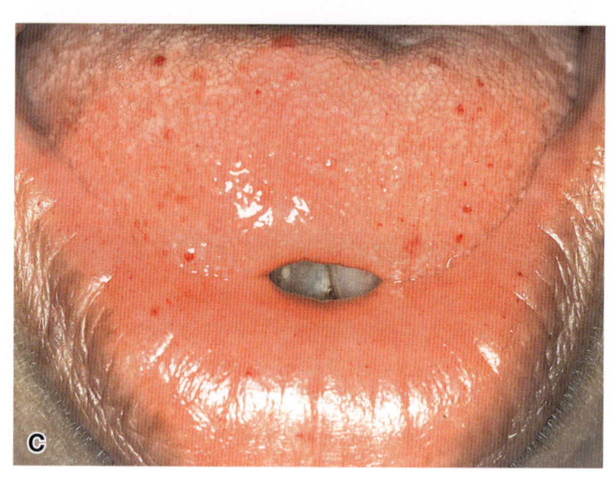

(a)の舌尖および下口唇．点状毛細血管拡張がみられる

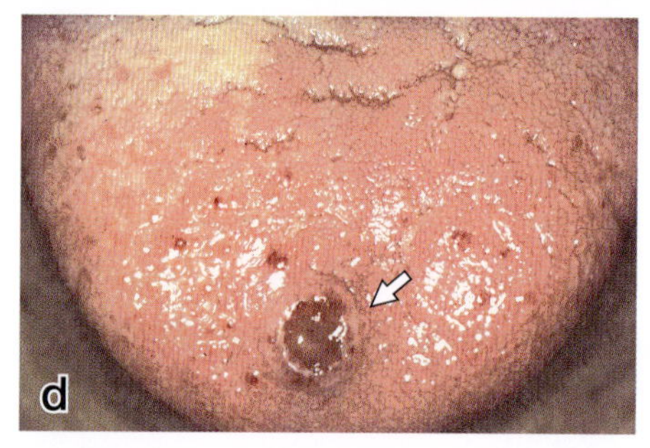

(a)の点状毛細血管拡張はその後肉芽腫（⇨）となり，出血が止まらなかった

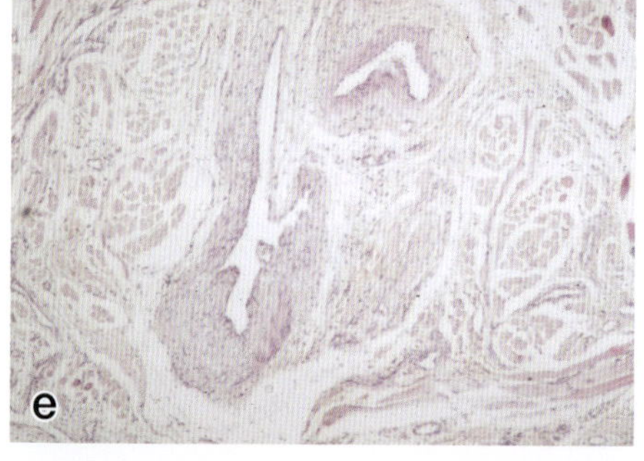

(d)の大きな肉芽腫を切除した．動脈と静脈が入っており，いったん出血すると止血が困難だった理由の一つである

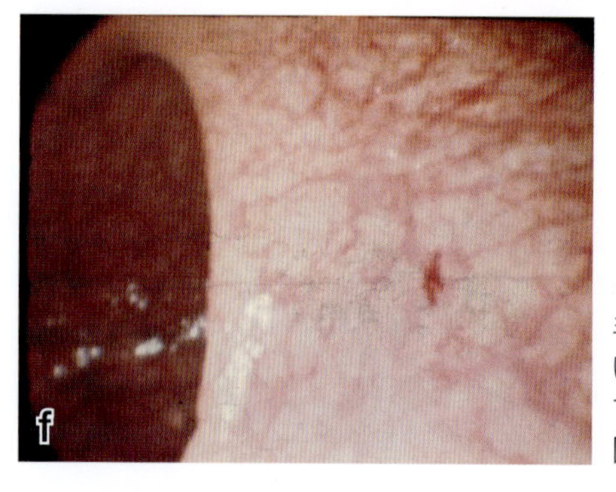

(a)の胃壁の毛細血管拡張．いったん出血すると止血が困難であった

遺伝性出血性毛細血管拡張症（HHT）

単にOsler病という場合もある．家族性に発生し，遺伝子では2型あり，HHT1はendoglin，HHT2はALK1が原因遺伝子とされる．口唇・口腔・手指・舌などの皮膚粘膜に多発する点状ないし小斑状の毛細血管拡張，頻回にみられる鼻出血，消化管出血を特徴とする症候群である．点状毛細血管拡張内にしばしば細動脈が流入していて，出血して止血困難になることがある．

胃粘膜に生じると吐血することがある．くり返す鼻出血や吐血が多い家系では本症候群を考慮する必要がある．

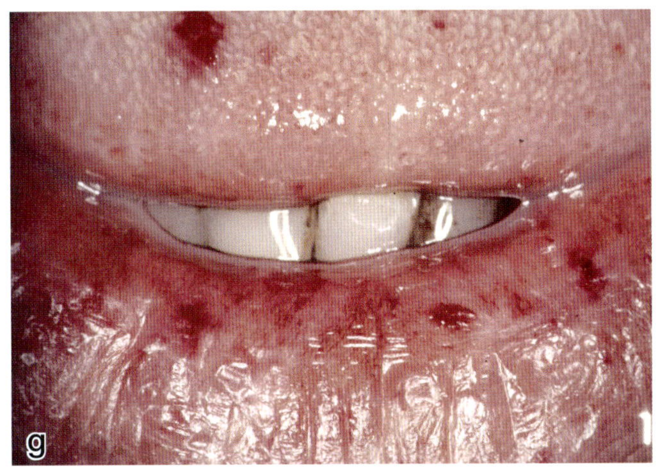

成人女性例．口唇に生じた毛細血管拡張

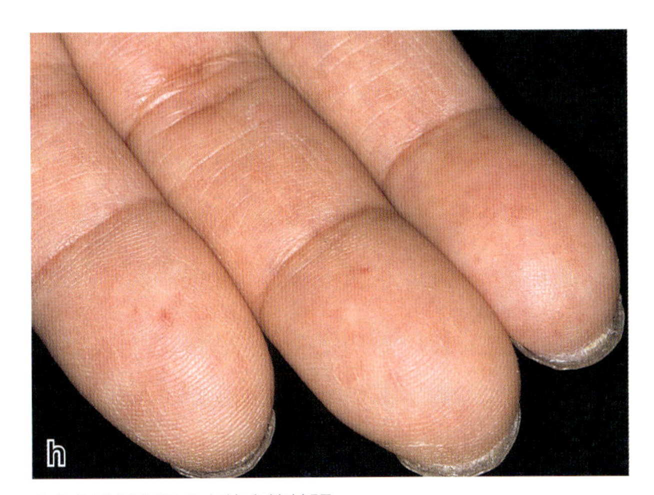

(g)の手指腹側の点状血管拡張

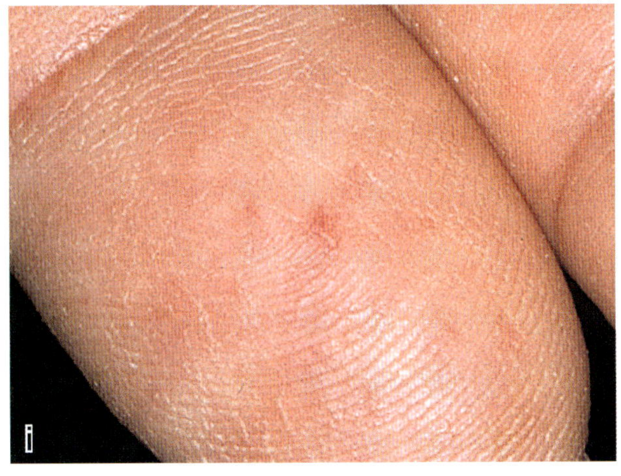

(h)の拡大像

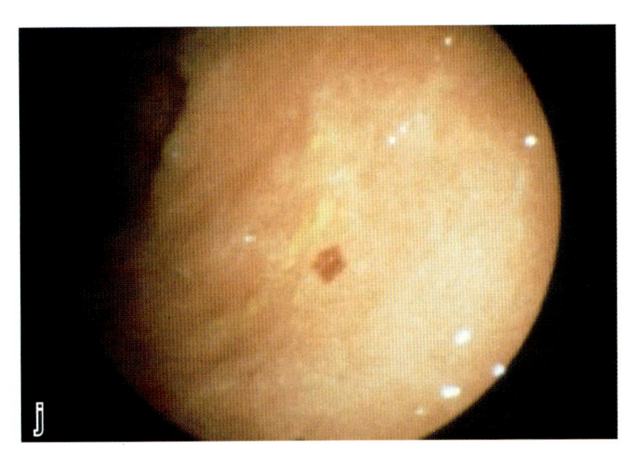

(g)の胃壁の毛細血管拡張

参考：毛細血管拡張を呈する疾患

多発性末梢血管拡張	口唇，舌，頬粘膜，咽頭，手・指，鼻粘膜，消化管粘膜
hereditary hemorrhagic telangiectasia/Rendu-Osler-Weber disease	
膠原病	systemic sclerosis
	CREST 症候群
	Sjögren 症候群
	MCTD
	SLE
	皮膚筋炎

54 白色海綿状母斑（white sponge nevus）

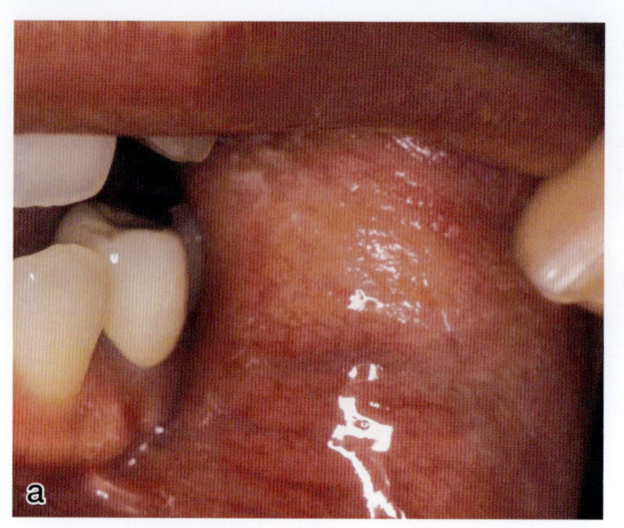

成人女性．粗糙な口腔粘膜．触るとザラザラする

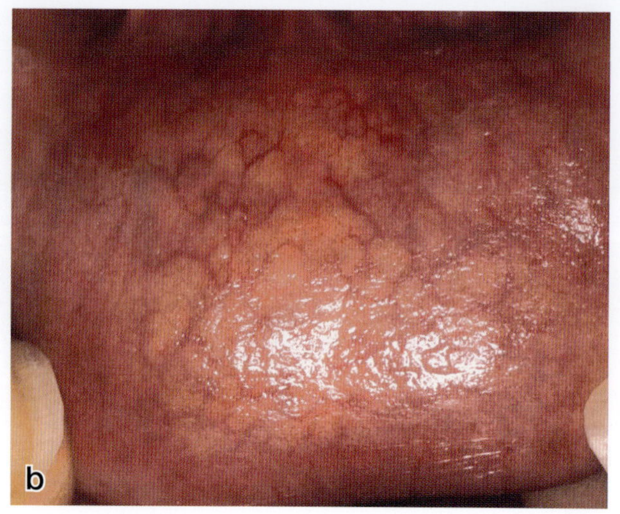

(a) の下口唇内側

【症例1．a~d】 成人女性

幼少時から口腔内のザラザラ感があったが，自分だけとは思っていなかったという．最近になり口腔内の白色局面を家人に指摘され，来院した．本人は健康で，家族に同症はない．

初診時現症： 上下口唇粘膜，歯肉，硬・軟口蓋，舌下粘膜は，白色ないし淡黄色局面で覆われ，触るとザラザラと紙やすり状に触知する．擦過で，局面は除去されない．

生検所見： 下口唇粘膜から生検した．基底層は著変ないが，数層上部から，有棘層上層に明るい胞体がみられ，さらに明るく抜けて，クロマチンが凝縮した核をもつ大型の細胞が散在している．周囲の細胞も胞体が泡沫状で，核も凝縮している．

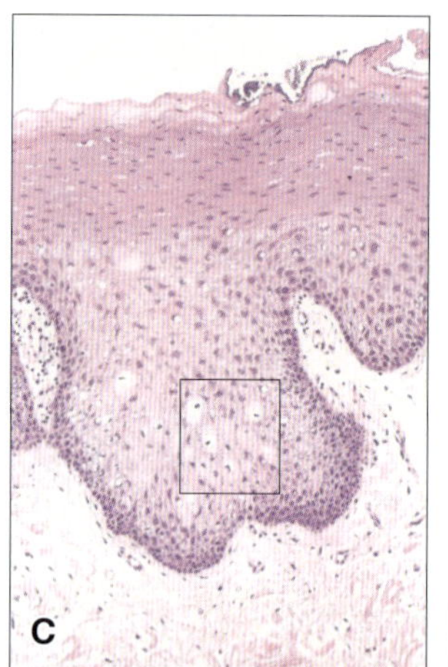

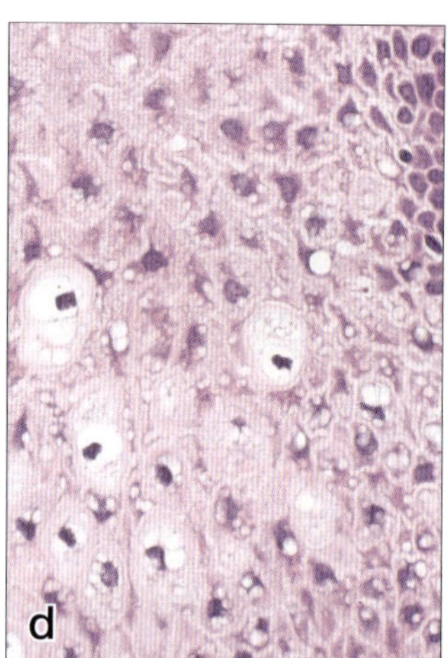

(b) の下口唇粘膜から生検．粘膜上皮の肥厚が顕著．基底層は保たれているが有棘細胞は明るく大型で胞体は泡沫状，核は凝縮している

白色海綿状母斑

常染色体優性遺伝のケラチン遺伝子関連疾患で，粘膜型ケラチンの K4，13 の遺伝子異常によるとされている．病理組織像では病変が中～上層に顕著であるが，これは基底層において K5，K14 のケラチンが発現し，上層へ行くに従い K4，K13 が強くなるためと考えられている．とくに良い治療法はなく，口腔内清浄化，微小創傷の感染予防などで経過をみるのが一般的である．

参考文献

1） 角田和之ほか：皮膚病診療 32: 955-958, 2010
2） Rugg EL et al: Nat Genet 11: 450-452, 1995
3） Rugg.E.L et al: Oral Dis 5: 321-324, 1999

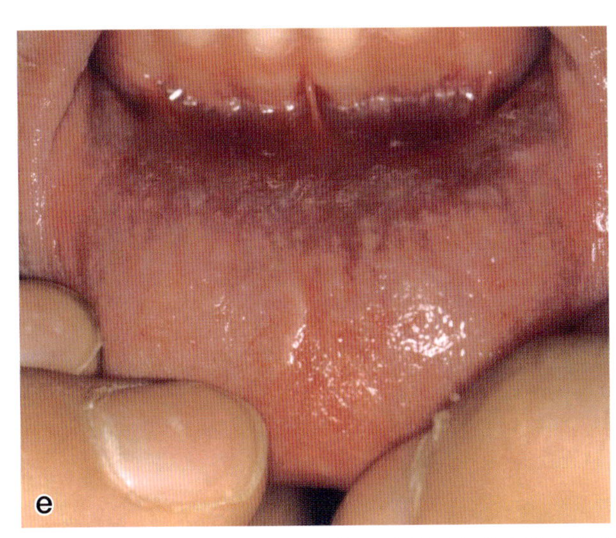

小児．下口唇の口腔粘膜．ごく微細な紙やすり状のザラザラ感を触知する

【症例 2．e~g】 小児

口腔内違和感を時々訴えるため，母親が女児の口腔粘膜を触り，「自分と異なるザラザラ感を感じた」との訴えで，当科へ連れてきた．家族内に同症はなく，本人もきわめて健康である．

初診時現症： 女児の口腔粘膜に，ごく微細な紙やすり状のザラザラ感を触知した．歯肉，軟口蓋，硬口蓋を含め，上下口唇粘膜など，口腔粘膜は，表面は白色ないし淡黄色の局面で覆われ，擦過でわずかに角質物質が剥離するが，おおむね固着している．疼痛，味覚異常などの自覚症状はない．口唇にはこの所見はみられない．

生検所見： 下口唇粘膜を生検した．重層扁平上皮は肥厚しているが，基底層は正常である．基底層の数層上部から中層および上層に明るい大型の細胞が散見される．大型の細胞は，胞体が空胞化し，核は収縮し，周囲は明るく抜けている．大型細胞の周囲の細胞も明るい胞体をもち，周囲との接合部は粗糙になっている．

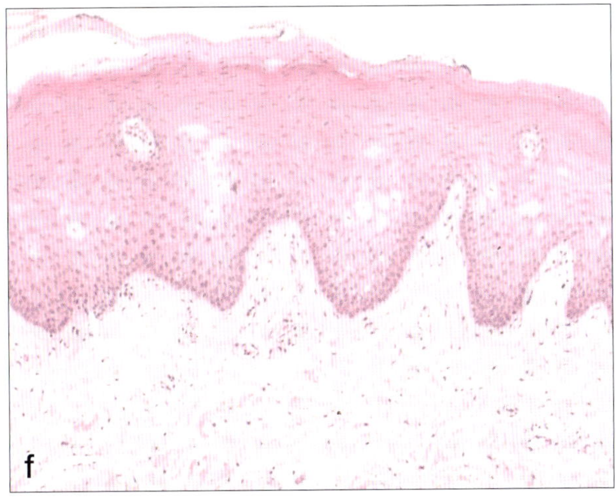

(e) の病理組織像．粘膜上皮は肥厚なし，角層も角化が目立つ．上皮には明るく抜けた部分が目立つ

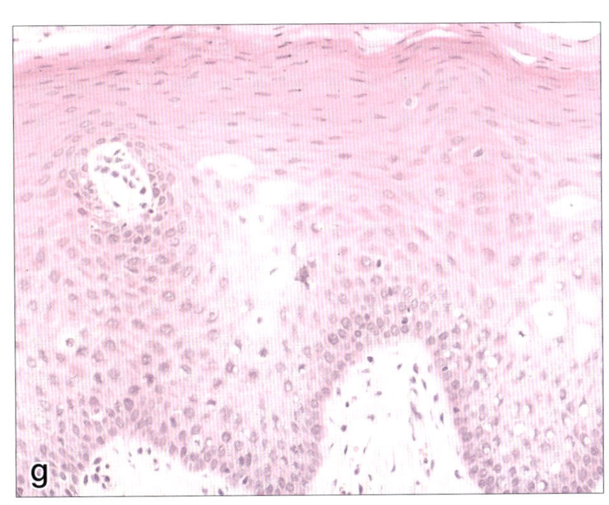

(f) の拡大像．角層は錯角化がみられる．肥厚した上皮の一部に大型の明るい細胞がみられる．胞体は泡沫状，核は凝集している．基底層は配列が保たれている

55 神経系疾患でみられた舌の変化

脳性麻痺に伴う運動失調症にみられた巨大舌

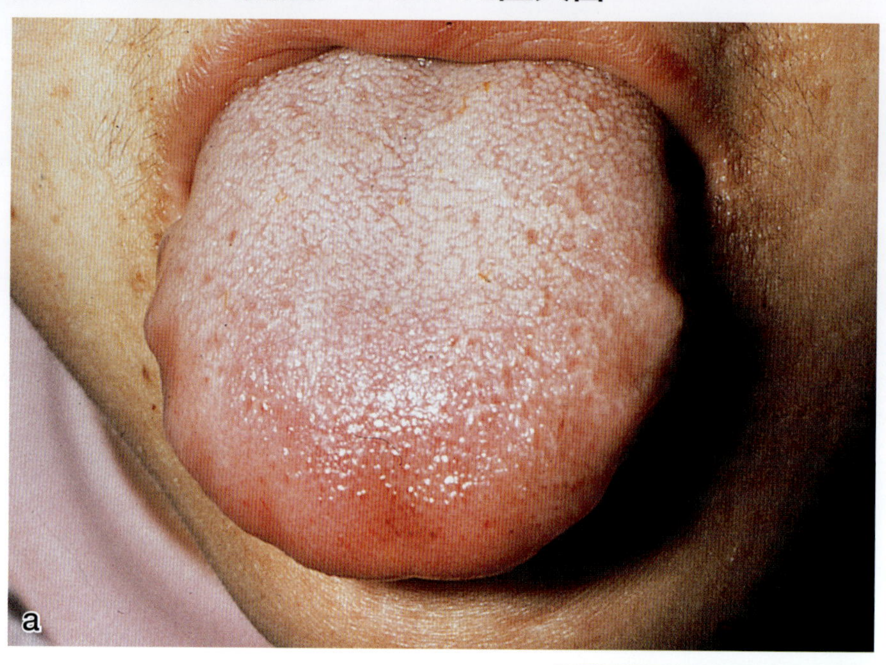

成人．脳性麻痺性運動失調症にみられる巨大舌．舌の辺縁にも圧痕がある

参考：巨大舌を呈する疾患

急性		血管神経性浮腫	
慢性	全身性疾患	慢性巨大舌	Marfan 症候群，Ehlers-Danlos 症候群，グリコーゲン蓄積症，Down 症候群，EMG 症候群（臍ヘルニア，大舌症，巨人症）
		肉芽腫性疾患	サルコイドーシス，ハンセン病，Melkersson-Rosenthal 症候群
		真菌感染症	慢性肥厚性カンジダ症
		沈着症	アミロイドーシス（多発性骨髄腫に伴う），ヒアリノーシス，甲状腺機能低下症

巨大舌

巨大舌は舌が大きくなる状態で，急性の場合は，血管性浮腫（angioedema）などのときに舌が膨れる．慢性の巨大舌は，Marfan 症候群，Ehlers-Danlos 症候群，グリコーゲン蓄積症，Down 症候群などでも生じるといわれている．そのほか肉芽腫性ではサルコイドーシス，ハンセン病，Melkersson-Rosenthal 症候群，アミロイドーシス，さらにはヒアリノーシス，甲状腺機能低下症などでも巨大舌がみられる．

口腔内諸器官は，種々の神経系疾患の症状が出現する部位でもある．疾患自体が比較的稀であるうえ，口腔内所見をみることはさらに稀かもしれないが，神経系統の変化によって舌が特異な症状を呈することがある．食べる，飲む，話すなど生命活動に必要な場で使わざるを得ない舌という臓器の変化は，患者にとって重要な問題である．以下に神経系疾患によって舌に変化が生じる代表的な例を示す．

脳性麻痺に伴う運動失調症にみられた巨大舌

舌が大きくなる疾患はいくつかあるが，本例では徐々に舌が大きくなり，口腔内になかなか収まらない．舌の周囲には歯の圧痕がみられ，会話，飲食に支障が生じてきている．治療は原疾患の対処であるが，巨大舌はいずれ外科的処置が必要となるかもしれない．

筋萎縮性側索硬化症（amyotrophic lateral sclerosis：ALS）

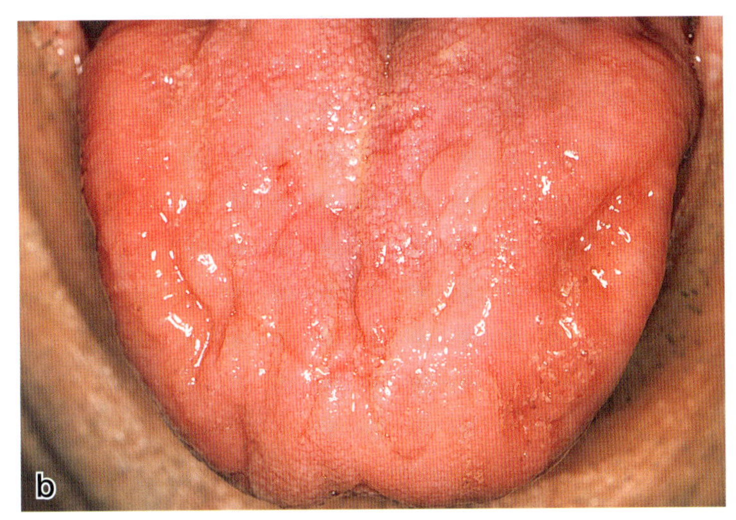

成人男性．ALS の診断を受けて間もない患者の舌．すでに舌下筋の萎縮により大きく溝が形成されている

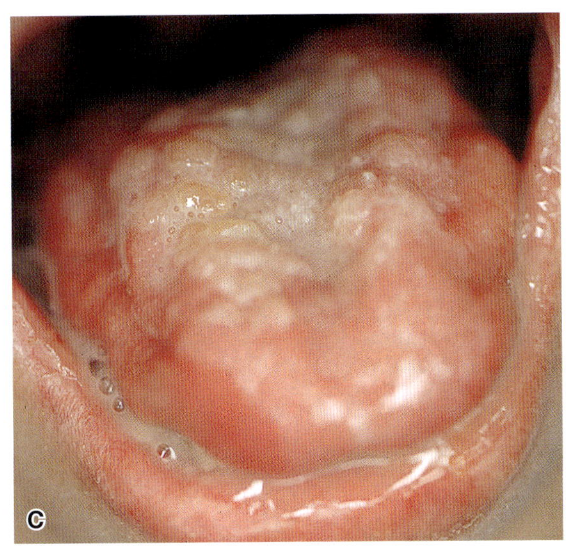

成人女性．当科受診時には，すでに ALS を発症しており，嚥下障害など種々の障害が生じている．舌はむしろ扁平になり，ほとんど動かず，厚い舌苔が付着．嚥下不能で，唾液があふれている

筋萎縮性側索硬化症（ALS）

大脳皮質の錐体路および下位運動神経の変性によって筋肉の萎縮と筋力低下を生じる神経変性疾患である．家族性，孤発性があり，原因については，詳細は不明ながらグルタミン酸の代謝異常説，スーパーオキシドディスムターゼ1（SOD1）の過剰産生説など種々報告され，さらにおのおのの責任遺伝子も判明してきている．

治療はグルタミン酸放出抑制剤のリルゾール，ALS の機能障害進行抑制に効果ありとされるエダラボン，AMPA 型グルタミン酸受容体拮抗薬のペランパネルなどが使われる．ALS における上位ニューロンの障害では，四肢筋萎縮，球麻痺，腱反射亢進がみられ，下位ニューロンの障害により頭部・四肢の筋萎縮・筋力低下が顕著となり，構音・嚥下障害，舌の萎縮がみられる．

球脊髄性筋萎縮症（Kennedy-Alter-Sung 症候群）

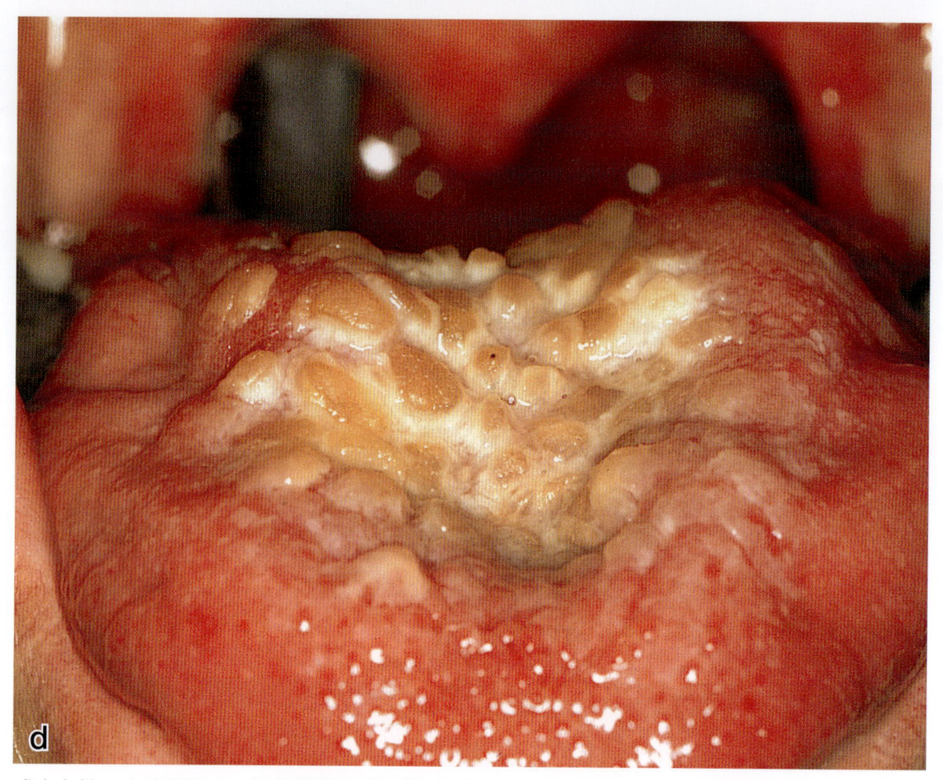

成人女性．本症例はすでに長期間の嚥下障害があり，舌の筋肉は著明に萎縮し，ほとんど動かない．厚い痂皮が付着し，唾液腺も萎縮し，乾燥が顕著である

球脊髄性筋萎縮症

稀な疾患で，Kennedy-Alter-Sung 症候群とよばれることもある．伴性劣性遺伝である．X 染色体長腕近位部に位置するアンドロゲン受容体遺伝子における CAG リピートの異常な伸長が原因で発症する CAG リピート病である．脊髄前角の運動ニューロンおよび後索の変性による．有痛性の筋攣縮から始まり，四肢近位筋萎縮，咬筋・舌の筋萎縮，嚥下障害，首下垂，女性化乳房などがみられる．

参考文献

1）日本神経学会監修：筋萎縮性側索硬化症診療ガイドライン 2013

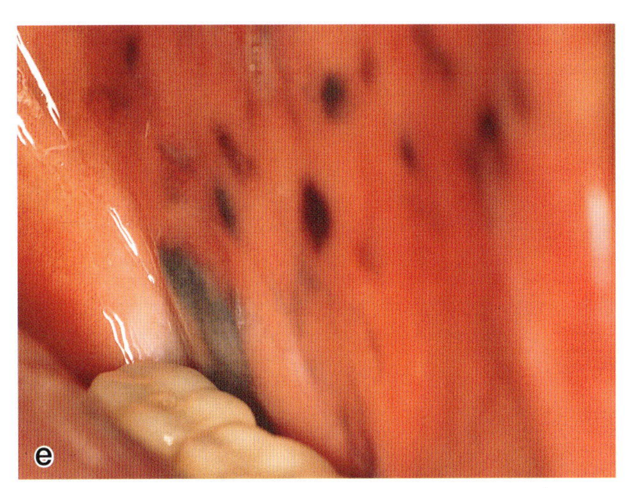

Laugier-Hunziker-Baran 症候群の口腔粘膜色素斑（p.144 参照）

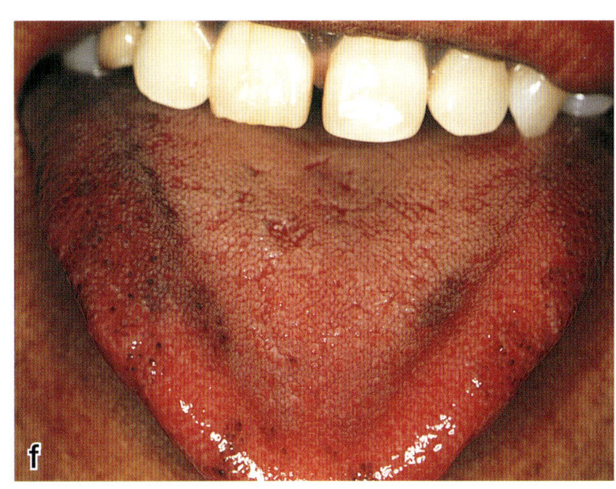

(e) の舌に Laugier-Hunziker-Baran 症候群の色素斑がみられる

色素性母斑

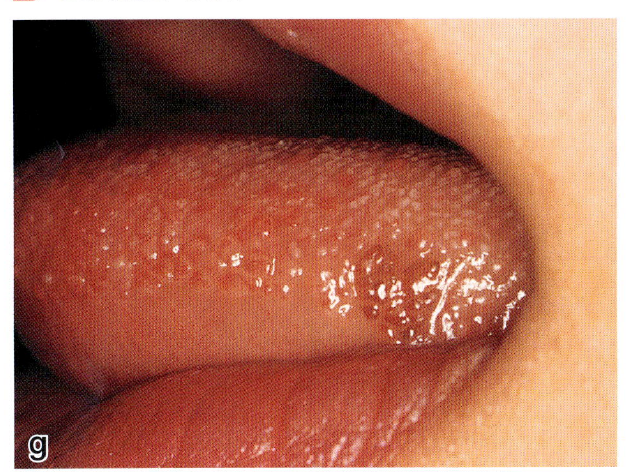

舌の色素性母斑

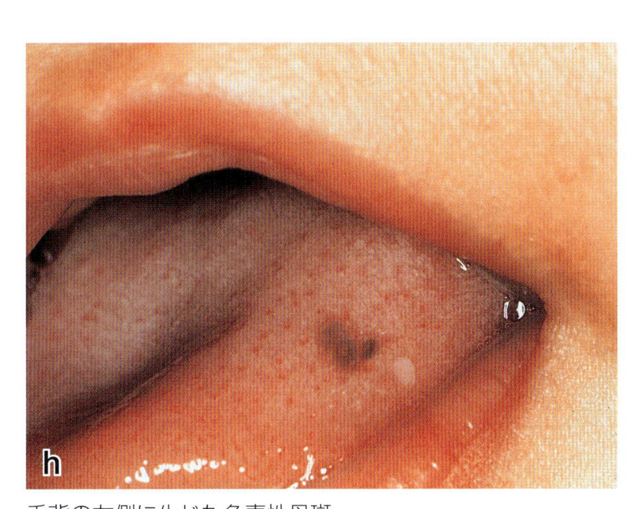

舌背の左側に生じた色素性母斑

理組織像では粘膜上皮の肥厚，基底層のメラニン沈着がみられるが，メラノサイトの増殖はない．ダーモスコピー所見では，指紋状ないし平行色素線状を伴ったびまん性色素沈着がみられる．

病理組織像では，口唇や粘膜の，皮膚の crista profunda intermedia に相当する部分にメラニンの増加が顕著である．最近はレーザー治療，液体窒素冷凍凝固療法などで治療が可能である．

色素性母斑

口腔粘膜にも稀ながら色素性母斑が生じる．上皮下に母斑細胞の増殖がみられる場合，上皮基底層の境界型，上皮および上皮下に母斑細胞が存在する複合型がある．口腔内の母斑は非常に稀であり，統計的には，口蓋，頬粘膜，口唇粘膜，口唇紅などである．メラノーマ，静脈湖（venous lake）などとの鑑別が必要である．

pigmented fungiform papillae of the tongue（PFPT）

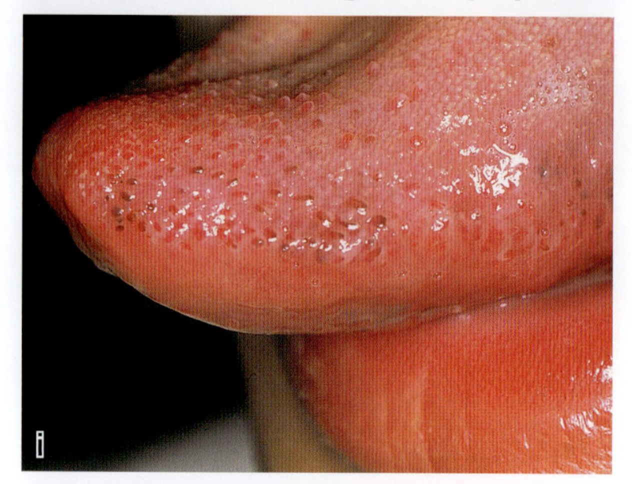

pigmented fungiform papillae of the tongue

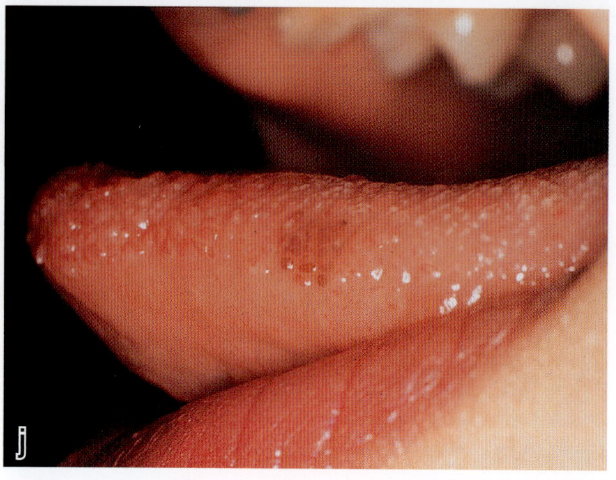

pigmented fungiform papillae of the tongue．舌の茸状乳頭に一致した色素沈着

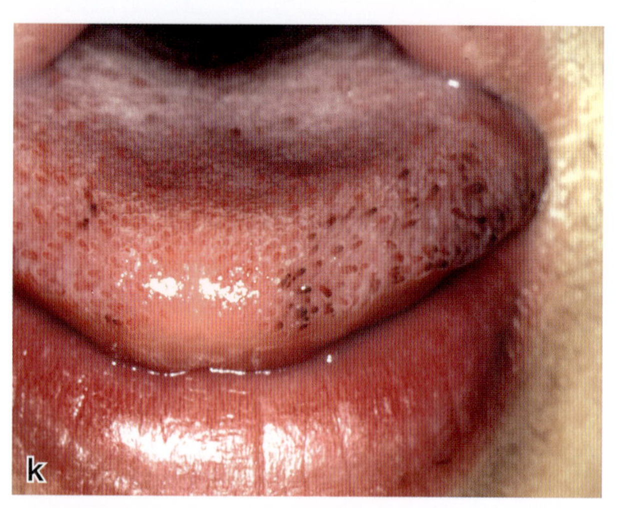

pigmented fungiform papillae of the tongue．茸状乳頭に色素沈着がみられる．舌の辺縁に著しい

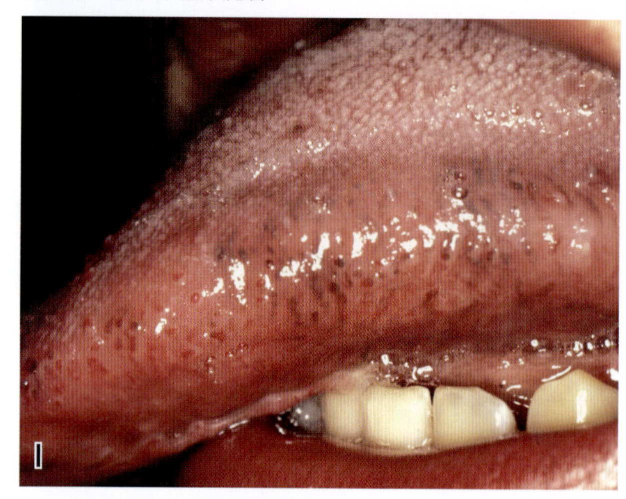

(k)の舌の左側．舌の外側縁の茸状乳頭に色素沈着が顕著．一部葉状乳頭にも色素沈着がみられる

pigmented fungiform papillae of the tongue

1905年，Leonardが報告し，1974年にHolzwangerらがPFPTと命名したもので，生理的色素沈着と理解していた．舌の茸状乳頭に一致したメラニンの沈着である．白人やアジア人より黒人に多い．黒人では性差がないが，アジア人では女性に多いとされる．舌の外側縁の茸状乳頭の一部に斑状に褐色斑がみられたり，点状に褐色斑が出現したりする．

鑑別としては，黒毛舌，アマルガムなどの金属による色素沈着，Addison病，Laugier-Hunziker-Baran症候群，melanotic maculeなどがある．

全身の色調の変化に伴った口腔粘膜の色素斑

口腔粘膜に色調の変化は全身疾患の一症状としても生じる．アジソン病(p.132参照)，ヘモクロマトーシス(p.134参照)でみられるほかに，銀皮症，Wilson病などでも色素沈着が生じる．甲状腺機能亢進症，妊娠など

全身の色調の変化に伴った口腔粘膜の色素斑

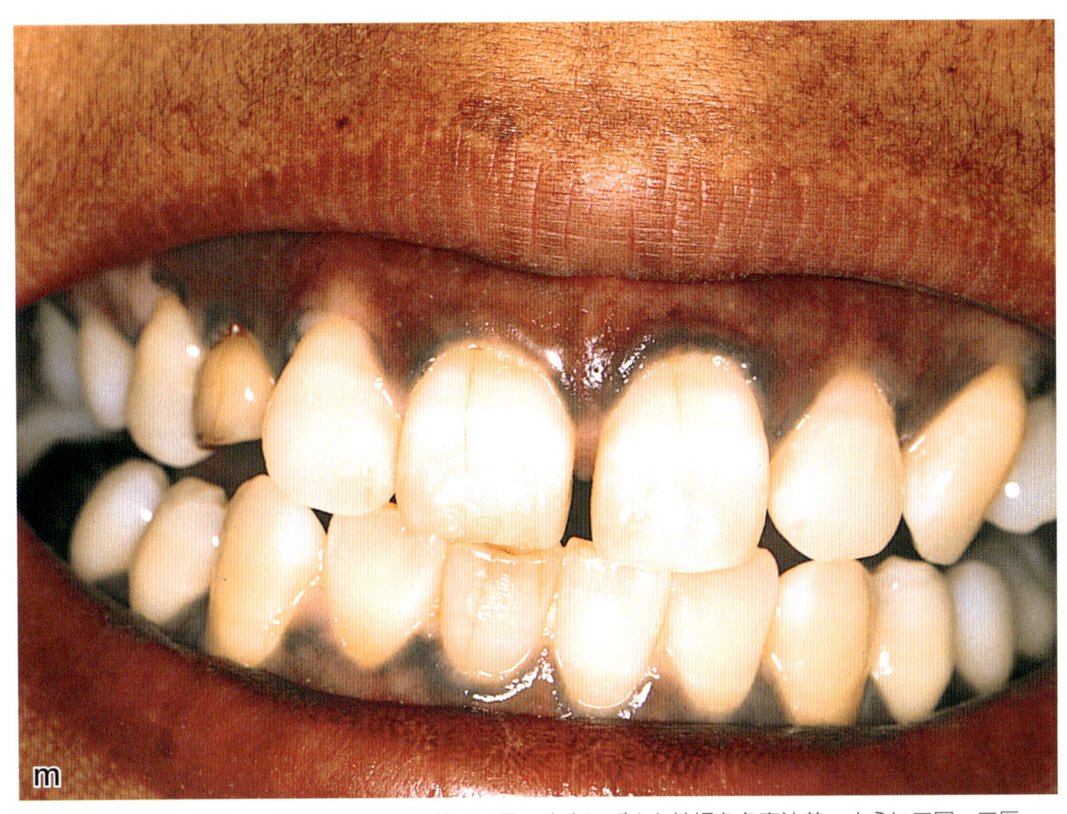

加齢による口唇，歯肉，口腔粘膜の色素沈着．口唇，歯肉にびまん性褐色色素沈着．さらに口囲，口唇，歯肉に斑状の色素沈着あり．特に背景には何ら疾患はなかった

内分泌の影響下でも色調の変化がみられる．

参考文献（口唇の色素斑）

1）Olszewska M et al: J Dermatol Case Res 2: 43-48, 2008
2）Tsunemi Y, Saeki H, Tamaki K: Acta Derm Venereol 88: 524-525, 2008

参考文献（PFPT）

1）Al-Fagaan, Joseph B: Med Princ Pract 23: 167-169, 2014
2）Scarff CE, Marks R: Australas J Dermatol 44: 149-151, 2003

第14章

腫瘍

57 線維腫（fibroma）

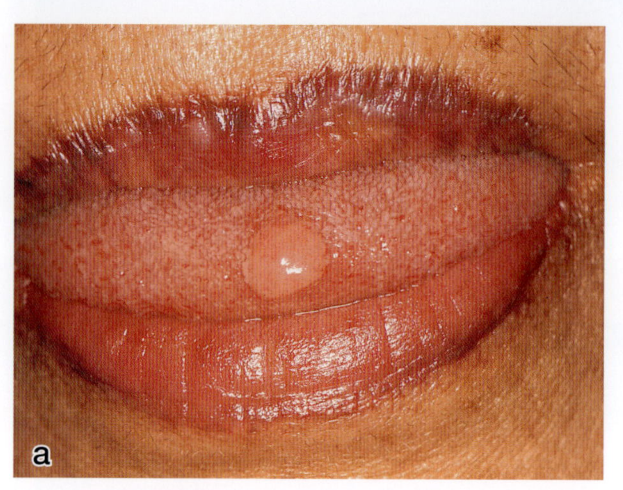

成人．舌尖の線維腫

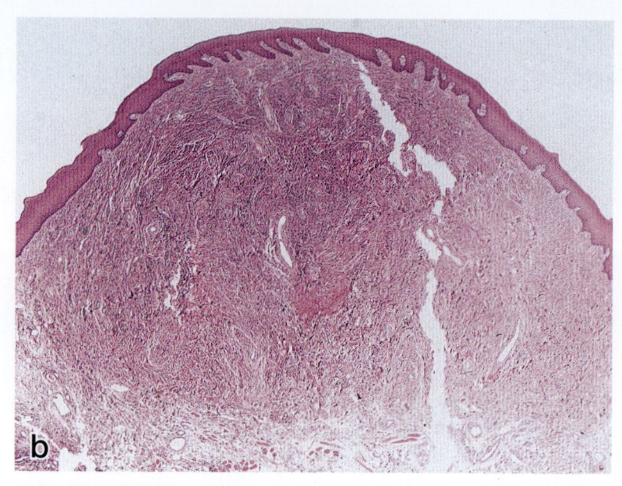

（a）の病理組織像．粘膜下の炎症性細胞浸潤，膠原線維の増殖がみられる

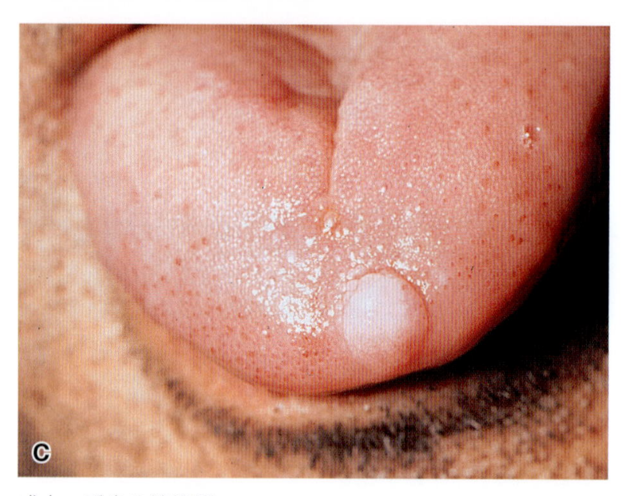

成人．舌尖の線維腫

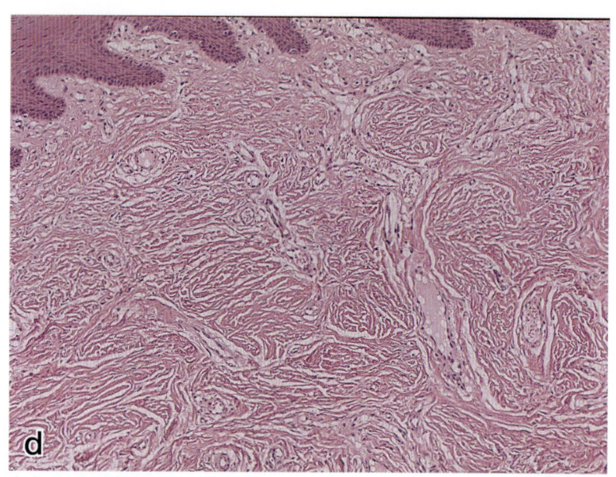

（c）の病理組織像．細胞成分は消失し，ほとんど膠原線維の増殖に置き換わっている

線維腫

粘膜下に結合組織が増殖してできた良性の腫瘍である．口腔内では舌先，舌背が好発部位であるが，頬粘膜にも生じる．物理的外傷性刺激が誘因になる．腫瘍の表面は平滑で，ふやけて白色を呈する場合もある．ドーム状に隆起し，弾性硬に触知する．

病理組織像は上皮下に結合組織の増生がみられたり，切除時期により細胞成分や血管が多い場合や，ほとんど膠原線維のみになっている場合などがある．粘液嚢腫が再発をくり返しているうちに線維化して，線維腫のようにみえる例もある．治療はほかの腫瘍との鑑別もかねて切除する．

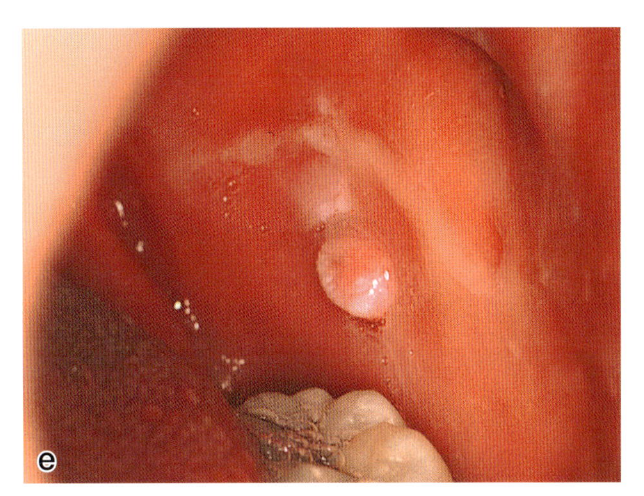

成人．左頬部の線維腫

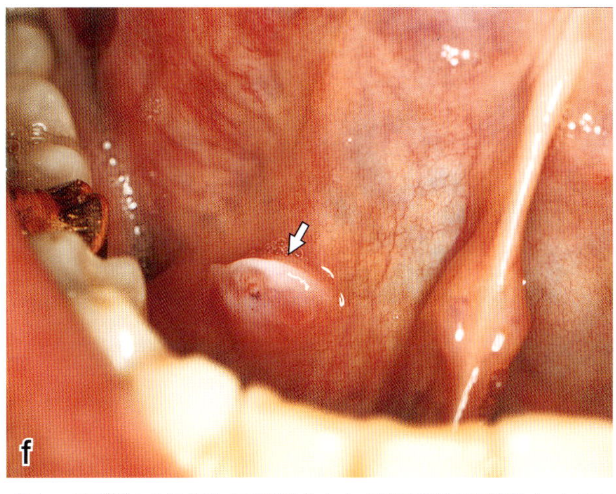

成人．再発をくり返して線維化した舌下の粘液嚢腫（⇨）で，真の線維腫ではない

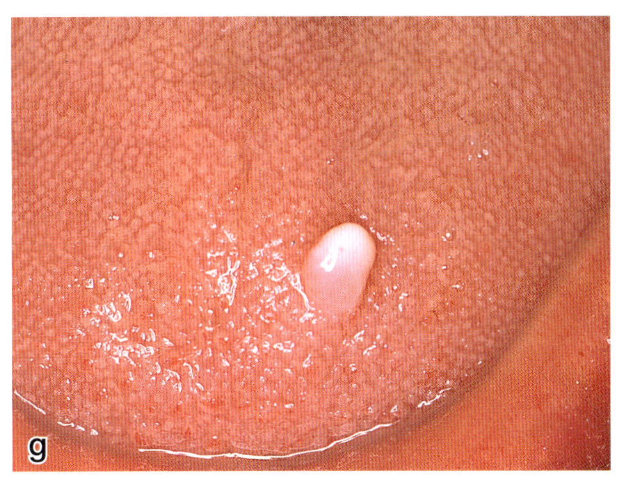

成人．舌背の線維腫

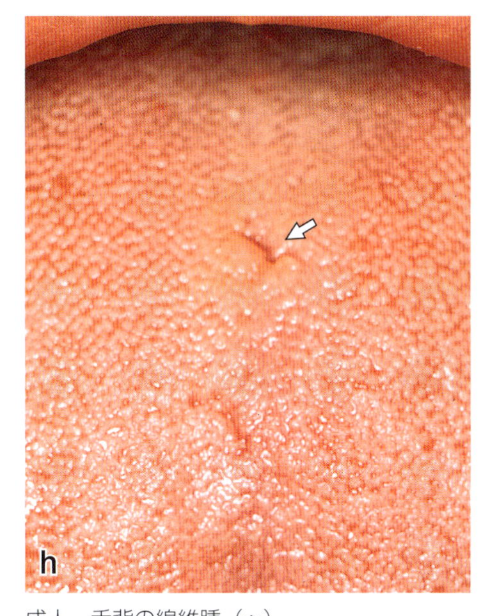

成人．舌背の線維腫（⇨）

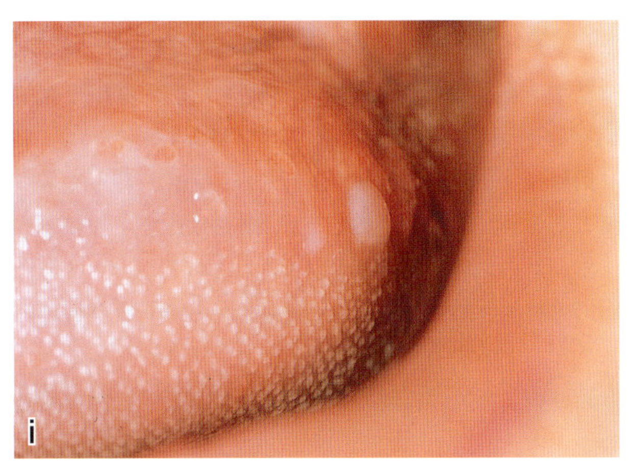

成人．舌の外側縁の線維腫

58 粘液嚢腫（mucocele）・ガマ腫

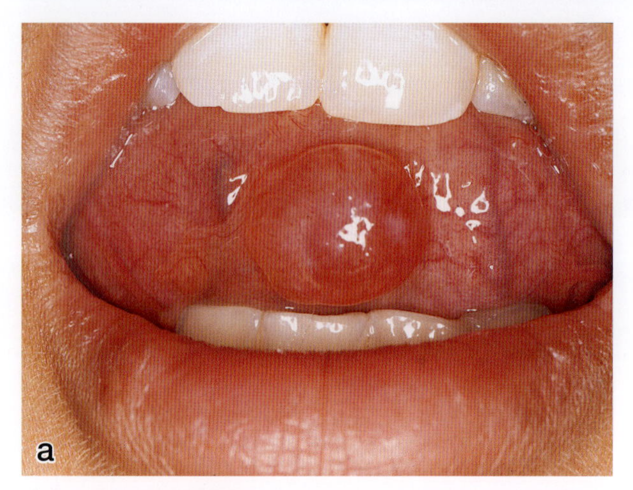

成人．舌下の粘液嚢腫

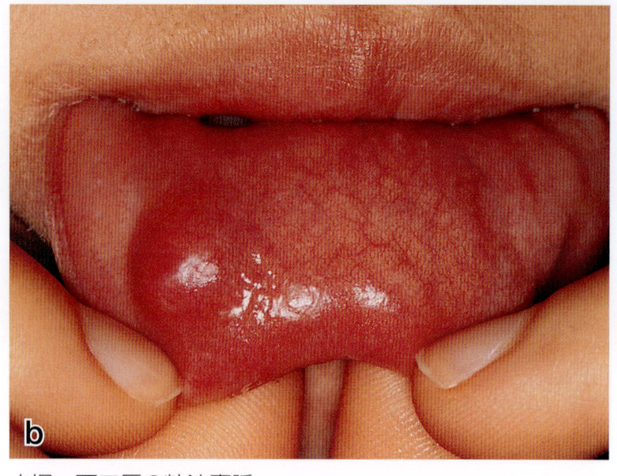

小児．下口唇の粘液嚢腫

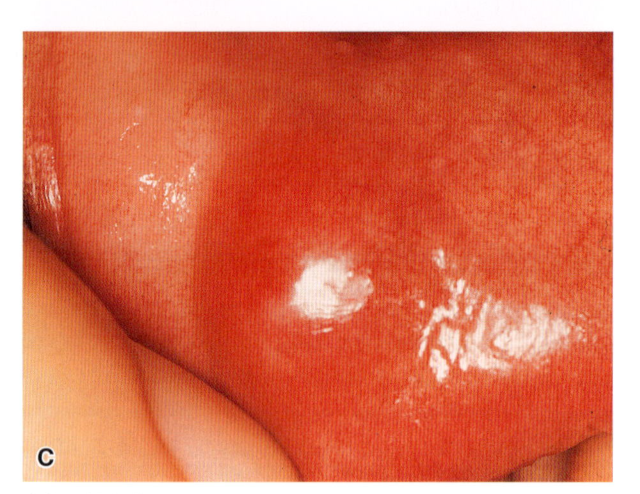

(b)の拡大像

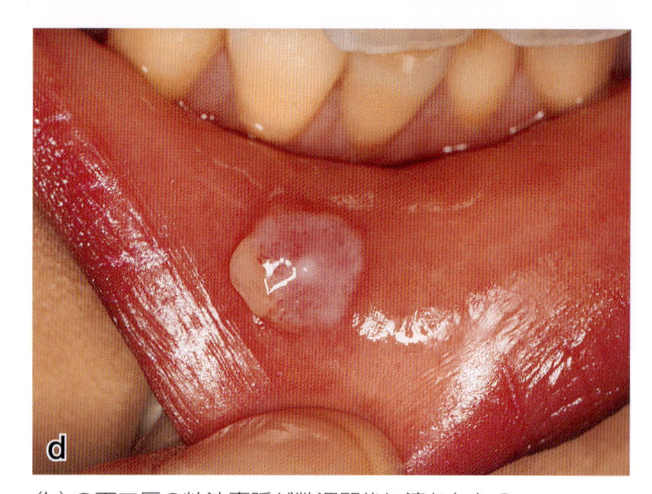

(b)の下口唇の粘液嚢腫が数週間後に潰れたもの

粘液嚢腫

口腔の唾液腺には耳下腺，顎下腺，舌下腺の大唾液腺と小唾液腺がある．小唾液腺には口唇腺，口蓋腺，頬腺，臼歯腺，前・後舌腺，エブネル腺がある．これらの腺の導管が閉塞して，粘膜下に貯留した唾液によってできた偽嚢胞が口腔粘膜の粘液嚢腫である．嚢腫壁は上皮ではなく，肉芽組織および組織球系・リンパ球細胞で構成され，間を粘液物質が満たしている．舌下の大きい嚢腫をガマ腫（図j）とよぶ．

原因は，噛んだり，食物がぶつかったり，慢性的に義歯が刺激するなどの物理的要因が多い．くり返し同一部位にできた嚢腫は，炎症をくり返すたびに線維化していったり，肉芽腫を形成したりする場合もある．

治療は，小さいものは放置して自然消褪を待つのも一手であるが，貯留液が多くなり，嚢腫が大きくなると邪魔で，さらに噛んで刺激が強まるなどの問題がおきるため，外科的切除を選択する．最近はレーザー治療も行われることがある．くり返し噛んだり，義歯がぶつかったりしないように，周囲の状況も併せて診断・治療する必要がある．

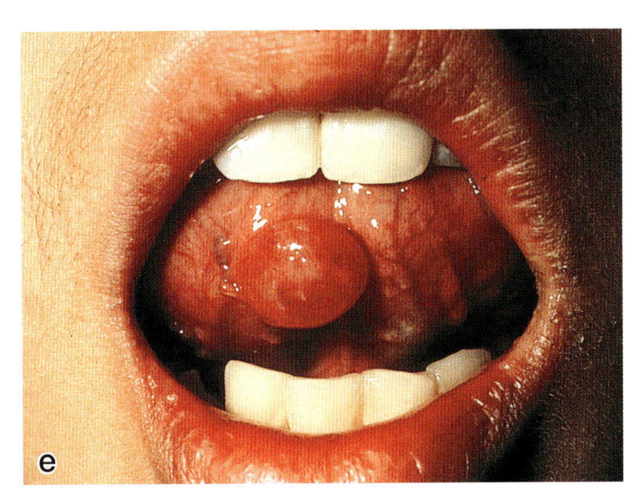

成人．舌下の粘液嚢腫

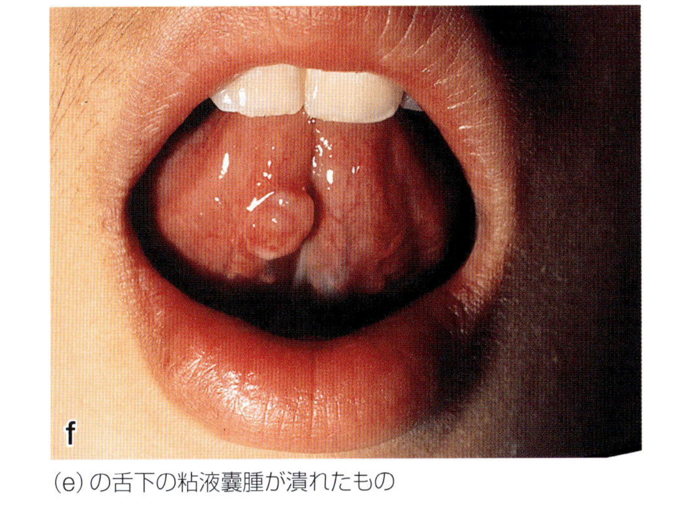

(e)の舌下の粘液嚢腫が潰れたもの

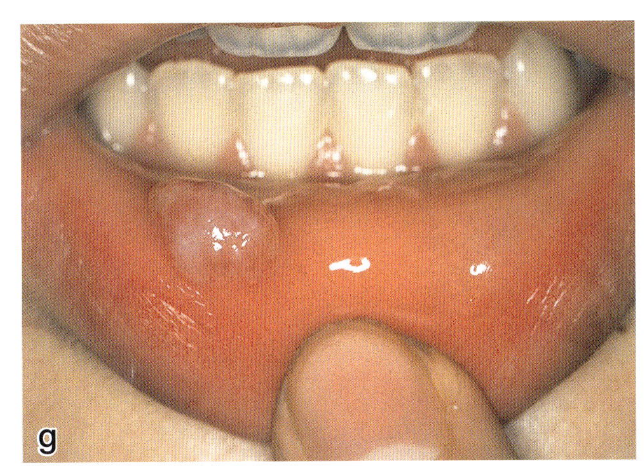

成人．右下口唇の粘液嚢腫

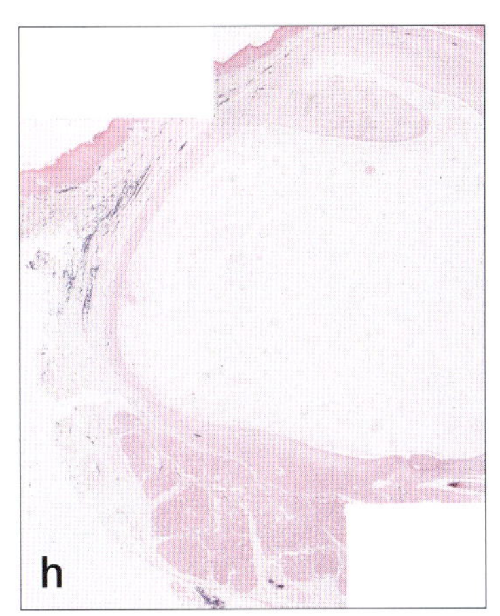

(g)の嚢腫の病理組織像．偽嚢腫であり，中に液体が貯留している

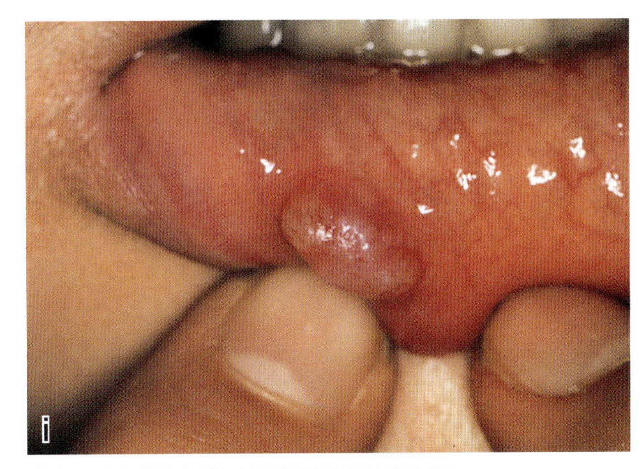

成人．くり返し再発する下口唇の粘液嚢腫

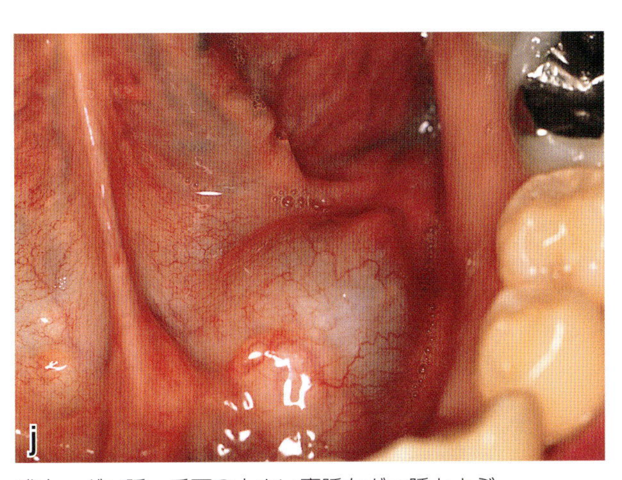

成人．ガマ腫．舌下の大きい嚢腫をガマ腫とよぶ

59 血管拡張性肉芽腫（granuloma teleangiectaticum）・妊娠腫瘍（pregnancy tumor）

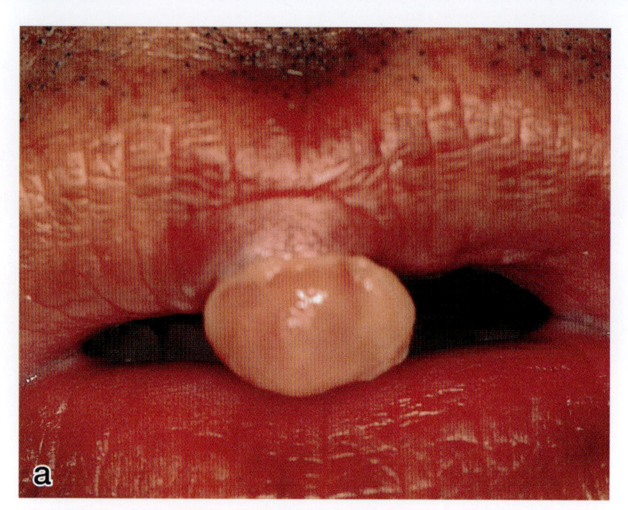

成人男性．粘液嚢腫．急に拡大してきた

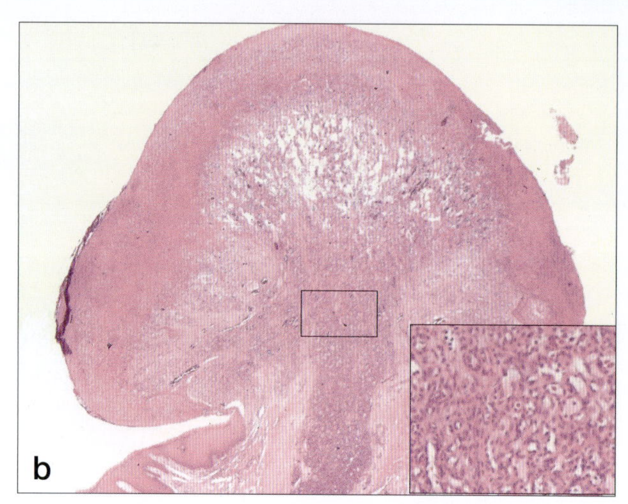

(a)の病理組織像．毛細血管の増殖，炎症性細胞浸潤による肉芽腫を形成

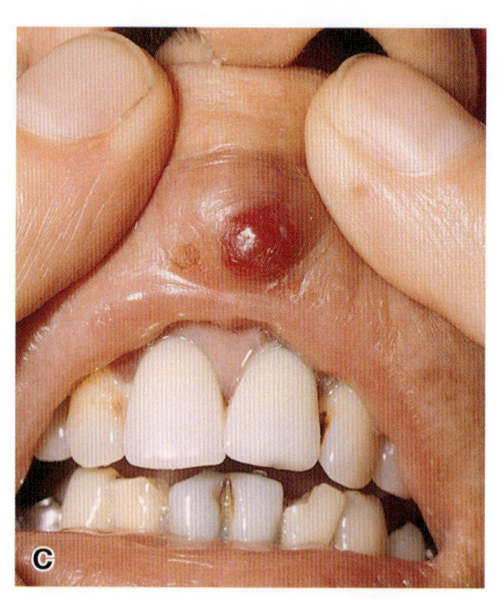

成人女性．小さい出血をくり返す

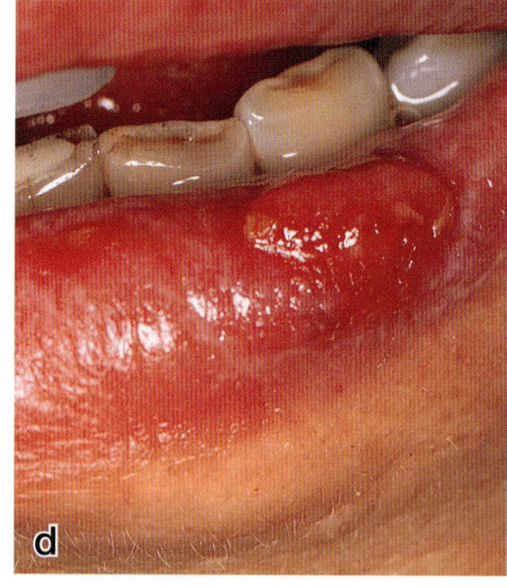

成人女性．左下口唇の肉芽腫．口唇の扁平上皮癌との鑑別を要した

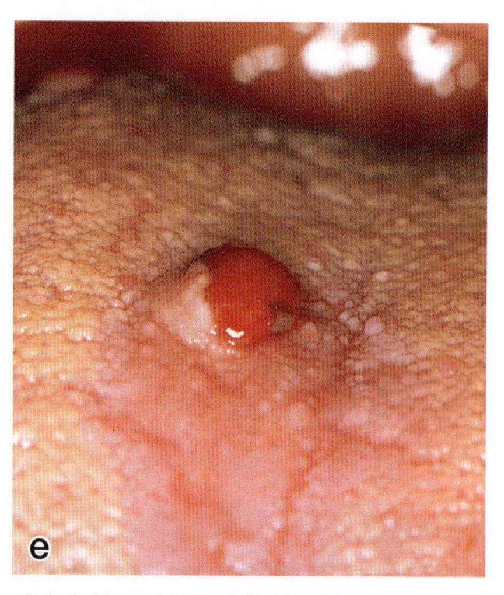

成人女性．舌背の血管拡張性肉芽腫．易出血性

血管拡張性肉芽腫

紅色ないしわずかに透明性を帯びた淡紅色の軟らかい小結節で，口唇粘膜，舌，歯肉などに好発し，通常単発である．徐々に大きくなるが，急に増大し，驚く例もある．易出血性で，わずかな刺激でoozingする．病理組織像は毛細血管の拡張・増殖，間質の浮腫と炎症性細胞浸潤である．

原因はぶつかる，噛むなど些細な機械的刺激がきっかけになる場合が多いが，歯石の沈着で歯肉に発症することがある．妊娠中は口腔内に血管拡張性肉芽腫が好発するが，これを妊娠腫瘍（妊娠性エプリース，pregnancy tumor）という．エプリースとは歯肉，舌，粘膜にできる肉芽腫である．炎症性，反応性のものであり腫瘍ではない．

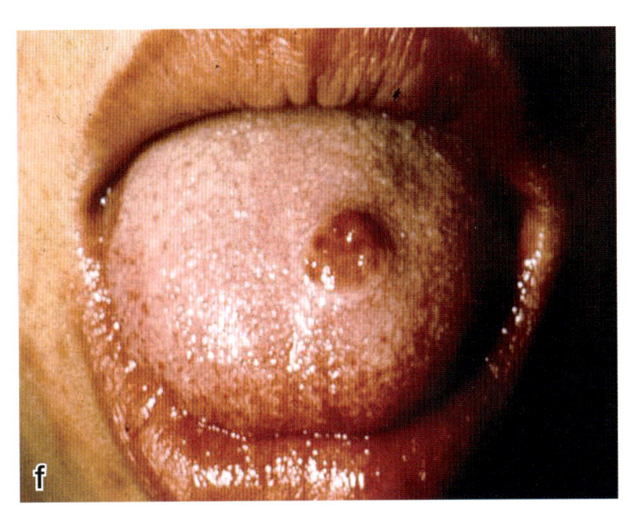

31 歳，女性．妊娠腫瘍．妊娠 38 週．この時舌の結節のみ切除した

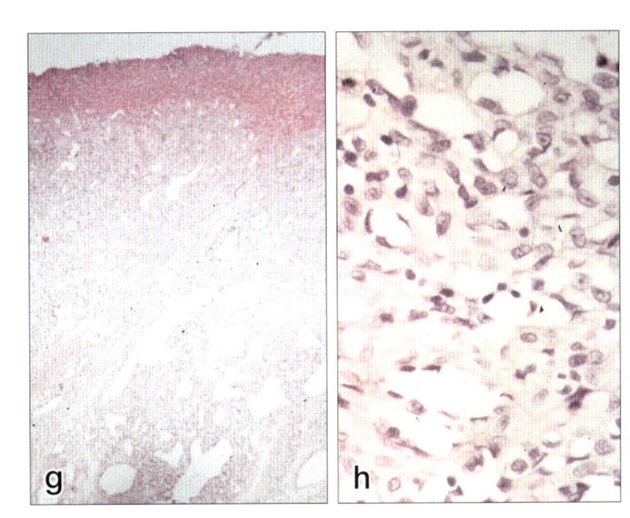

(f) の切除した結節の病理組織像．毛細血管の増殖

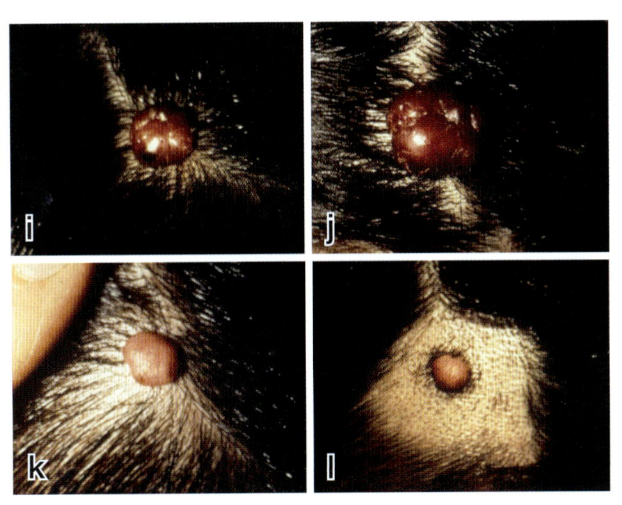

(f) の頭部にできた妊娠腫瘍．(i) 妊娠 38 週，(j) 41 週，(k) 分娩後 4 カ月，(l) 分娩後 5 カ月で頭部の結節を切除

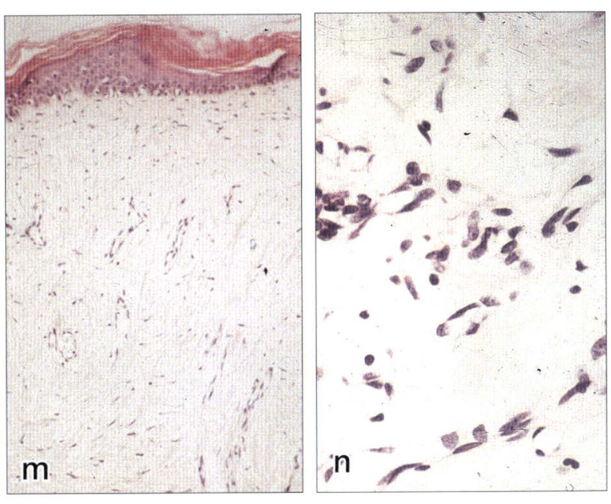

(l) の頭部の結節の病理組織像．毛細血管はほとんど消失し，線維成分に置きかわっている

妊娠腫瘍（pregnancy tumor）

妊娠腫瘍は口腔内に好発する本質的には血管拡張性肉芽腫である．妊婦の 1.2 ～ 5%にみられるという．妊娠初期から後期まで，いつでも発症しうるが，通常は分娩後には消褪傾向を示す．妊娠によるエストロゲン高値による血管拡張作用に起因するといわれている．自験例 (図 f ～ n) は 31 歳，約 2 週間前に舌と頭部の小丘疹に気づいた．徐々に拡大，4 日前に急激に増大して来院．来院時，妊娠 37 週だった．第 38 週に舌の結節を切除．頭部は放置したところ，徐々に拡大したが，分娩後は縮小傾向を示し，分娩後 5 カ月時に切除した．

治療は大きなものや易出血性のものは切除またはレーザーなどで処置する．妊娠腫瘍はエストロゲンの影響によるため，出産すると自然退縮する場合が多い．

60 口腔の血管腫（hemangioma）

老人性血管腫

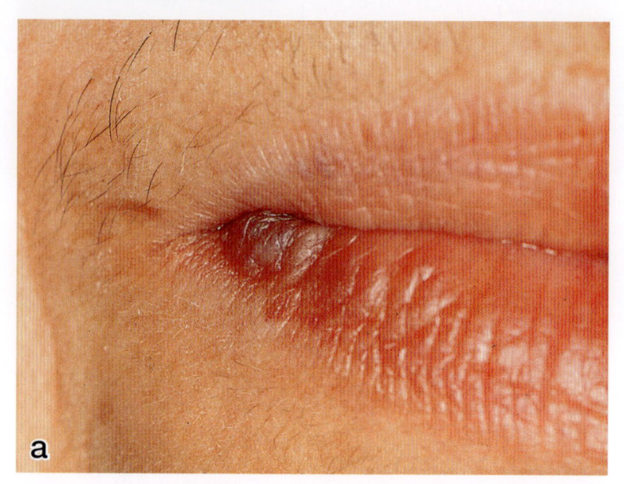

venous lake（静脈湖）ともいわれ，中高年者の口唇に好発，暗赤色の軟らかい丘疹

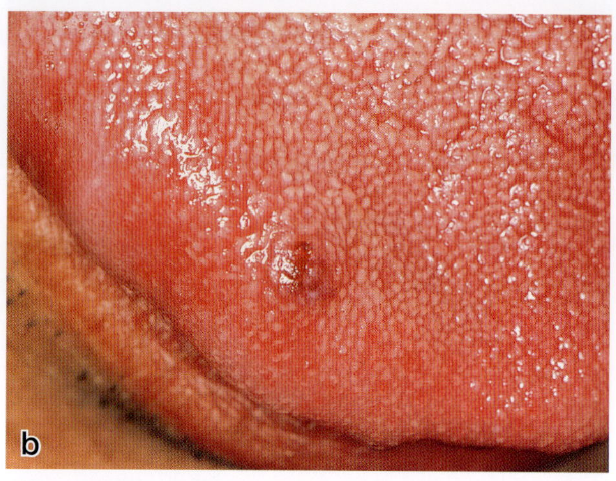

舌背の venous lake

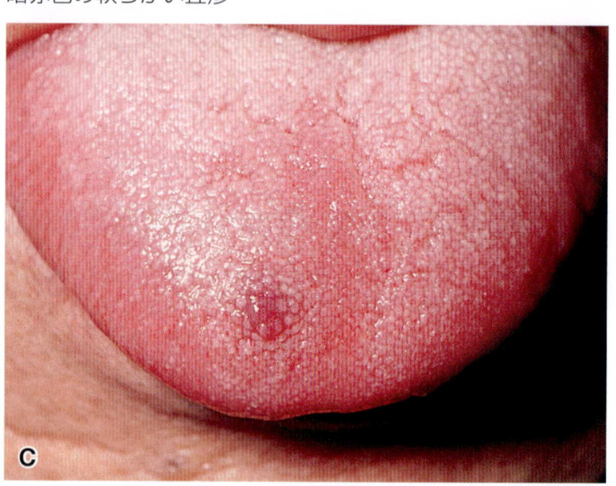

舌尖に近い舌背の venous lake

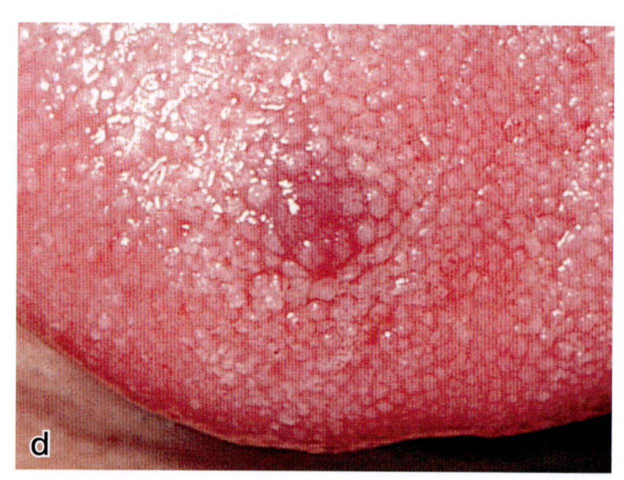

(c)の拡大像

老人性血管腫

中高年層に多くみられる血管腫で，口唇に生じた場合は軟らかい暗赤色小丘疹として出現する．圧すると縮小するが，放すと戻る．組織は，扁平化した内皮細胞と周囲の線維化からなる血管の拡張で，口唇に生じる老人性血管腫は venous lake（静脈湖）ともよばれる．なお，中高年者の体幹の点ないし半米粒大程の鮮紅色丘疹は ruby spots ともいわれる．治療は放置してもよいが，外科的切除，レーザーなどを選択することもある．

毛細血管奇形（単純性血管腫）

出生時から存在する赤アザ．表面から隆起せず平らで，赤色局面を呈し，自然消褪はしない．粘膜上皮下の固有層の毛細血管の増殖・拡張によるものである．成人して小隆起が出現することもある．三叉神経の第1・2枝領域にこの単純性血管腫があり，脈絡膜血管腫による緑内障・牛眼，てんかん・知能低下・髄膜血管腫・脳実質石灰化などがみられる場合，Sturge-Weber 症候群という．治療はレーザー，液体窒素冷凍凝固療法，外科的切除などである．

毛細血管奇形（単純性血管腫）

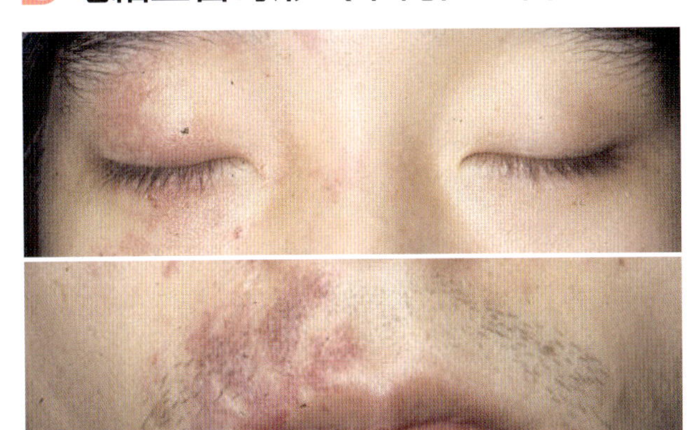

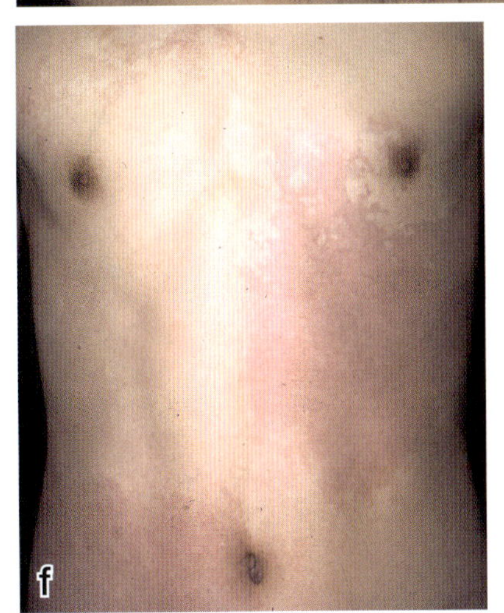

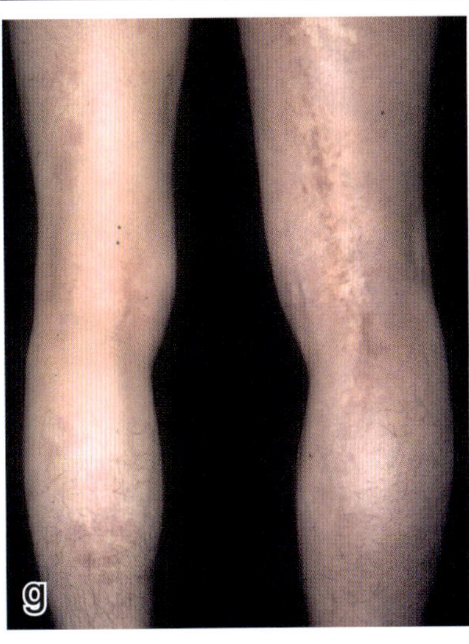

(e～g) 成人男性．毛細血管奇形（単純性血管腫）．Sturge-Weber 症候群と Klippel-Trenaunay-Weber 症候群の合併例

乳児血管腫（苺状血管腫）

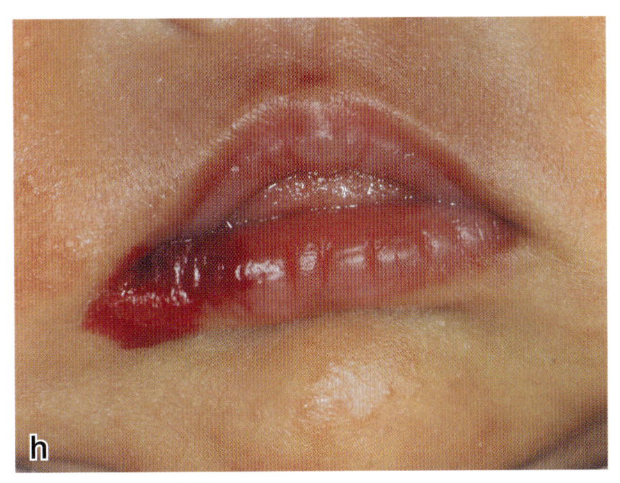

右口唇の苺状血管腫

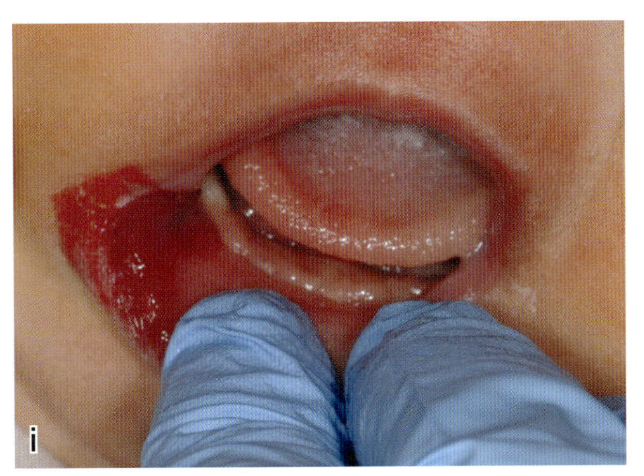

(h) の右口角部，口腔内へ連続している乳児血管腫（苺状血管腫）．本症例はその後，プロプラノロール内服で治療した（図 h，i は，鑑 慎司先生のご厚意による）

乳児血管腫（苺状血管腫）

生後間もなく生じ，はじめは赤い小丘疹くらいであるが，数日ないし数週間でやや隆起した鮮紅色の結節になりはじめ，数カ月で完成し，その後自然消褪していく血管腫である．口唇を中心に口囲に出現すると，大きい場合は口の変形を呈する場合がある．病理組織像は，内皮細胞が増殖した毛細血管の増殖・拡張を来し，島嶼状の細胞塊を作っている．治療はレーザー，液体窒素・雪状炭酸冷凍凝固療法，ステロイド内服などであったが，現

静脈奇形（海綿状血管腫）

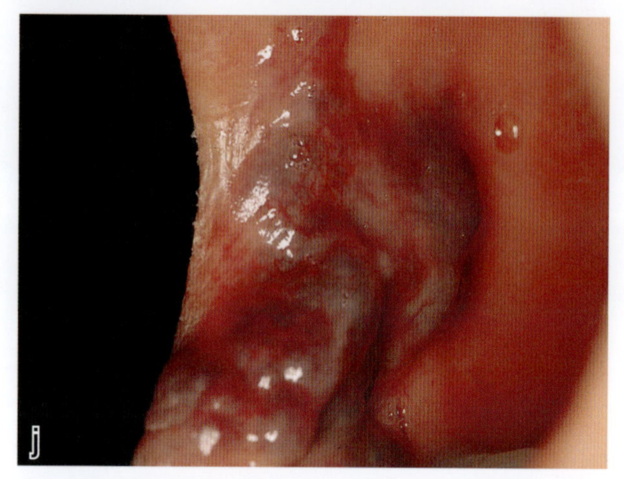

成人女性. 右頰から下口唇にかけての静脈奇形（海綿状血管腫）

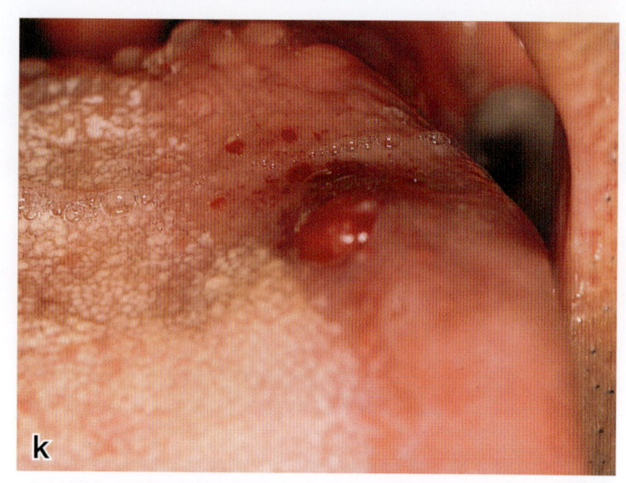

成人男性. 舌背の静脈奇形（海綿状血管腫）. 表面はびらんになって易出血性である

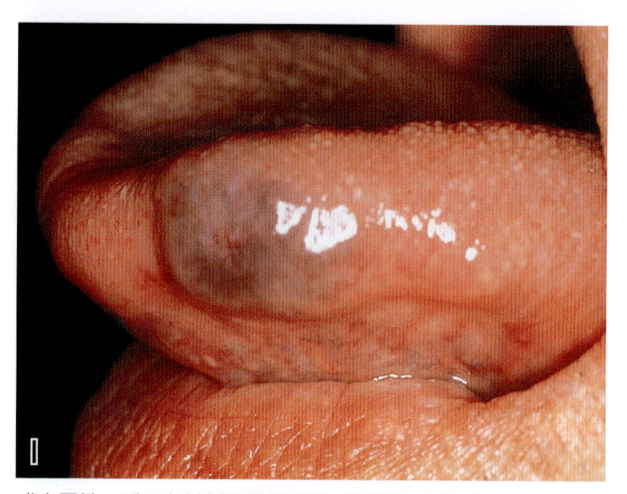

成人男性. 舌の左外側の静脈奇形（海綿状血管腫）

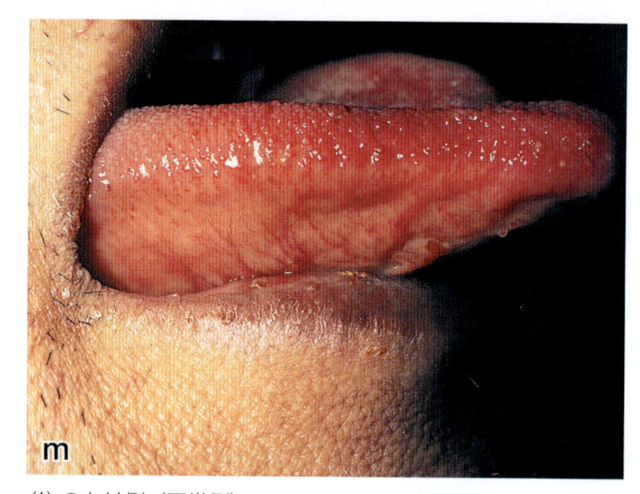

（l）の右外側（正常側）

在はプロプラノロール内服が有効で，とくに口囲をはじめ顔面の場合は早期に内服開始が勧められる．

静脈奇形（海綿状血管腫）

粘膜下に軟らかく触知する塊で，表面は小紅斑が点状に散在する．粘膜上皮下の固有層から深部の血管が拡張・増殖する．拡張した血管が多数みられる．病変は大きくなる例が多く，外科的切除を要する．

参考資料

1） 平成 26-28 年度厚生労働科学研究費補助金難治性疾患等政策研究事業（難治性疾患政策研究事業）「難治性血管腫・血管奇形・リンパ管腫・リンパ管腫症および関連疾患についての調査研究」班：血管腫・血管奇形・リンパ管奇形診療ガイドライン 2017 第 2 版 , 2017 年

2） Crispian Scully: Chapter 110 Dermatoses of the oral cavity and lips. Rook's Textbook of Dermatology, 9th edn, Wiley Blackwell, Hoboken, 2016

61 脂肪腫（lipoma）

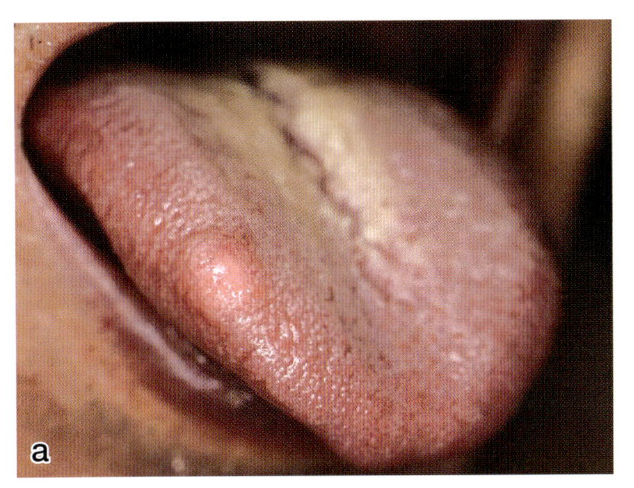

舌に生じた稀な脂肪腫

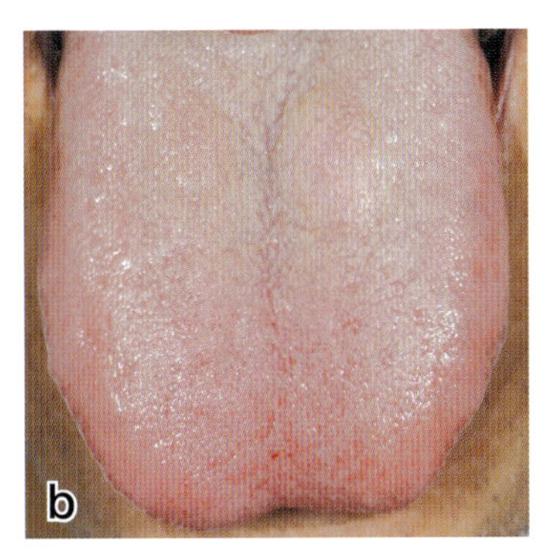

鑑別症例

筋腫（myoma）．舌背の左右に生じた舌粘膜下の弾性硬の腫瘤であった．生検で平滑筋腫と診断したが，全摘出のために他院口腔外科へ転院した

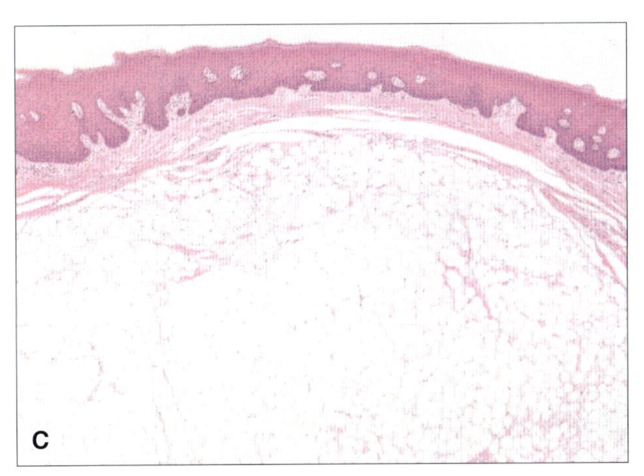

（a）の病理組織像．舌粘膜下の脂肪細胞の増殖

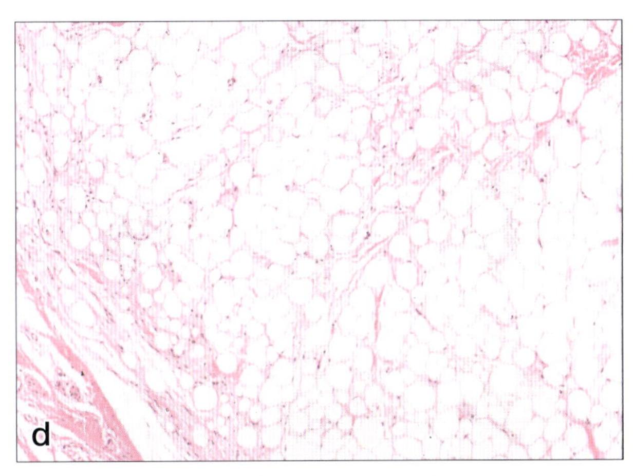

（c）の拡大像．成熟した脂肪細胞の増殖がみられる

脂肪腫

舌粘膜下に脂肪細胞が増殖してできる良性腫瘍である脂肪腫は，皮膚においてはめずらしくないが，口腔内では稀な腫瘍である．多くは頬粘膜や口腔底に生じるが，ごく稀に舌にも生じる．緩慢に拡大し，やや黄色を帯びた粘膜に覆われた腫瘤である．弾性軟で，自覚症状はない．

切除した病理組織像では，結合組織の被膜で囲まれた成熟脂肪細胞塊である．血管脂肪腫，spindle cell lipoma，脂肪肉腫などとの鑑別を要する例がある．大きくなったり，日常生活に支障がなければ，あえて切除しなくてもよいとされる．舌の良性腫瘍には，血管腫，線維腫，脂肪腫，神経系腫瘍などがあるが，筋腫（myoma）は非常に稀である．横紋筋腫より平滑筋腫，血管平滑筋腫のほうが報告数は多い．舌背，舌根部，舌下部，口蓋，歯肉などに出現する．弾性硬の上皮下の腫瘤であり，小児例では過誤腫とみる説もある．

参考文献

1） Crispian Scully: Chapter 110 Dermatoses of the oral cavity and lips. Rook's Textbook of Dermatology 9th edn（C. Griffiths et al eds.）, Wiley Blackwell, Hoboken, 2010

62 白板症（leukoplakia）

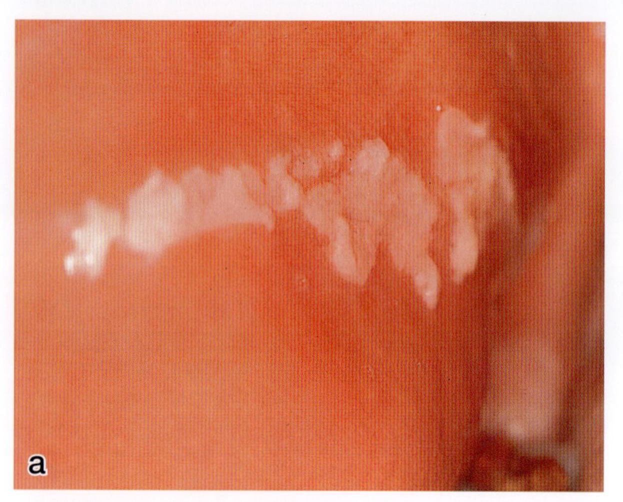

口腔粘膜の角化性の白色局面

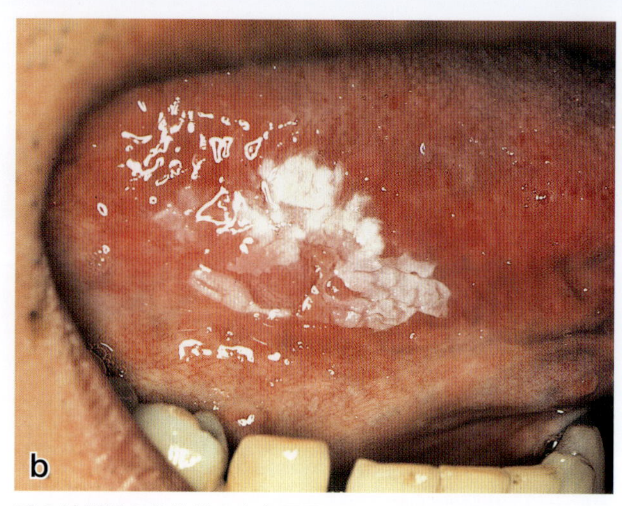

舌の外側縁の角化性の白色局面

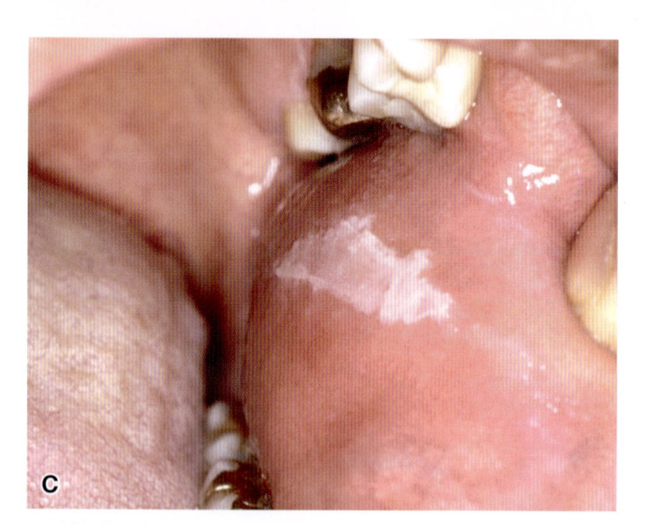

口腔粘膜の角化性の白色局面

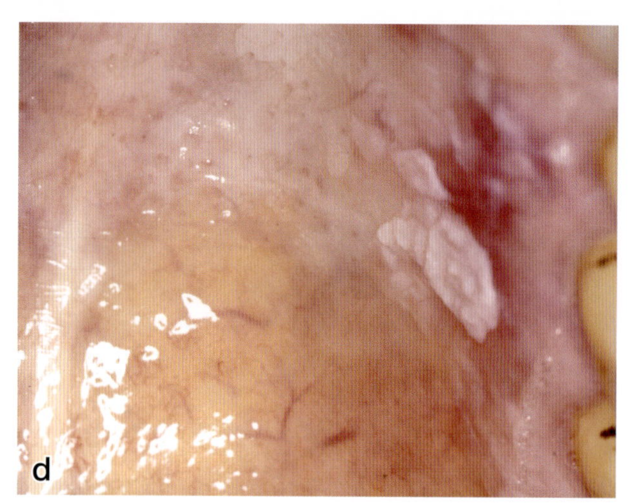

口腔粘膜の角化性の白色局面．扁平苔癬（p.38 参照）などとの鑑別が必要

白板症

白板症は口腔粘膜の角化性，白色局面で，WHO が1978年の診断基準として「臨床的あるいは病理組織学的に他の疾患に分類されない白斑または白板」と記載している．男女比では男性のほうが少し多く，中高年に多い．舌だけではなく，歯肉や頬粘膜にもみられる．時に歯のあたる慢性的刺激も一因とされる．

病理組織像では，粘膜上皮肥厚がみられ，角層が非常に厚くなっている．粘膜細胞の異型性が種々の段階でみられ，核分裂像，配列の乱れがあり，限りなく扁平上皮癌に近い場合がある．また，臨床像から平坦型，白斑型，紅斑混合型，隆起型，丘型，疣贅状型がいわれる．ほかの白色病変であるカンジダ症（p.76 参照），扁平苔癬（p.38 参照），さらに紅板症，初期の扁平上皮癌などとの鑑別が必要で，病理組織診断は必要である．

治療は外科的な治療として液体窒素冷凍凝固療法やレーザーがある．禁煙，う歯の治療も必要である．扁平上皮癌への悪化がみられるため，長期間の経過観察を要する．

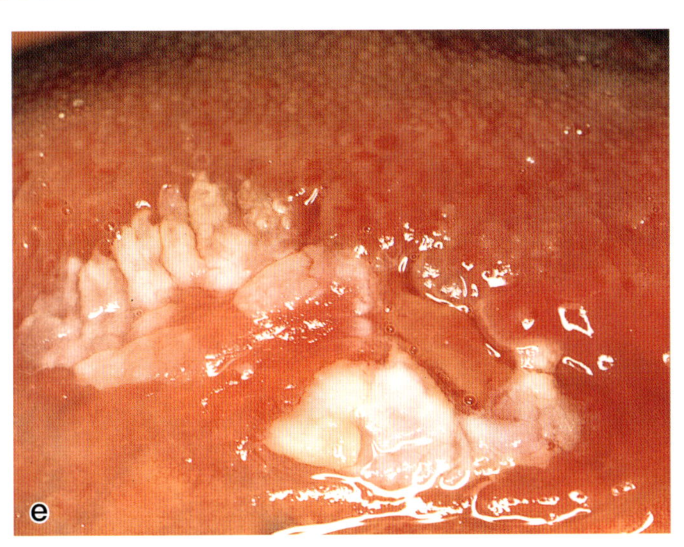

舌の外側縁の角化性の白色局面

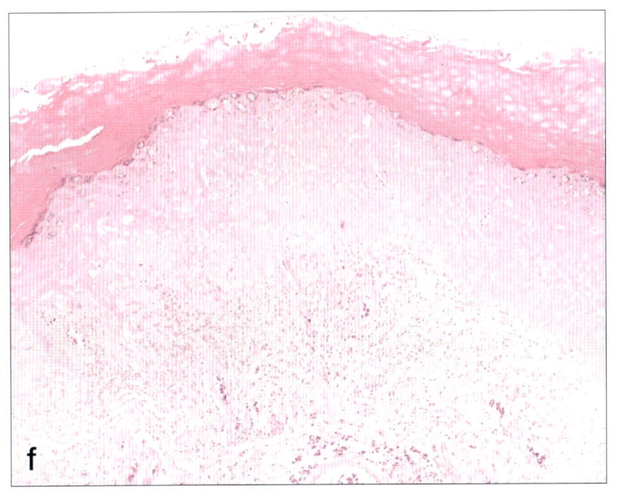

(e) の病理組織像．粘膜上皮肥厚がみられ，角層が非常に厚くなっている

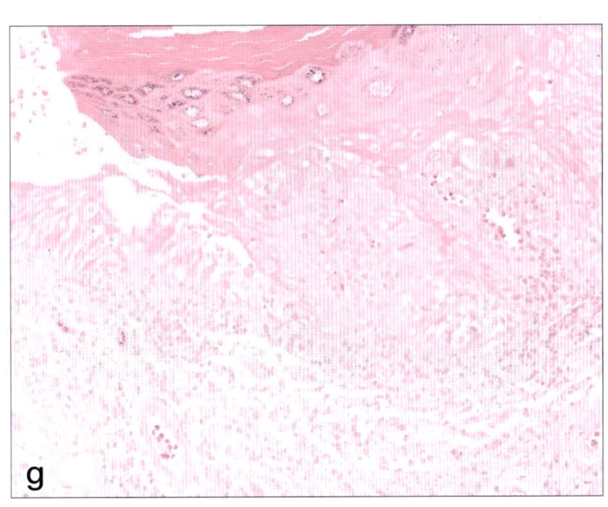

(f) の拡大像．粘膜細胞の異型性が種々の段階でみられ，核分裂像，配列の乱れがあり，限りなく扁平上皮癌に近い場合がある

63 悪性腫瘍（malignant tumor）

口唇の悪性腫瘍

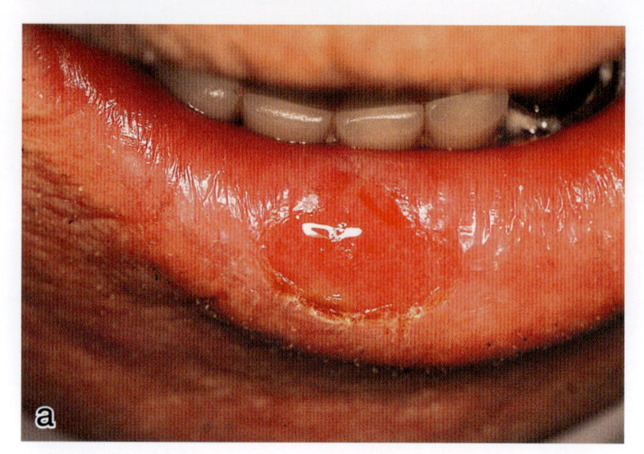

口唇の扁平上皮癌

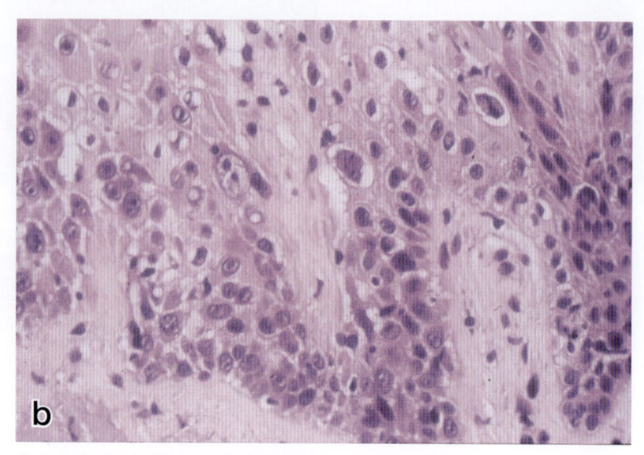

(a) の扁平上皮癌の病理組織像．大型の異型性の強い細胞の増殖

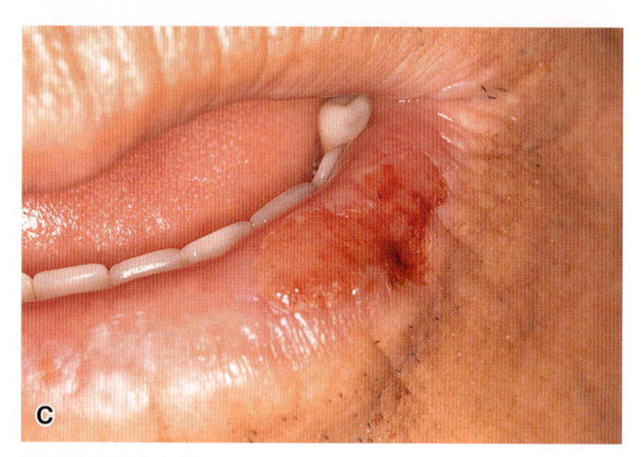

口唇の扁平上皮癌

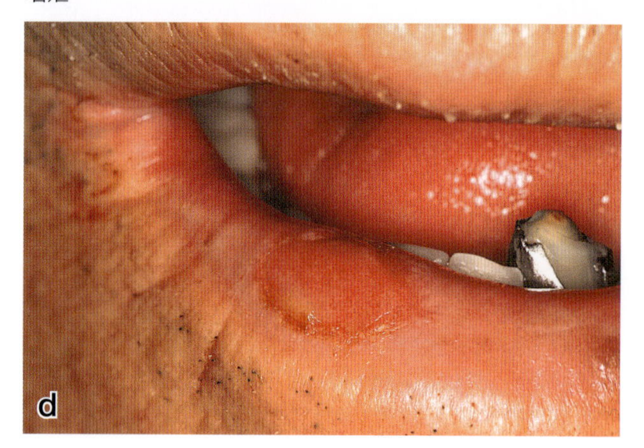

口唇の扁平上皮癌

口唇の悪性腫瘍

口唇，とくに赤唇縁の悪性腫瘍は約 90％が扁平上皮癌で，そのうち下口唇に 89％，上口唇に 3％，口角に 8％生じるという．下口唇に多いのは紫外線の影響とされ，日光曝露の多い職業従事者に好発するというが，パイプによる喫煙の関与も誘因としてあげられる．

症状は，口唇の荒れ程度から始まり，びらん，硬結を触知するようになる．生検で診断を確定する．

口唇の基底細胞癌は稀ながら，周囲の皮膚発症の基底細胞癌が vermilion border（唇紅縁）を超えて口唇まで及ぶ例がある．

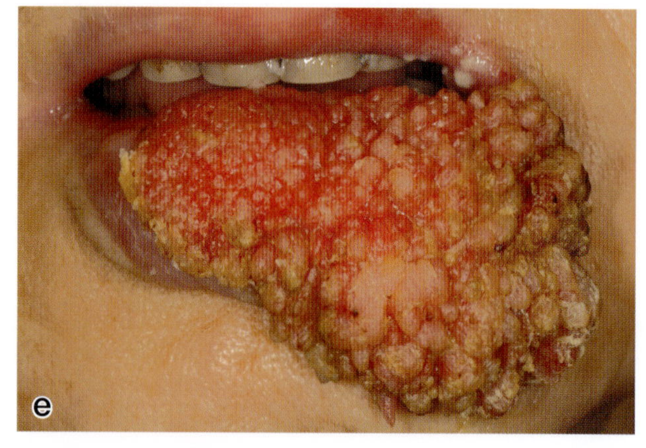

下口唇の扁平上皮癌

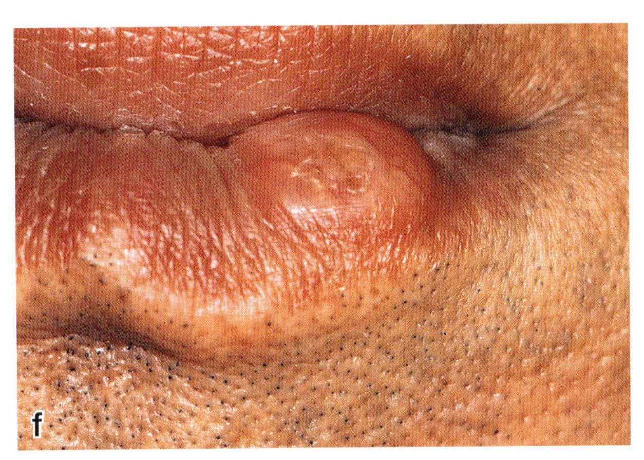

扁平上皮癌

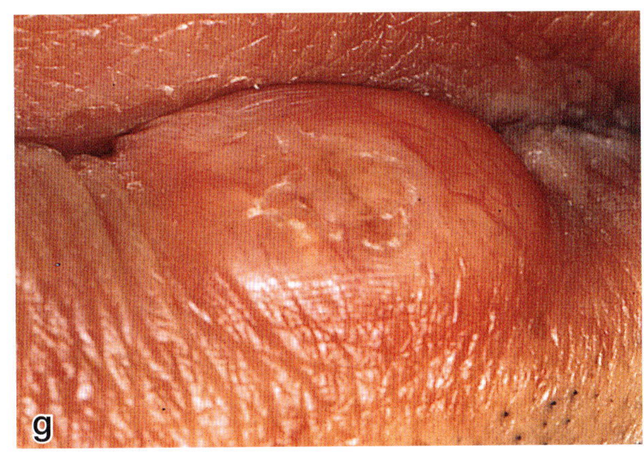

(f)の拡大像

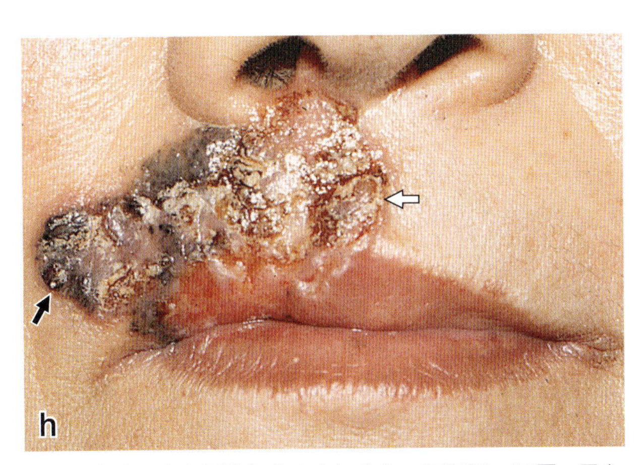

扁平上皮癌．右鼻唇溝から人中に向かって浸潤．口唇へ及んでいる腫瘍

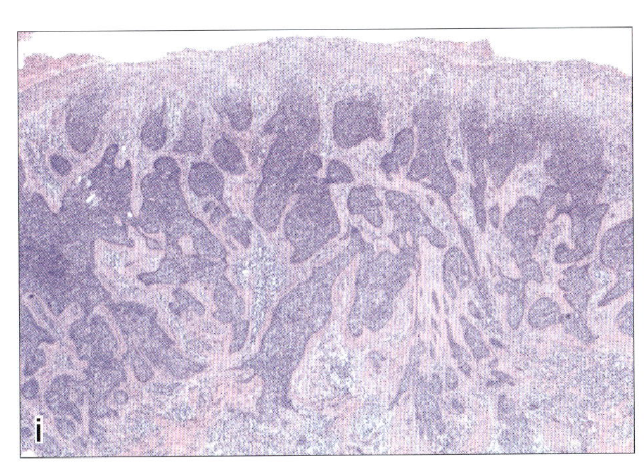

(h)の病理組織像．(➡) 部分より生検．基底細胞様細胞の増殖

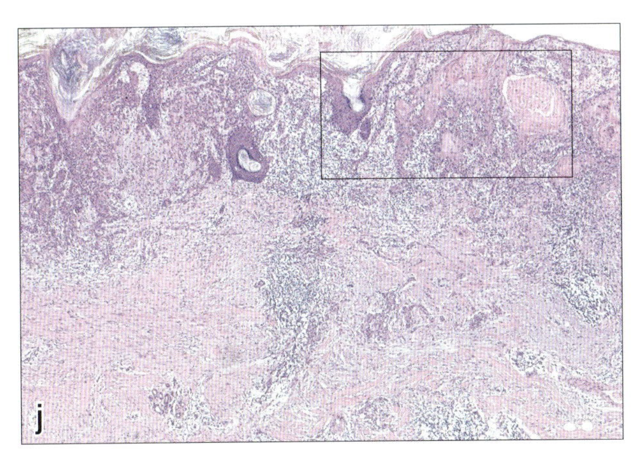

(h)の病理組織像．(⇨) 部分より生検．一部で有棘細胞癌も混在している．(h) と (j) からすべてを基底細胞癌とする意見もあったが，あえて basosquamous cell carcinoma とした

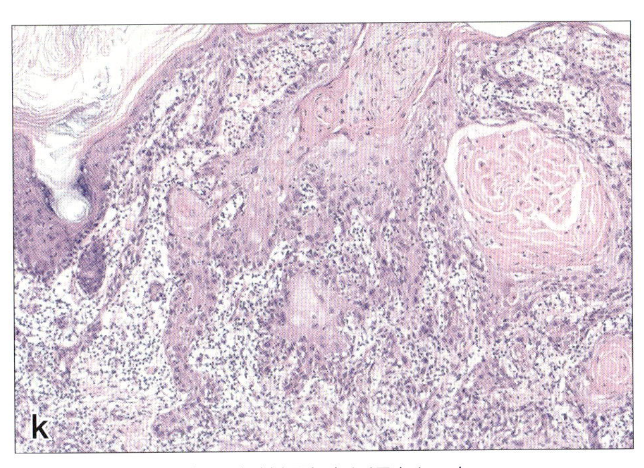

(j)の拡大像．一部で有棘細胞癌も混在し，basosquamous cell carcinoma の所見を呈している

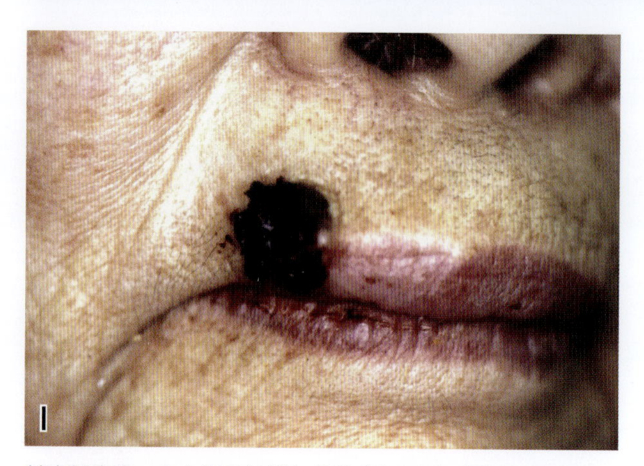

基底細胞癌．右上唇の外側から発症し口唇へ浸潤した

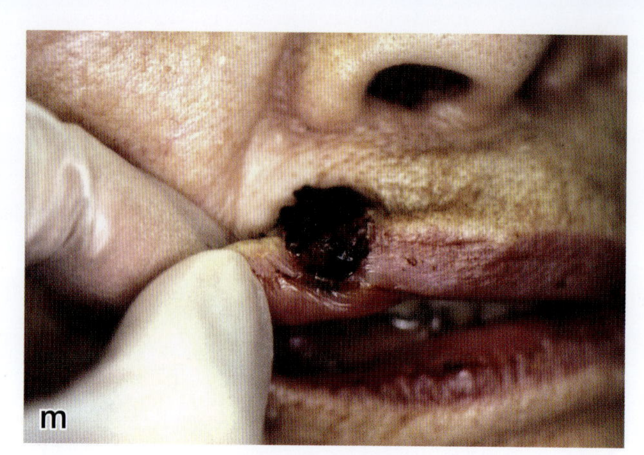

（l）の内側．一部上口唇粘膜まで侵襲している

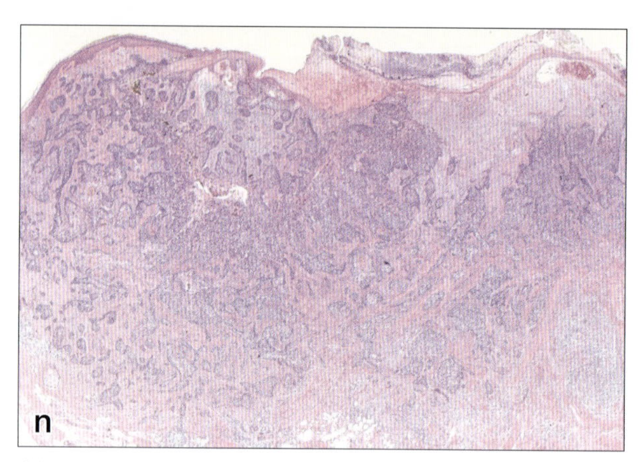

（l）の病理組織像．基底細胞様細胞の増殖

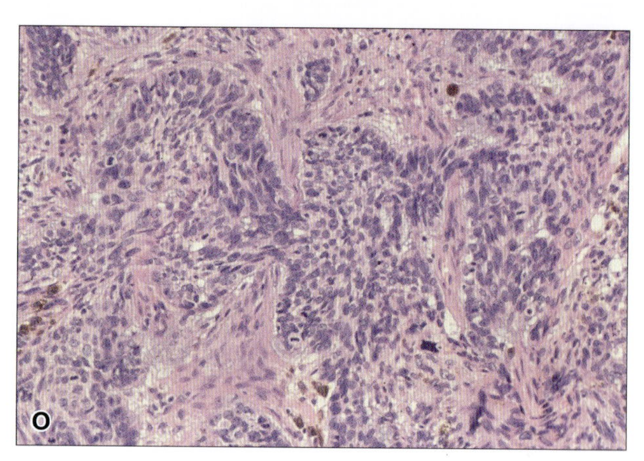

（n）の拡大像．基底細胞様細胞が集塊を形成しつつ増殖している

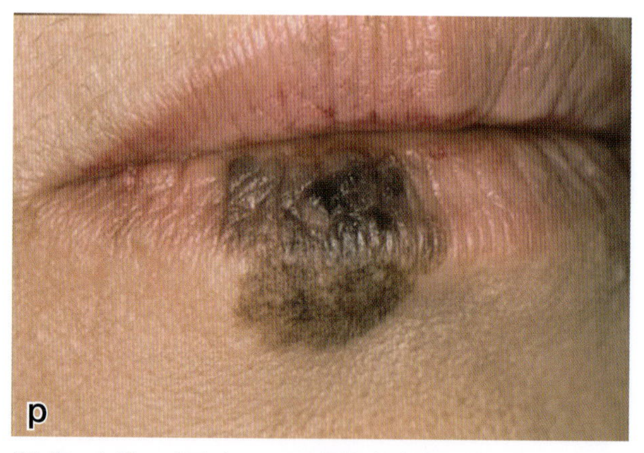

65歳，女性．メラノーマ．赤唇から皮膚にかけての，境界は鮮明であるが濃淡不整で不規則形の色素斑
（図pは，大原國章先生のご厚意による／大原國章：大原アトラス3，学研メディカル秀潤社，p.212, 2016）

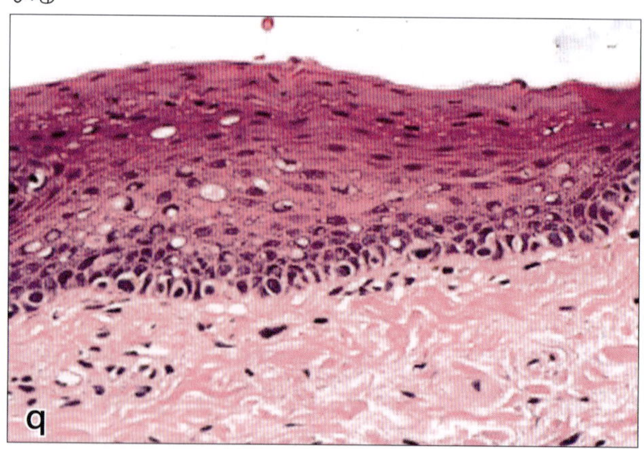

（p）の赤唇部の病理組織像．基底層に沿って異型細胞が増生している
（図qは，大原國章先生のご厚意による／大原國章：大原アトラス3，学研メディカル秀潤社，p.212, 2016）

口腔粘膜の悪性腫瘍

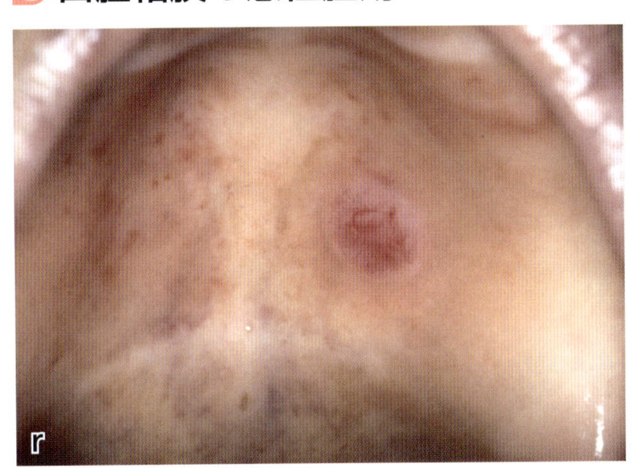

初診時臨床像．硬口蓋のびらんに義歯が当たる

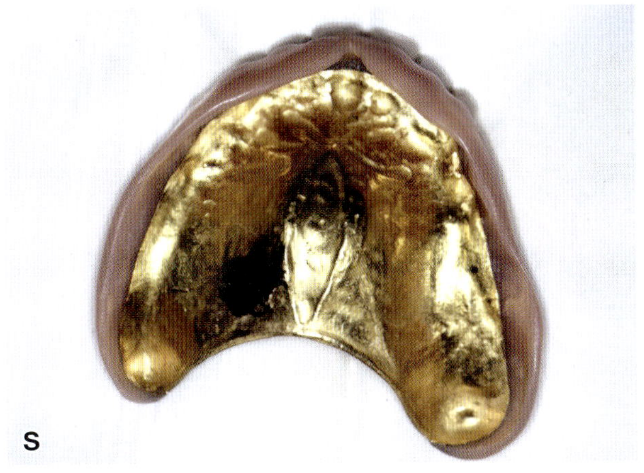

使用していた義歯．この義歯が当たってできたびらんと思っていた

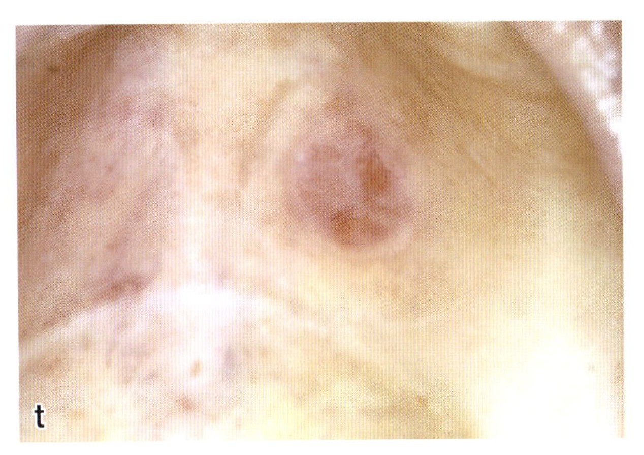

(r)の１年後，やや拡大している．浸潤は触知しない

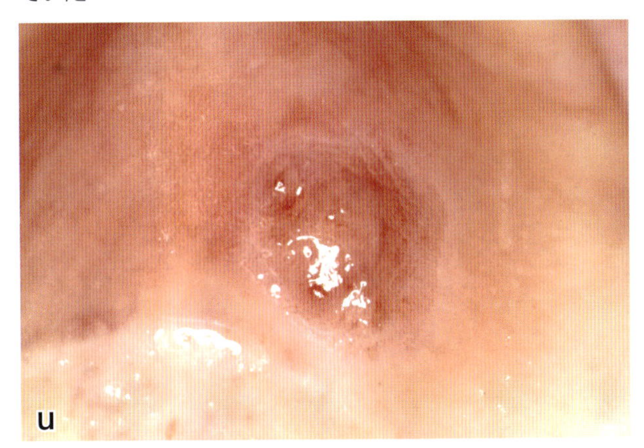

(r)の２年後．やや隆起し浸潤を触れ，びらんを伴っている．生検で扁平上皮癌と判明した

口腔粘膜の悪性腫瘍

口腔粘膜の悪性腫瘍は頬粘膜より口蓋に多く発症し，そのほとんどが扁平上皮癌である．当初義歯の圧迫によってできたびらんを疑い，経過を追っていたところ，大きさ・見た目は著変ないものの，徐々に浸潤を触知するようになり，２年後の生検で扁平上皮癌と判明した自験例があった．頬粘膜では，白板症や歯の噛み合わせ不全による刺激症状との鑑別を要する場合がある．稀に小唾液腺の腺癌が発生する．

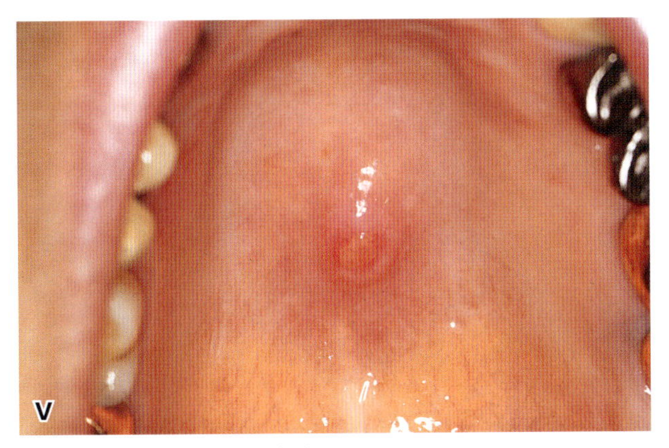

(r)とは別症例の扁平上皮癌

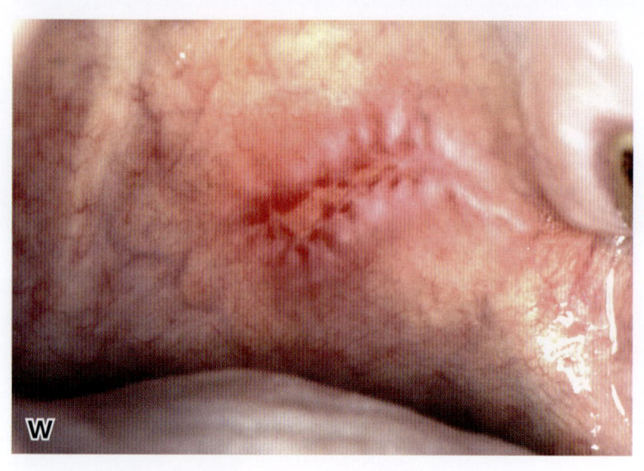

いつからあったかわからない左硬口蓋の浅い潰瘍．周囲に浸潤を触れる

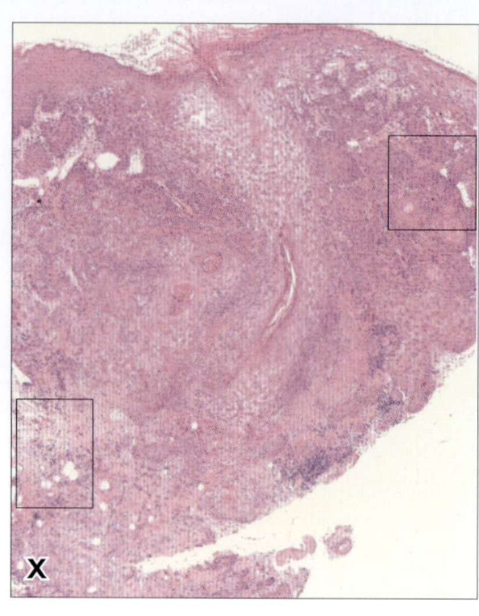

(w)の病理組織像．生検で扁平上皮癌と判明

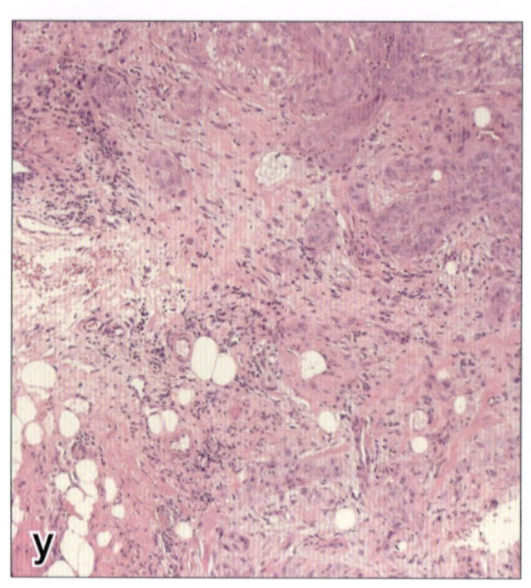

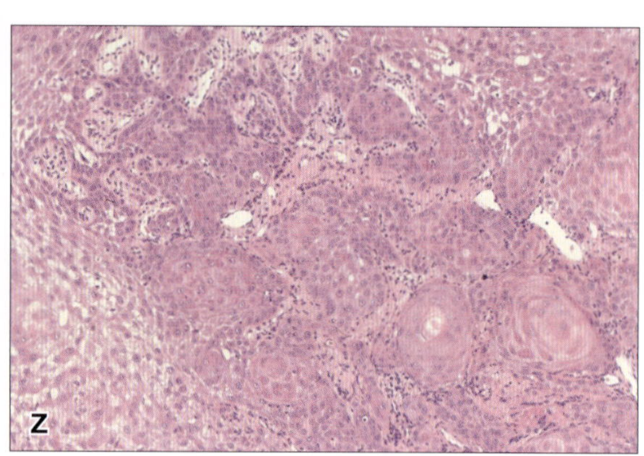

(x)の拡大像．角化傾向の強い有棘細胞の増殖．粘膜下深層まで浸潤している

舌の悪性腫瘍

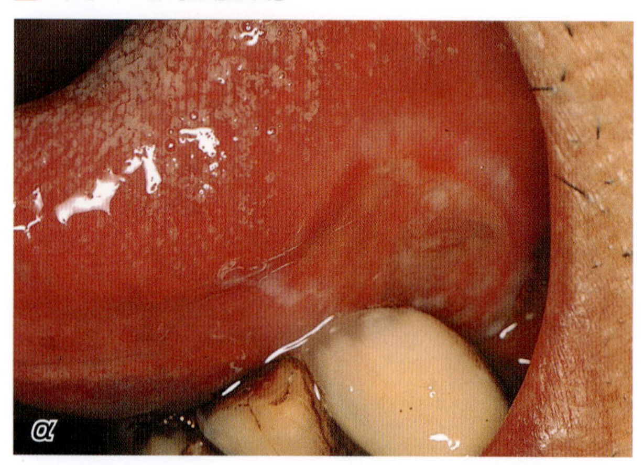

舌左外側の潰瘍局面．生検の結果，扁平上皮癌であった

舌の悪性腫瘍

舌の癌は，口腔内癌のなかでもっとも多くみられる．アルコール，喫煙，う歯，義歯などでくり返し軽微な外傷が加わるなどの刺激による例が多い．舌の外側縁が好発部位である．口唇の癌が高齢者に多いのに比較し，舌の癌は，やや若い年齢層にも発症する．

症状は，びらん，浅い潰瘍から始まるが，白板症からの進行も往々にしてみられる．高分化型の扁平上皮癌が多く，稀に小唾液腺由来の腺癌もある．周囲のリンパ節への転移が早く，多くの場合，舌癌の予後は不良である．

口腔底癌

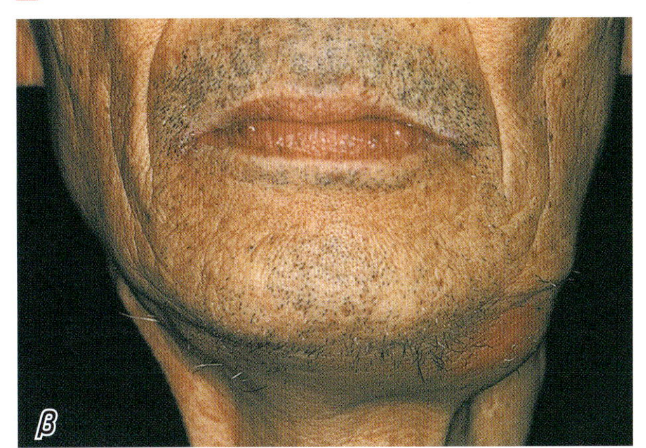

すでに左顎外側から腫瘍を触知する

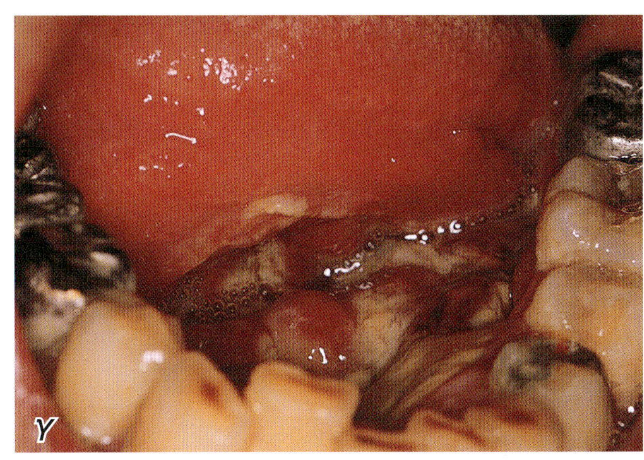

(β)の口腔の潰瘍

転移性癌

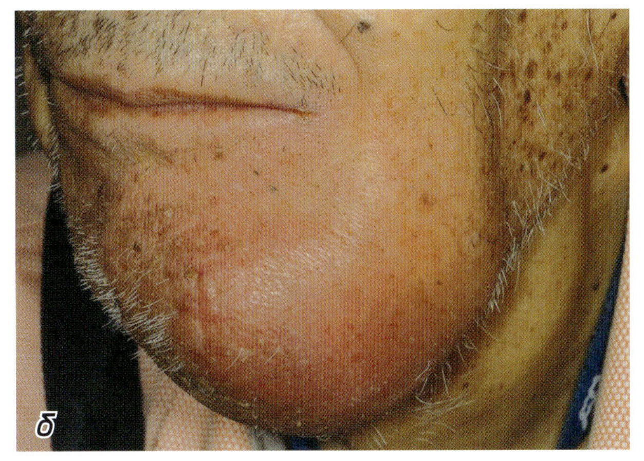

左下顎に発赤と腫脹がみられる

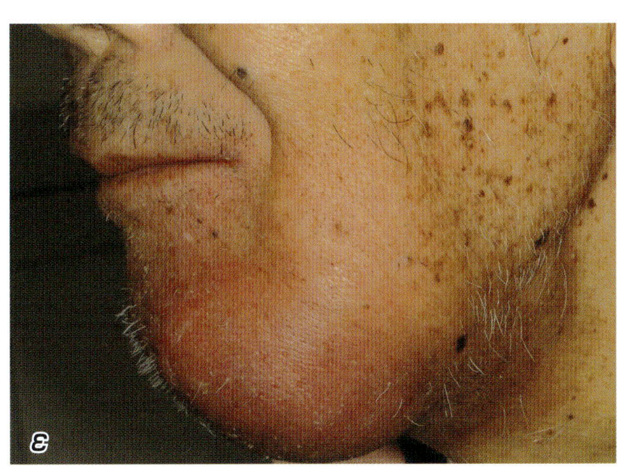

(δ)の左側

癌の形態として，初期は表在型，潰瘍型，外向型，浸潤型などに分けられるが，進行すれば混在する．

参考文献

1）鎌田信悦：MB ENT 32: 53-61, 2003

口腔底癌

口腔底は舌の下面から下歯を覆う歯肉までの部位で，舌下腺があり，悪性腫瘍としては扁平上皮癌や腺癌などの唾液腺癌のほかに，悪性リンパ腫も発生する．舌の下側から発生した舌癌との区別がむずかしい．下顎歯肉，下顎骨などへ浸潤しやすい．

転移性癌

骨への悪性腫瘍転移が口腔粘膜に及ぶことはあるが，悪性腫瘍の口腔領域への転移は稀である．転移の好発部位は舌，歯肉とされる．転移をおこす癌としては，肺，胃，腎臓などがあげられる．自験例（図 δ，ε）は胃癌の左下顎骨への転移で，口が開かなくなったとのことであった．すでに胃癌の手術後 1 年を経過した後の転移であった．

第15章

新生児・乳児にみられた病変

64 sucking blister

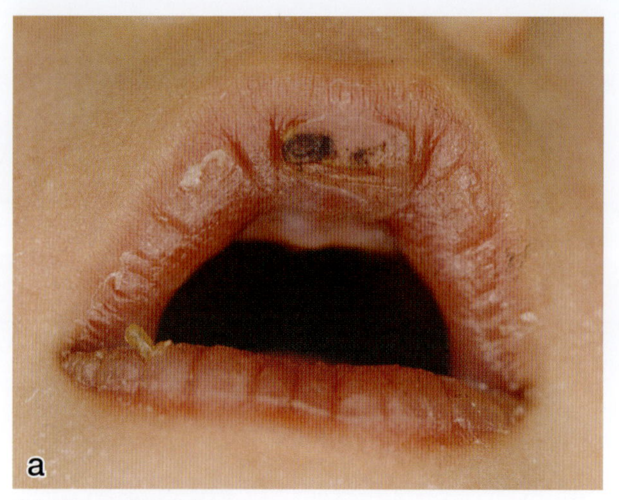

新生児の口唇のびらん

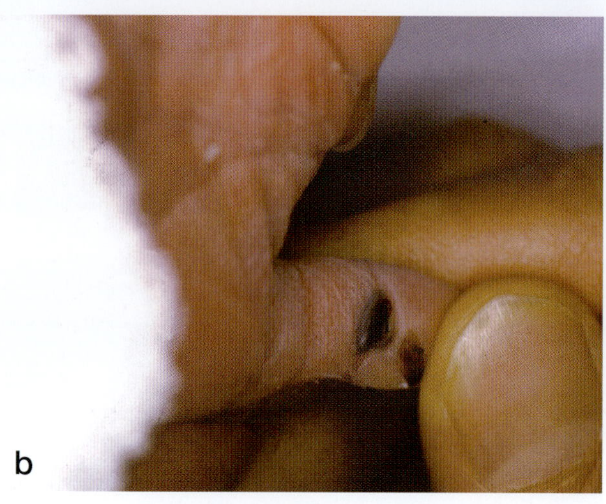

指の痂皮

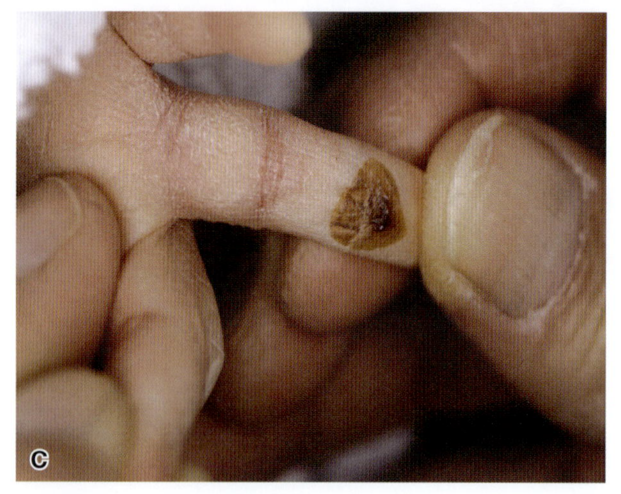

指の痂皮

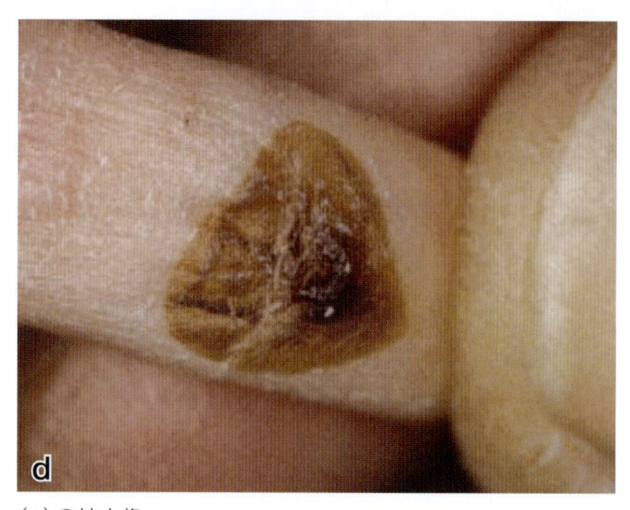

(c)の拡大像

sucking blister

新生児の口唇にびらんができていることがあり，これをsucking blisterという．

胎児は母胎内にいるときにすでに指しゃぶりまたは自分の四肢の一部を強く吸引しているという．その際の摩擦や吸引によって口唇にびらんができたり，指に水疱が形成されるのである．出生時にすでに上皮化している例もある．sucking blisterは240出産に1例くらいの割合でみられる．好発部位は口唇，手指，手首，前腕などであるが，時に下肢の例もある．

病変はほとんど1個であるが，稀に複数個みられる場合もある．口唇，手指などの病変も，出産後数日で痂皮化して治癒する．先天性水疱症を疑うほど手指や口唇の病変が大きい例も稀にあるという．ほかに新生児ヘルペス，膿痂疹，新生児エリテマトーデスなどとの鑑別も考慮する．

参考文献

1） Monteagudo B, León-Muiños E: Indian Pediatrics 47: 794, 2010

65 新生児の歯肉の白色丘疹 / 歯肉嚢腫（gingival cyst）

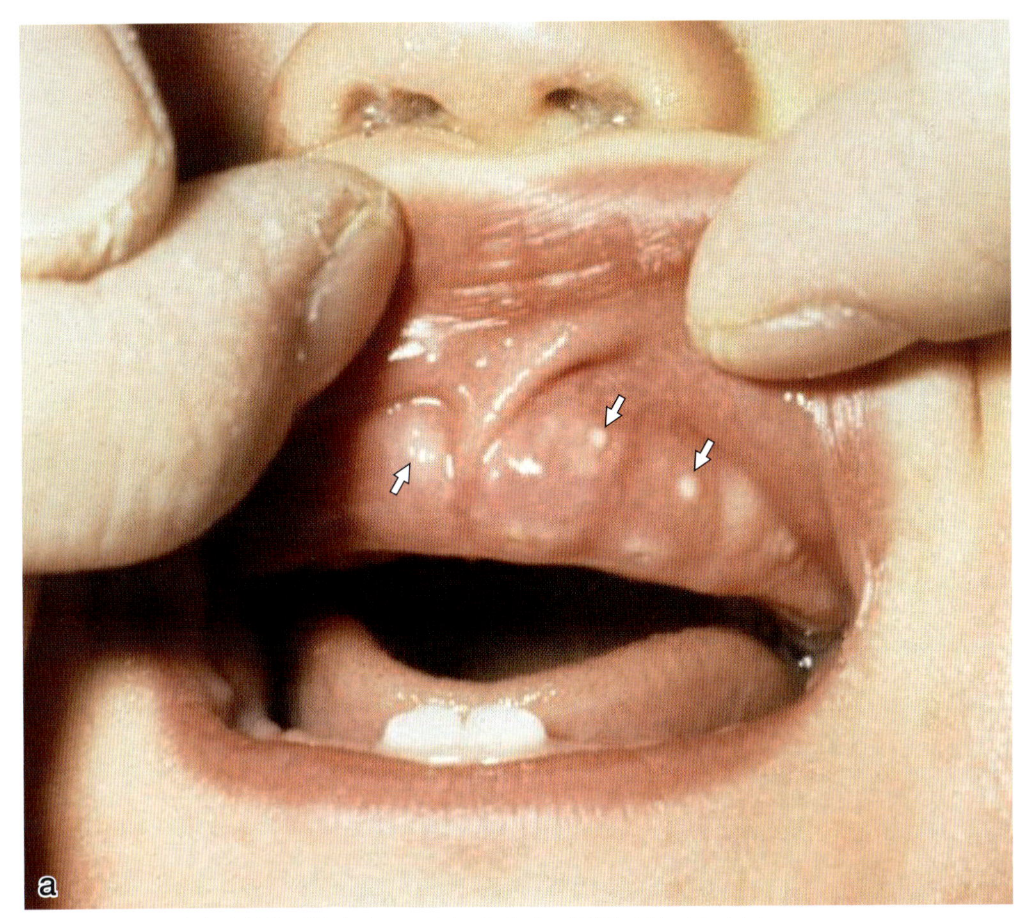

歯肉にみられた白色小結節（Bohn's nodules）（⇨）．放置してかまわない

新生児の歯肉の白色丘疹 / 歯肉嚢腫

新生児の歯肉に白色小丘疹をみつけて，もう歯が生えていると，驚く親がいる．

とくに稀ではなく，歯肉の嚢腫を歯肉嚢腫（gingival cyst）という．新生児の80％くらいにみられる．dental lamina（歯堤）の歯原性上皮の遺残から発生すると考えられており，歯肉の半米粒大ほどの硬い白色小結節で，中は角質物質で充満している．新生児の歯肉の白色丘疹すなわち歯肉嚢腫には，主に Epstein's pearls，Bohn's nodules，dental lamina cyst の 3 種類が知られている．

Epstein's pearls は，硬口蓋の後方，ほぼ正中部にみられる白色小結節である．胎児の上皮融合過程の上皮遺残から生じるという．Bohn's nodules は，多くは口腔粘膜，歯肉にみられる硬い白色小結節で，中はケラチン物質から成っている．

dental lamina cyst は歯堤の遺残とされ，歯槽窩稜にみられる．いずれも数週間ないし数カ月で自然消失するので，放置しておいてかまわない．

第16章

診断が悩ましい正常な所見

66 Fordyce 状態（Fordyce's condition）

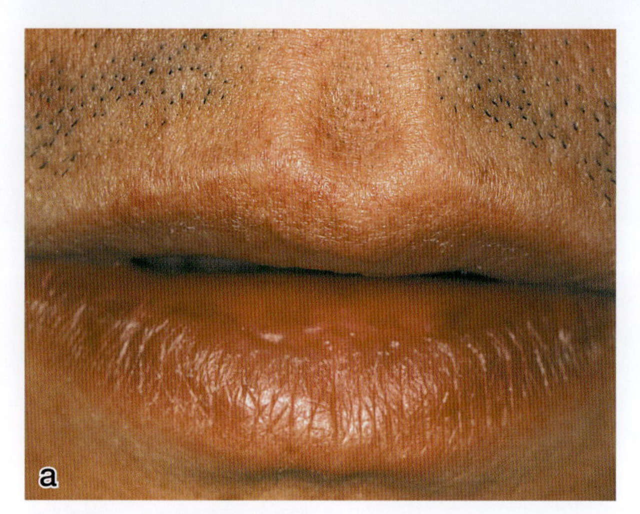

成人男性．上口唇の黄色局面

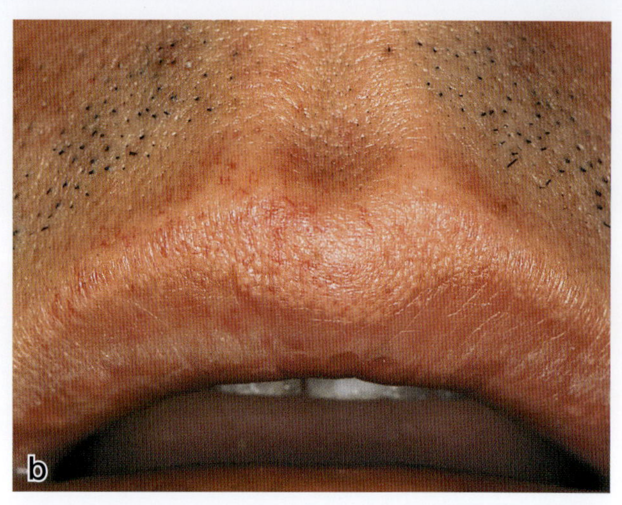

(a)の上口唇拡大像．ごく小さい黄色丘疹が集簇して局面を形成している

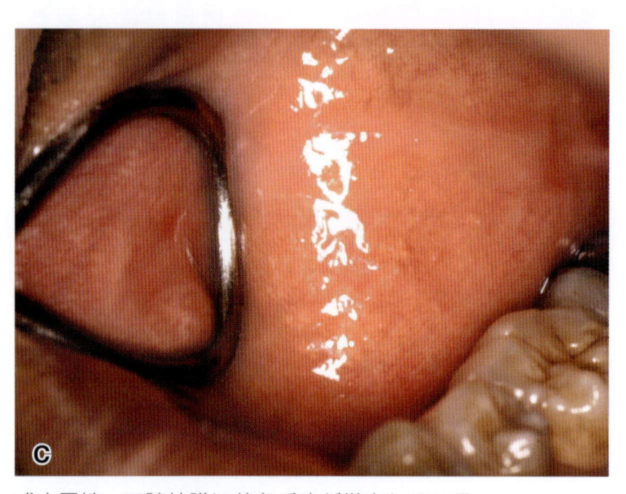

成人男性．口腔粘膜に黄色丘疹が散在している

Fordyce 状態

口唇とくに上下口唇辺縁，頬粘膜，また大小陰唇・包皮などに芥子粒大ほどの黄色小丘疹が集簇して局面を形成している状態を，Fordyce 状態という．思春期以降に発症し，中年の男性に多い．通常脂腺は毛包を介して皮表に分泌するが，本症状は，毛包のない口唇や粘膜などに，毛包とは関係のない独立脂腺が出現・増殖する．時には脂腺管が直接粘膜表面に開口している場合もある．独立脂腺は出生時から存在し，思春期以降に男性ホルモンの関与で目立ってくると考えられている．

治療はとくに必要とせず放置しておいてよいが，整容的に気になるなら，レーザー治療を考慮してみる．

なお，若い女性の腋窩に好発するアポクリン汗腺に慢性炎症を生じた Fox-Fordyce 病とは，関連性がない．

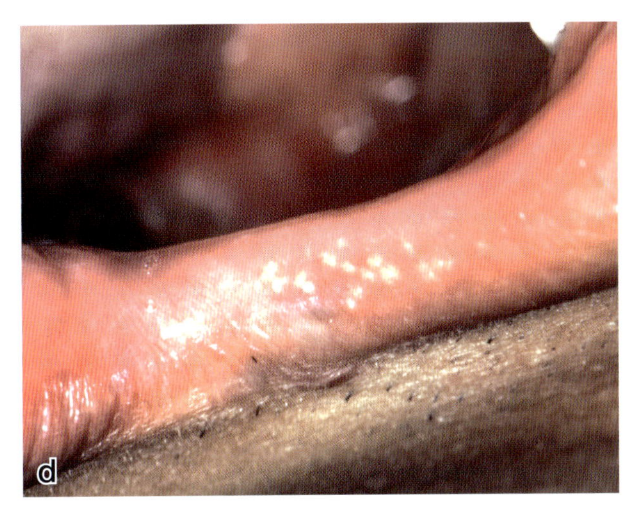

成人男性．下口唇内側に黄色丘疹が散在している

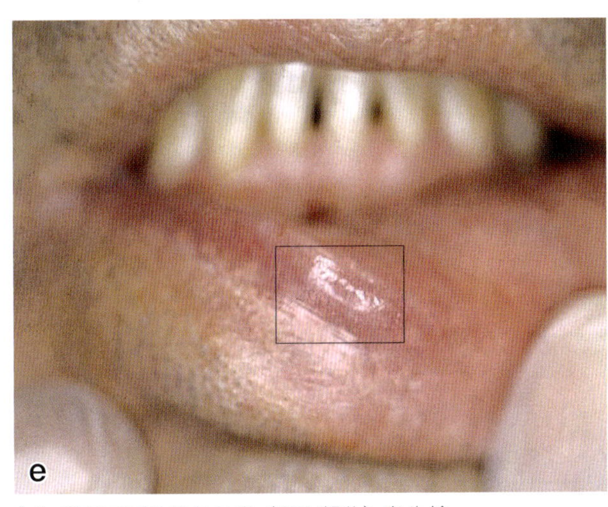

(d) の下口唇の黄色丘疹（囲み部分）を生検

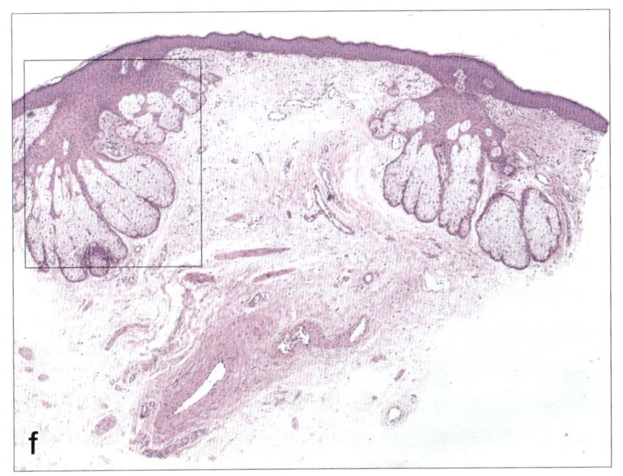

(e) の生検部分の病理組織像．毛孔がなく粘膜上皮と直接連続して脂腺が存在する

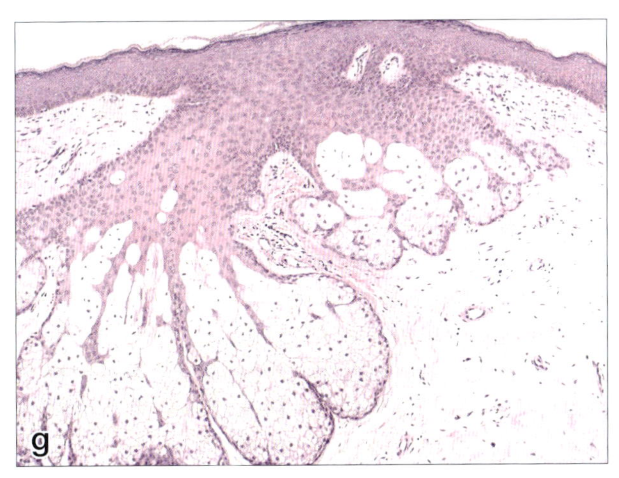

(f) の拡大像

参考文献

1) Dreher A, Grevers G: Laryngorhinootologie 74: 390-392, 1995
2) Arun Babu T, Vijayadevagaran V, Carounanidy U: Arch Dis Child Fetal Neonatal Ed 101: F252, 2016

67 妊娠による歯肉の変化

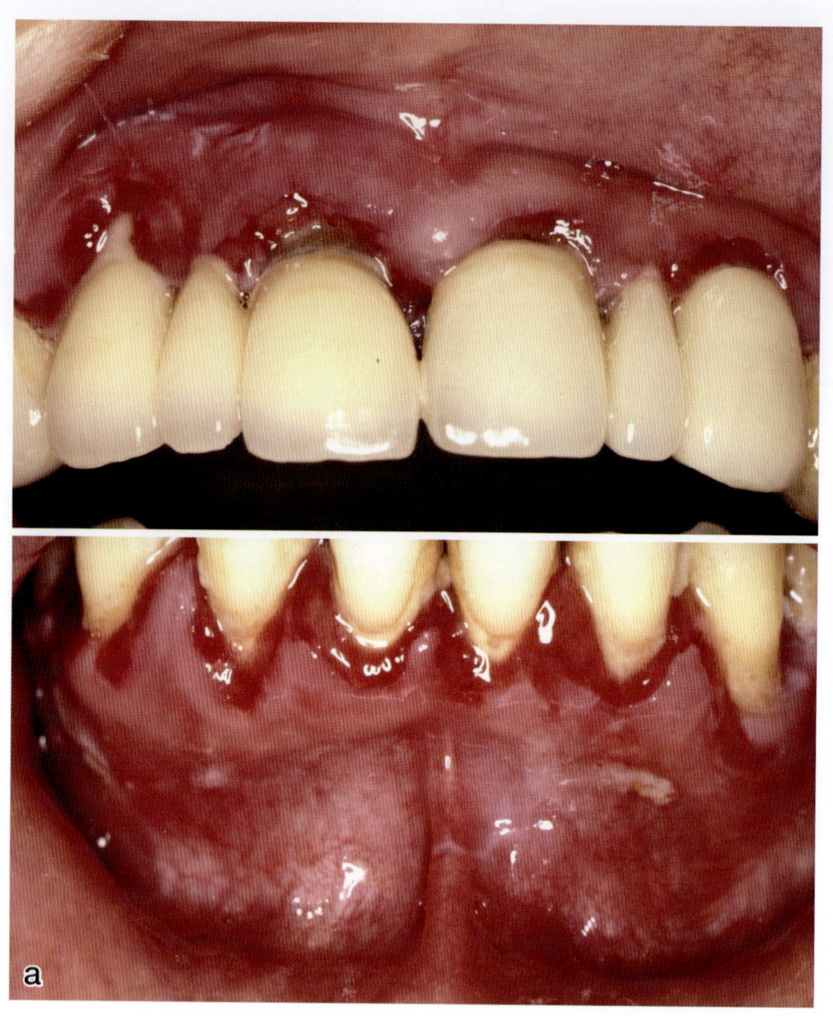

エストロゲン等の増加による全身性浮腫傾向と血管反応によって歯肉が変化する

妊娠による歯肉の変化

歯肉の変化が妊娠2～3カ月ころに生じやすい．妊娠に伴い増加するエストロゲンやプロゲステロンの影響で歯肉が増大するのが特徴的である．これらホルモンの歯肉線維芽細胞への作用，プロスタグランジン産生作用，歯肉に炎症をおこす *Prevotella intermedia* の増殖などの現象を生じる．よって，妊娠と同時に歯周病予防の歯牙の手入れ，口腔内清掃が必要である．

参考文献

1）毛利 学，島原政司，清金公裕（編）：カラーでみる口腔粘膜疾患の診かた，南江堂，1999

資料3 歯肉の変化を生じる疾患

歯肉の変化を生じる主な疾患[1]

感染症	溶連菌による歯肉炎	
	歯肉膿瘍	
	内歯瘻	
	HSV による歯肉口内炎	
	カンジダ性歯肉肥大	
急性壊死性潰瘍性歯肉炎		
妊娠性歯肉炎		
歯周病	慢性栄養障害	
	先天性心疾患	
	糖尿病	
	Down 症候群	
	Chediak-Higashi 症候群	
	Papillon-Lefevre 症候群	
	多発血管炎性肉芽腫症（Wegener's granulomatosis）	
	Bourneville-Pringle 病（結節性硬化症）	
	サルコイドーシス	
	瘢痕性類天疱瘡による慢性剥離性歯肉炎	
金属による歯肉炎	蒼鉛，水銀	
歯肉の紫斑・出血傾向	白血病，凝固系の異常	
	ビタミンC 欠乏症	
色素沈着	メラニン	アジソン病
	ヘモジデリン	ヘモクロマトーシス
	重金属	銀（銀皮症：青褐色）
		銅（Wilson 病：赤紫～青紫）
		亜鉛（青白色）
		鉛，蒼鉛（灰青～灰黒）
歯肉の肥大	先天性遺伝性疾患	遺伝性歯肉線維腫
		Sturge-Weber 症候群
		Bourneville-Pringle 病
	内分泌性疾患	思春期
		妊娠
		甲状腺機能低下症
		肢端肥大症
	中枢神経障害	癲癇
		Recklinghausen 病
	血液疾患	壊血病
		骨髄性・リンパ球性・単球性白血病
		T 細胞リンパ腫・菌状息肉症
	沈着症	アミロイドーシス
		ヒアリノーシス
	薬剤性	ヒダントイン
		ビタミンE
	その他	Melkersson-Rosenthal 症候群
		黒色表皮症
		Crohn 病
	感染症	ハンセン病
歯肉の萎縮	全身性強皮症	
	Simmonds-Sheehan 症候群	
	進行性顔面片側萎縮症	

参考資料　1）西山茂夫：皮膚病診療 6: 499, 1984

68 頬粘膜歯圧痕（morsicatio buccarum）

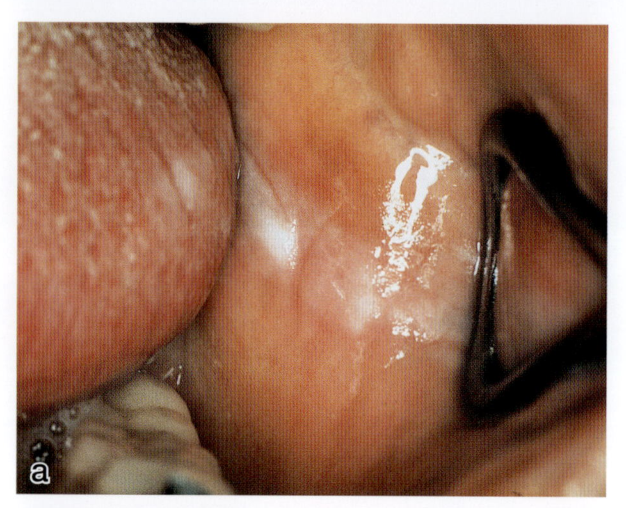

頬粘膜の白色帯状局面

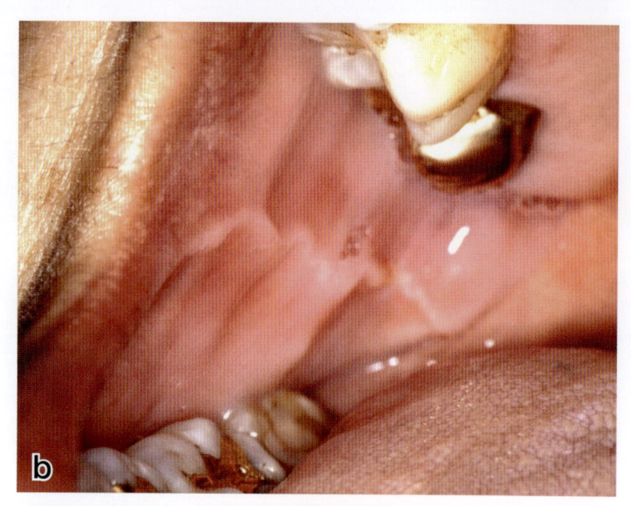

浮腫性に凹凸し，歯の圧痕が明瞭である

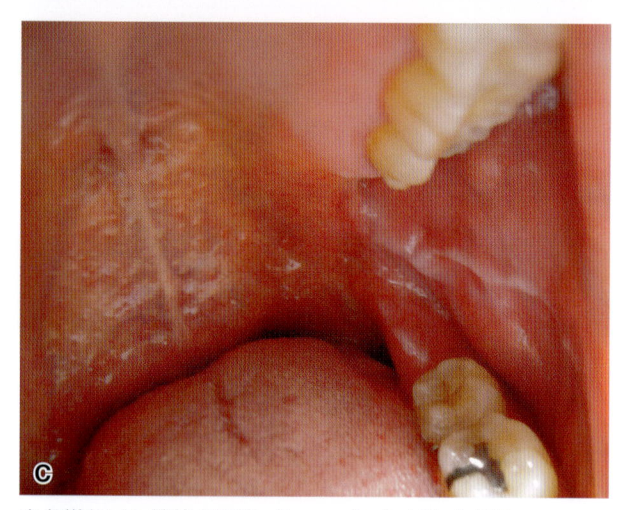

白色帯ないし線状の圧痕（linea alba）がみられる

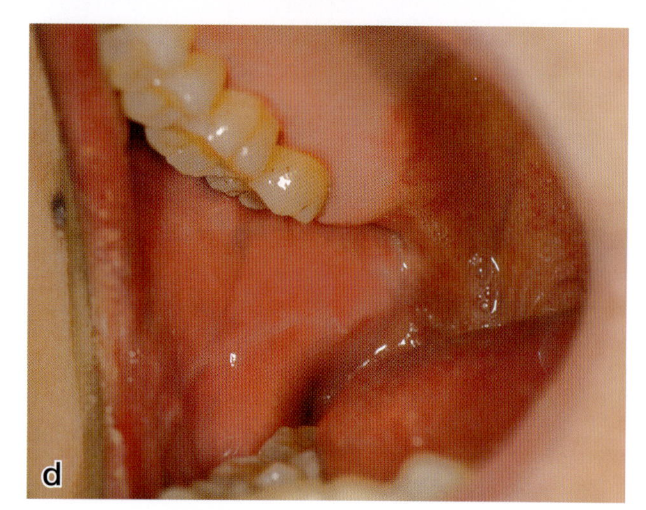

噛みあわせの刺激が原因と考えられる圧痕

頬粘膜歯圧痕

morsicatio buccarum, chronic cheek biting, chronic cheek chewing ともいう．多くは左右両側，稀に片側のみの場合もあるが，頬粘膜に凹凸があり，白色のやや浸潤を触れる帯状の局面をいう．上下の歯の噛み合わせによる刺激が慢性に継続してできた一種の刺激性苔癬化局面である．

通常自覚症状はないが，時に歯で噛んで傷つけ，びらん・潰瘍を形成してしまう例もある．色調が白色の強い場合は linea alba ともいわれる．白板症（p1.70 参照）との鑑別を要する例もある．

自覚症状がない場合はとくに治療は必要ないが，びらん・潰瘍を形成する場合は，歯科で咬合不全を矯正してもらう必要がある．

69 口蓋隆起（torus palatinus，palatine torus）

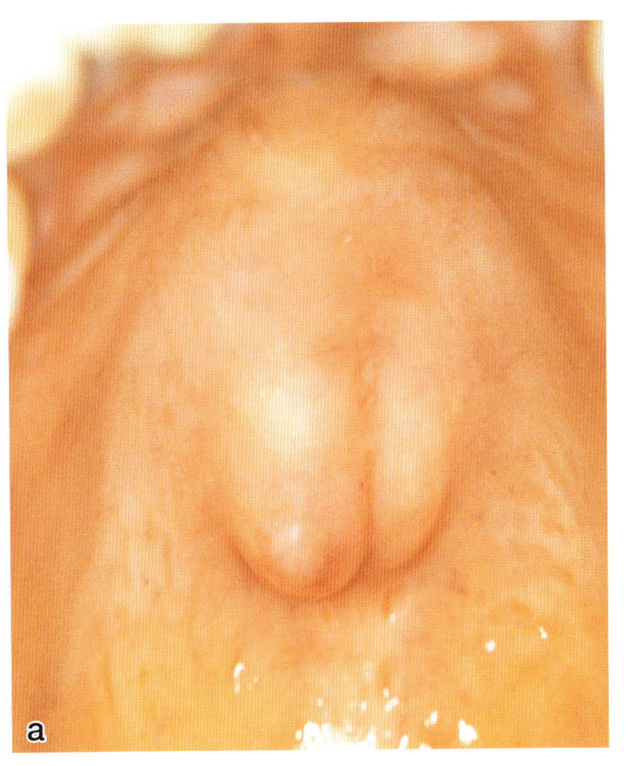

硬口蓋の硬い腫瘤

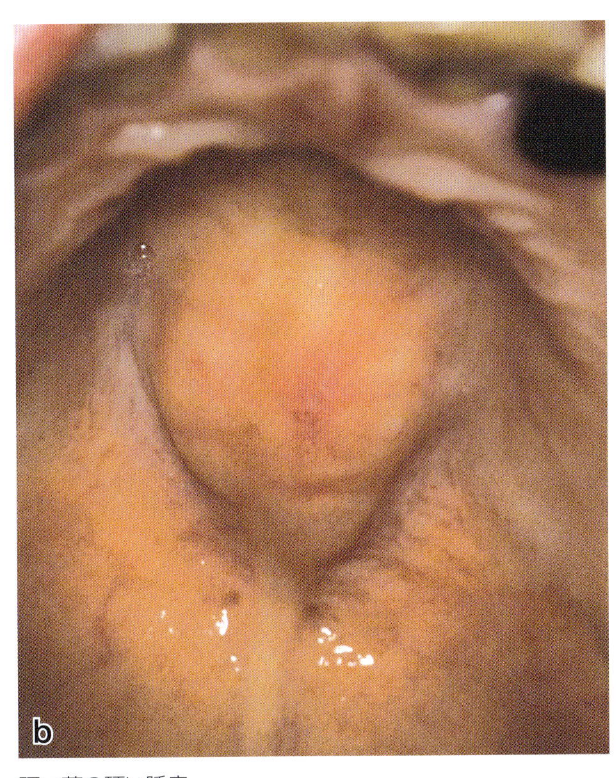

硬口蓋の硬い腫瘤

口蓋隆起

硬口蓋の正中に隆起している骨の突起を口蓋隆起という．本人は気づくことなく経過してきて，ある時ふと気づいて，癌などを心配して来院することが多い．稀なものではなく，口腔をみるとしばしば遭遇する．形は下床から扁平に隆起したり，紡錘形であったり，球形の結節であったりする．大きさもさまざまで，その時々で変化する．成長期は徐々に拡大し，高齢になると骨の吸収に伴い縮小する．原因は歯牙の噛み合わせ不良や民族的，遺伝的要素が示唆されているものの，詳細は不明である．治療は不要である．

硬口蓋のほかに下顎骨も好発部位である．下顎の発症例，義歯の装着に支障を来す例などは外科的処置が必要な場合もある．

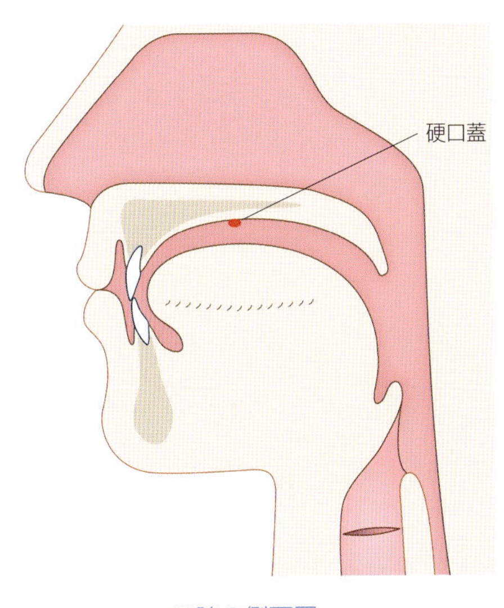

口腔の側面図

70 angina bullosa hemorrhagica（口腔内の血豆）

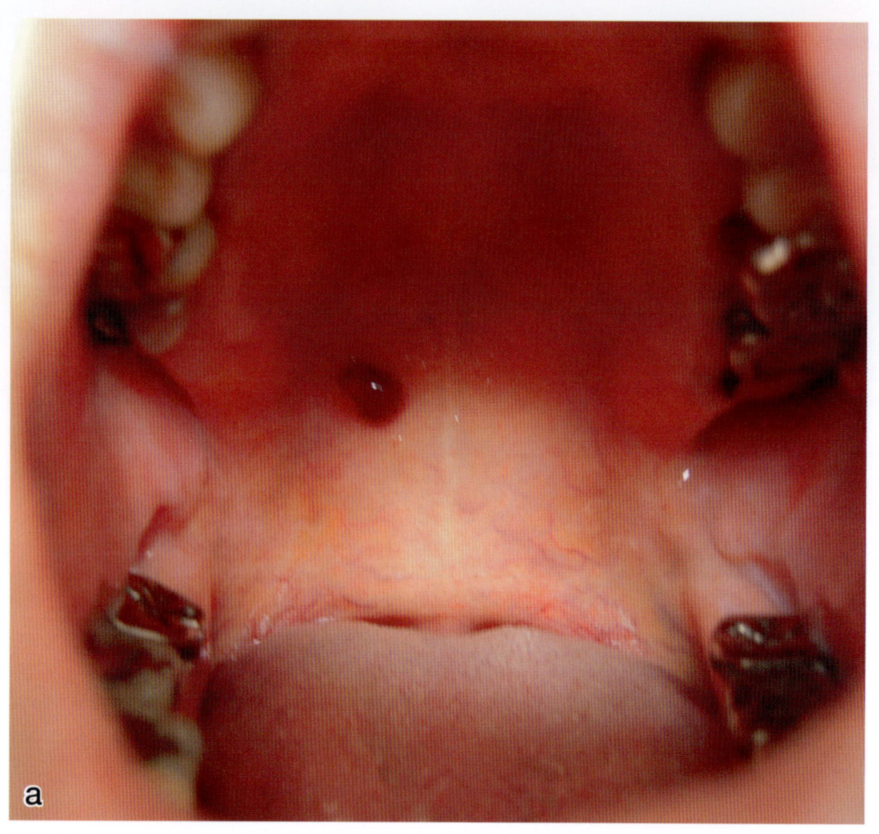

口腔内に突然何の誘因もなく血疱が出現する．本症例は軟口蓋に血疱が出現した

angina bullosa hemorrhagica

何の誘因もなく，突然口腔内に“血疱（血豆）”ができる病態を angina bullosa hemorrhagica（ABH）という．1967 年に Badham が，口腔内を噛んだり傷つけたりせず，血液疾患，水疱形成疾患などに合併せず，口腔粘膜下に血疱を形成する病態として報告した．特発性に粘膜下血管の破綻がおきるが，熱い食物，歯科治療，oral allergy syndrome（OAS）などによる微小外傷がきっかけになる可能性も示唆されている．

症状は，口腔粘膜に疼痛など自覚症状のない血疱が突然出現する．大きさはさまざまで，数分ないし数時間で潰れて，びらんないし浅い潰瘍を生じ，跡も残さず，一両日で治ることがほとんどである．病理組織像は軽度の炎症性細胞浸潤のみで，特異的ではない．

自然治癒するため，特別な治療はいらない．

参考文献

1） Badham NJ: J Laryngol Otol 81: 791-803, 1967
2） Dias KB et al: Gen Dent 65: 31-36, 2017

71 生理的色素沈着

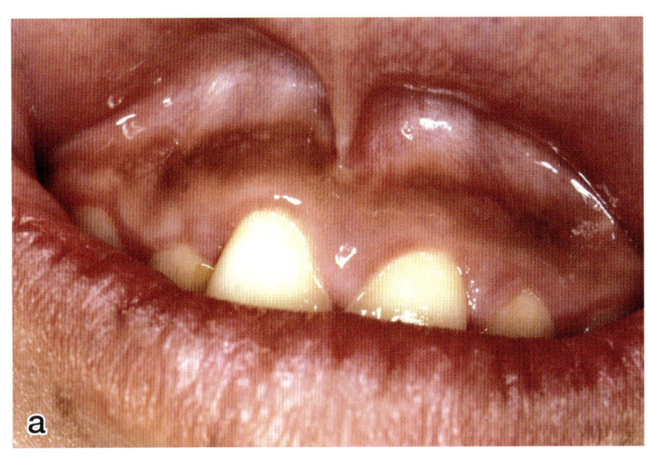

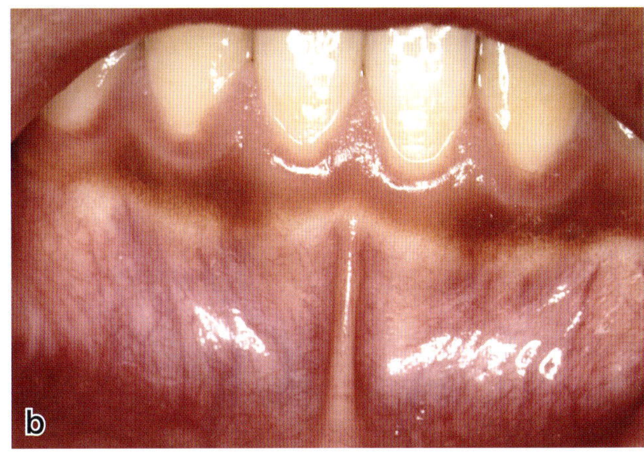

15 歳，男子．歯肉が茶色なので心配して来院したが，生理的な色素沈着であり，問題ないと説明した

生理的色素沈着

歯肉の色素沈着は個人差があり，褐色色調の濃い例では，気にして来院することがあるが病変ではない．

72 静脈怒張

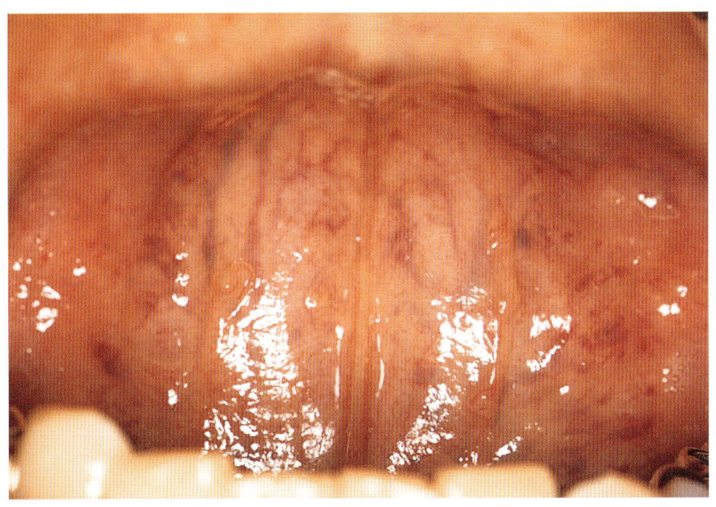

64 歳，男性．舌下の静脈怒張

静脈怒張

舌の下側には血管網がある．舌下動静脈はその枝が舌下粘膜の直下に走っているため，自身でその存在に気づくことがある．その血管の怒張に驚き，異常だと来院された例があった．舌下の血管の怒張であり，特異な症状ではないと説明した．

73 有郭乳頭

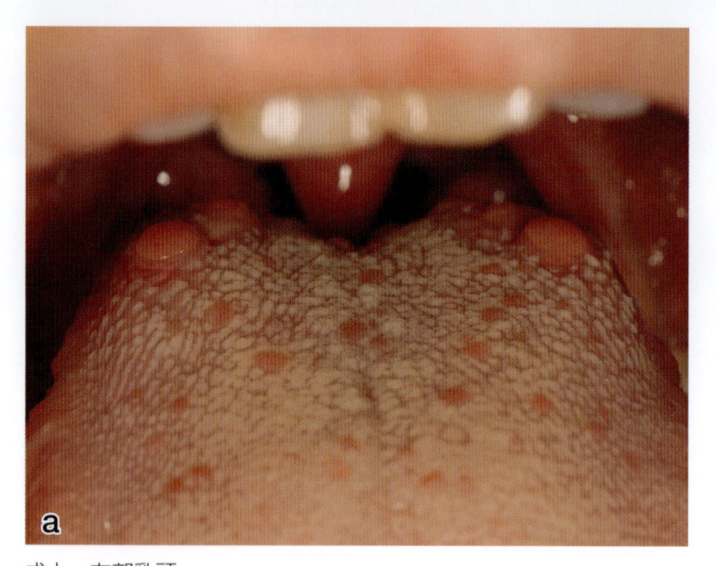

成人．有郭乳頭

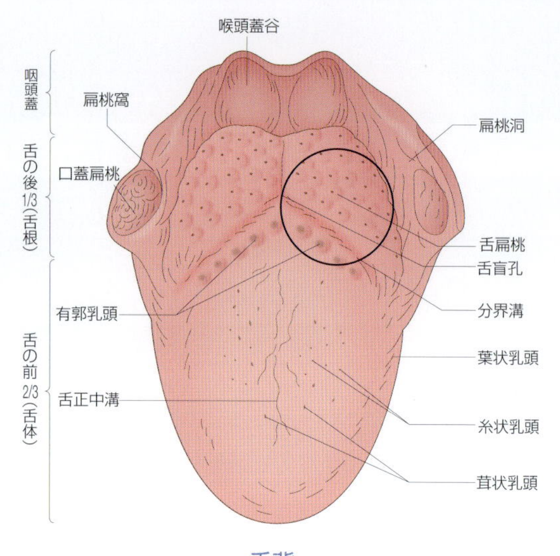

舌背

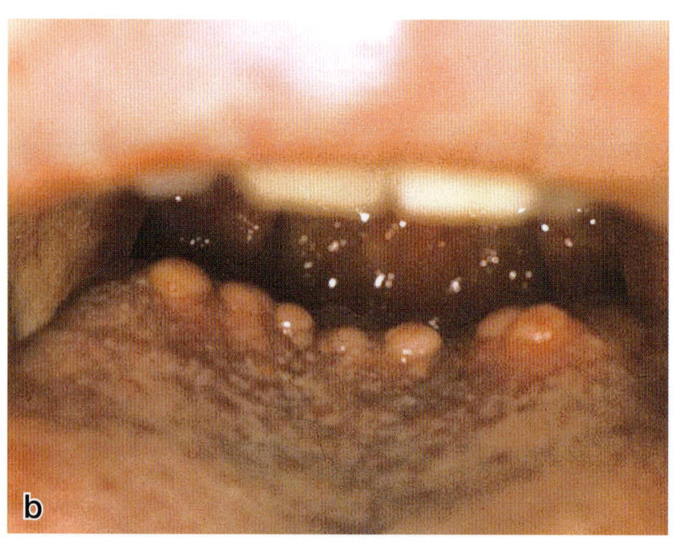

成人．有郭乳頭

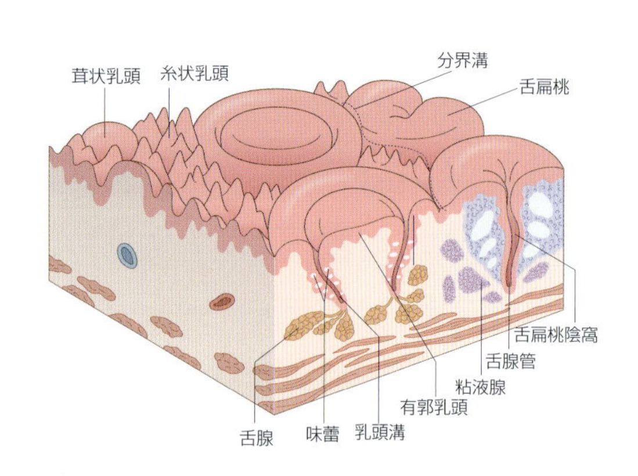

舌背の囲みで示した領域

有郭乳頭

舌背の奥の舌根部に舌小胞という大小の小丘疹が散在する．これは舌扁桃である．その舌扁桃との間に分界溝，その前方に丸い小結節，有郭乳頭が配列している．有郭乳頭は10～12個ぐらいで，大きさは1～2 mm程度，中央の台形の突起の縁を丸い円板が囲む．さらに乳頭と舌の間には溝がある．有郭乳頭の突起の側面に多数の味蕾があり，味覚を感じる．溝の底にはエブネル腺という漿液腺が開口して，溝の中や味蕾を洗い流しているという．この有郭乳頭が大きく，開口した舌の奥にみえて，癌と誤解して来院する例もある．

資料4　舌痛症・burning mouth syndrome

舌痛症とは

口腔内の疾患は，通常ほとんどの例で，十分な観察によってその症状が明らかになるものである．ところが，いくらみても特異な所見がないにもかかわらず，舌の刺激感，違和感を訴える場合がある．最近このような女性がしばしば来院されるようになってきた．この状態を舌痛症というが，burning mouth syndrome（口腔内灼熱症候群）ともいう．burning mouth syndrome という病名は，舌のみならず口腔内全体に疼痛と灼熱感がある場合をいうのであって，舌痛症より広い領域を意味するという考え方もある．

舌痛症は「舌の疼痛または灼熱感が主訴であるが，器質的な異常所見はなく，臨床検査でもすべて異常がない」と定義できる．舌痛症には好発する性別・年齢があり，若年者や男性には少なく，中年以降の女性に多い．症状は，舌や口腔内の灼熱感，疼痛があるにもかかわらず，器質的変化がみられないこと，血液など一般臨床検査には異常がないことが診断の条件である．時に味覚異常を伴う例も少なくない．

検査などにより鑑別しなければならないのは，全身疾患では Möller-Hunter 舌炎，Plummer-Vinson 症候群，亜鉛欠乏症，ペラグラ，Sjögren 症候群などのビタミン群や微量元素の欠乏症，消化管の術歴，膠原病，さらに糖尿病・甲状腺機能障害・妊娠などの内分泌異常である．このような疾患ではしばしば口腔内の違和感，疼痛を訴える場合があるので，いわゆる舌痛症とは区別しなければならない．視診で貧血，びらんの有無，赤い平らな舌，地図状舌や正中菱形舌炎などにみられる乳頭の変化，口腔粘膜の状況，乾燥状況をチェックする．帯状疱疹後神経痛や Bell 麻痺なども考慮して，既往歴を問診する．また，舌痛症では口腔内カンジダ症を念頭に置き，舌苔から真菌検査もしてみる．カンジダを証明できて，治療により軽快する例が少なくない．

問診では，舌痛について，

① いつから症状があったか
② 日内変動があるか
③ 舌のどの部分が痛いか
④ 疼痛の種類・性質・持続性
⑤ 口腔内乾燥度
⑥ 味覚障害の有無
⑦ 喫煙歴・飲酒歴
⑧ 香辛料の摂取
⑨ 歯科治療歴
⑩ 食事中・会話中の疼痛の状況
⑪ 現在何か悩みはないか，舌痛が始まったころに何かきっかけが思い当たらないか
⑫ 独居か同居か，同居の場合は家族との関係の良否などの生活状況

などの項目を聞き出す．ただし，初診時にこれらすべてを問うのははばかられるので，何回か診察を重ねてからじっくりと聞き出すことが必要である．これらの事項を聞き出すことによって，きっかけおよび誘因としてさまざまな悩みを有する場合があり，それらの解決により舌痛が軽快する例も少なくないからである．

治療に関しては，しばしば抗うつ薬が用いられるものの，その効果は十分でない例が多い．「舌痛の消失治癒ではなく，日常生活に支障がない」を治療目標にすることを，経過中に何回かくり返し告げることが必要である．

舌痛症は罹病期間が長く，長引けばそれだけ難治になる傾向がある．ただし，重要な点は，このような精神的疾患の目線だけでみないということである．実際は後から，口腔内腫瘍や内科疾患の合併などが判明する場合があるため，常に全体像をみていく必要がある．

参考文献

1） Mock D, Chugh D: Int J Oral Sci 2: 1-4, 2010
2） 井野千代徳，松本あゆみ：MB ENT 58: 1-8, 2006
3） 藤吉達也：MB ENT 70: 9-11, 2006

資料5 味覚障害

味覚障害の原因[1,2]

味覚の欠乏，減退	
薬剤性	精神安定薬，降圧･利尿薬，冠血管拡張薬，糖尿病薬，抗痙攣薬，抗凝固薬，肝治療薬，抗生物質，抗甲状腺薬，抗癌剤，インターフェロン，D-ペニシラミン
亜鉛欠乏	摂取不足，吸収障害，過剰喪失
心因性	
嗅覚障害	
全身疾患の影響	強皮症，肝・腎・消化器疾患，熱性疾患・感染症
鼻・口腔疾患によるもの	舌疾患（びらん，潰瘍），舌炎，舌苔，嗅覚異常
末梢神経性	顔面神経障害，舌咽神経障害，三叉神経第3枝の障害，Ramsay-Hunt 症候群
中枢神経性	脳梗塞，脳腫瘍，外傷
口腔内乾燥	Sjögren 症候群，原因不明の口腔内乾燥
特発性（原因不明）	
味覚の亢進・過敏	
内分泌障害	妊娠，甲状腺機能亢進
原因不明	
味盲	
フェニルチオカルバミド（PTC）味盲者	
原因不明	

味覚と味覚障害

かつて，理科や生理学の授業で，味覚はヒトの五感（視覚，聴覚，嗅覚，味覚，触覚）の一つであり，甘味，酸味，塩味，苦味，旨味の5味があると習った．それらの味は舌のどの部分かで異なって感じる，すなわち舌の味覚地図があるといわれていて，甘みは舌先，酸味は舌縁，苦味は舌の奥，塩味は舌背全体で感じるというRein-Schneiderの図を覚えているはずである．苦い薬は舌の奥の奥へ放り込め，甘いものは舌の先でちょっとなめるとおいしいはず，などとやってみたことのある人も多いに違いない．

しかし，この味覚地図に対して疑問をもち，研究した論文が出てきて，現在ではこの地図は否定され，新しい図鑑や教科書からは省かれている．冨田によれば，くり返し行った実験から，舌背の味の感度は部位における味蕾の数と支配神経の数が関係しているという[3,4]．味蕾がもっとも多いのは有郭乳頭であり，葉状乳頭にもほどほどに散在している．茸状乳頭にも数個あるが，糸状乳頭にはほとんど存在しない．味覚は，味蕾の細胞の細胞膜やレセプターに唾液に溶けた味成分が接着することで感じられるが，神経を通して脳で味を感じ，判別できるという[5]．ただ，味覚のみでなく，さらに嗅覚，視覚，触覚，温度や聴覚などの要素が加わって初めて味覚が成立するという．味覚の奥は深い！

味覚障害はさまざまな原因で生じる（**表**）．味覚障害には欠乏・減退，亢進・過敏，味盲の3型に分けられる．欠乏・減退は，種々の薬剤による例が多いが，亜鉛の欠乏による場合も少なくない．とくに赤い平らな舌（p.24参照）をみたときは，まず亜鉛の血中値を測ってみる必要がある．背景の内臓疾患，末梢・中枢神経系の疾患の影響も考慮する必要がある．逆に味覚の過敏状態は妊娠，甲状腺機能亢進など内分泌障害でみられる場合がある．稀ながらフェニルチオカルバミド（PTC）による味盲もある．味覚は前述のように嗅覚との関連性が深く，呼吸器障害，鼻粘膜の障害，末梢・中枢神経障害などで嗅覚が損傷すると味覚も障害される例が少なくない．時に，薬剤性に両感覚の障害がおこる例もある．また，加齢によって味覚・嗅覚が鈍感になることもあり，治療に難渋する場合がある．

引用・参考文献

1) 濱田敬永，遠藤壮平，冨田 寛：日大医誌 54: 529-535, 1995
2) 池田 稔：MB ENT 70: 1-7, 2006)
3) 冨田 寛：ミクロスコピア 14: 99-103, 1997
4) 冨田 寛：東京歯医師会誌 52: 577-585, 2004
5) Chandrashekar J et al: Nature 444: 288-294, 2006

資料6 口腔疾患の治療薬と口腔内乾燥の原因について

資料：口腔疾患の治療薬[1,2]

分類		剤形	一般名
抗菌薬	抗菌薬	トローチ	テトラサイクリン塩酸塩
		歯周病治療	ミノサイクリン塩酸塩
	抗真菌薬	ゲル	ミコナゾール
		トローチ	クロトリマゾール
	抗ウイルス薬	軟膏	アシクロビル，ビダラビン
副腎皮質ホルモン薬		口腔用貼付錠	トリアムシノロンアセトニド
		口腔用軟膏	トリアムシノロンアセトニド，デキサメタゾン
		口腔用噴霧カプセル	ベクロメタゾンプロピオン酸エステル
殺菌消毒薬		トローチ	デカリニウム塩酸塩
			ドミフェン臭化物
			セチルピリジニウム塩化物水和物
含嗽薬	抗炎症作用		アズレンスルホン酸ナトリウム水和物
	消毒・抗菌作用		ベンゼトニウム塩化物，フラジオマイシン硫酸塩
口内炎治療薬			アズレンスルホン酸ナトリウム水和物
			クロルヘキシジン塩酸塩等配合剤
			トリアムシノロンアセトニド
			デキサメタゾン
			ベクロメタゾンプロピオン酸エステル
			テトラサイクリン塩酸塩
口腔内乾燥症状改善薬		内服	ピロカルピン塩酸塩，セビメリン塩酸塩水和物
		口腔用噴霧（人口唾液）	NaCl，KCl，$CaCl_2$ 等配合
歯肉組織再生薬			トラフェルミン
局所麻酔薬			プロピトカイン塩酸塩・フェリプレシン配合
			リドカイン塩酸塩・アドレナリン配合
			リドカイン塩酸塩・アドレナリン酒石酸水素塩配合
			メピバカイン塩酸塩

＊全身疾患があれば，背景の疾患と合わせて治療する．また，全身管理に補液が必要な場合がある．
＊局所療法は疾患に合わせて薬剤を選択するが，病変の状況で剤型を選択する

口腔内乾燥の原因 （文献3を元に作成）

慢性・急性疾患に伴う口腔内乾燥	Sjögren 症候群，皮膚筋炎，MCTD など
	サルコイドーシス
	手術・放射線照射による唾液腺の障害
	全身疾患に伴う脱水
	精神的失調
	鼻閉・口呼吸による口内乾燥
	感染症による乾燥
薬剤性	抗コリン作用を生じる薬剤（抗ヒスタミン薬）
	抗精神疾患薬，抗うつ薬，抗てんかん薬
	抗パーキンソン薬
	抗潰瘍薬
	利尿薬・降圧薬
全身疾患に伴うもの	糖尿病
	尿崩症，腎機能障害
	電解質異常（低カリウム血症・高カルシウム血症）
	副甲状腺機能亢進
	心因性多飲

引用・参考文献

1） 浦部晶夫，島田和幸，川合眞一（編）：今日の治療薬 2018 解説と便覧，南江堂，東京，2018
2） 高久史麿，矢崎義雄（監）：治療薬マニュアル 2018，医学書院，東京，2018
3） Daniels TE: J Rheumatol Suppl 61: 6-10, 2000

索 引

T

U

V

W

Z

あ行

か行

さ行

た行

な行

は行

ま行

や行

ら行

口周囲

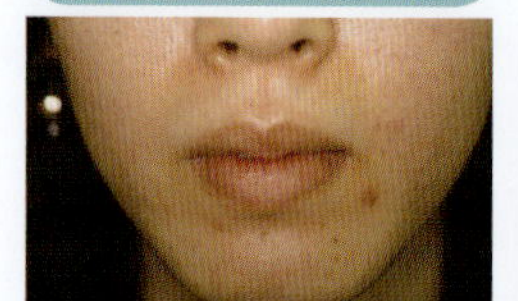
尋常性座瘡（p.12）

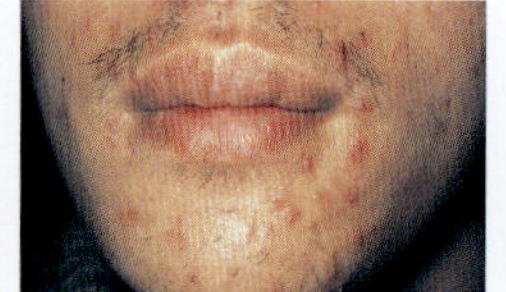
口囲皮膚炎＋ステロイド外用（p.12）

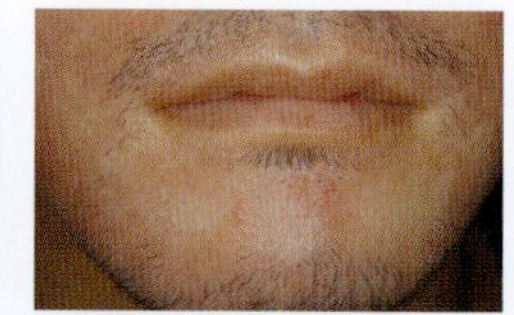
脂漏性皮膚炎＋ステロイド外用（p.12）

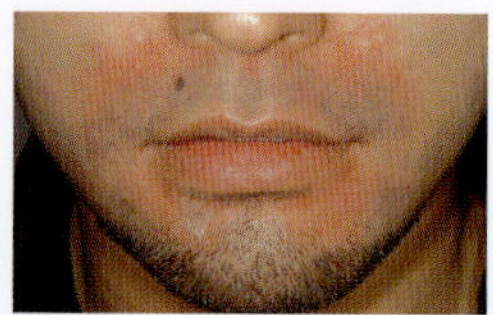
脂漏性皮膚炎＋ステロイド外用（p.12）

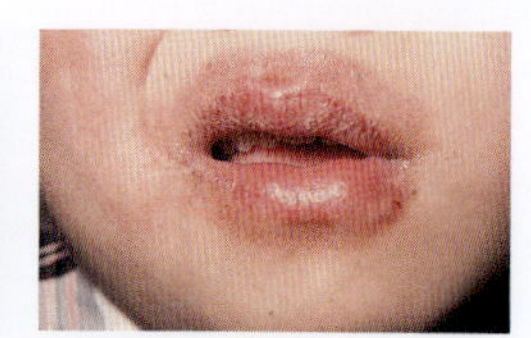
口なめ皮膚炎（p.13）

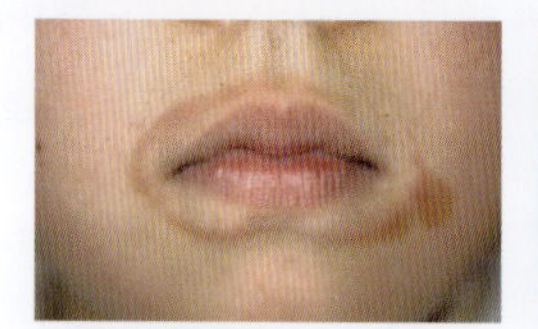
口なめ皮膚炎（p.13）

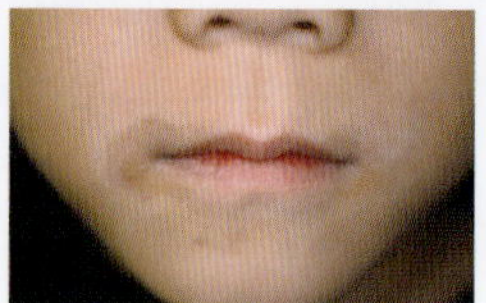
口なめ皮膚炎（p.13）

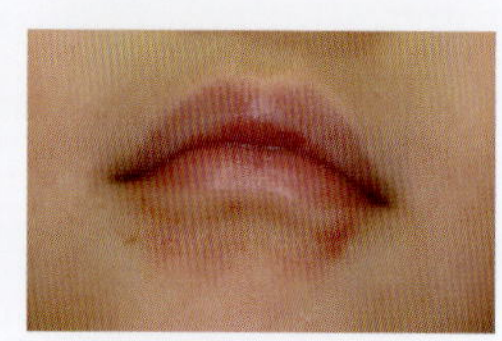
口なめ皮膚炎（p.13）

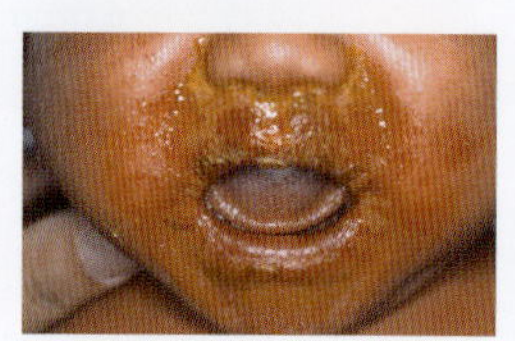
SSSS（p.45）

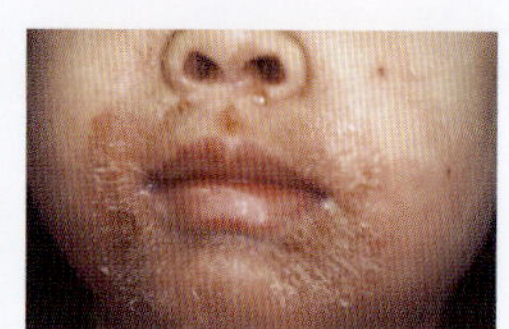
SSSS（p.45）

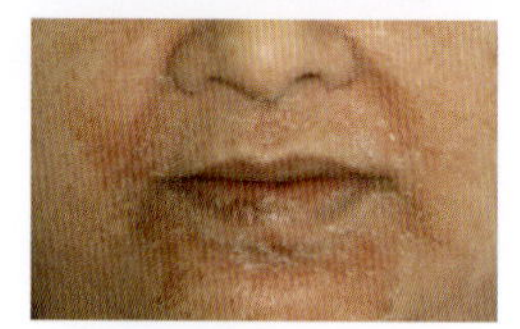
DIHS（p.91）

口　唇

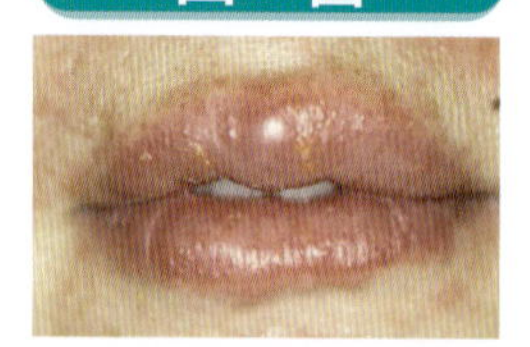
マンゴーによる接触皮膚炎（p.14）

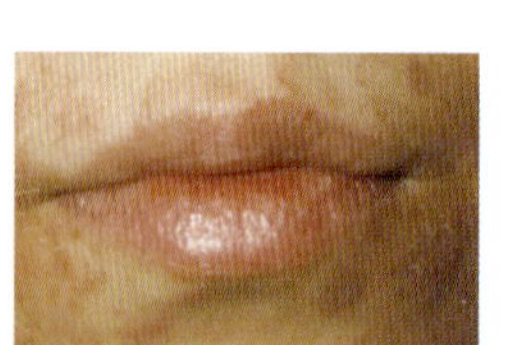
マンゴーによる接触皮膚炎（p.14）

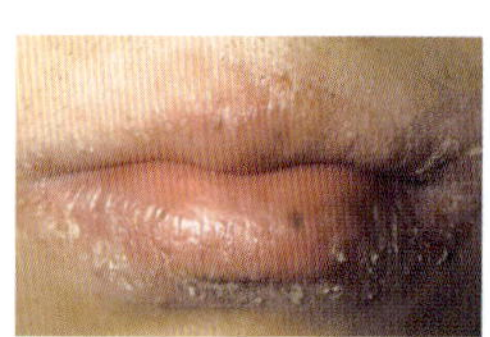
マンゴーによる接触皮膚炎（p.14）

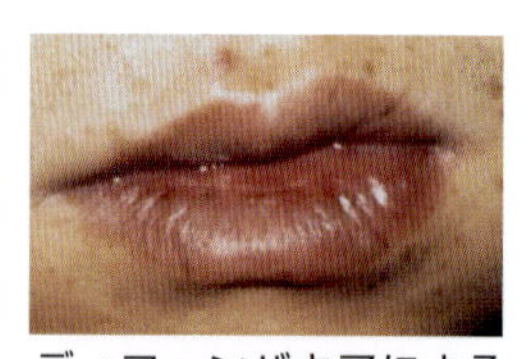
ディフェンバキアによる接触皮膚炎（p.15）

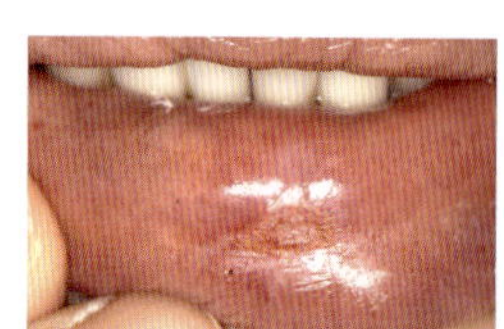
開口部形質細胞症（p.16）

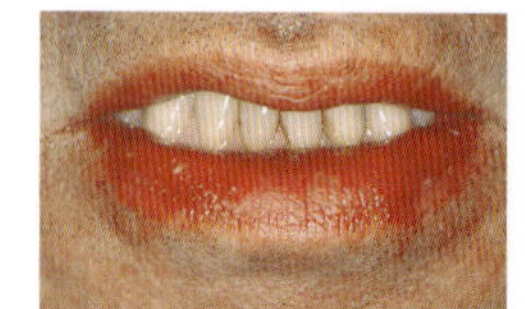
開口部形質細胞症（p.16）

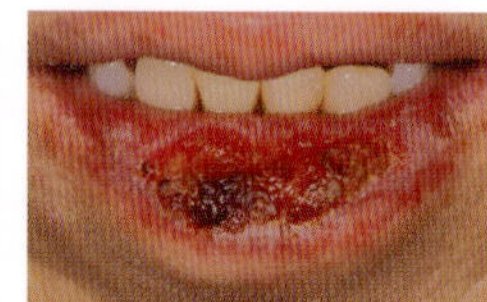
開口部形質細胞症（p.17）

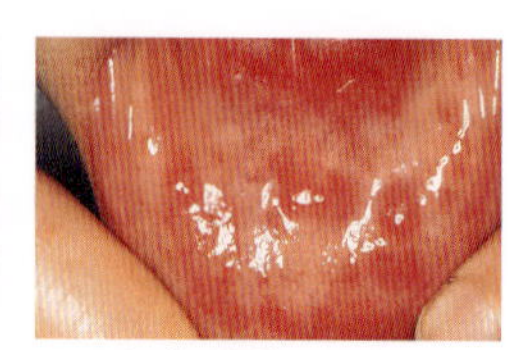
アフタ（p.28）

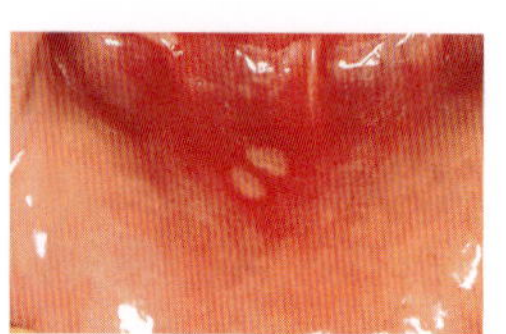
アフタ（p.28）

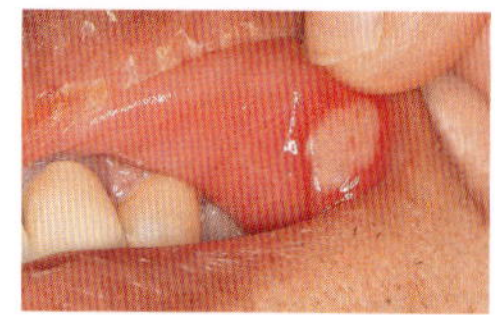
アフタ（p.29）

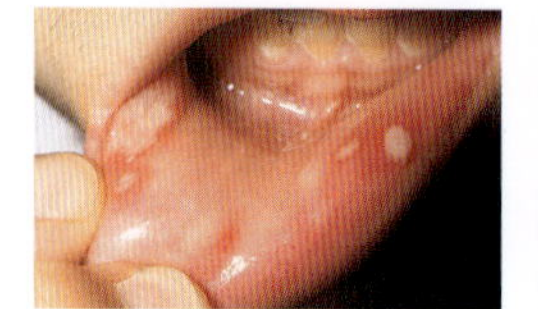
アフタ（p.29）

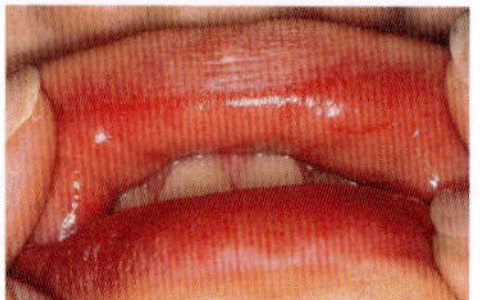
化学薬品による障害（p.31）

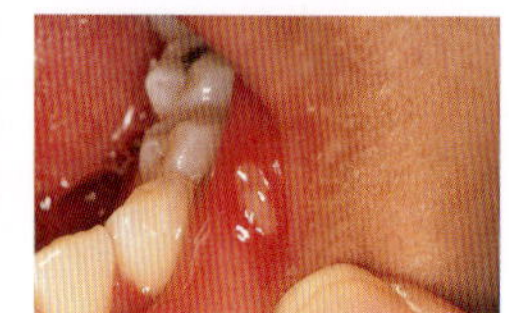
Behçet 病（p.32）

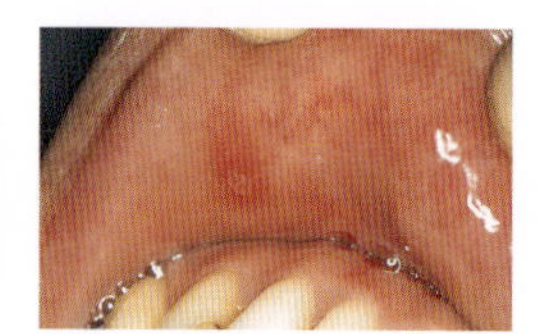
Behçet 病（p.33）

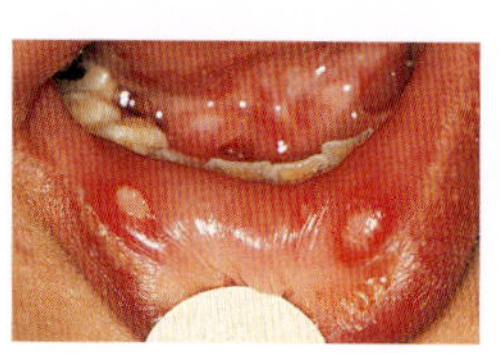
Behçet 病（p.33）

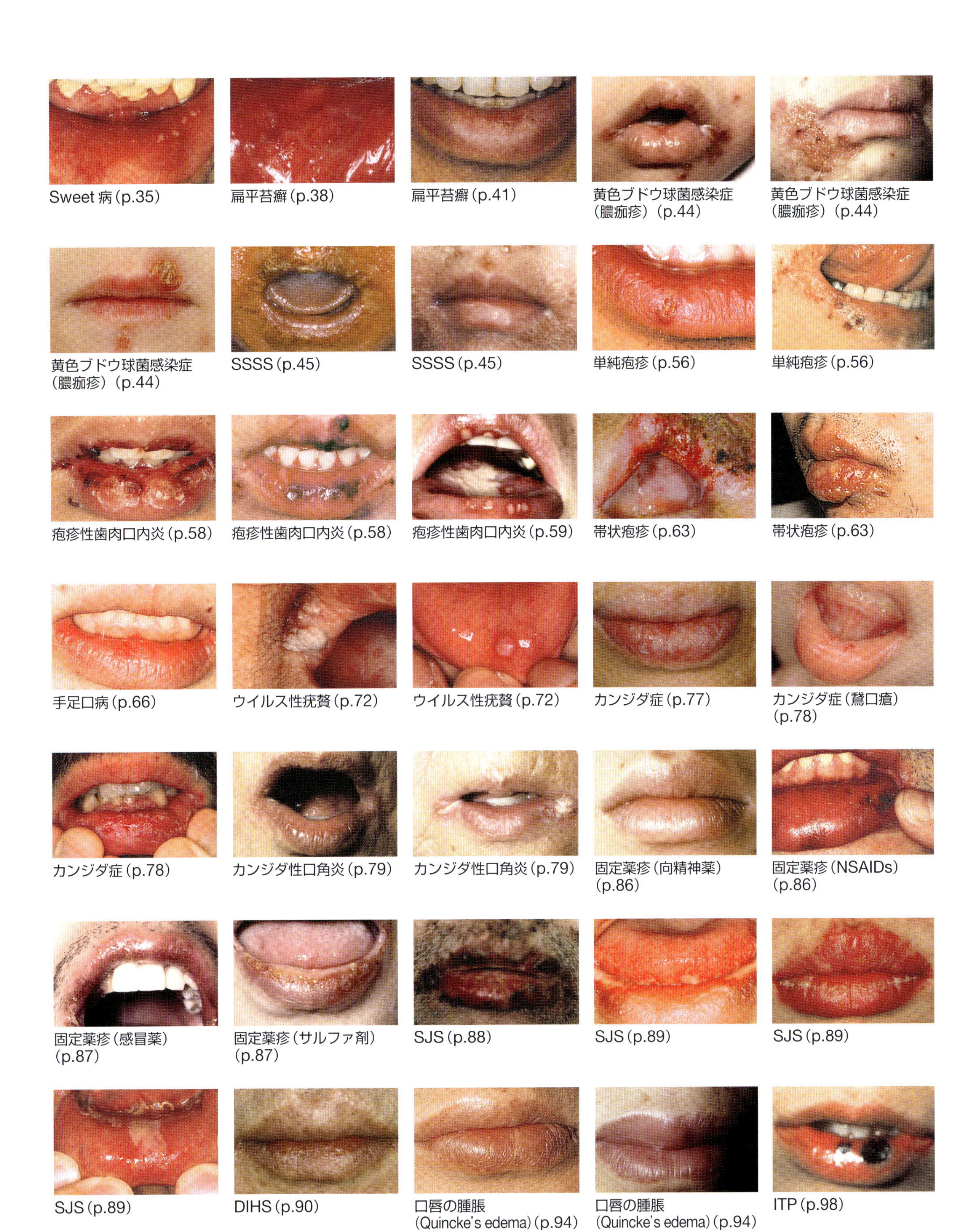

Sweet 病（p.35）

扁平苔癬（p.38）

扁平苔癬（p.41）

黄色ブドウ球菌感染症（膿痂疹）（p.44）

黄色ブドウ球菌感染症（膿痂疹）（p.44）

黄色ブドウ球菌感染症（膿痂疹）（p.44）

SSSS（p.45）

SSSS（p.45）

単純疱疹（p.56）

単純疱疹（p.56）

疱疹性歯肉口内炎（p.58）

疱疹性歯肉口内炎（p.58）

疱疹性歯肉口内炎（p.59）

帯状疱疹（p.63）

帯状疱疹（p.63）

手足口病（p.66）

ウイルス性疣贅（p.72）

ウイルス性疣贅（p.72）

カンジダ症（p.77）

カンジダ症（鵞口瘡）（p.78）

カンジダ症（p.78）

カンジダ性口角炎（p.79）

カンジダ性口角炎（p.79）

固定薬疹（向精神薬）（p.86）

固定薬疹（NSAIDs）（p.86）

固定薬疹（感冒薬）（p.87）

固定薬疹（サルファ剤）（p.87）

SJS（p.88）

SJS（p.89）

SJS（p.89）

SJS（p.89）

DIHS（p.90）

口唇の腫脹（Quincke's edema）（p.94）

口唇の腫脹（Quincke's edema）（p.94）

ITP（p.98）

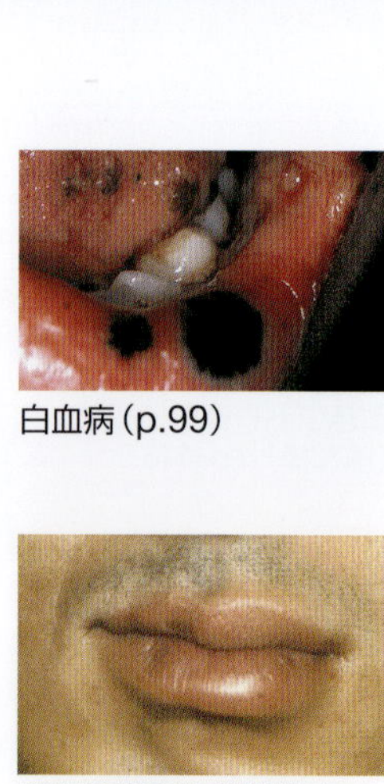
白血病（p.99）

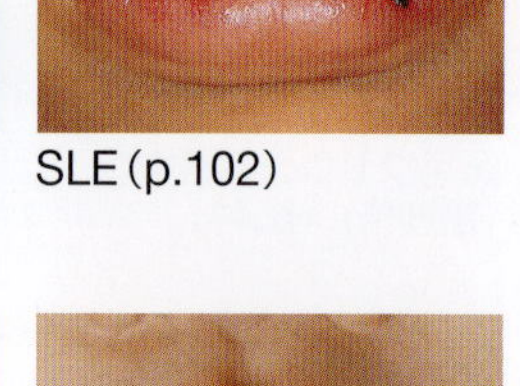
SLE（p.102）

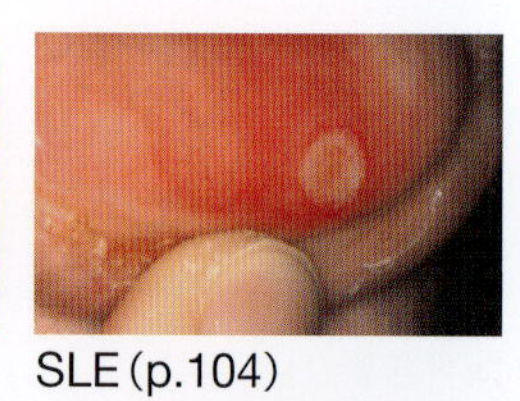
SLE（p.104）

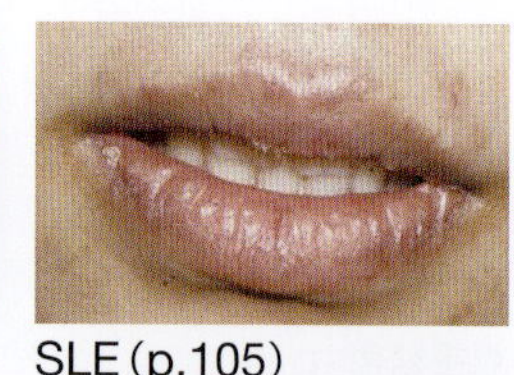
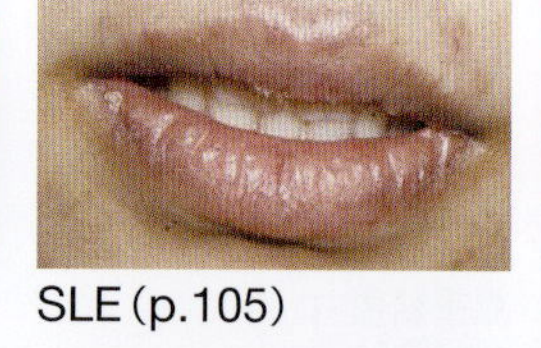
SLE（p.105）

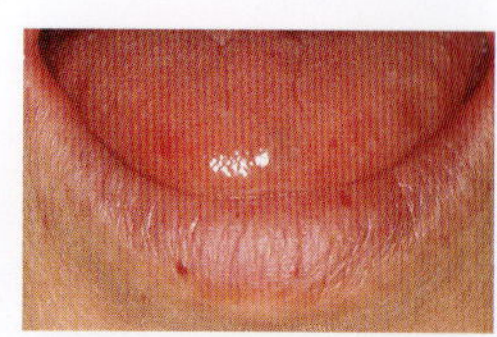
Sjögren 症候群（p.106）

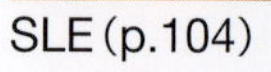

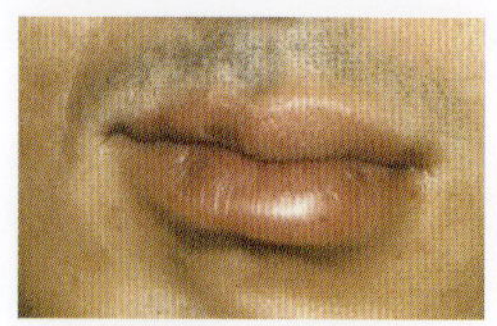
進行性顔面片側萎縮症（p.109）

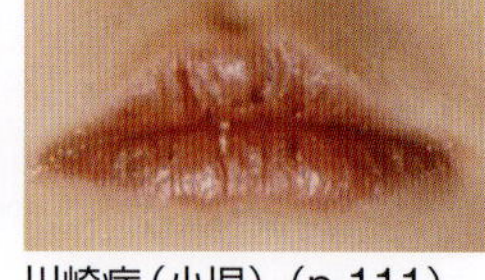
川崎病（小児）（p.111）

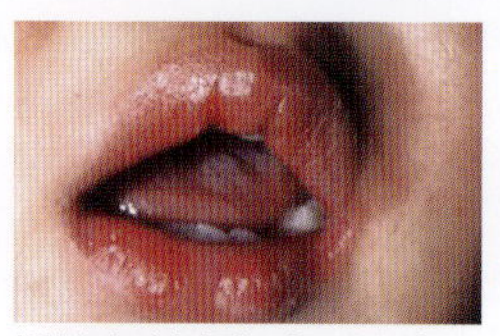
川崎病（小児）（p.111）

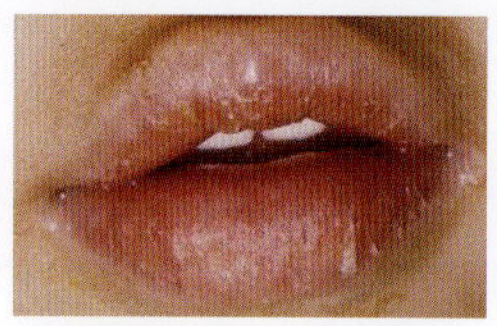
川崎病（小児）（p.113）

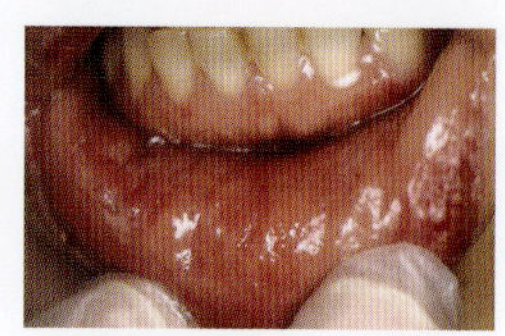
尋常性天疱瘡（p.117）

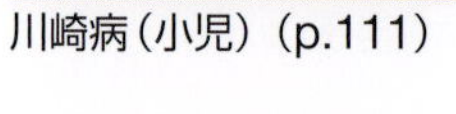

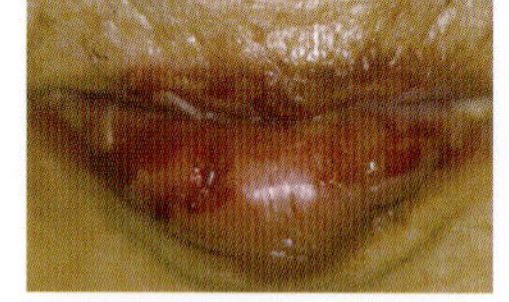
尋常性天疱瘡（p.118）

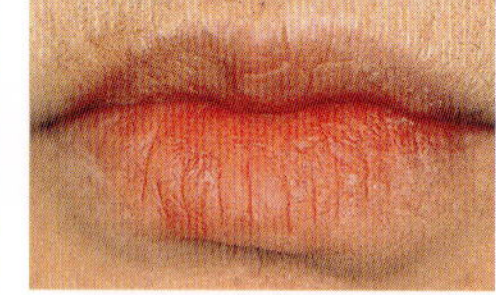
肉芽腫性口唇炎（p.124）

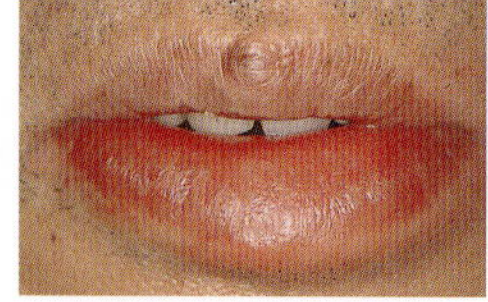
肉芽腫性口唇炎（p.125）

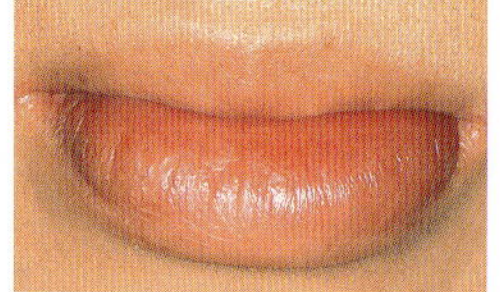
肉芽腫性口唇炎（p.125）

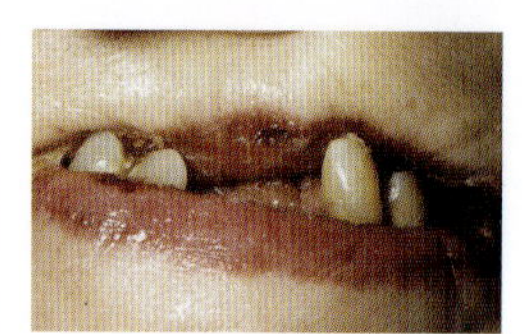
腸性肢端皮膚炎（p.130）

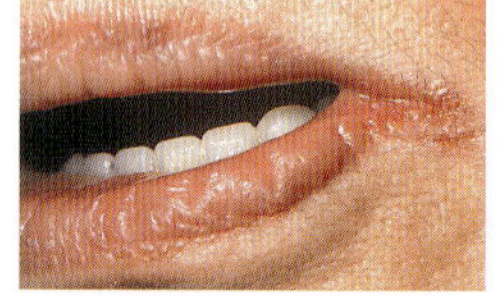
Plummer-Vinson 症候群（p.131）

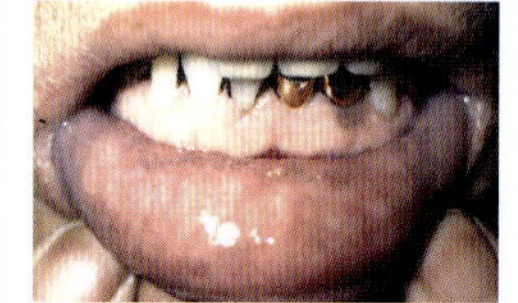
アジソン病（p.132）

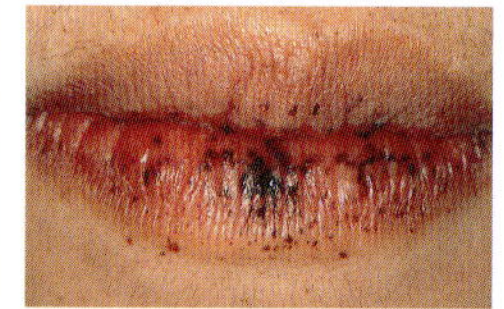
Peutz-Jeghers 症候群（p.142）

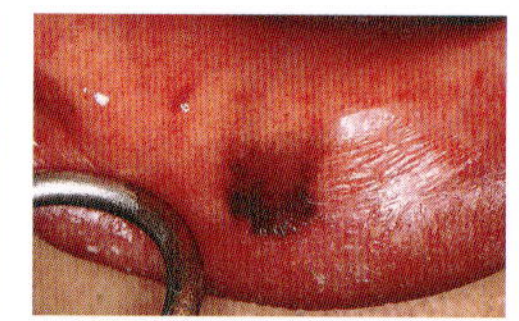
Peutz-Jeghers 症候群（p.143）

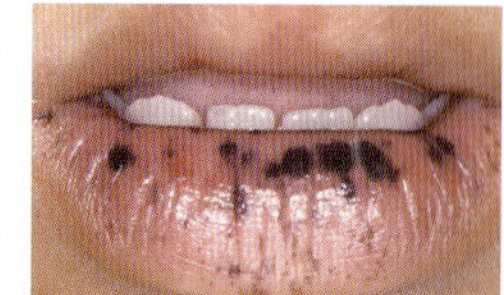
Peutz-Jeghers 症候群（p.143）

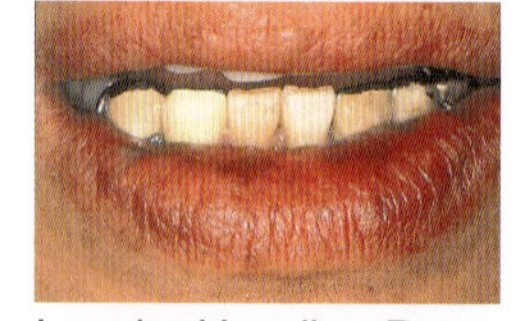
Laugier-Hunziker-Baran 症候群（p.144）

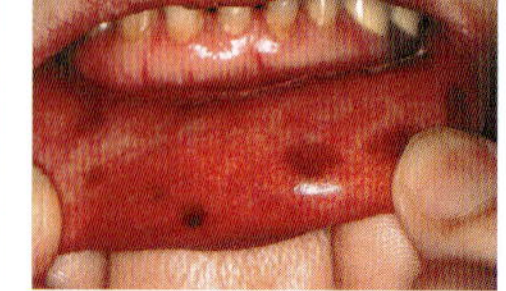
Laugier-Hunziker-Baran 症候群（p.144）

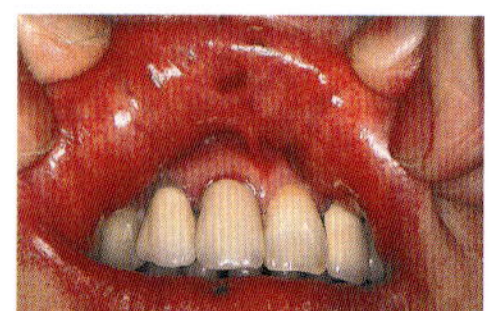
Laugier-Hunziker-Baran 症候群（p.144）

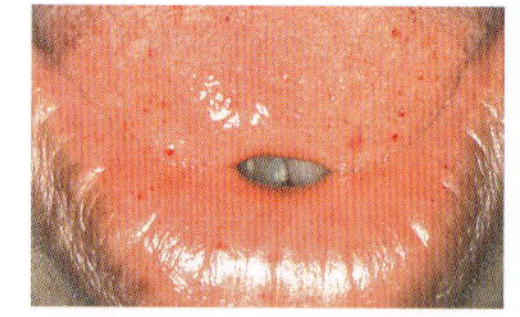
遺伝性出血性毛細血管拡張症（Osler 病）（p.146）

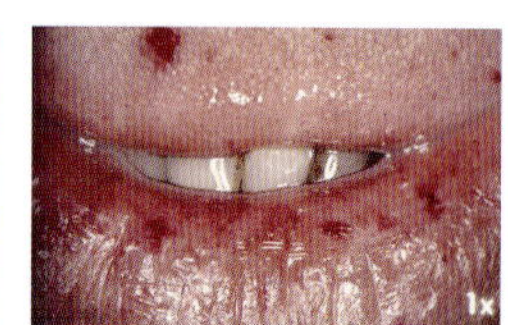
遺伝性出血性毛細血管拡張症（Osler 病）（p.147）

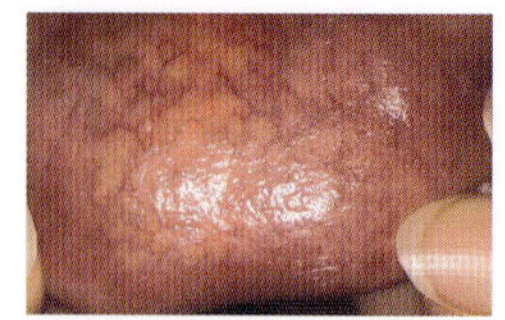
白色海綿状母斑（p.148）

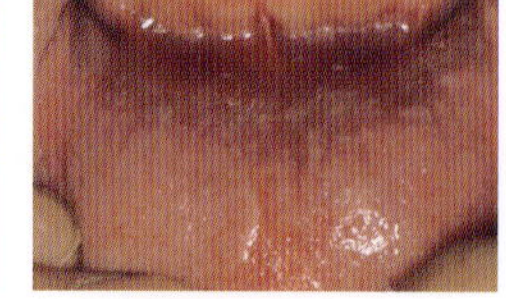
白色海綿状母斑（p.149）

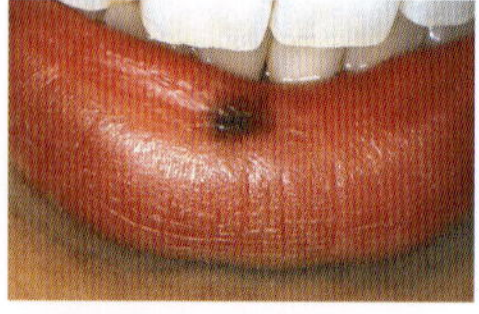
色素沈着（p.154）

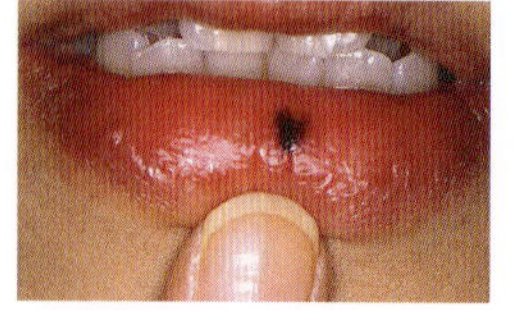
色素沈着（p.154）

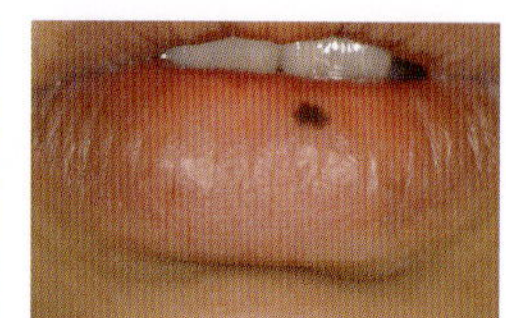
色素沈着（p.154）

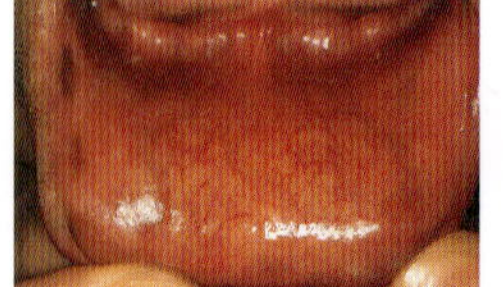
色素沈着（p.154）

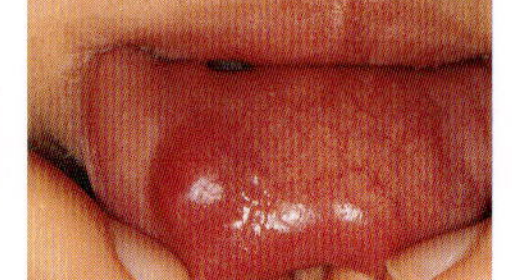
粘液嚢腫（p.162）

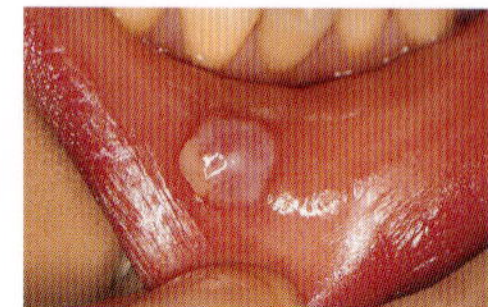
粘液嚢腫（p.162）

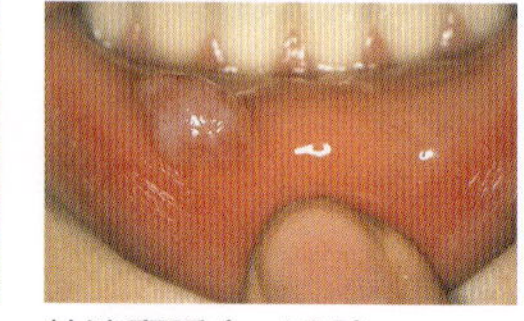
粘液嚢腫（p.163）

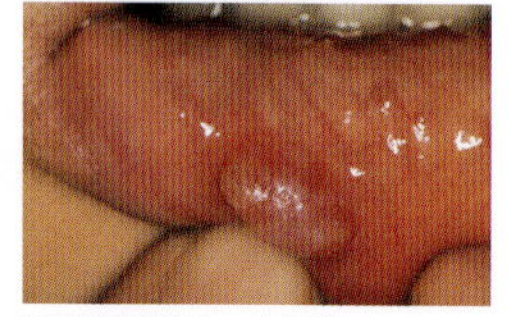
粘液嚢腫（p.163）

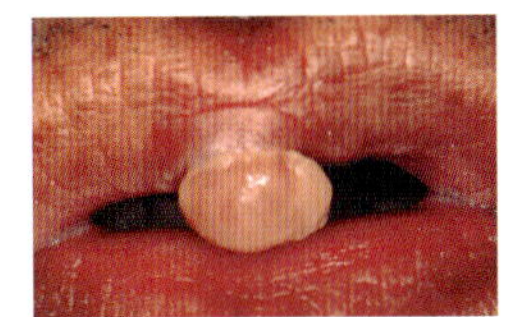
血管拡張性肉芽腫
(p.164)

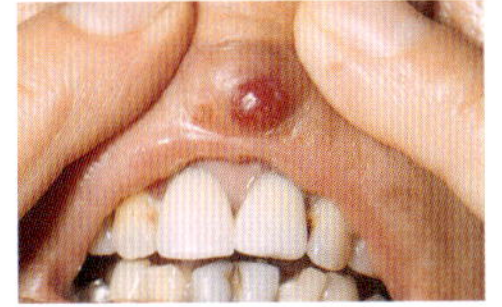
血管拡張性肉芽腫
(p.164)

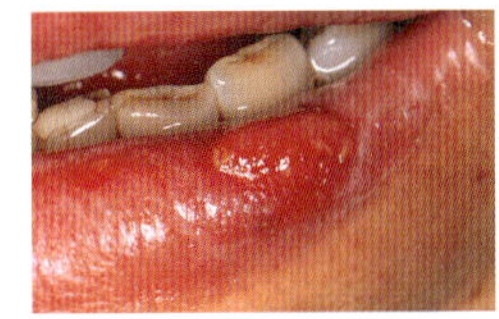
血管拡張性肉芽腫
(p.164)

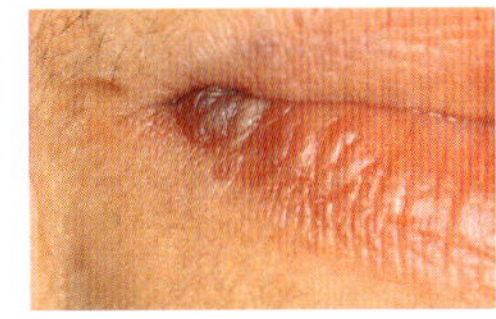
老人性血管腫(p.166)

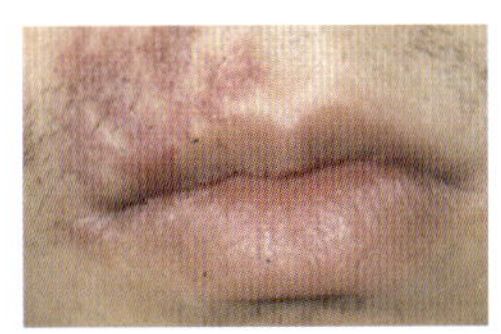
単純性血管腫(p.167)

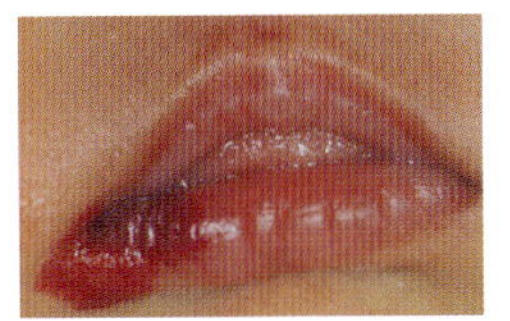
苺状血管腫(p.167)

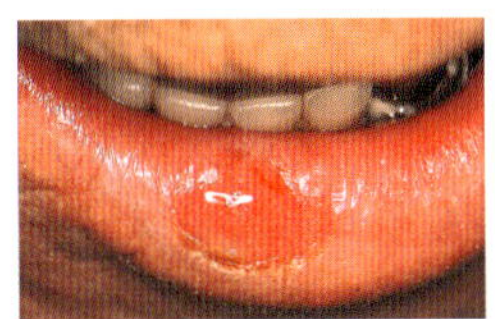
扁平上皮癌(p.172)

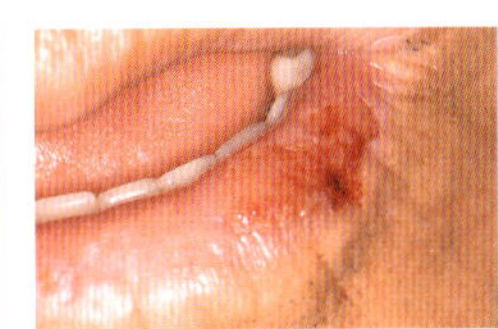
扁平上皮癌(p.172)

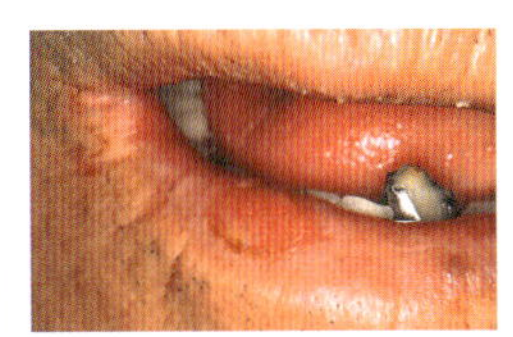
扁平上皮癌(p.172)

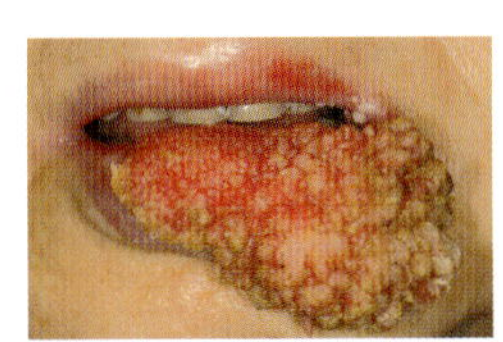
扁平上皮癌(p.172)

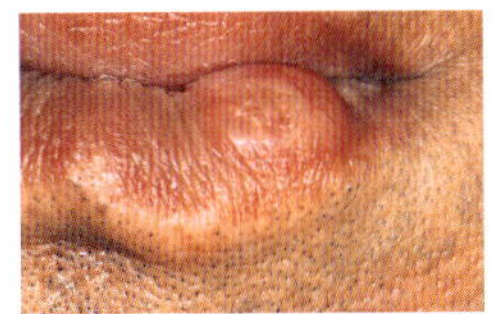
扁平上皮癌(p.173)

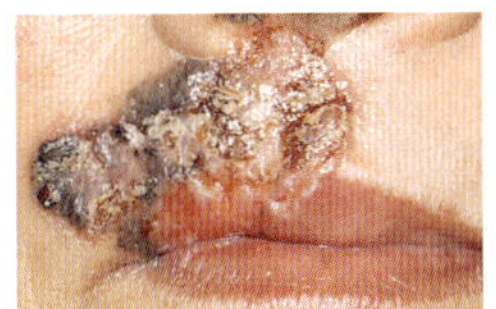
扁平上皮癌(p.173)

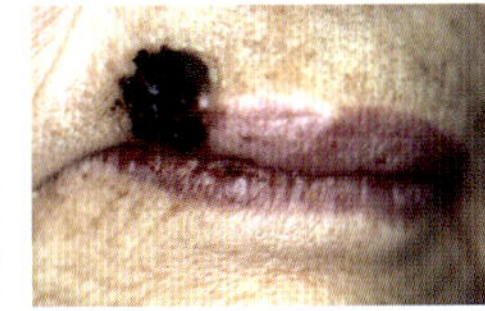
基底細胞癌(p.174)

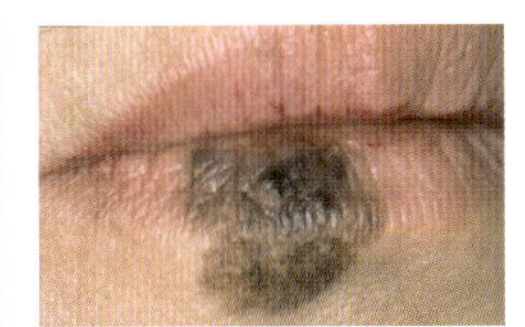
メラノーマ(p.174)

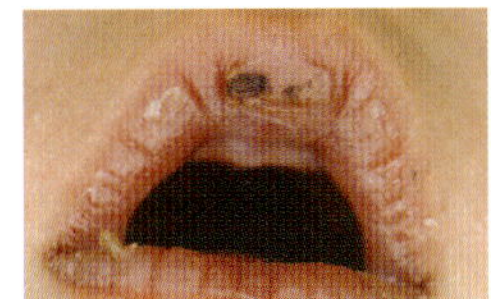
sucking blister(p.180)

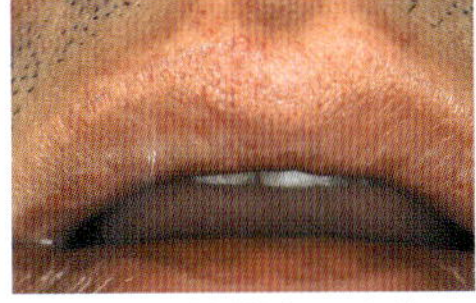
Fordyce 状態(p.184)

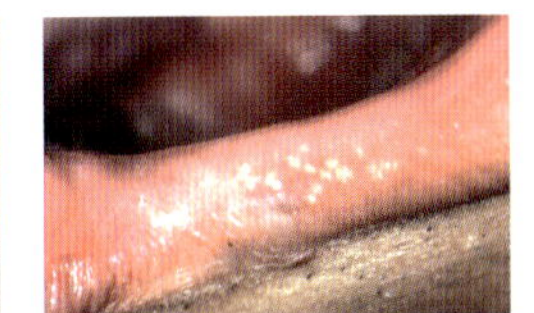
Fordyce 状態(p.185)

歯 肉

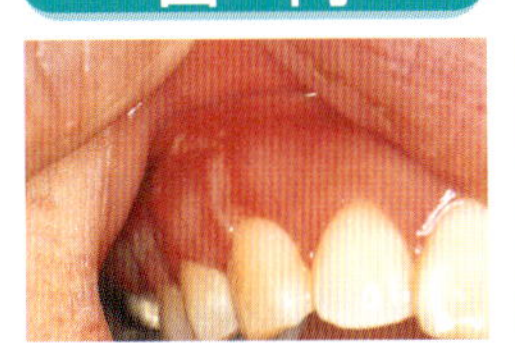
Behçet 病(p.32)

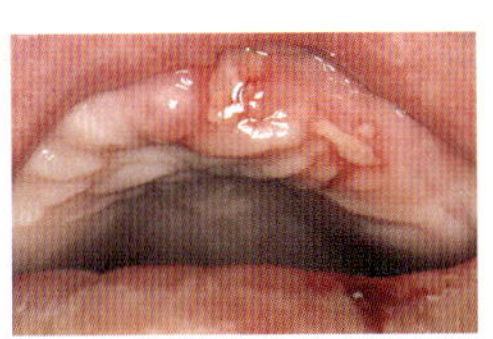
Sweet 病(p.35)

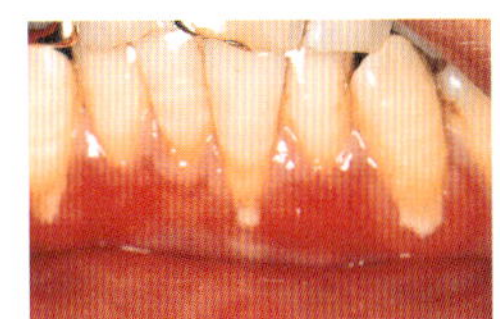
扁平苔癬(p.40)

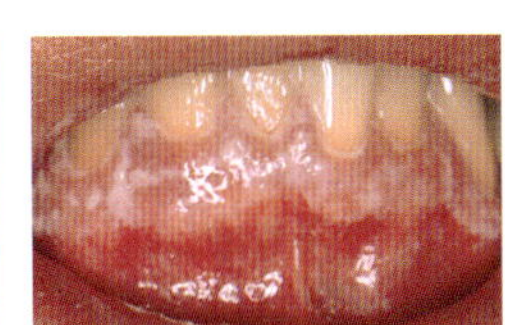
麻疹(Koplik 斑)(p.49)

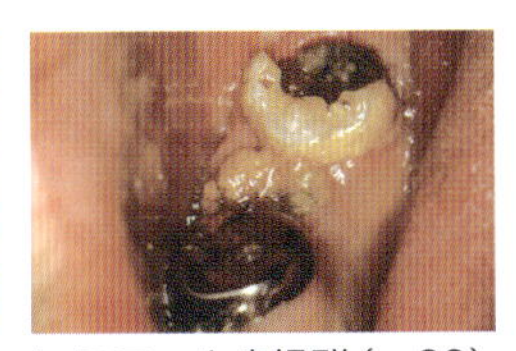
レミエール症候群(p.82)

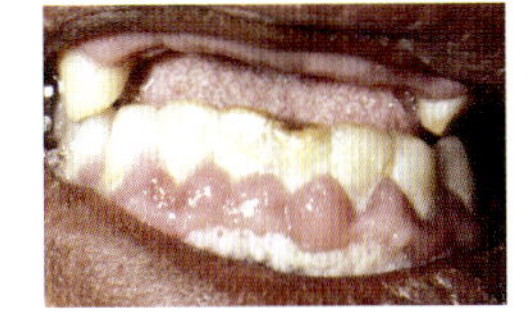
薬剤の影響(歯肉増殖症)
(p.91)

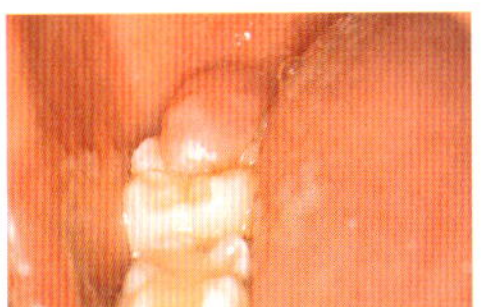
薬剤の影響(歯肉肥厚)
(p.91)

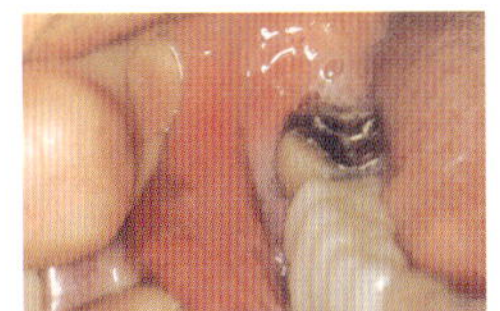
顎骨壊死(p.93)

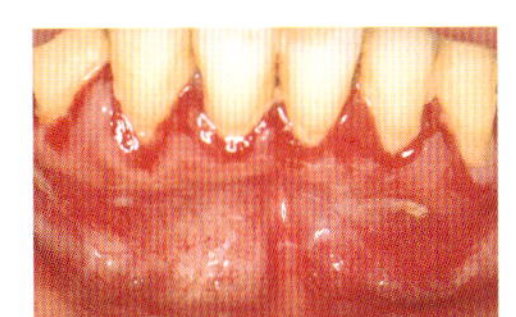
尋常性天疱瘡(p.116)

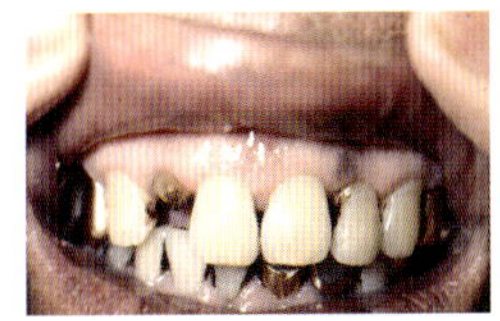
アジソン病(p.132)

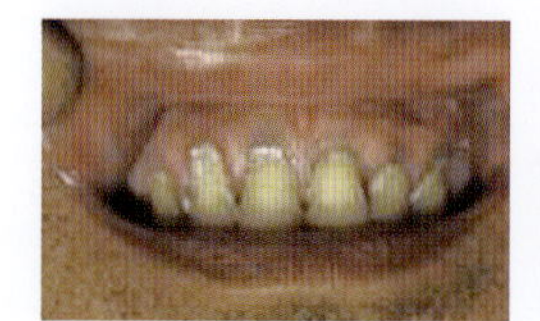

ヘモクロマトーシス（p.134）

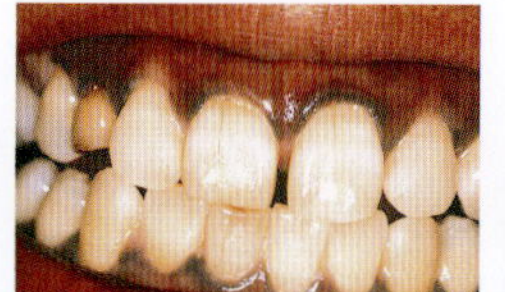

色素沈着（p.157）

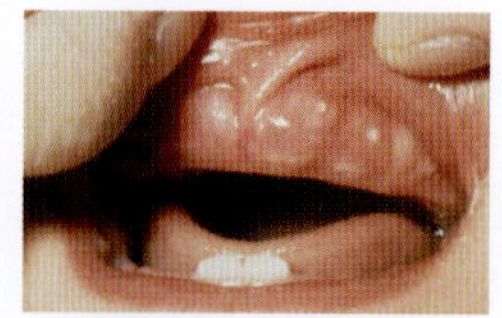

新生児の歯肉の白色丘疹（歯肉嚢腫）（p.181）

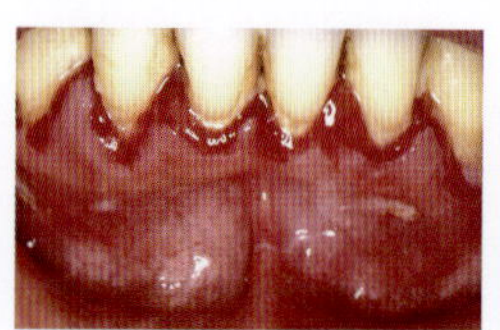

妊娠による歯肉の変化（p.186）

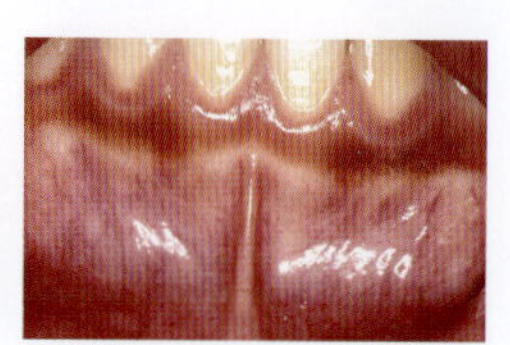

生理的色素沈着（p.191）

舌

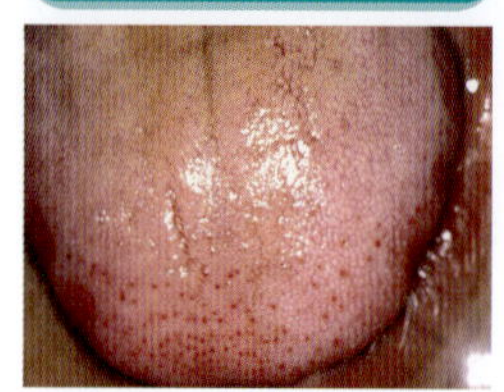

ディフェンバキアによる接触皮膚炎（p.15）

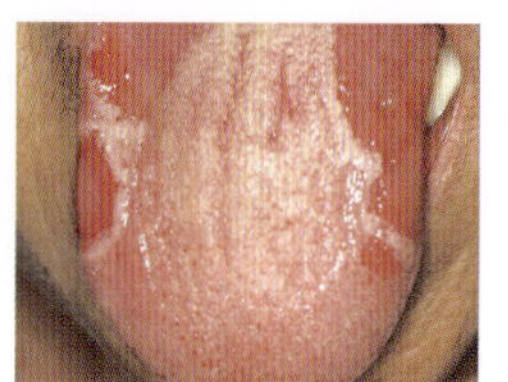

地図状舌（p.20）

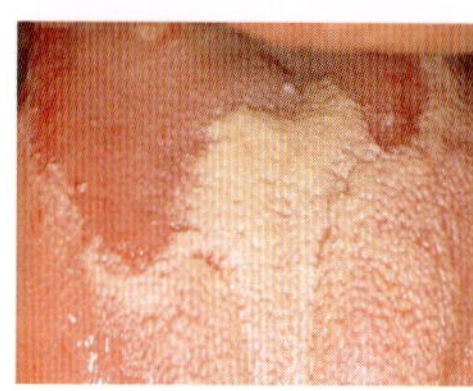

地図状舌（p.20）

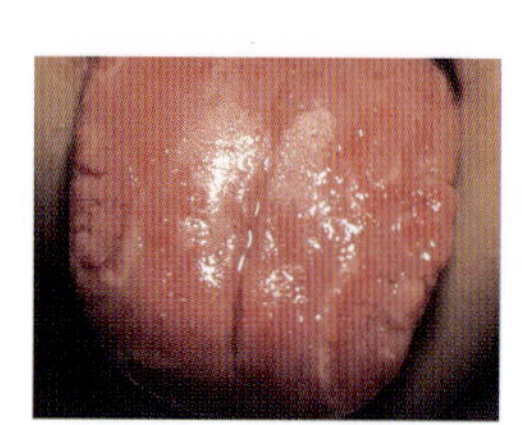

地図状舌（p.20）

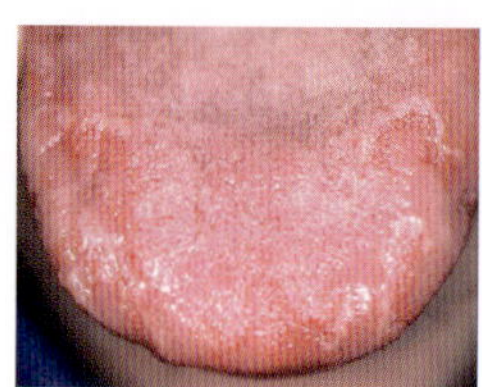

地図状舌（p.20）

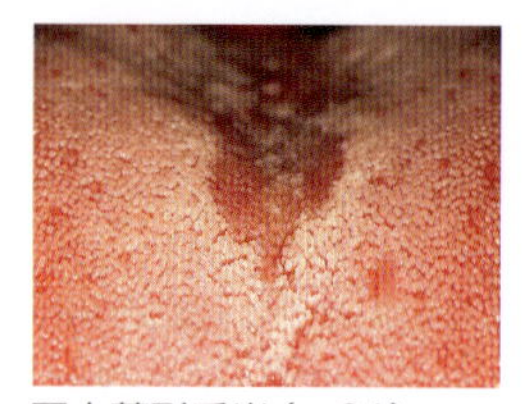

正中菱形舌炎（p.21）

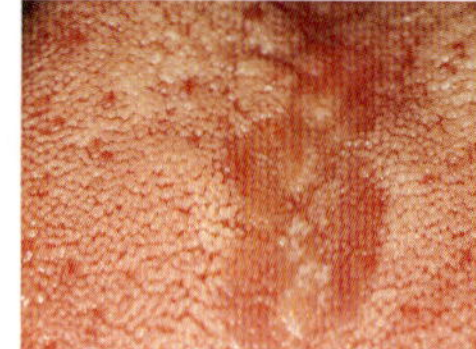

正中菱形舌炎（p.21）

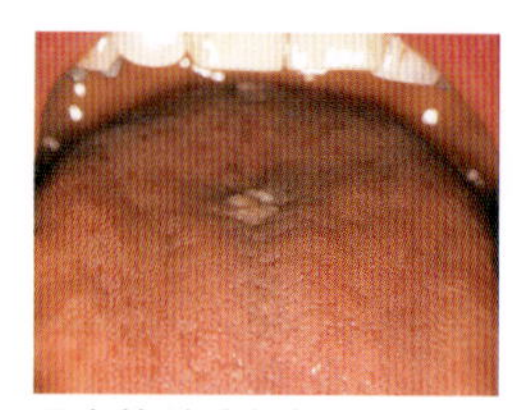

正中菱形舌炎（p.21）

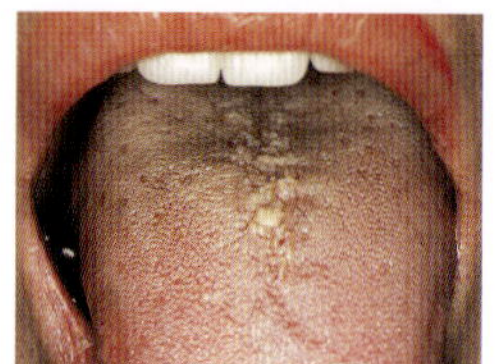

正中菱形舌炎（p.21）

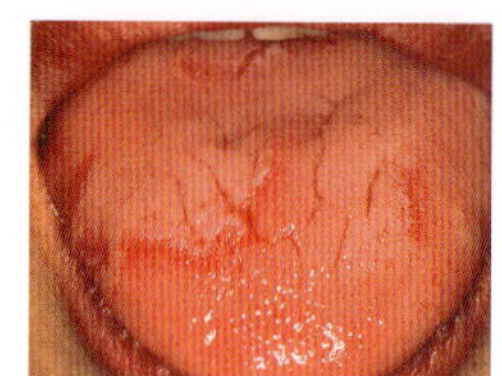

溝状舌（p.22）

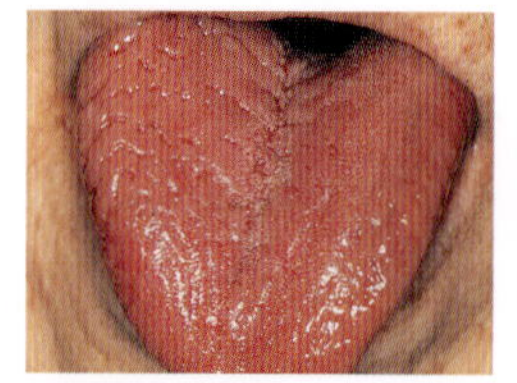

溝状舌（p.22）

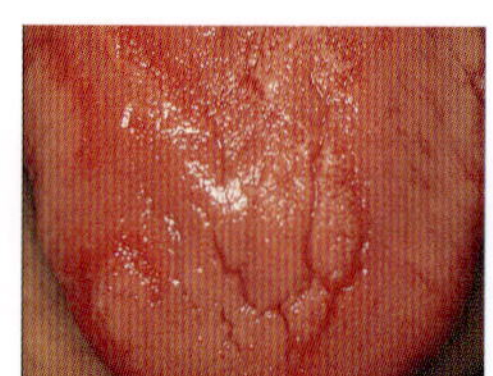

溝状舌（p.22）

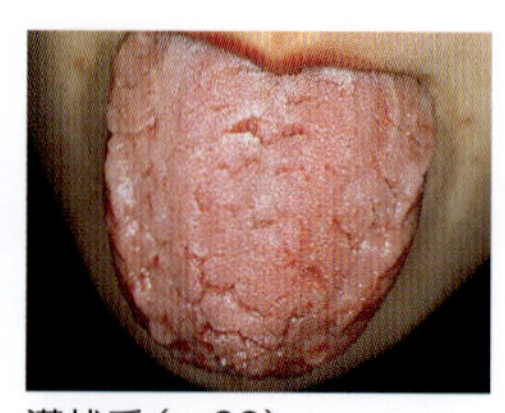

溝状舌（p.22）

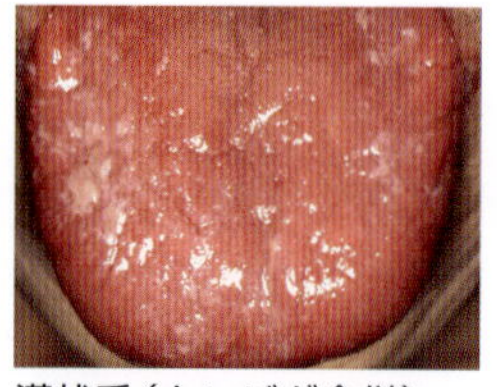

溝状舌（カンジダ合併）（p.22）

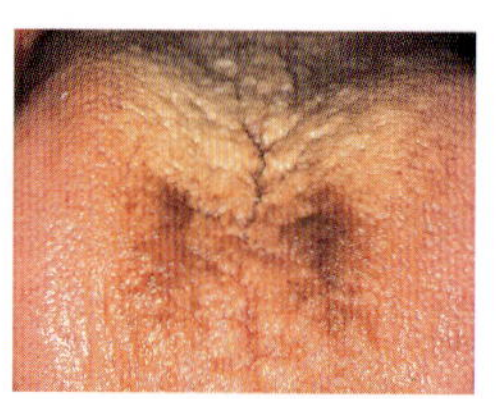

毛舌（Sjögren 症候群の患者）（p.23）

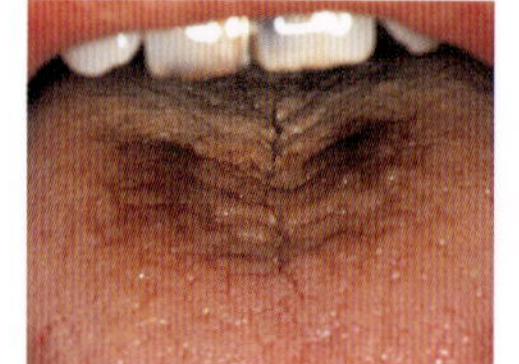

毛舌（p.23）

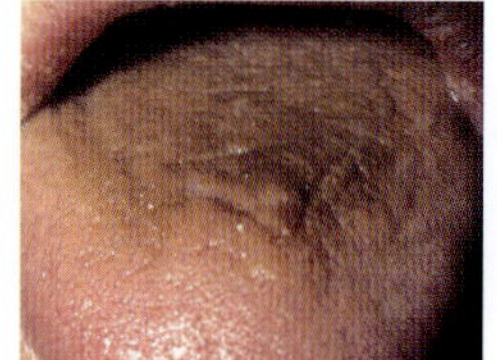

毛舌（p.23）

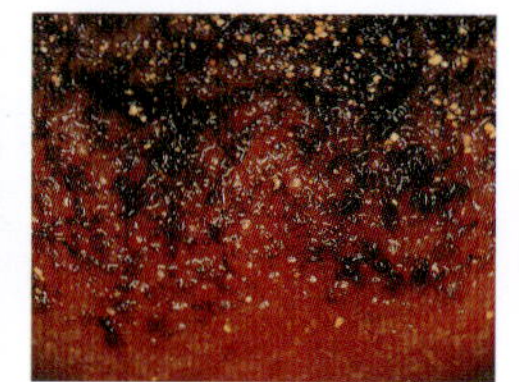

毛舌（p.23）

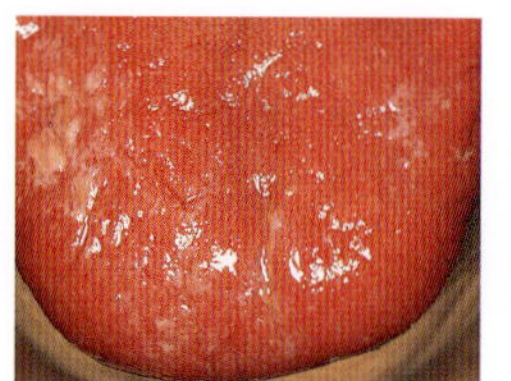

赤い平らな舌（溝状舌合併）（p.24）

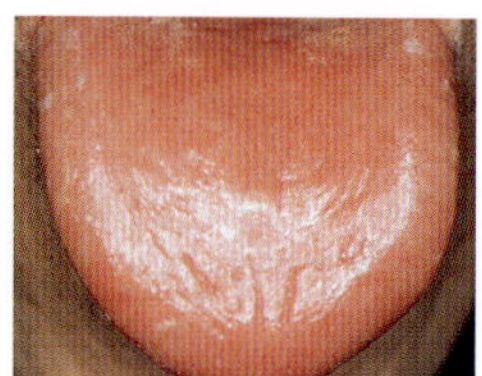

赤い平らな舌（p.24）

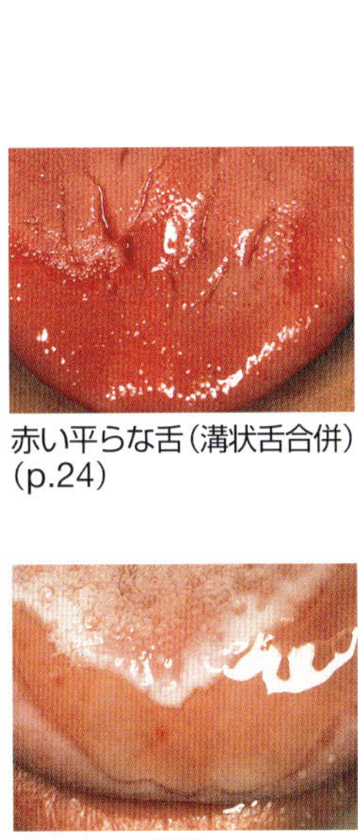

赤い平らな舌（溝状舌合併）（p.24）

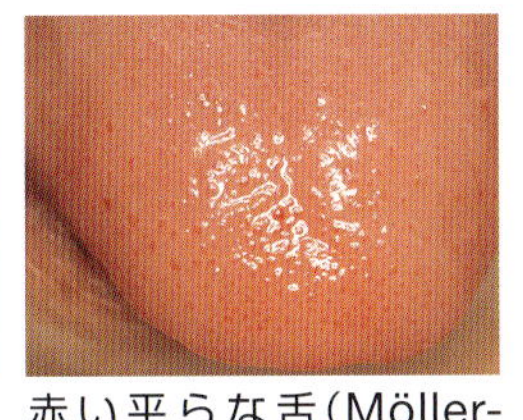

赤い平らな舌（Möller-Hunter 舌炎）（p.24）

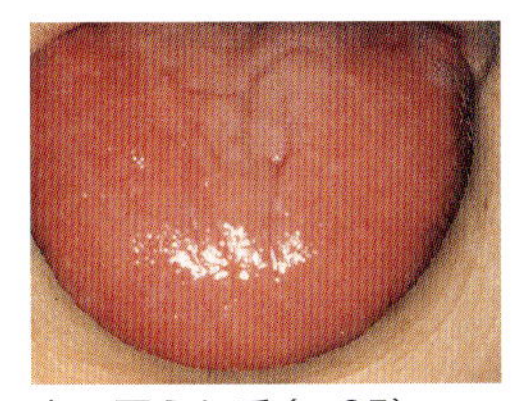

赤い平らな舌（p.25）

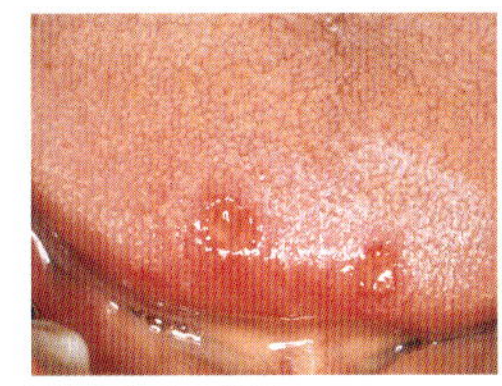

アフタ（p.28）

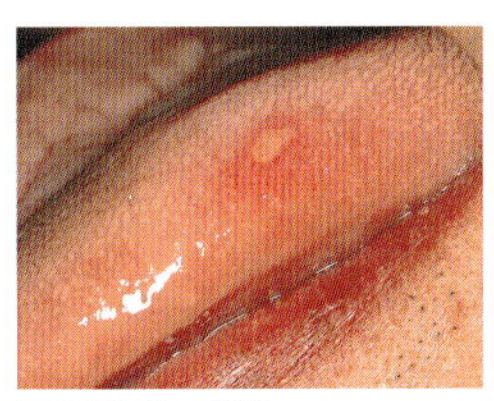

アフタ（p.28）

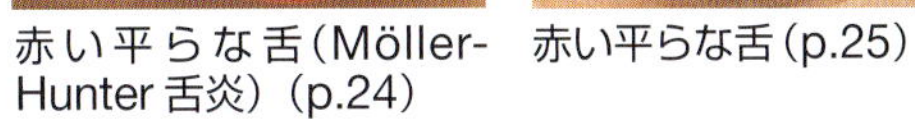

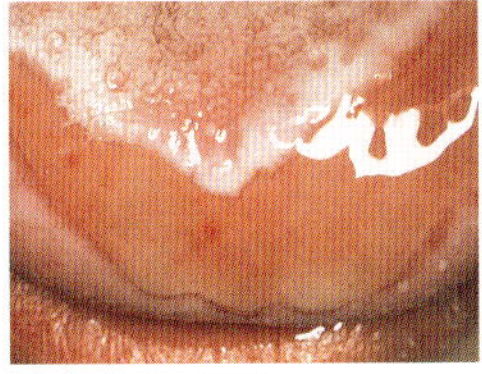

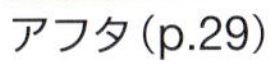

アフタ（p.29）

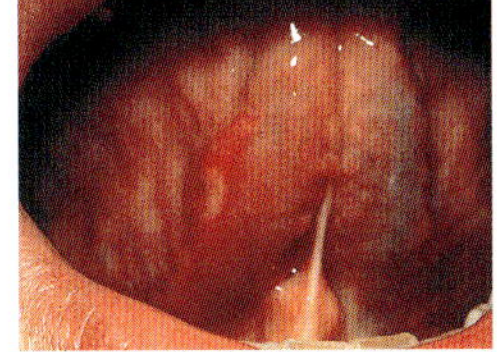

アフタ（p.29）

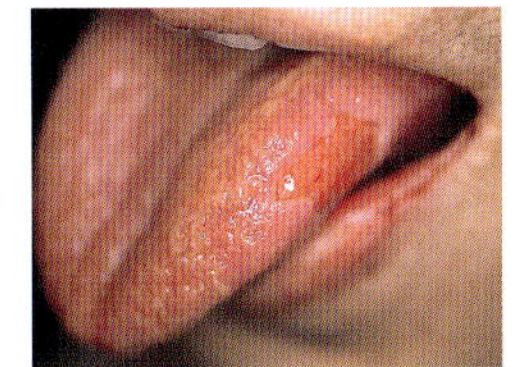

褥瘡性アフタ（p.30）

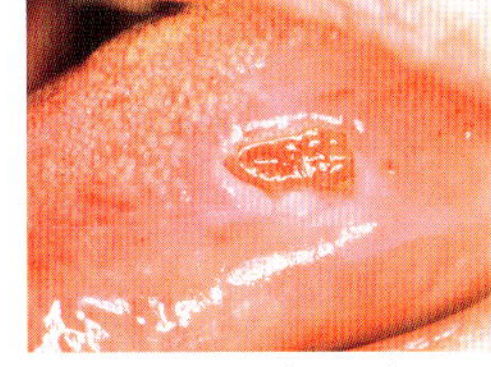

褥瘡性アフタ（p.30）

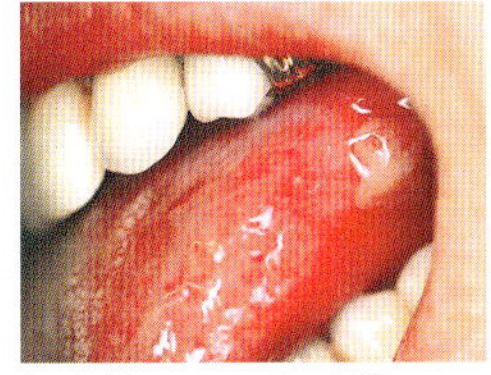

褥瘡性アフタ（p.30）

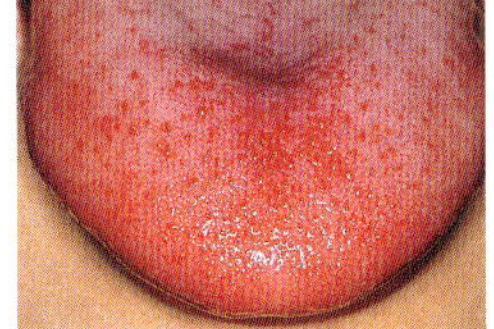

化学薬品による障害（p.31）

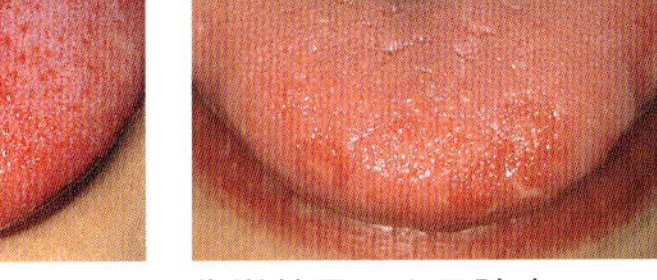

化学薬品による障害（p.31）

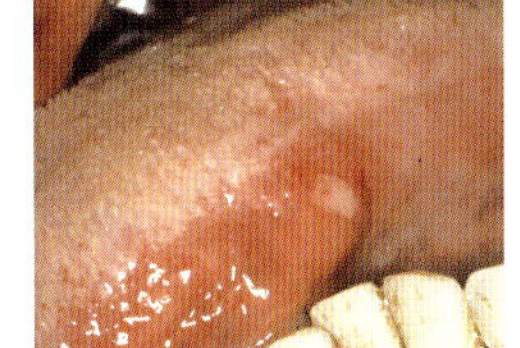

Behçet 病（p.32）

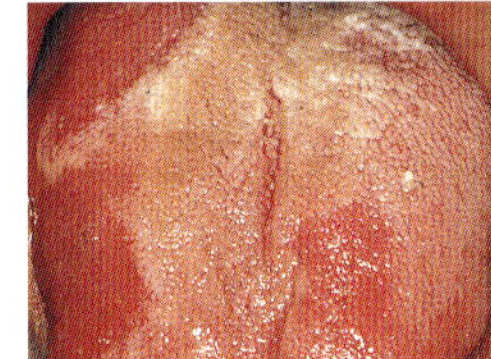

Behçet 病（p.32）

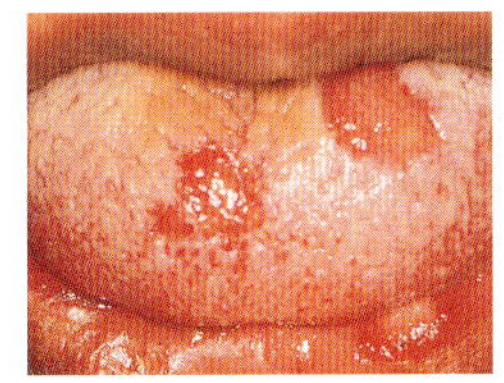

Behçet 病（p.33）

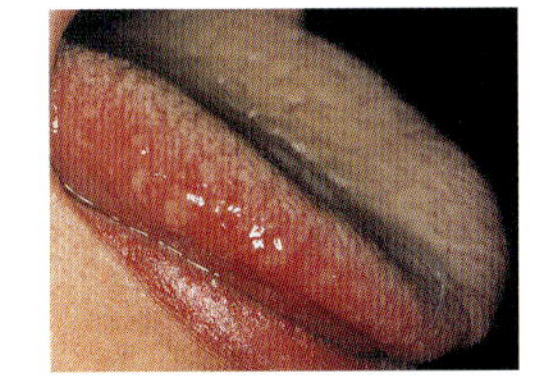

Sweet 病（p.34）

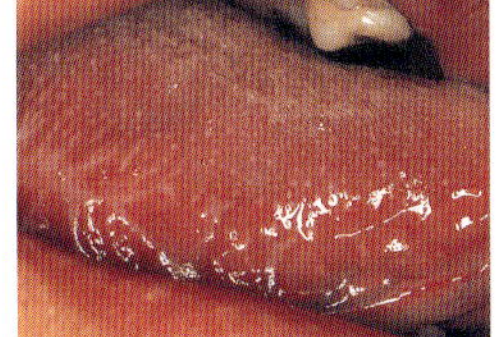

扁平苔癬（p.38）

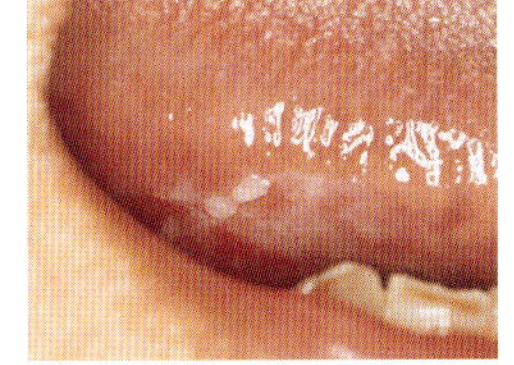

扁平苔癬（p.39）

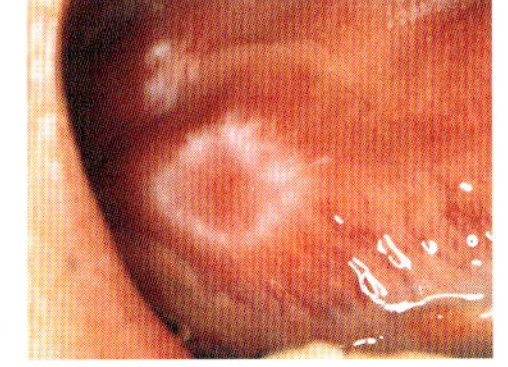

扁平苔癬（p.39）

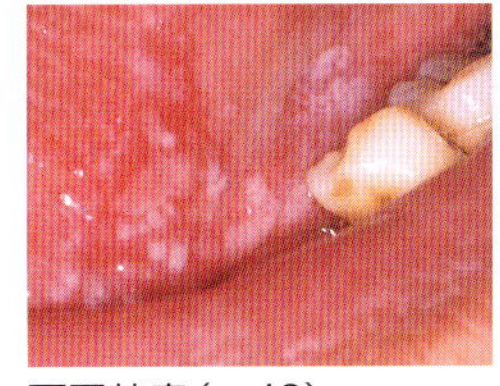

扁平苔癬（p.40）

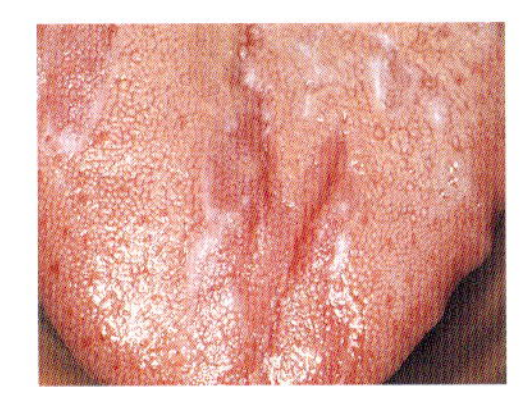

扁平苔癬（p.41）

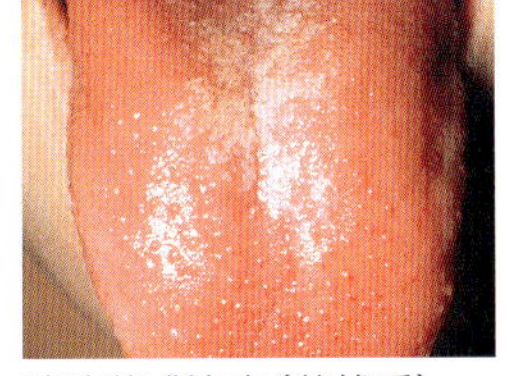

溶連菌感染症（苺状舌）（p.47）

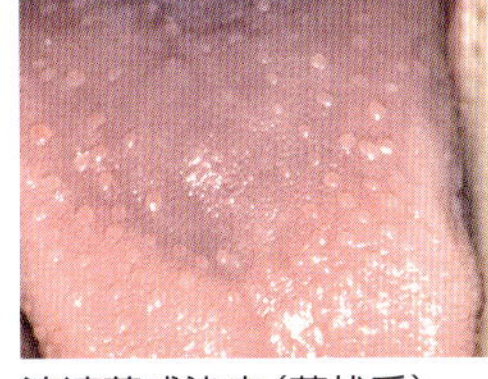

溶連菌感染症（苺状舌）（p.47）

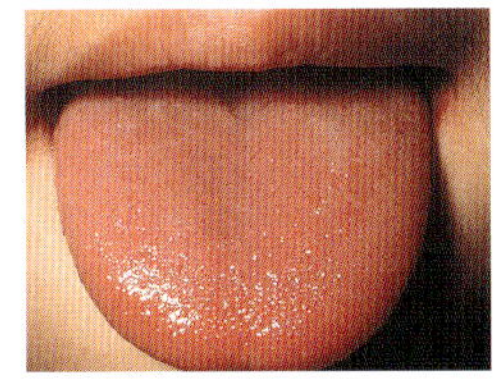

溶連菌感染症（苺状舌）（p.47）

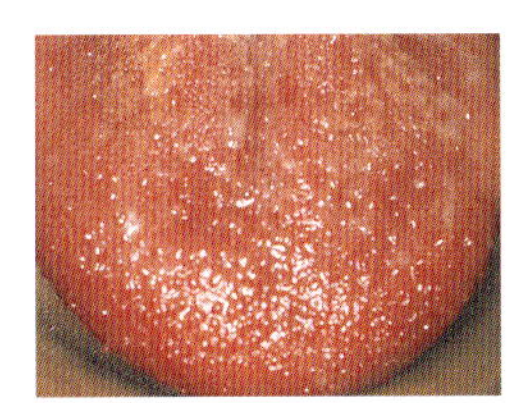

麻疹（苺状舌）（p.49）

単純疱疹（p.56）

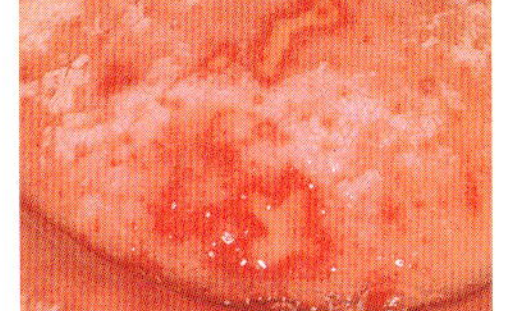

単純疱疹（p.56）

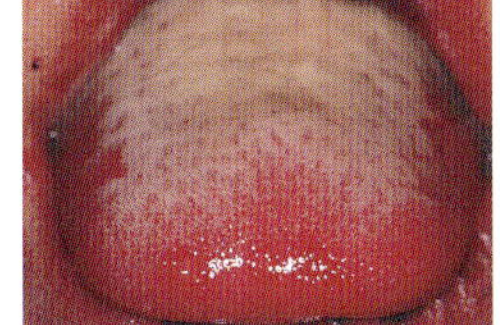

単純疱疹（p.57）

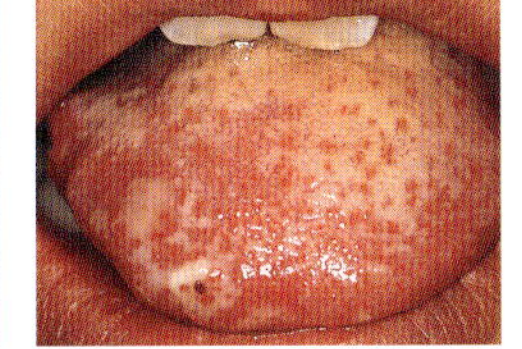

疱疹性歯肉口内炎（p.58）

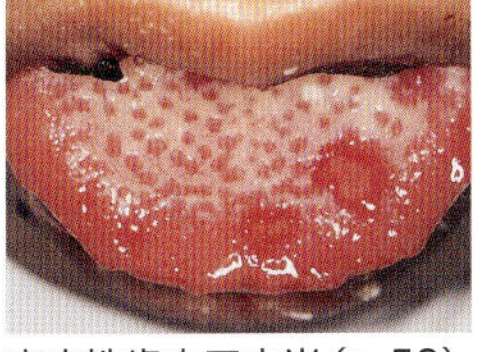

疱疹性歯肉口内炎（p.58）

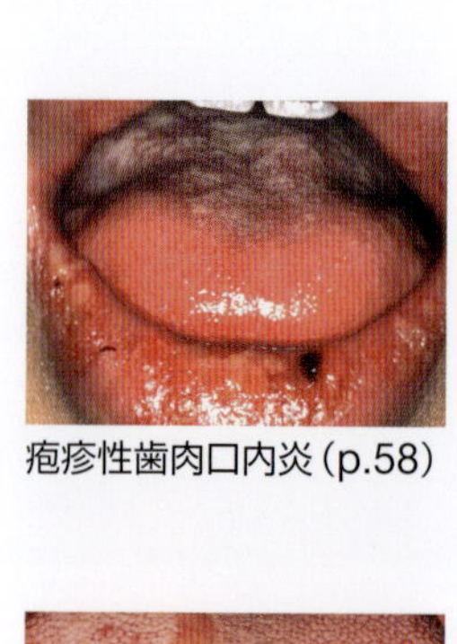
疱疹性歯肉口内炎（p.58）

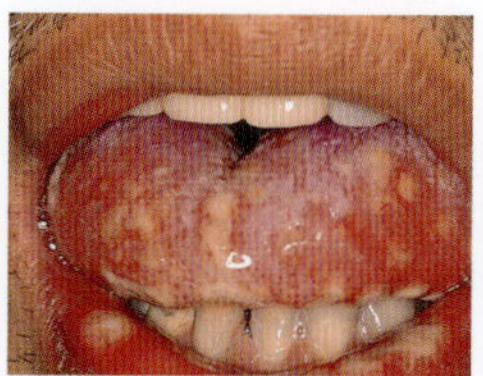
疱疹性歯肉口内炎（p.59）

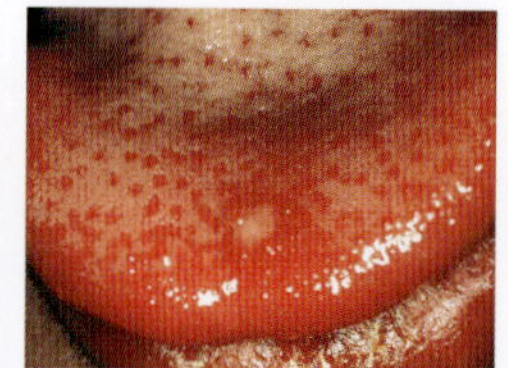
疱疹性歯肉口内炎（p.59）

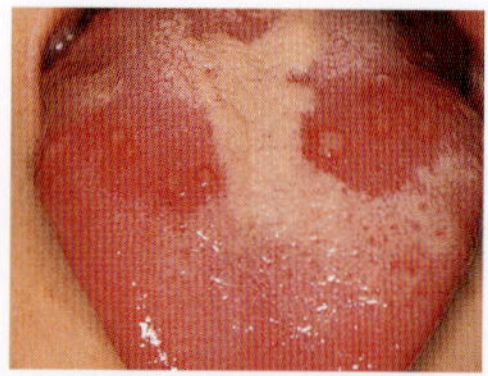
疱疹性歯肉口内炎（p.59）

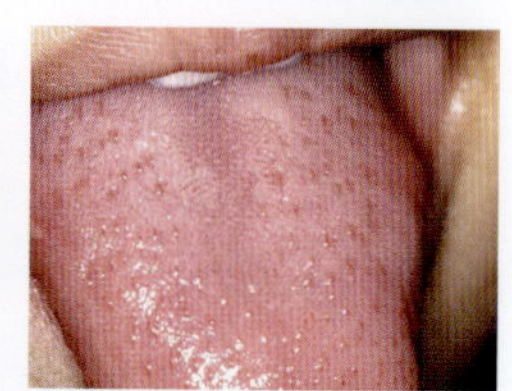
水痘（アフタ・苺状舌）（p.60）

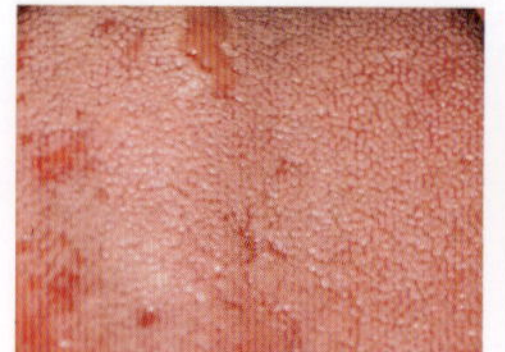
帯状疱疹（右側にびらん）（p.63）

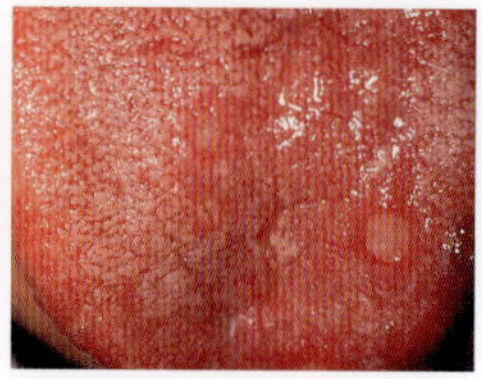
帯状疱疹（左側にびらん）（p.63）

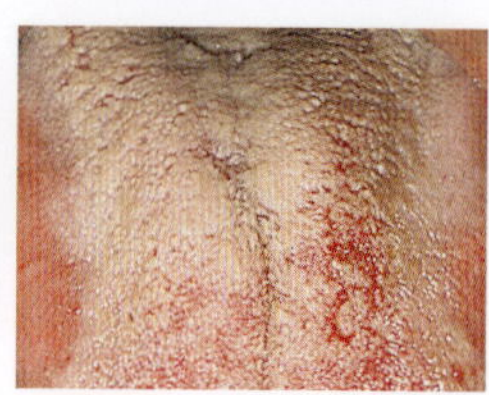
帯状疱疹（左側のアフタ）（p.63）

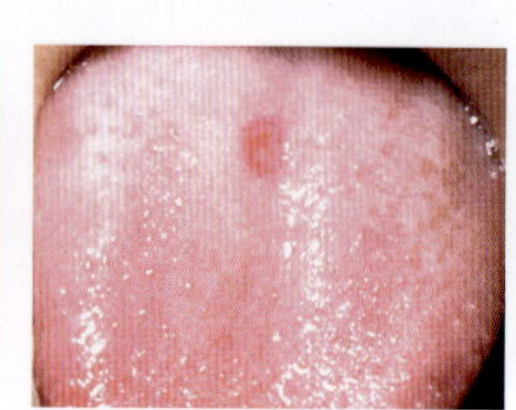
手足口病（小児）（p.64）

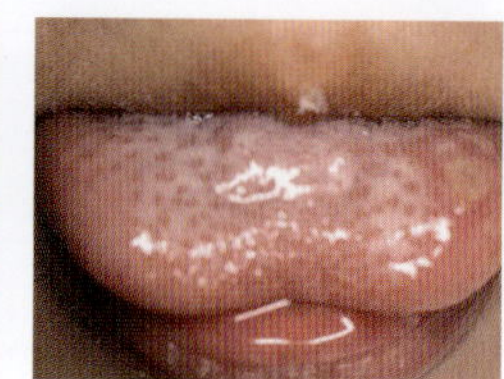
手足口病（小児）（p.64）

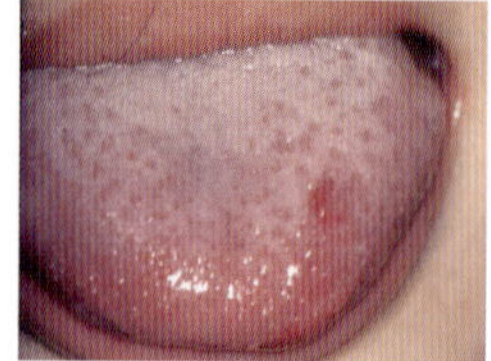
手足口病（小児）（p.65）

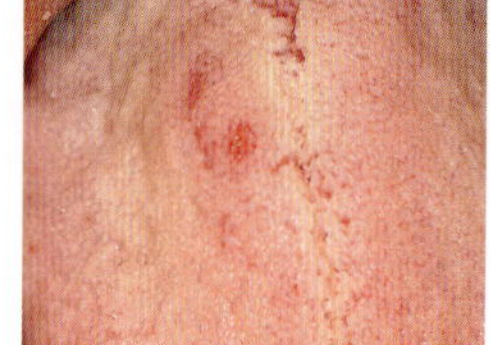
手足口病（成人）（p.66）

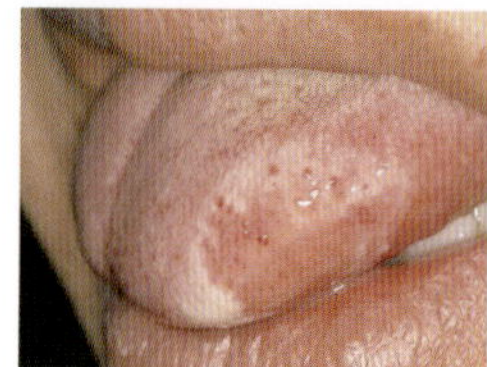
手足口病（成人）（p.67）

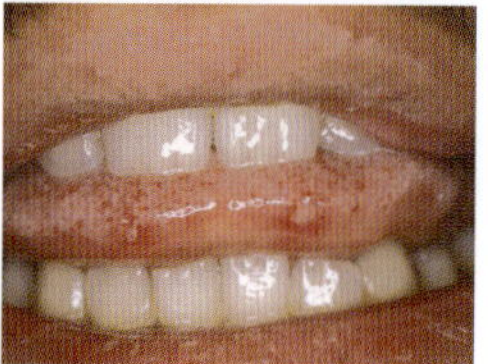
手足口病（成人）（p.68）

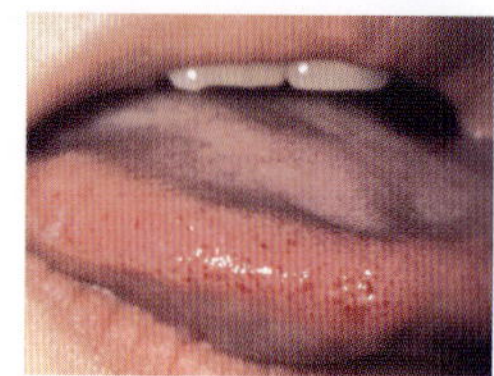
手足口病（成人）（p.69）

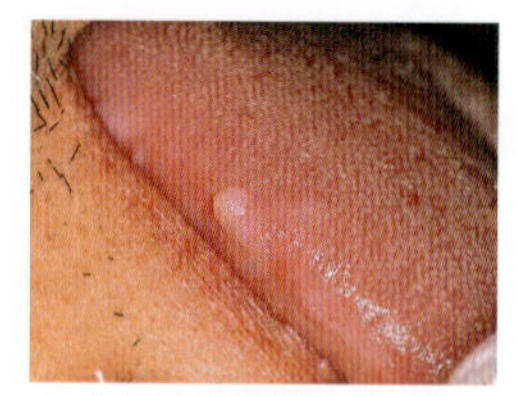
ウイルス性疣贅（p.72）

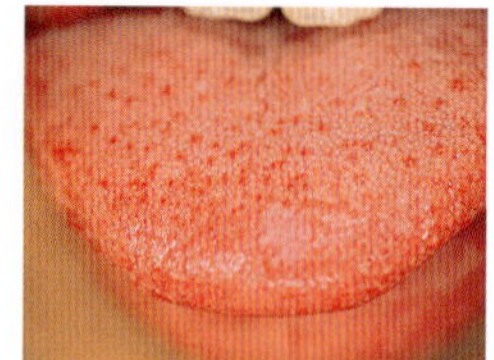
ウイルス性疣贅（p.72）

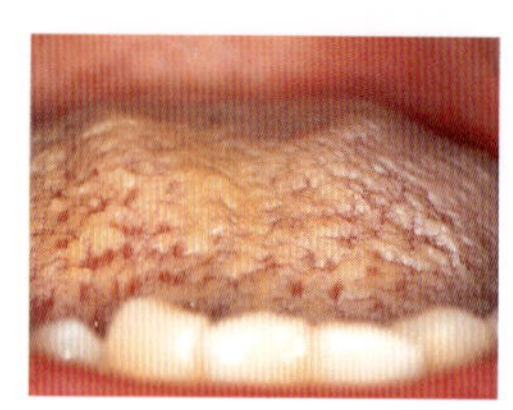
カンジダ症（p.76）

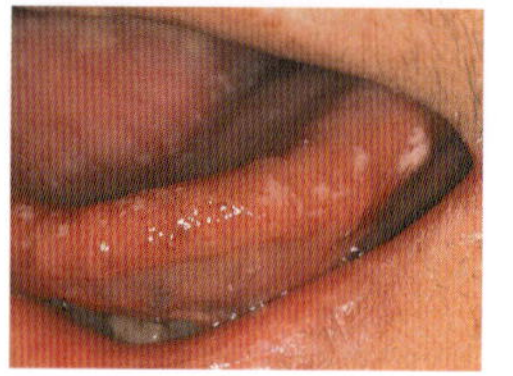
カンジダ症（p.76）

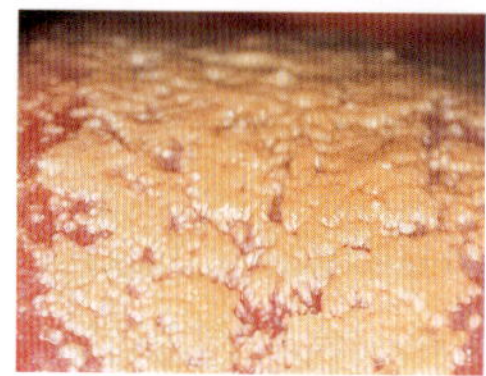
カンジダ症（p.76）

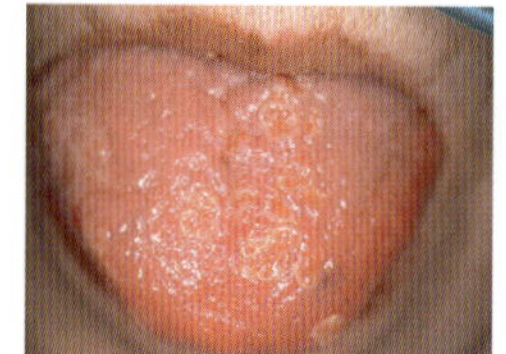
カンジダ症（p.77）

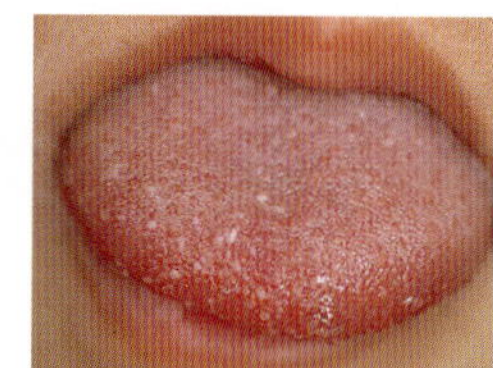
カンジダ症（p.78）

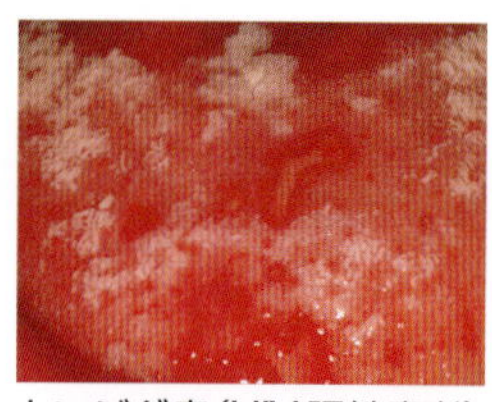
カンジダ症（HIV 陽性患者）（p.78）

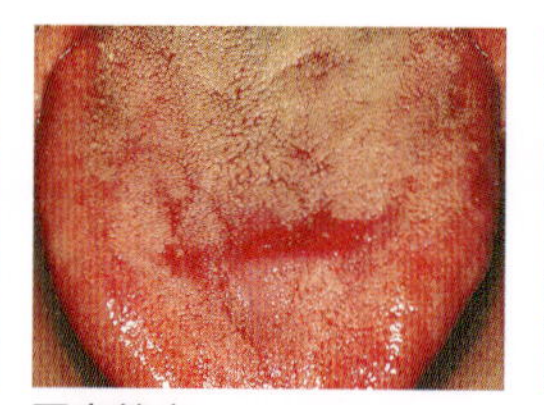
固定薬疹（NSAIDs）（p.86）

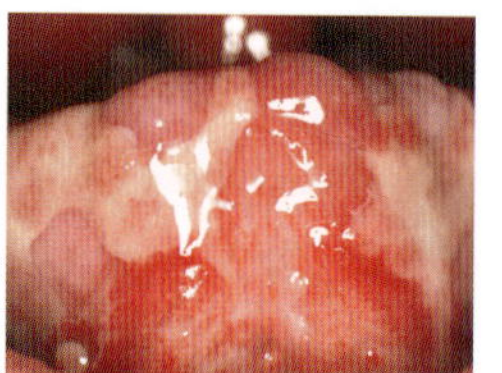
SJS 症候群（p.88）

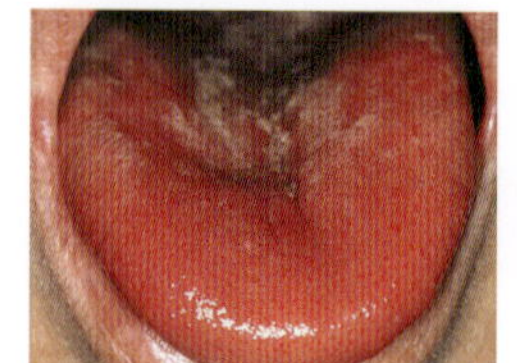
SJS 症候群（p.89）

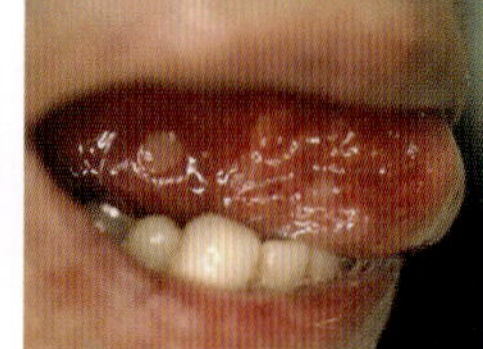
薬剤の影響（エルロチニブ内服）（p.92）

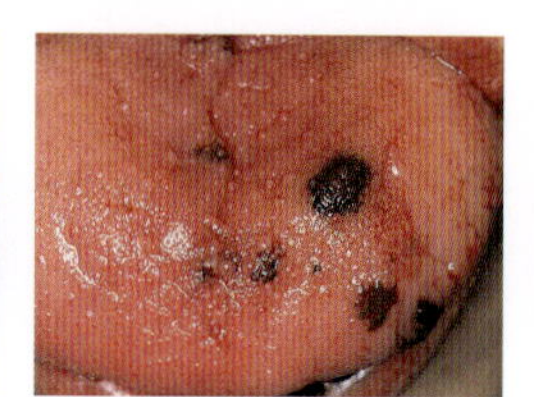
ITP（p.98）

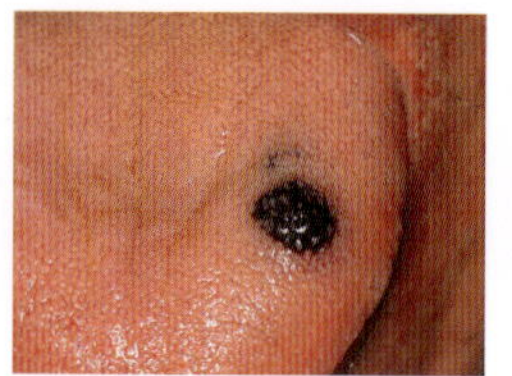
白血病（p.99）

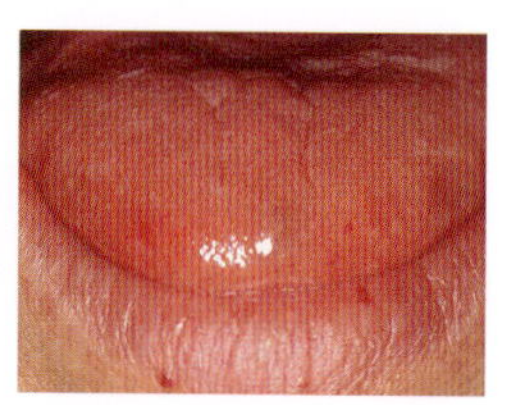
Sjögren 症候群（p.106）

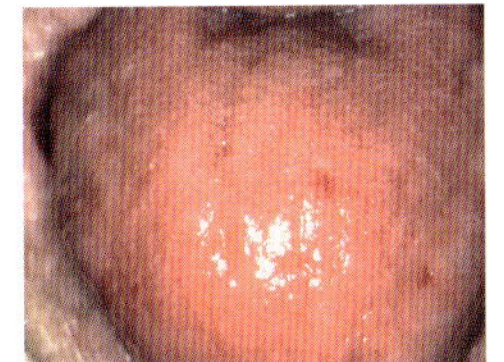
Sjögren 症候群（p.106）

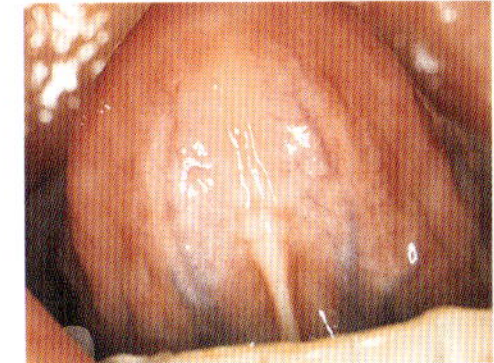
全身性強皮症（舌小帯の硬化）（p.108）

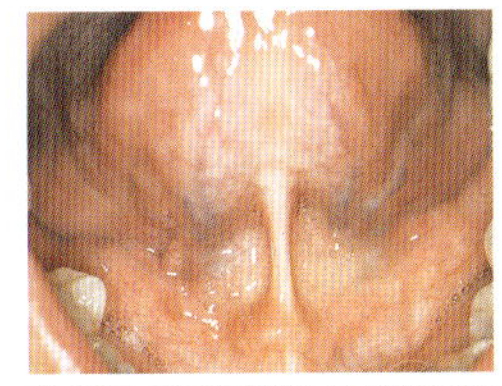
全身性強皮症（舌小帯の硬化・短縮）（p.108）

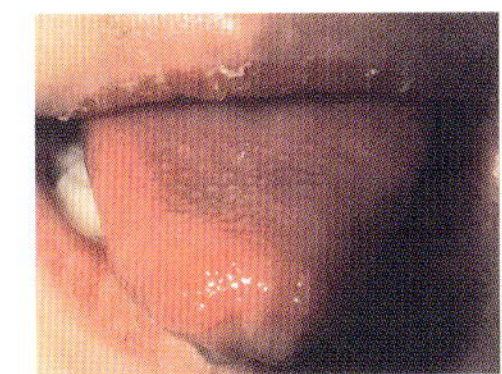
川崎病の苺状舌（p.113）

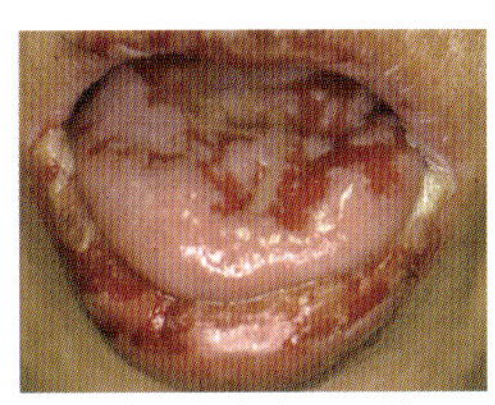
尋常性天疱瘡（p.118）

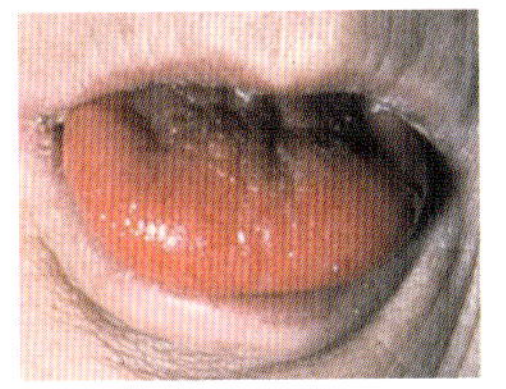
ペラグラ（p.128）

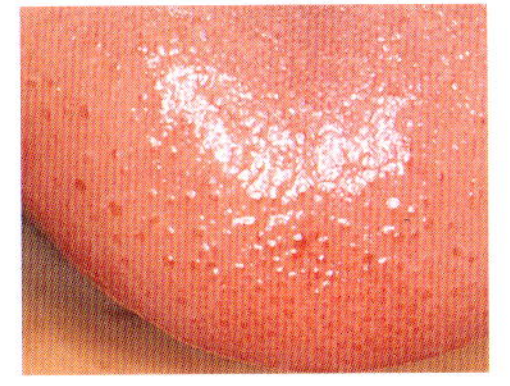
Möller-Hunter 舌炎（p.129）

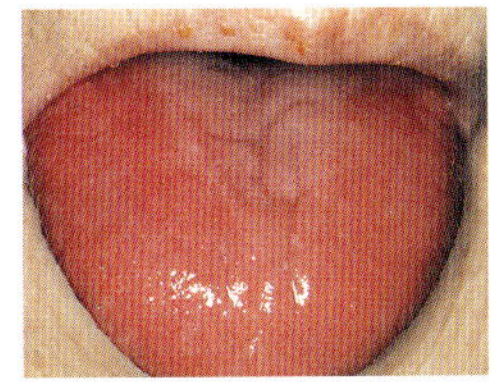
Möller-Hunter 舌炎（溝状舌を合併）（p.129）

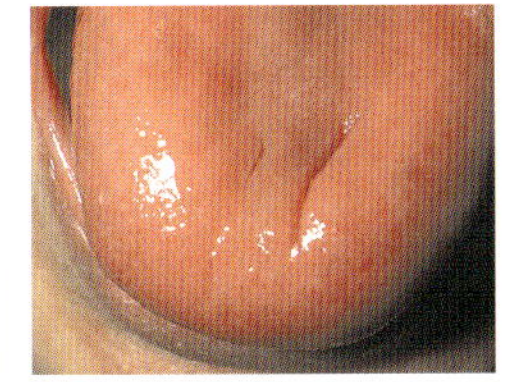
Plummer-Vinson 症候群（p.131）

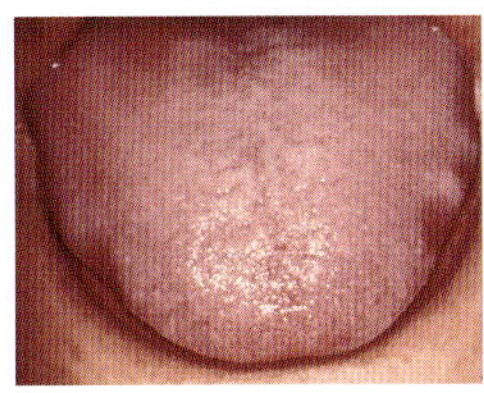
Cronkhite-Canada 症候群（舌頭の萎縮）（p.140）

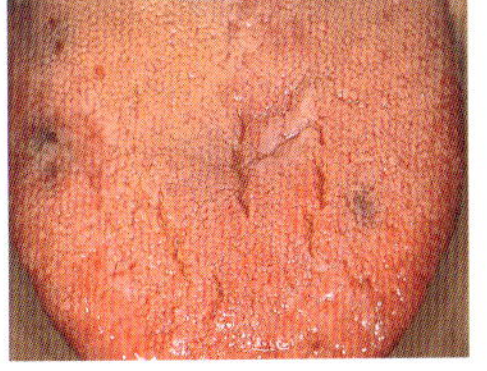
Laugier-Hunziker-Baran 症候群（p.145）

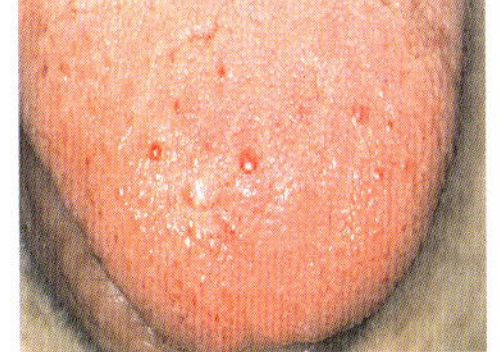
遺伝性出血性毛細血管拡張症（Osler 病）（p.146）

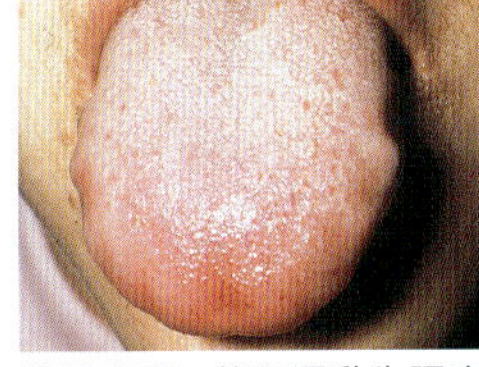
脳性麻痺に伴う運動失調症にみられた巨大舌（p.150）

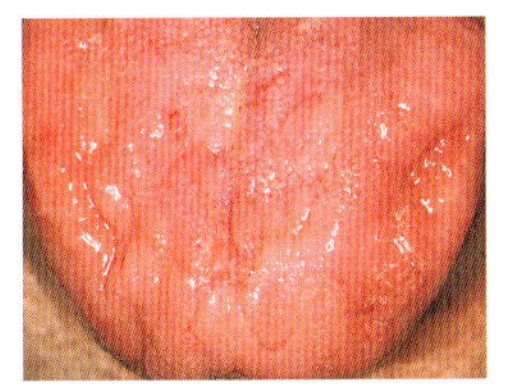
ALS（p.151）

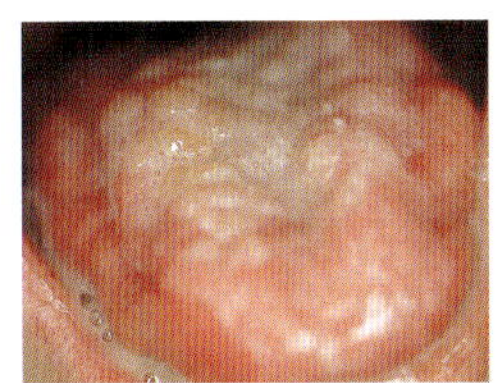
ALS（p.151）

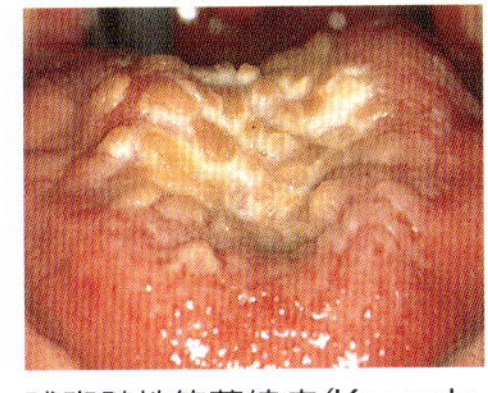
球脊髄性筋萎縮症（Kennedy-Alter-Sung 症候群）（p.152）

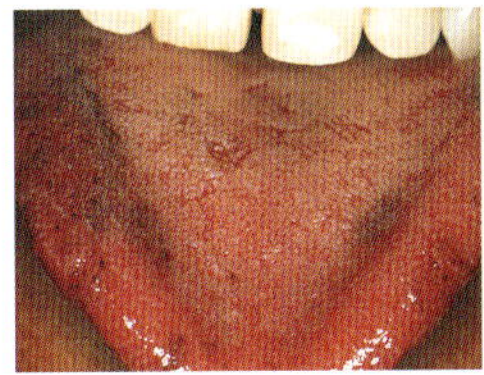
色素斑（Laugier-Hunziker-Baran 症候群）（p.155）

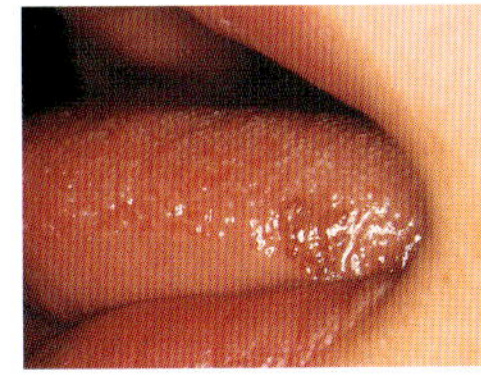
色素性母斑（p.155）

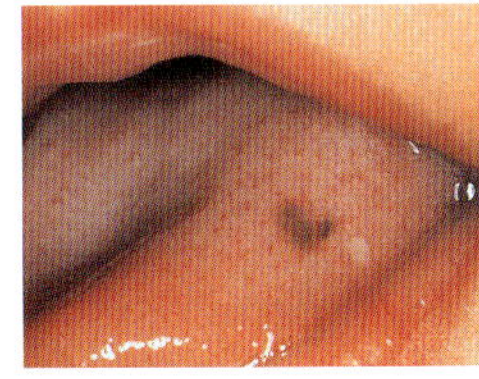
色素性母斑（p.155）

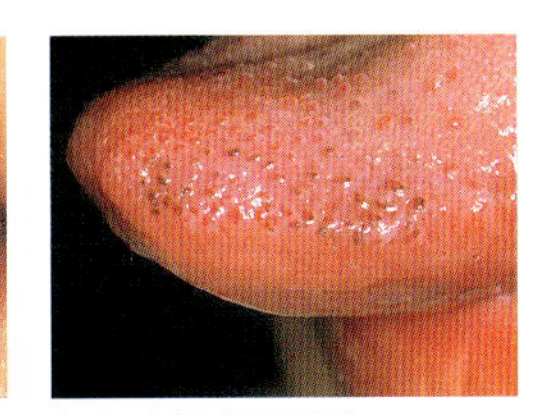
色素沈着（PFPT）（p.156）

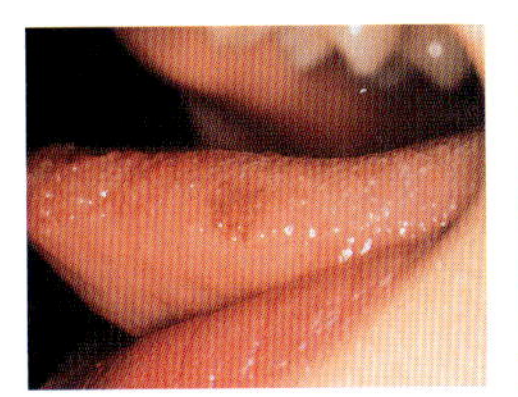
色素沈着（PFPT）（p.156）

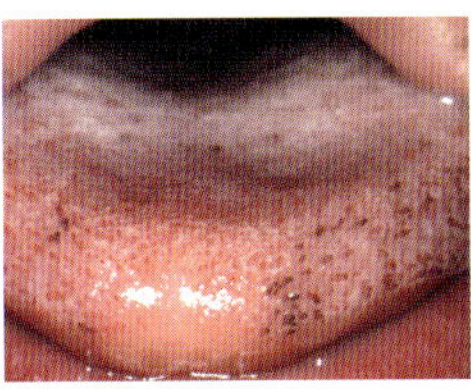
色素沈着（PFPT）（p.156）

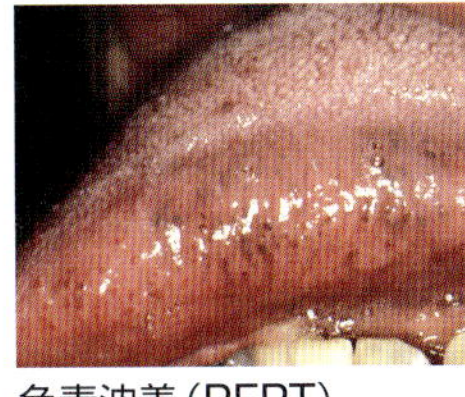
色素沈着（PFPT）（p.156）

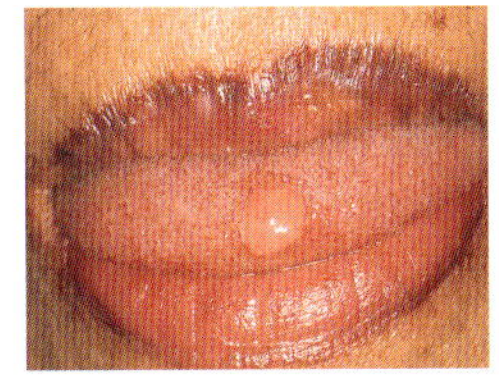
線維腫（p.160）

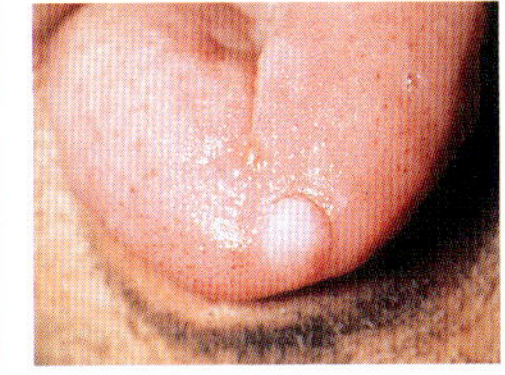
線維腫（p.160）

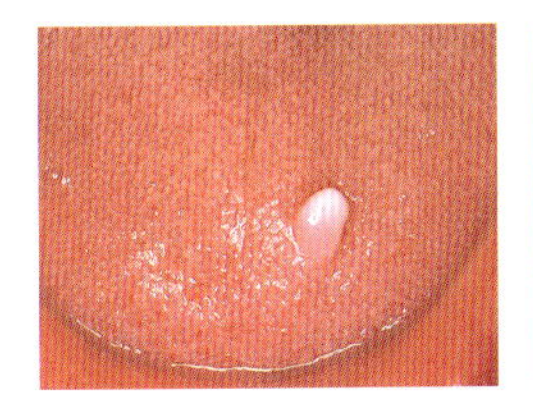
線維腫（p.161）

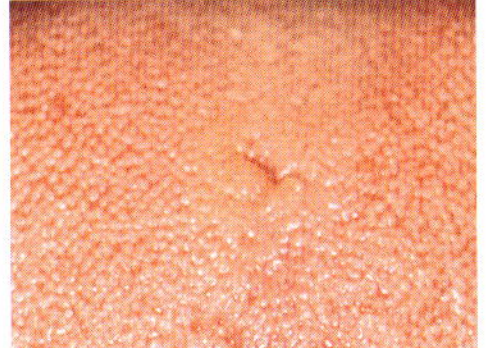
線維腫（p.161）

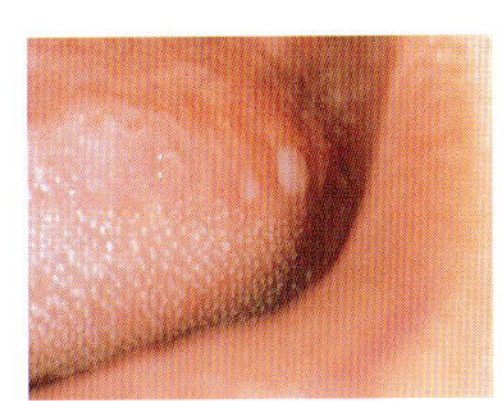
線維腫（p.161）

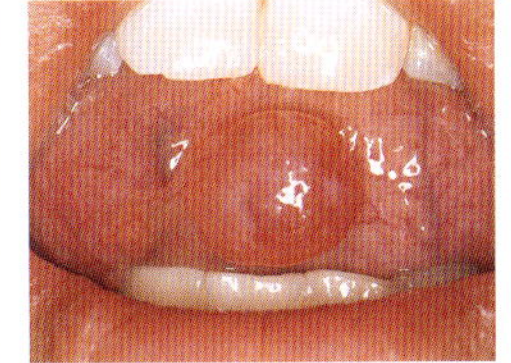
粘液嚢腫（p.162）

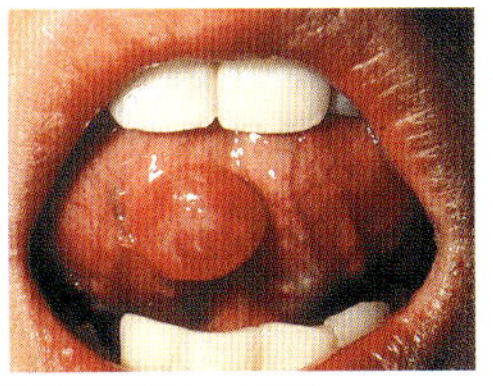
粘液嚢腫（p.163）

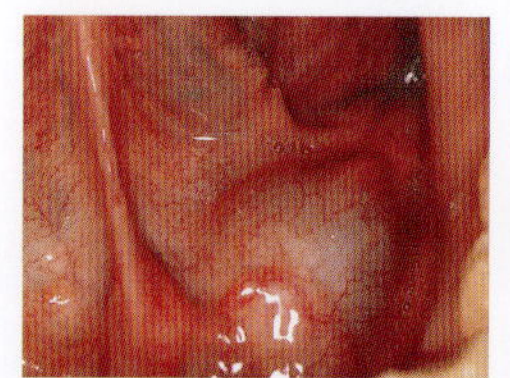
粘液嚢腫（ガマ腫）(p.163)

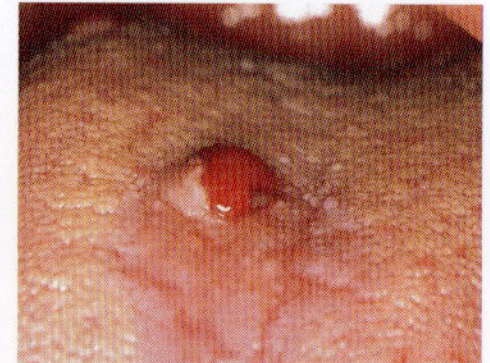
血管拡張性肉芽腫(p.164)

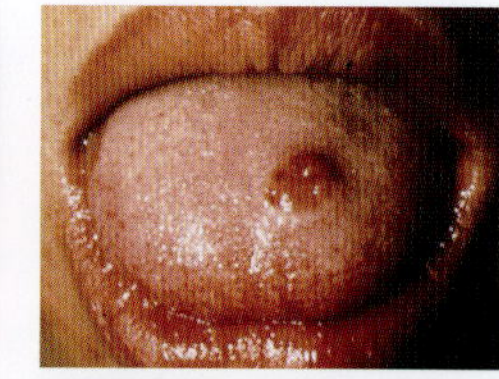
妊娠腫瘍(p.165)

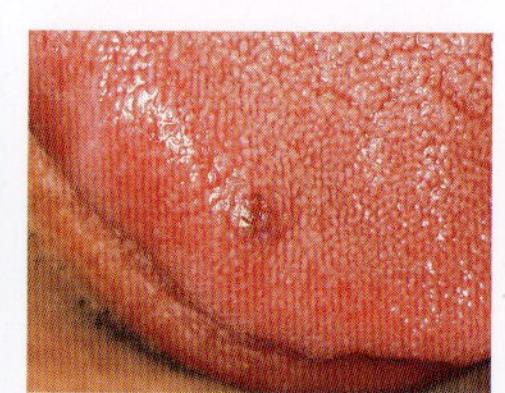
老人性血管腫(p.166)

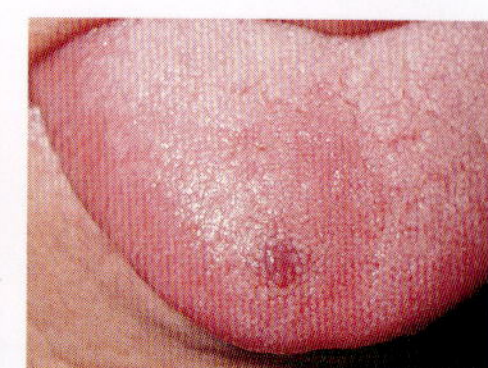
老人性血管腫(p.166)

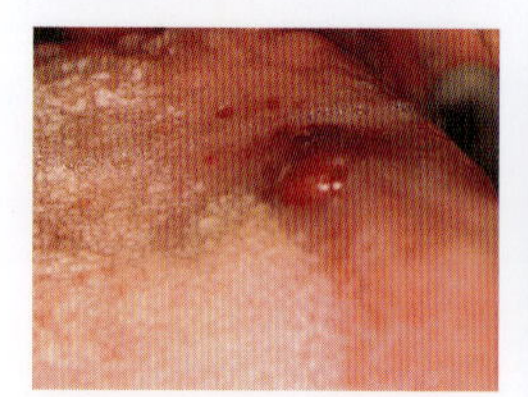
海綿状血管腫(p.168)

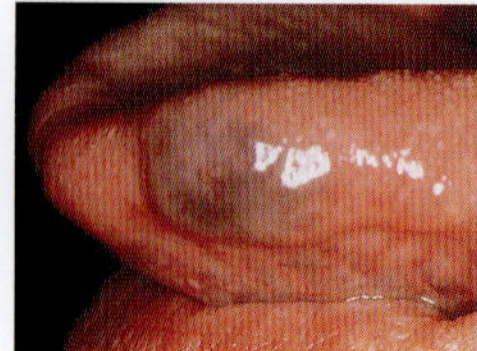
海綿状血管腫(p.168)

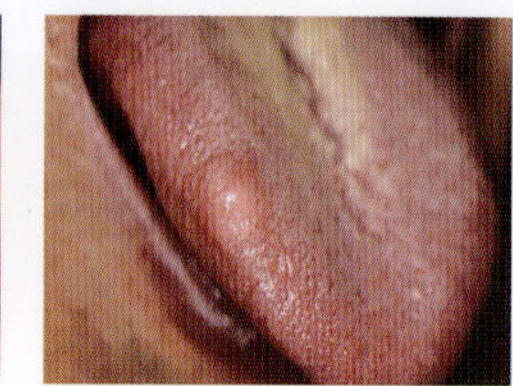
脂肪腫(p.169)

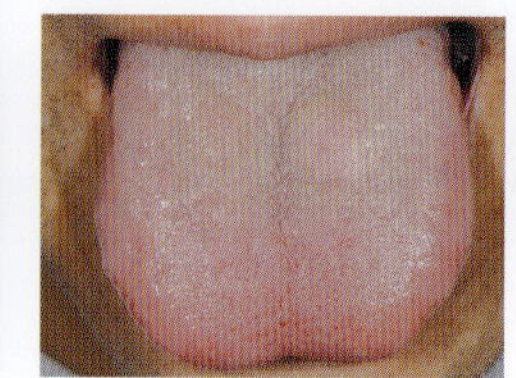
筋腫(myoma)(p.169)

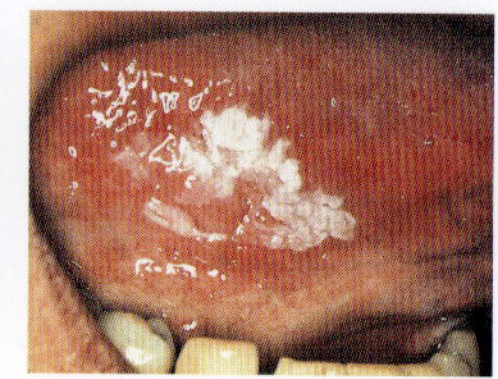
白板症(p.170)

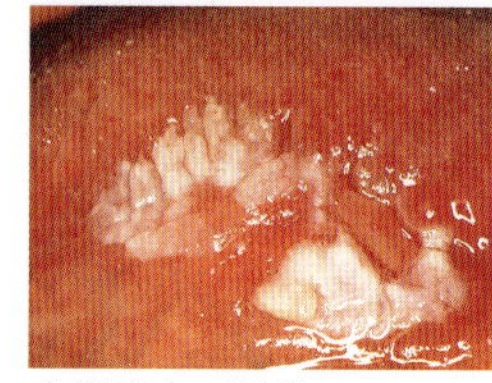
白板症(p.171)

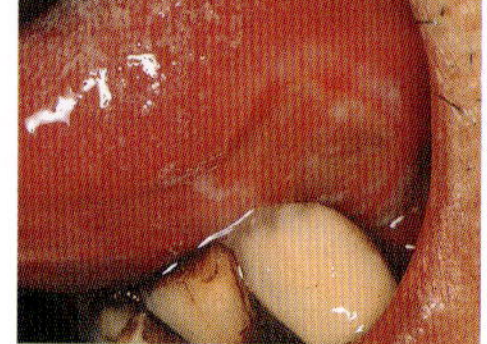
扁平上皮癌(p.176)

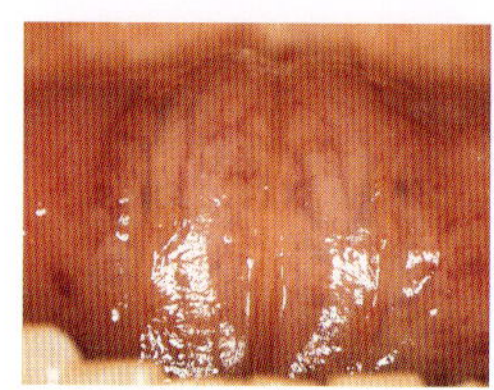
静脈怒張(p.191)

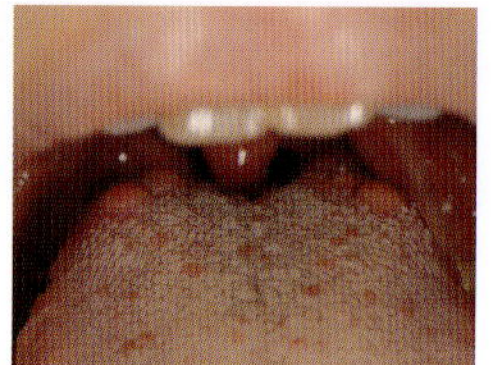
有郭乳頭(p.192)

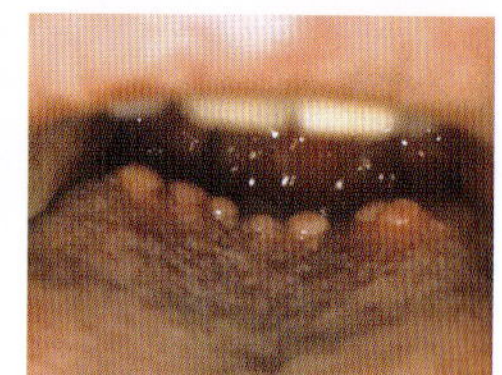
有郭乳頭(p.192)

口蓋

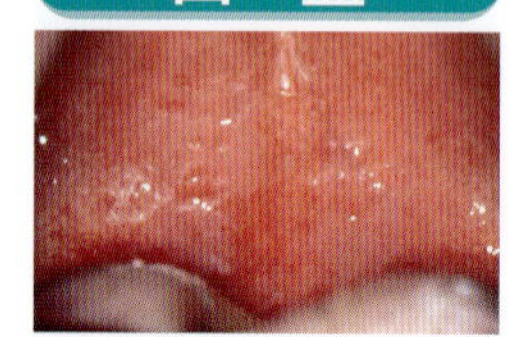
ディフェンバキアによる接触皮膚炎(p.15)

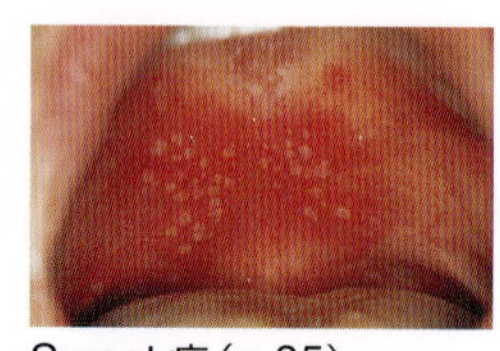
Sweet 病(p.35)

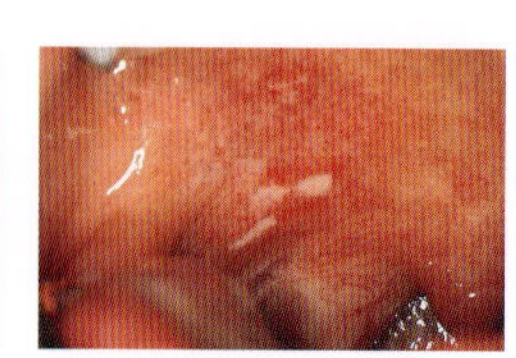
Sweet 病(p.35)

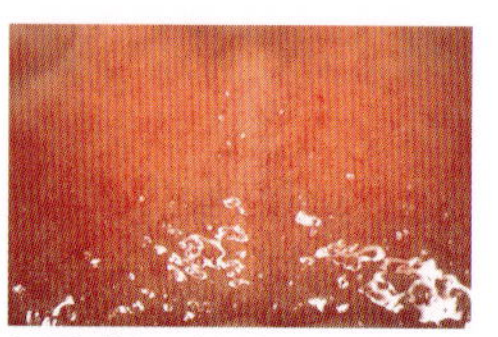
風疹(Forchheimer spots)(p.53)

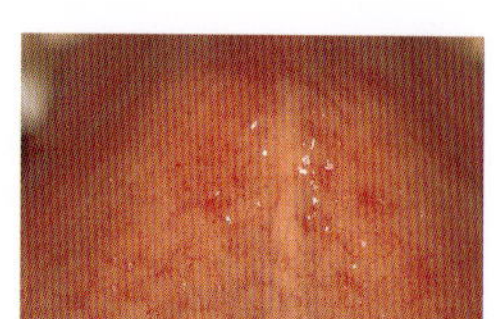
風疹(Forchheimer spots)(p.53)

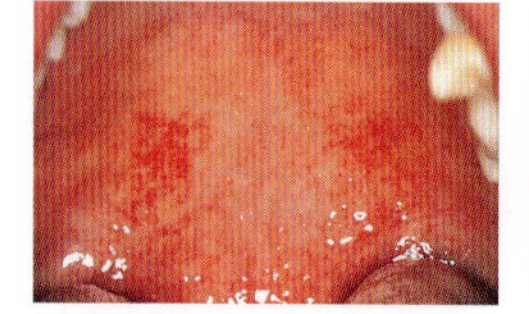
風疹(Forchheimer spots)(p.53)

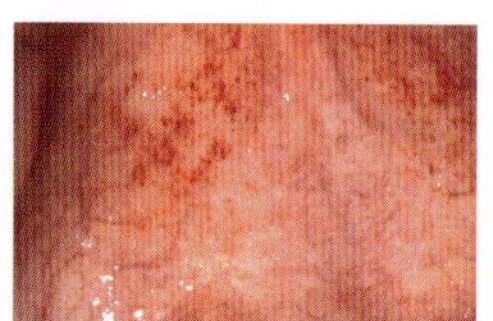
風疹(Forchheimer spots)(p.53)

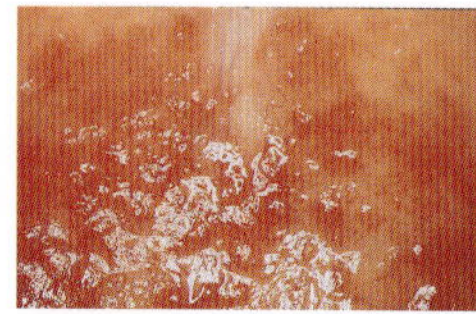
風疹(Forchheimer spots)(p.53)

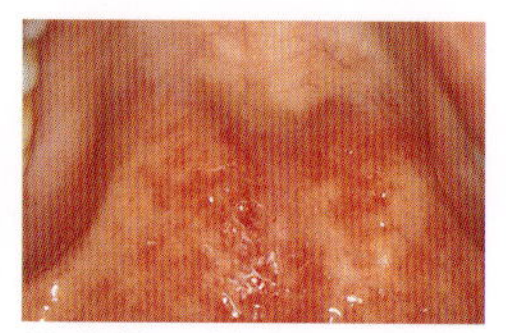
風疹(Forchheimer spots)(p.53)

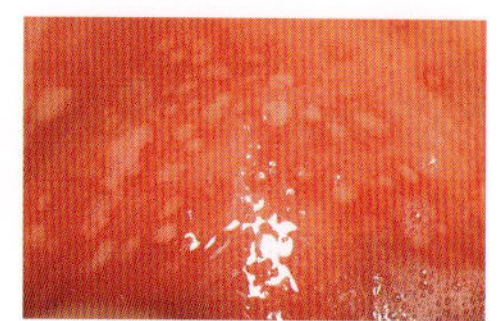
疱疹性歯肉口内炎(p.58)

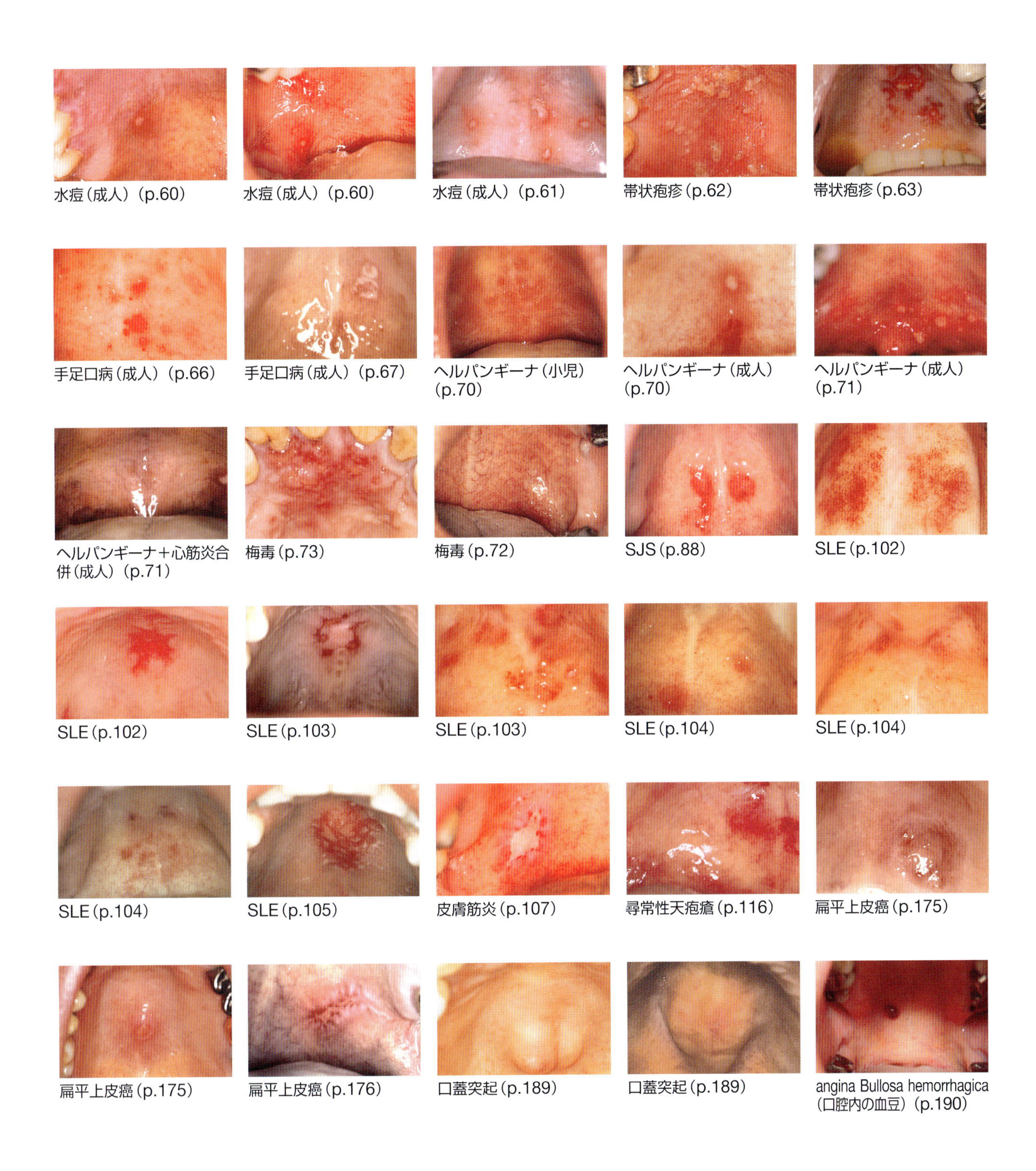

水痘（成人）（p.60）　水痘（成人）（p.60）　水痘（成人）（p.61）　帯状疱疹（p.62）　帯状疱疹（p.63）

手足口病（成人）（p.66）　手足口病（成人）（p.67）　ヘルパンギーナ（小児）（p.70）　ヘルパンギーナ（成人）（p.70）　ヘルパンギーナ（成人）（p.71）

ヘルパンギーナ＋心筋炎合併（成人）（p.71）　梅毒（p.73）　梅毒（p.72）　SJS（p.88）　SLE（p.102）

SLE（p.102）　SLE（p.103）　SLE（p.103）　SLE（p.104）　SLE（p.104）

SLE（p.104）　SLE（p.105）　皮膚筋炎（p.107）　尋常性天疱瘡（p.116）　扁平上皮癌（p.175）

扁平上皮癌（p.175）　扁平上皮癌（p.176）　口蓋突起（p.189）　口蓋突起（p.189）　angina Bullosa hemorrhagica（口腔内の血豆）（p.190）

頬粘膜

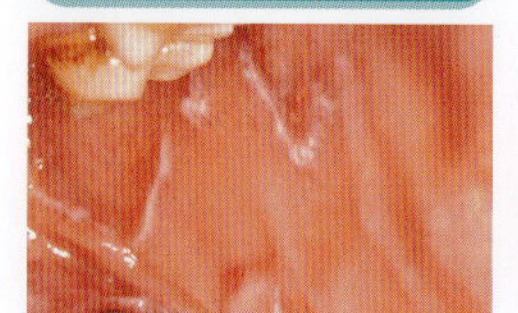
扁平苔癬（p.38）

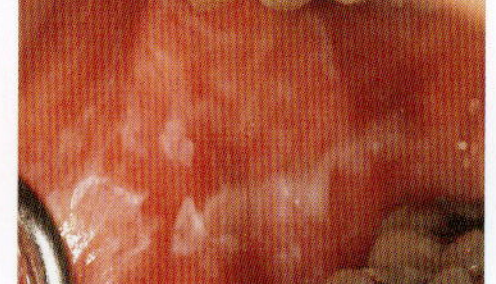
扁平苔癬（p.39）

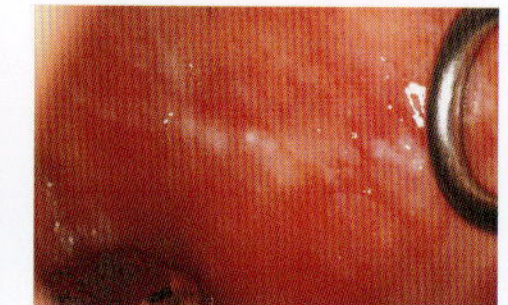
扁平苔癬（p.39）

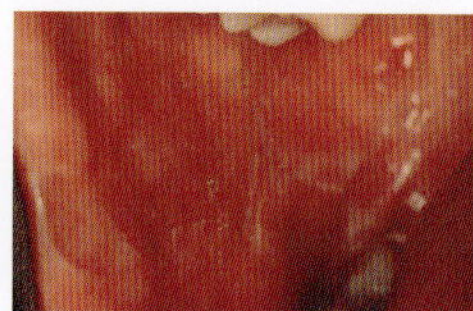
扁平苔癬（p.40）

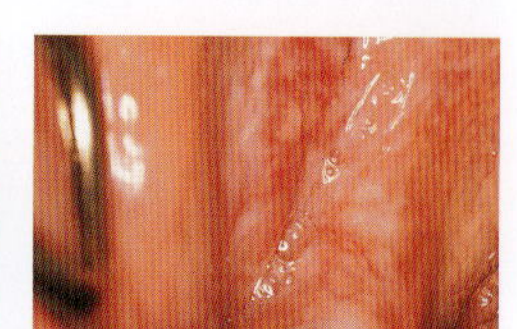
扁平苔癬（p.40）

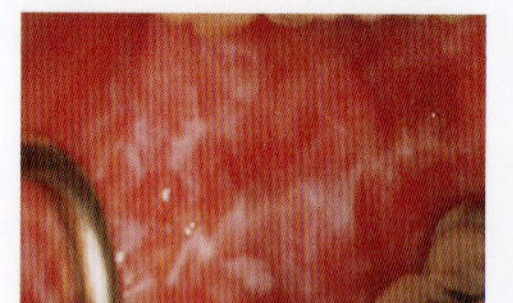
扁平苔癬（p.40）

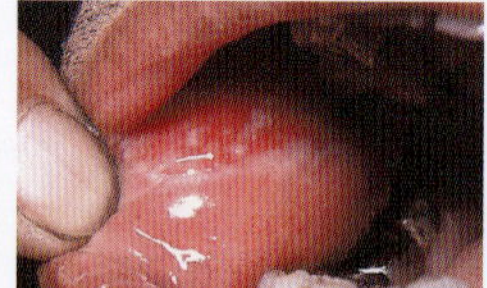
扁平苔癬（p.40）

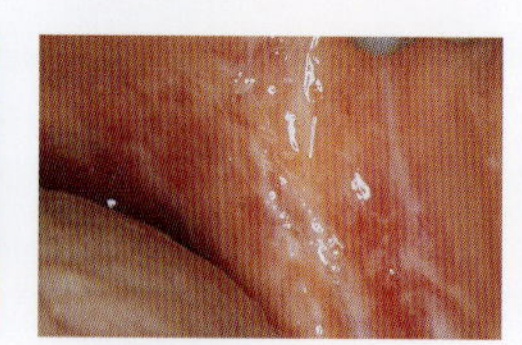
扁平苔癬（p.41）

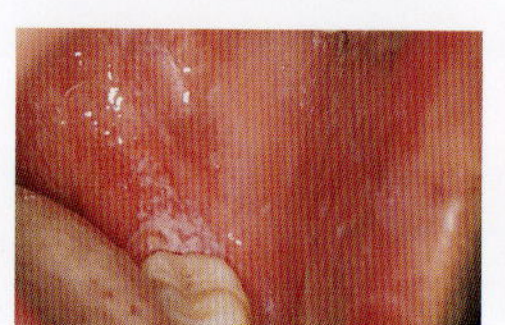
麻疹（Koplik 斑）（p.48）

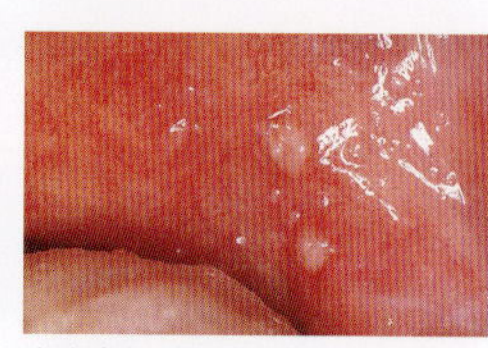
麻疹（Koplik 斑・Forchheimer spots）（p.49）

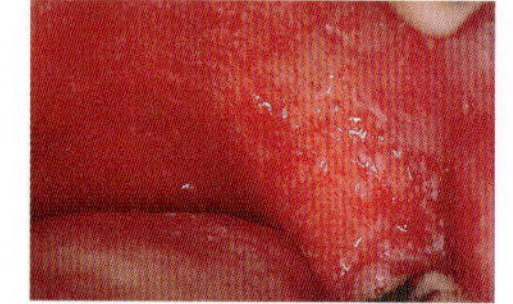
麻疹（Koplik 斑）（p.49）

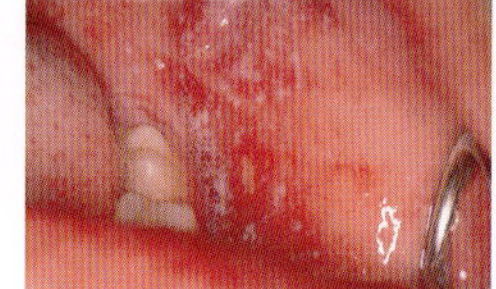
麻疹（Koplik 斑）（p.49）

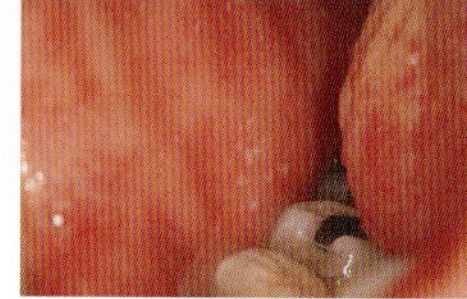
麻疹（Koplik 斑）（p.50）

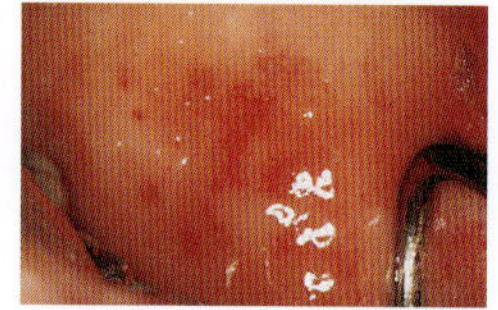
麻疹（Koplik 斑）（p.50）

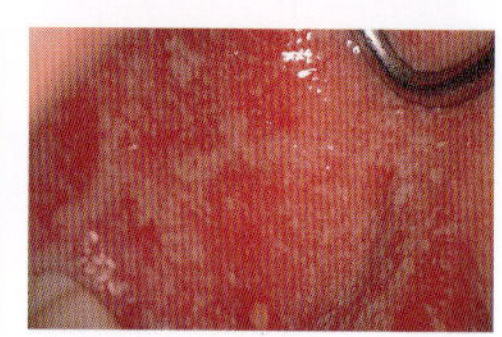
麻疹（Koplik 斑）（p.50）

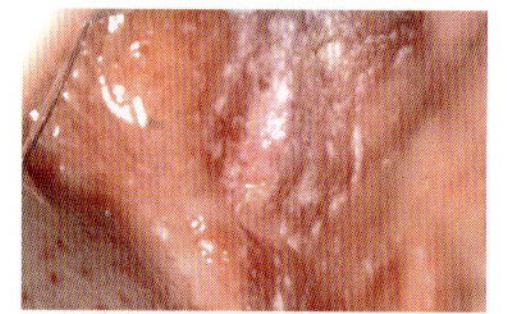
麻疹（Koplik 斑）（p.51）

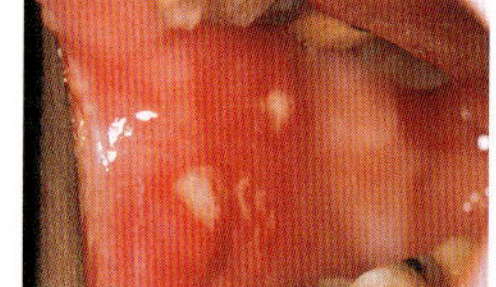
帯状疱疹（p.62）

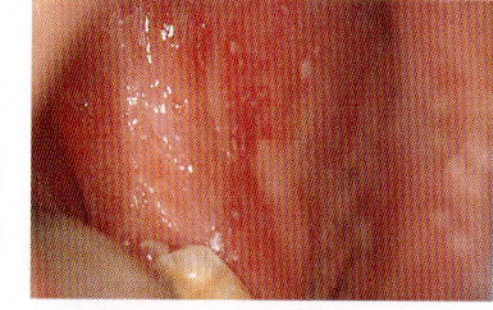
帯状疱疹（p.62）

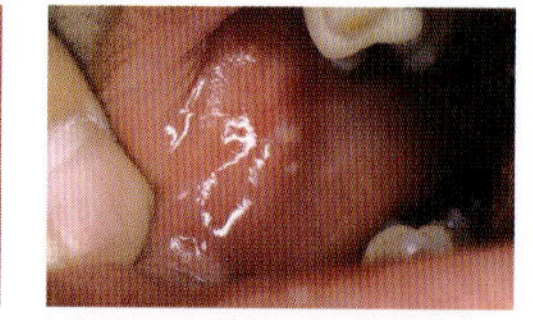
手足口病（成人）（p.68）

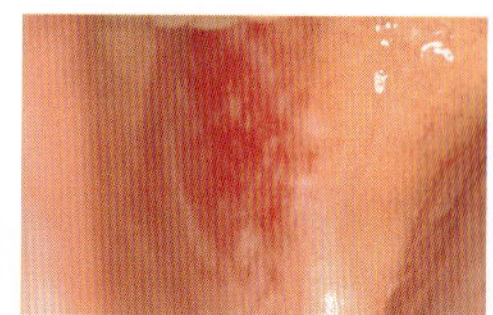
カンジダ症（p.77）

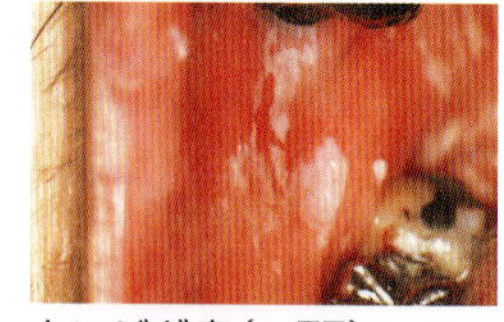
カンジダ症（p.77）

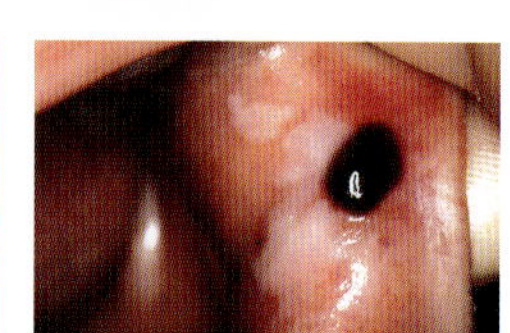
白血病（p.99）

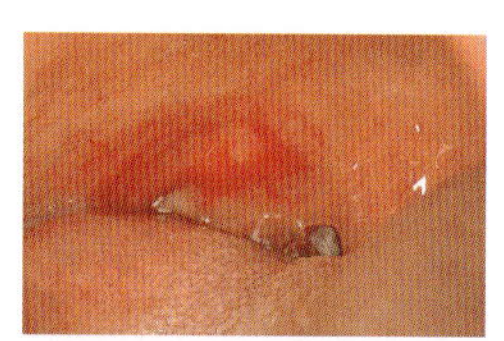
好酸球性多発血管炎性肉芽腫症（p.110）

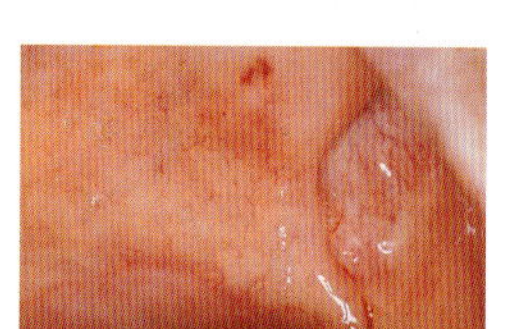
類天疱瘡群（p.120）

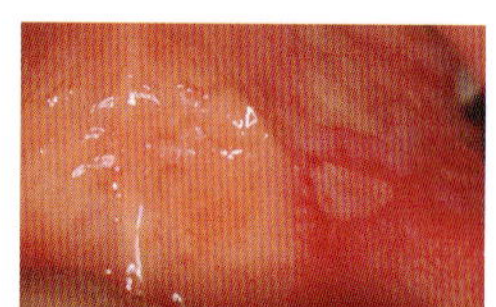
類天疱瘡群（p.120）

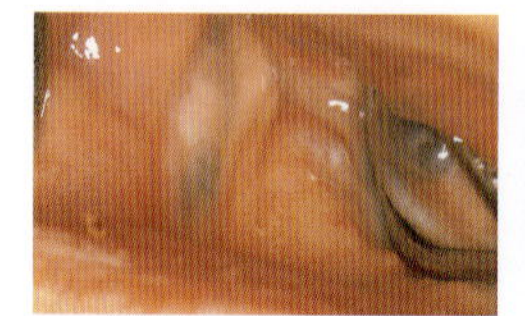
全身性アミロイドーシス（p.136）

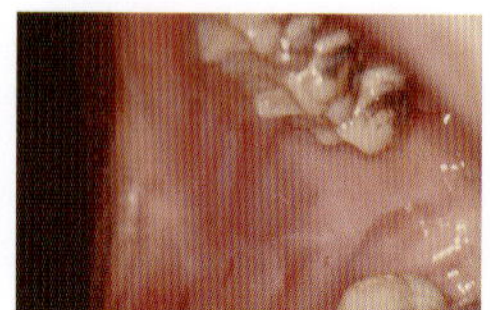
Cronkhite-Canada 症候群（p.140）

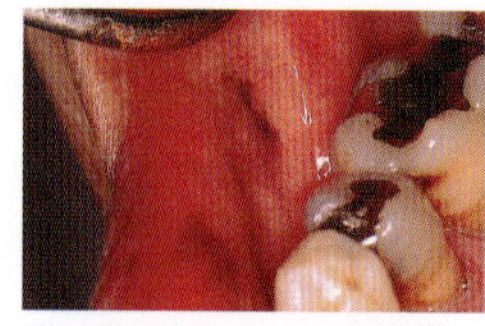
Peutz-Jeghers 症候群（p.143）

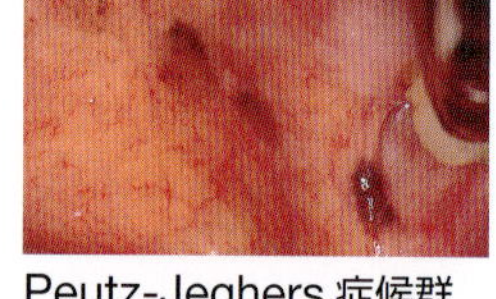
Peutz-Jeghers 症候群（p.143）

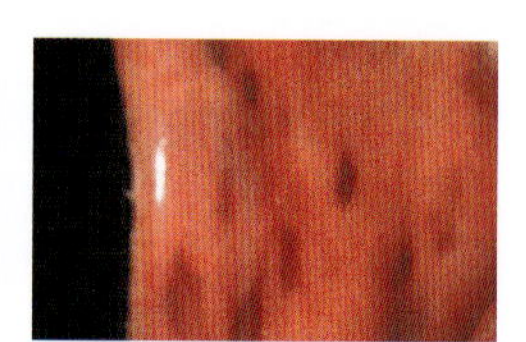
Laugier-Hunziker-Baran 症候群（p.144）

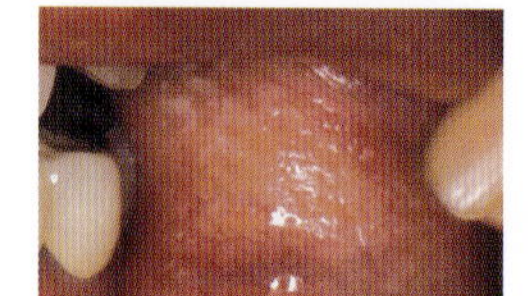
白色海綿状母斑（p.148）

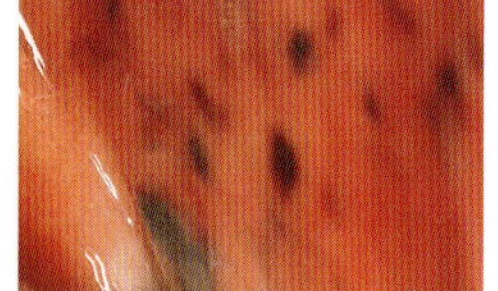
色素斑（Laugier-Hunziker-Baran 症候群）（p.155）

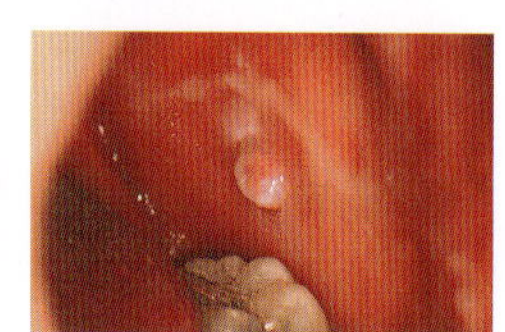
線維腫（p.161）

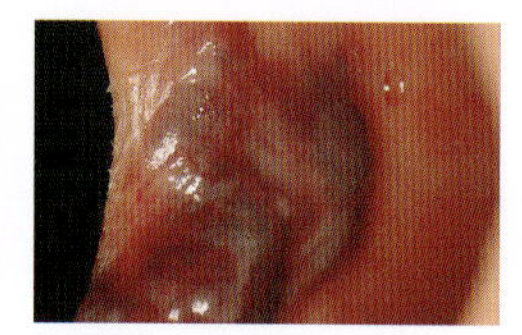
海綿状血管腫（p.168）

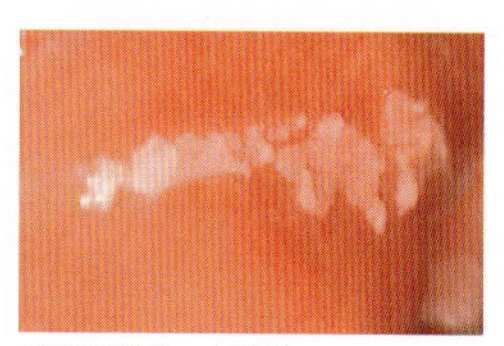
白板症（p.170）

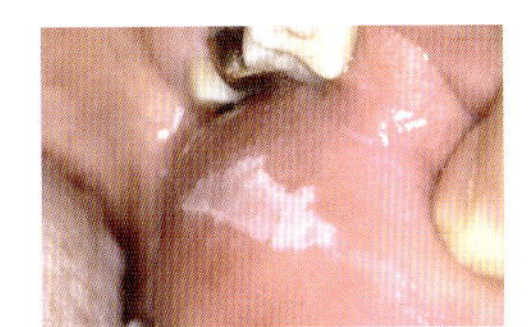
白板症（p.170）

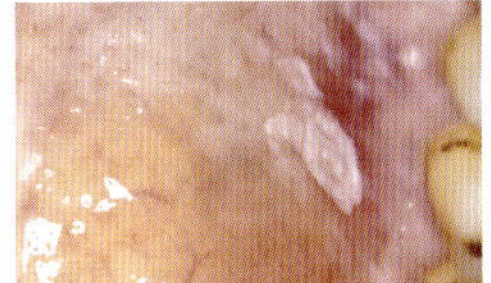
白板症（p.170）

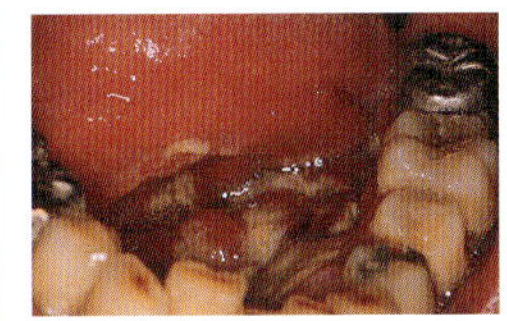
口腔底癌（p.177）

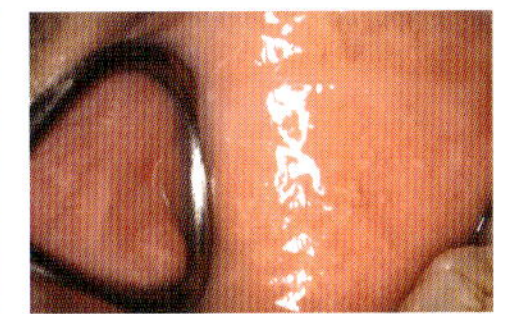
Fordyce 状態（p.184）

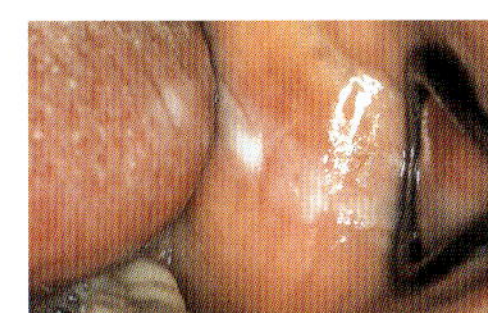
頬粘膜歯圧痕（p.188）

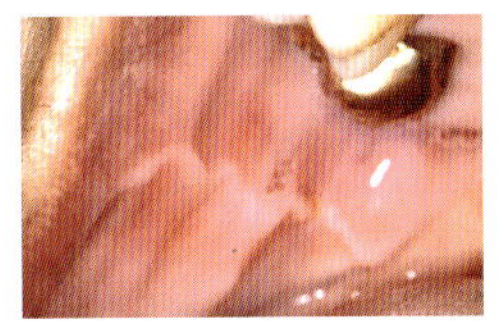
頬粘膜歯圧痕（p.188）

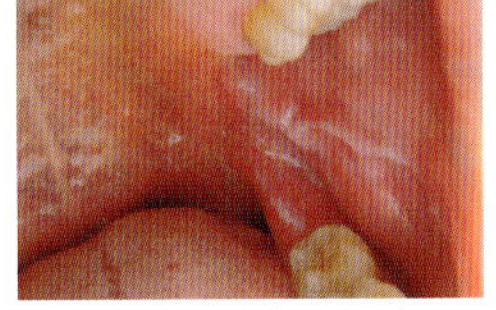
頬粘膜歯圧痕（p.188）

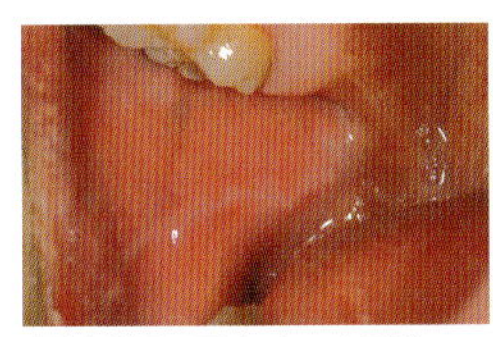
頬粘膜歯圧痕（p.188）

咽 頭

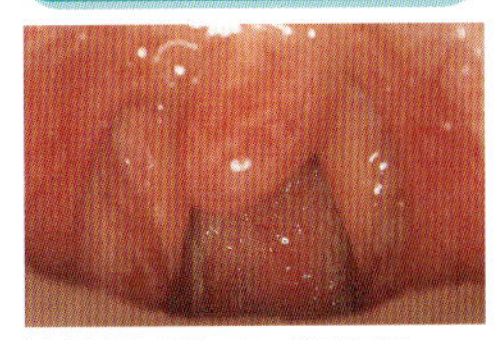
溶連菌感染症／猩紅熱（p.46）

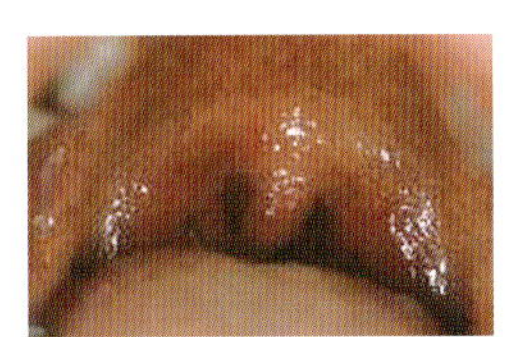
溶連菌感染症／猩紅熱（p.46）

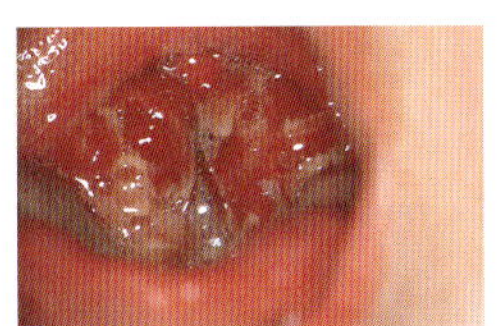
溶連菌感染症／猩紅熱（p.46）

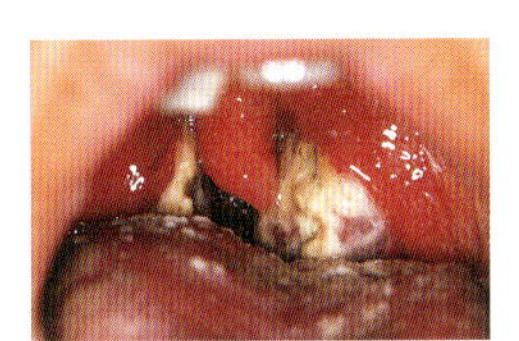
伝染性単核球症（p.54）

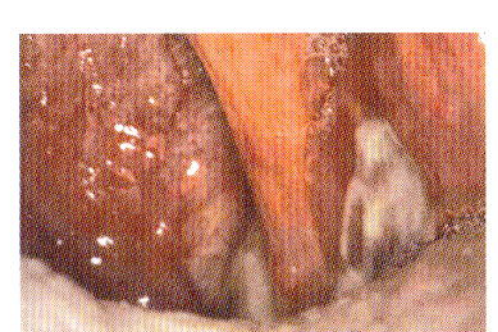
伝染性単核球症（p.55）

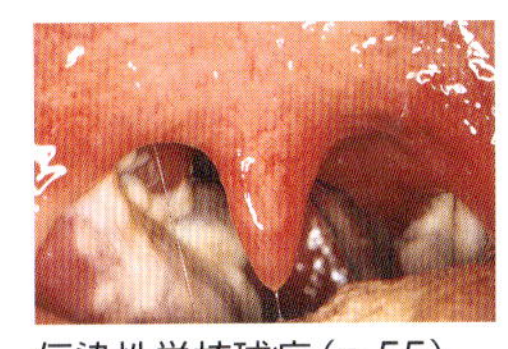
伝染性単核球症（p.55）

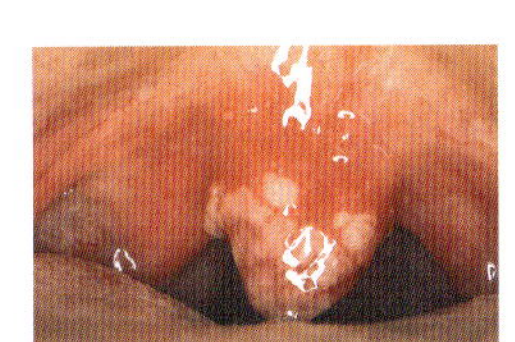
ヘルパンギーナ（p.71）

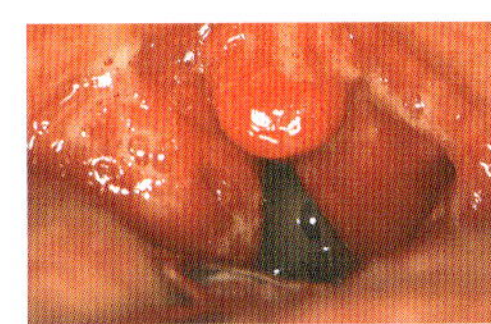
ヘルパンギーナ（p.71）

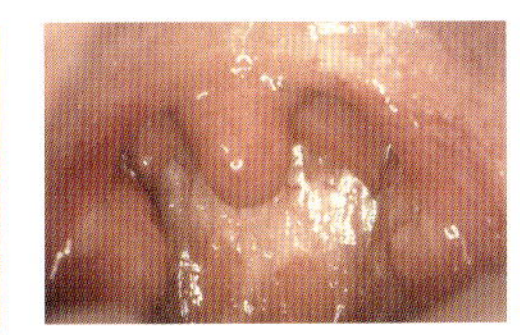
梅毒（p.73）

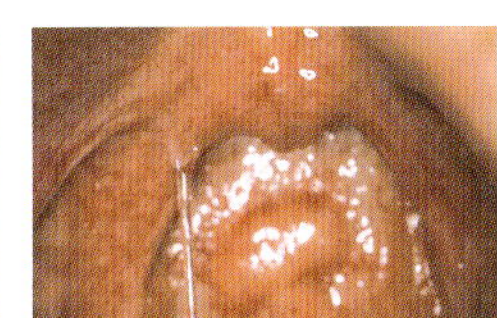
梅毒（p.73）

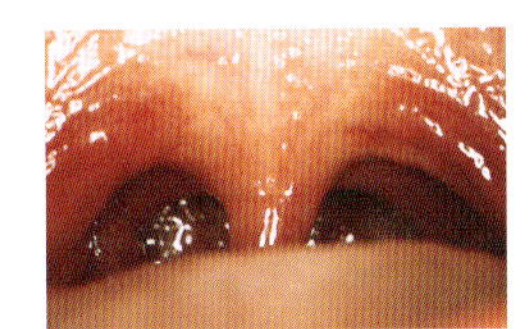
梅毒（p.75）

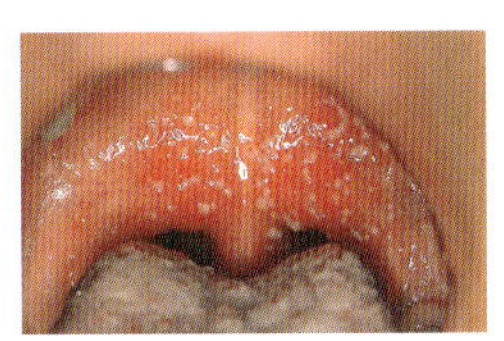
カンジダ症（p.76）

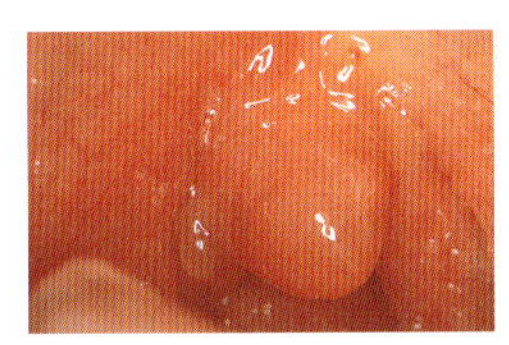
血管神経性浮腫（急性蕁麻疹）（p.94）

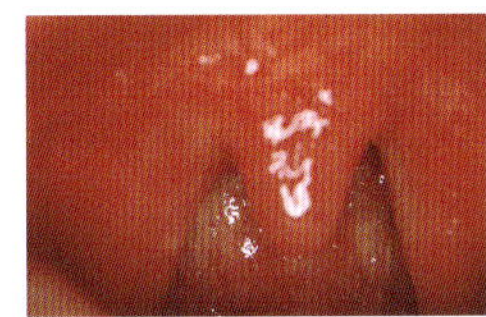
血管神経性浮腫（急性蕁麻疹）（p.94）

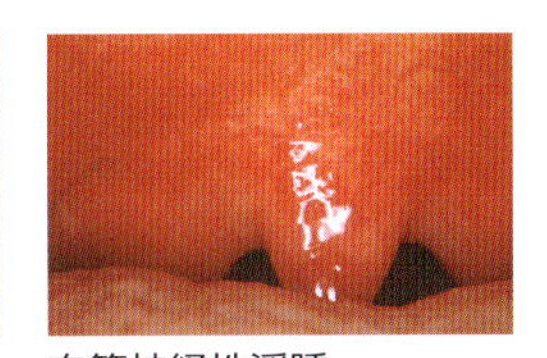
血管神経性浮腫（急性蕁麻疹）（p.95）

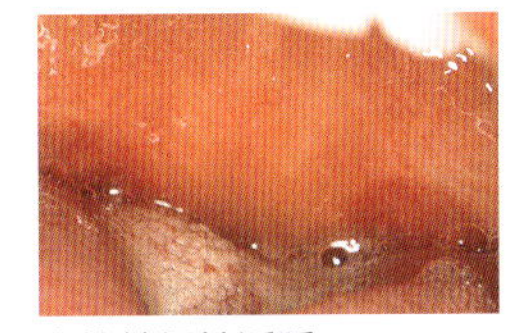
血管神経性浮腫（急性蕁麻疹）（p.95）

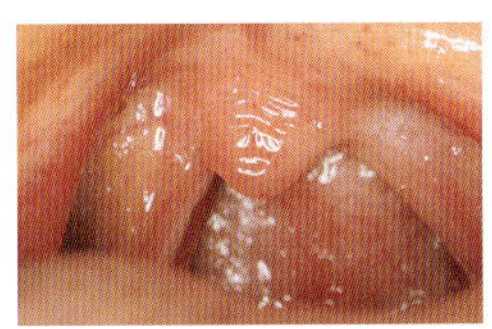
サルコイドーシス（舌咽神経麻痺）（p.126）

著者略歴

日野 治子（ひの　はるこ）

1972 年　群馬大学医学部卒業
1972 年　東京大学医学部皮膚科入局
1979 年　University of Copenhagen，Denmark，皮膚科勤務
1981 年　公立学校共済組合関東中央病院皮膚科医長
1985 年　同 皮膚科部長
2012 年　同 特別顧問　現在に至る

口腔粘膜病変アトラス

口の中をのぞいてみよう！見えない病気が見えてくる

2018 年　4 月 30 日　第 1 版第 1 刷発行
2018 年 10 月 15 日　第 1 版第 2 刷発行

編著者　日野治子

発行人　影山博之
編集人　向井直人
（企画編集）　松塚愛
発行所　株式会社 学研メディカル秀潤社
〒 141-8414 東京都品川区西五反田 2-11-8
発売元　株式会社 学研プラス
〒 141-8415 東京都品川区西五反田 2-11-8
印刷・製本　図書印刷 株式会社

この本に関する各種お問い合わせ
【電話の場合】 ●編集内容については Tel. 03-6431-1211（編集部）
●在庫については Tel. 03-6431-1234（営業部）
●不良品（落丁・乱丁）については Tel 0570-000577
学研業務センター
〒 354-0045 埼玉県入間郡三芳町上富 279-1
●上記以外のお問い合わせは Tel 03-6431-1002（学研お客様センター）
【文書の場合】 〒 141-8418　東京都品川区西五反田 2-11-8
学研お客様センター『口腔粘膜病変アトラス─口の中をのぞいてみよう！見えない病気が見えてくる』係

●ショメイ：コウクウネンマクビョウヘンアトラス－クチノナカヲノゾイテミヨウ！ミエナイビョウキガミエテクル

装幀・本文デザイン　花本浩一（株式会社麒麟三隻館）
DTP　有限会社ブルーインク
協力　藤本優子